Ateliers
RENOV'LIVRES S.A.
2002

Louis WICKHAM

ET

Paul DEGRAIS

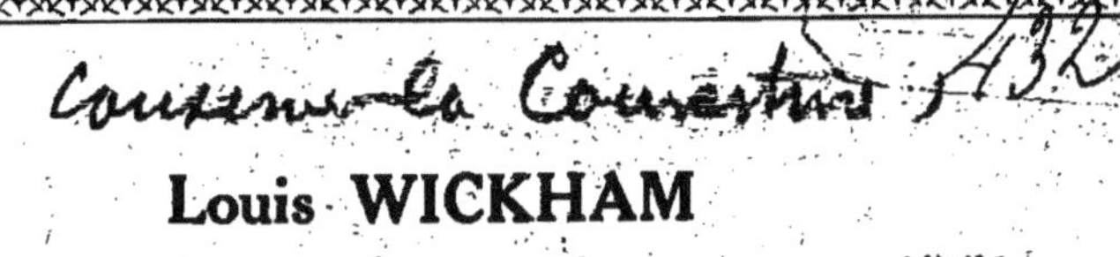

Radiumthérapie

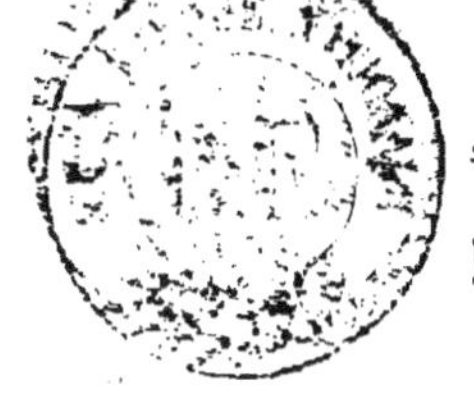

PRÉFACE DE

M. le Professeur FOURNIER

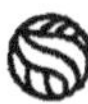

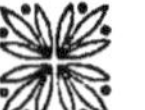 **CANCER** 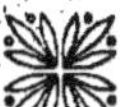

CHÉLOÏDES, NÆVI, LUPUS,

PRURITS, NÉVRODERMITES,

ECZÉMAS,

APPLICATIONS GYNÉCOLOGIQUES

DEUXIÈME ÉDITION
entièrement refondue

J.-B. BAILLIÈRE & FILS
PARIS ======= 1912

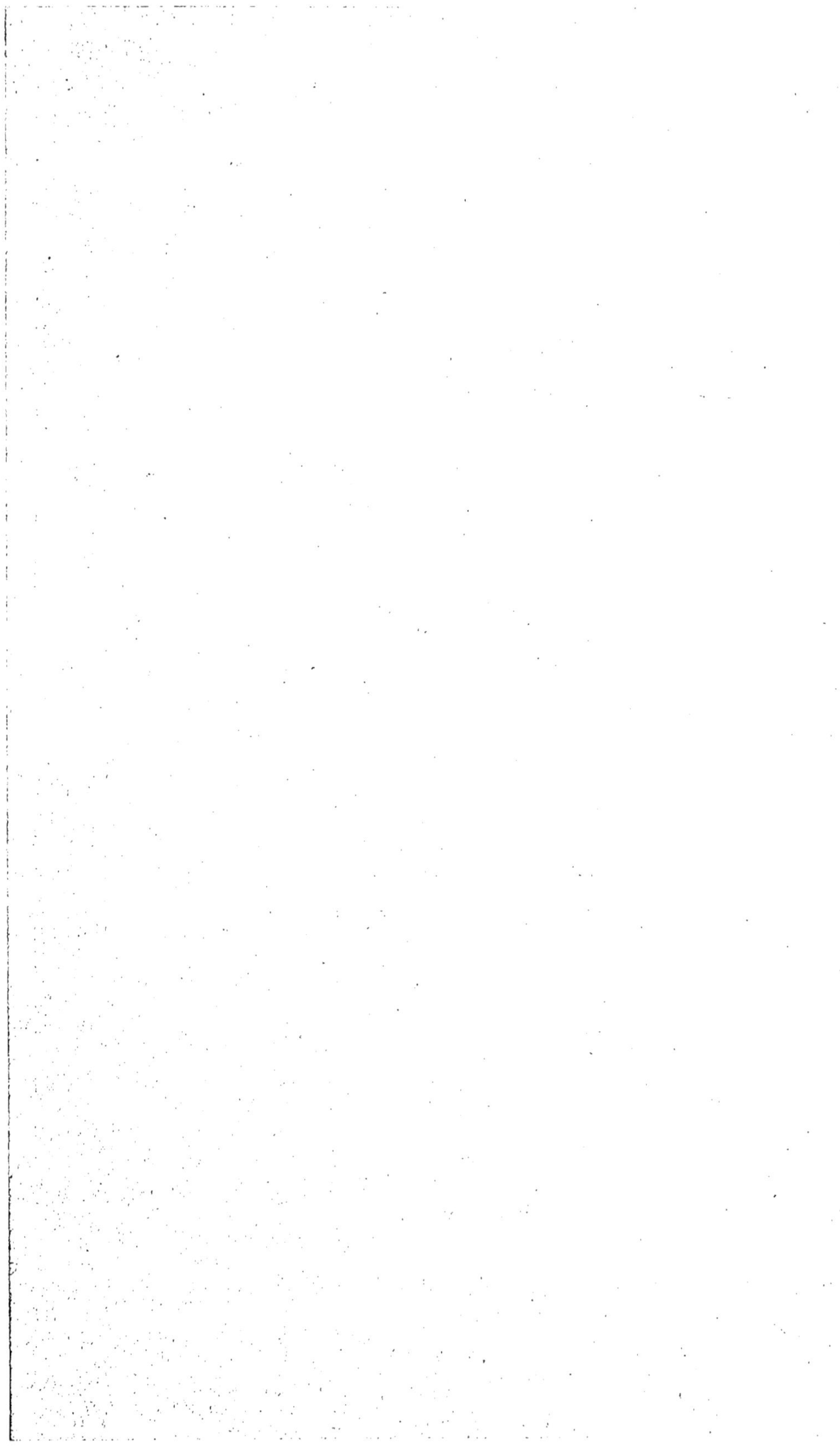

RADIUMTHÉRAPIE

PRINCIPAUX TRAVAUX DES MÊMES AUTEURS
SUR LA RADIUMTHÉRAPIE.

WICKHAM. — Quelques notes sur l'emploi du radium en thérapeutique (*Ann. de derm.*, oct. 1906).

Travaux sur le Cancer.

WICKHAM ET DEGRAIS. — Épithélioma ; Tuberculose cutanée (*Soc. de derm.*, nov. 1906).
— Traitement des épithéliomas cutanés (*Congr. pour l'avancement des sciences*, Reims, 5 août 1907).
— Traitement des épithéliomas (*Congr. international de derm. de New-York*, 7 sept. 1907).
— Traitement de l'épithélioma cutané (*Soc. de thérapeutique*, 12 févr. 1908).
— Le radium dans le traitement des cancers épithéliaux (*Soc. méd. des hôp. de Paris*, 6 nov. 1908).
— Traitement des cancers épithéliaux (*Association française pour l'étude du cancer*, 21 déc. 1908).
— Action du radium sur certaines néoplasies du sein (*Académie de médecine*, 25 mai 1909).
— Action du radium sur les tumeurs malignes et certaines maladies de la peau (*Congr. international de Budapest*, 3 sept. 1909).
— Action du radium sur le cancer (*Revue générale des sciences*, 30 nov. 1909).
— Essai de traitement d'un néoplasme du pylore (*Gazette des hôp.*, 8 févr. 1910), en collaboration avec MM. GAULTIER et LABEY.
— Importance de la valeur quantitative des rayonnements dans l'emploi du radium pour le traitement du cancer (*Arch. générales de kinésithérapie et de physiothérapie*, mai 1910).
— Le rôle du radium en chirurgie dans le traitement du cancer grave (*Soc. de chir.*, mai 1910, et *la Clinique*, 20 mai 1910).
— tude histologique. Contribution à l'étude de la profondeur d'action des rayons du radium, en collaboration avec le Dr GAUD (*Bull. de la Soc. méd. des hôp. de Paris*, 8 juill. 1910).
— Traitement de l' pulis (*Gaz. des hôp.*, 28 juillet 1910).
— Le radium. Son action sur le cancer et sur d'autres affections (*Journ. de radiologie*, Bruxelles, août 1910).
— Cancer de la prostate. PASTEAU, avec la collaboration de MM. WICKHAM et DEGRAIS. (Conférence internationale pour l'étude du cancer, oct. 1910.)
— Étude histologique de l'action de la méthode du feu croisé sur une tumeur maligne. En collaboration avec le Dr GAUD. (Conférence internationale pour l'étude du cancer, oct. 1910)
— Le radium dans le traitement du cancer (*Paris médical*, févr. 1911).

Travaux sur les Chéloïdes, Angiomes, Lupus, Eczémas, etc.

WICKHAM ET DEGRAIS. — Traitement des nævi vasculaires par le radium (*Académie de médecine*, 8 oct. 1907).
— Traitement du prurit, des hyperesthésies cutanées, des affections de la peau inflammatoires, chroniques, superficielles et localisées. Eczémas, psoriasis, lichénifications, névrodermites (*IXe Congr. français de médecine*, Paris, 16 oct. 1907).
— Emploi du radium dans la tuberculose de la peau (*Presse médicale*, 22 févr. 1908).
— Mémoire, couronné par l'Académie de médecine, sur le traitement des angiomes par le radium, 29 févr. (Prix Barbier).
— Angiomes et nævi pigmentaires (*Soc. de derm.*, 5 mars 1908).
— Angiomes, nævi pigmentaires et cicatrices vicieuses (*Soc. méd. des hôp.*, 27 mars 1908).
— Traitement des chéloïdes et des cicatrices vicieuses (*Académie de médecine*, 26 mai 1908).
— Action spécifique du radium (*Xe Congr. français de médecine*, Genève, sept. 1908).
— Traitement des chéloïdes par le radium (*Congr. international de physiothérapie*, Paris, avril 1910).
— Emploi du radium dans le traitement des eczémas rebelles (*Soc. de derm.*, oct. 1910).
— Étude histologique de la régression des angiomes, en collaboration avec le Dr GAUD (*Académie de médecine*, 20 juin 1911).
— Rhinophyma guéri par le radium (*Soc. de derm.*, 6 juillet 1911).

RADIUMTHÉRAPIE

CANCER

CHÉLOÏDES, NÆVI, LUPUS

PRURITS, NÉVRODERMITES

ECZÉMAS

APPLICATIONS GYNÉCOLOGIQUES

PAR

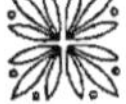

Le Dr Louis WICKHAM ET **Le Dr DEGRAIS**

MÉDECIN DE SAINT-LAZARE
ANCIEN CHEF DE CLINIQUE
A LA FACULTÉ DE MÉDECINE DE PARIS
LAURÉAT DE L'ACADÉMIE DE MÉDECINE

ANCIEN CHEF DE LABORATOIRE
A L'HÔPITAL SAINT-LOUIS
LAURÉAT
DE L'ACADÉMIE DE MÉDECINE

Préface de M. le Professeur FOURNIER

MEMBRE DE L'ACADÉMIE DE MÉDECINE

Deuxième édition entièrement remaniée,
Avec 16 planches coloriées et 149 figures.

PARIS

LIBRAIRIE J.-B. BAILLIÈRE ET FILS
19, RUE HAUTEFEUILLE, 19

1912

LETTRE-PRÉFACE

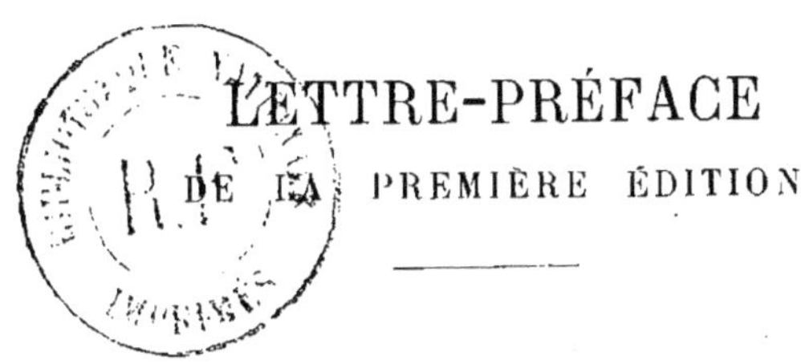

PREMIÈRE ÉDITION

Mon cher Wickham,

Vous me demandez de présenter au public le livre que vous avez écrit avec M. Degrais. Croyez-vous donc avoir vraiment besoin de mon patronage? Je gage que le public ne sera pas de votre avis sur ce point.

Vos travaux sont depuis longtemps connus et appréciés de nous tous, et je ne saurais mieux faire que de répéter aujourd'hui ce que j'ai dit à l'Académie lorsque je lui ai présenté votre premier mémoire. Votre œuvre est belle, féconde en prodigieux résultats, et je vous en félicite.

Je n'ai qu'un regret : c'est de ne pas voir la syphilis prendre sa part dans lesdits résultats. Mais qui sait? J'ai confiance en vous pour nous apprendre bientôt ce qu'elle peut avoir à espérer de ce côté.

Nul plus que moi ne sait le labeur consciencieux et scientifique dont vous êtes capable. Voici vingt ans que je vous vois à l'œuvre près de moi, et les sentiments d'estime et d'affection que j'ai pour mon ancien chef de clinique de Saint-Louis n'ont pu que s'affermir avec les années.

A vous cordialement.

Alfred Fournier.

AVANT-PROPOS

DE LA DEUXIÈME ÉDITION

La première édition de cet ouvrage, qui fut couronnée par l'Académie de médecine, a été rapidement épuisée, et nous sommes heureux de remercier nos confrères de la faveur avec laquelle ils l'ont accueillie.

Nos remerciements iront aussi au Pr Jadassohn et au Dr Winckler, qui en ont fait une traduction allemande, à sir Malcolm Morris et au Dr Ernest Dore pour leur traduction anglaise.

Au cours des deux années écoulées depuis lors, nous avons orienté nos efforts vers des recherches nouvelles, qui ont complété nos conclusions premières et nous ont conduits à présenter une seconde édition de notre *Radiumthérapie*.

Les principales modifications ou additions que nous y avons apportées ont trait aux questions de techniques, au développement des méthodes émanifères, à la description histologique de la régression des tumeurs et surtout à la *radiumthérapie des cancers*.

Le radium, depuis quelques années, a fait beaucoup parler de lui dans le traitement des tumeurs malignes. Peu à peu, après l'exagération des premiers jours, on est revenu à une conception plus rationnelle de ses indications thérapeutiques.

Nous nous sommes, pour notre part, toujours efforcés, devant la magie captivante qu'exerce une puissance telle que le radium, en un sujet où l'imagination risque de se laisser entraîner et où toute nouvelle médication émeut trop aisément l'opinion publique, d'apporter dans nos observations et communications l'esprit de doute scientifique nécessaire à une semblable étude.

Éviter l'écueil de trop d'absolutisme en faveur du radium, même dans ses meilleurs effets, — la *fonte rapide* en dix jours, par exemple, d'un *gros sarcome malin sous-cutané et envahissant* de la cuisse chez un enfant, comme nous venons de l'observer tout récemment encore, — établir un juste milieu entre les exagérations des uns et le scepticisme des autres, *double tendance également nuisible aux malades*, telles ont été les préoccupations qui nous ont guidés dans nos recherches.

Nous nous sommes inspirés de ce principe qu'en matière de radiumthérapie les affirmations doivent être prudentes et basées sur la consécration du temps et d'un nombre suffisant de cas traités ; car, pendant de longs mois, les tissus influencés par le radium sont en travail, et il faut, avant de se prononcer sur la réussite définitive d'un traitement, laisser à des modifications possibles le temps d'évoluer.

Aujourd'hui, notre champ d'observation s'étend au cours de six années à deux mille malades environ, et, contrairement à ce que le caractère précieux du métal a pu faire généralement supposer, le traitement par le radium n'est point inabordable ni le privilège de quelques-uns ; *le grand nombre de malades de la classe hospitalière que nous avons traités et traitons couramment dans notre service au Laboratoire du Radium en est, entre autres, le témoignage.*

** **

On trouvera, dans les diverses parties de notre travail, quelques éléments de l'historique de la radiumthérapie, mais nous n'y consacrerons pas un chapitre spécial. Quant à la part qui nous revient dans ces études, nous préférons laisser à d'autres le soin de l'indiquer.

Nous rappellerons, dans une « Introduction », la première phase des recherches qui furent poursuivies par l'un de nous, M. Wickham, dès le mois de mars 1905, dans son service à Saint-Lazare et à la Clinique médico-chirurgicale dirigée alors par MM. Cazin et Banzet.

Les résultats de ses travaux furent la base de la création du Laboratoire biologique du Radium, et c'est grâce à l'organisation perfectionnée de ce nouveau centre d'études que les progrès de la radiumthérapie ont pu être réalisés. C'est ainsi que, pour notre part, il nous fut possible d'y développer nos premiers essais, de les étendre à l'étude réglée, en série, des affections rebelles qui nous semblaient justiciables du radium et de préciser peu à peu les conclusions qui motivent ce livre.

En basant ces conclusions principalement sur nos recherches personnelles et l'observation de nos malades, nous avons conservé son caractère de thèse originale à cet ouvrage, qui a pour but de permettre à nos confrères d'utiliser le radium pour le bien de leurs malades en leur évitant les minutieuses et longues recherches par lesquelles nous avons dû passer.

** **

Lorsque nous avons entrepris ces études, l'expression même de radiumthérapie était inconnue ; aujourd'hui un grand nombre de médecins en tous pays emploient le radium. De tous côtés de nouvelles études surgissent; aussi nous sera-t-il difficile de nommer tous les confrères qui ont leur part dans le développement récent de cet important sujet. Mais nous tenons à placer au tout premier rang nos collègues du Laboratoire du Radium, dont l'influence a été en quelque sorte mondiale.

Nous tenons à remercier le Pr Gaucher pour avoir, à une heure d'hésitation générale, consacré officiellement la radiumthérapie en en faisant l'objet d'un cours magistral.

Notre vénéré maître, le Pr Fournier, sait quelle reconnaissance nous lui vouons pour sa constante et affectueuse sollicitude; c'est à la grande autorité de sa parole que nous devons l'intérêt porté par l'Académie de médecine à la Radiumthérapie.

Nous remercierons MM. Baillière pour le soin qu'ils ont apporté à la publication de cet ouvrage.

* *

Ce livre a été dédié à la mémoire de P. Curie et à Mme Curie; il était juste et il nous était agréable, en témoignage de la reconnaissance de tous, de placer en tête de cet ouvrage le nom des savants français auxquels les médecins et les malades doivent la découverte d'un aussi précieux agent thérapeutique.

* *

L'ordre adopté dans cet ouvrage est simple et se définit de lui-même : il fallait indiquer ce qu'est le radium, d'où il provient et quelle est son énergie utilisable, soit une :

Première partie : Physique ;

Ensuite, indiquer l'instrumentation, les moyens dont on peut disposer, les conditions de mesures et de dosages, soit une :

Deuxième partie : Instrumentation, Technique ;

Puis, enfin, montrer ce que nous avions obtenu à l'aide de ces divers moyens, soit une :

Troisième partie : Clinique thérapeutique, comprenant les *considérations générales sur la réaction* et une suite de chapitres sur le *cancer*, les *chéloïdes* et *cicatrices vicieuses*, les *angiomes*, les *nævi pigmentaires*, certaines *tuberculoses locales*, les *dermatoses chroniques rebelles, inflammatoires ou prurigineuses et diverses autres affections*, enfin les *applications en gynécologie*.

RADIUMTHÉRAPIE

INTRODUCTION

PAR

LOUIS WICKHAM

I. — BASES SCIENTIFIQUES DU RADIUM.

Si les faits se confirment, si certaines hypothèses se justifient, nous aurons assisté, au début de ce siècle, à un bouleversement des sciences physiques et chimiques de très haute portée.

Des théories nouvelles ébranlent les bases mêmes de ces sciences ; certains dogmes, considérés jusqu'ici comme intangibles, sont sérieusement menacés.

On reconnaissait dans l'univers deux mondes distincts : le monde du Pondérable (la matière qui se pèse) et le monde de l'Impondérable (l'Éther et tous les phénomènes d'énergie produits au sein de l'Éther, telle la lumière, la chaleur, l'électricité, etc.).

Entre le Pondérable et l'Impondérable existait une barrière infranchissable qui paraissait définitivement établie.

On pensait que la matière était inerte et ne possédait en elle-même d'autre énergie que celle qui lui avait d'abord été transmise ; elle ne pouvait pas « créer » de l'énergie.

L'énergie électricité, par exemple, ne pouvait provenir de la matière qu'autant que celle-ci était l'objet de certaines impulsions, de certaines réactions chimiques.

La transmutation des corps simples semblait inadmissible.

Sur ces bases, les sciences physiques et chimiques paraissaient solidement et irrémédiablement établies.

On possédait enfin, après plusieurs siècles d'efforts, des lois fixes, des principes fondamentaux.

Il s'élevait bien cependant vers la fin du dernier siècle quelques notes discordantes. Des expériences contradictoires appelaient le doute, mais n'ébranlaient pas les convictions ; elles n'apportaient que des arguments trop faibles, faciles à combattre. Pour toucher à de pareilles bases, il fallait des découvertes et des expériences autrement nettes et décisives ; il fallait l'évidence même.

La découverte de la radio-activité et principalement celle du Radium par P. Curie et Mme Curie ont été le levier nécessaire ; elles ont été le trait de lumière.

Par ses propriétés plus nettes, plus affirmatives, le radium est venu consolider certaines croyances nouvelles encore hésitantes. Il a permis la réussite d'expériences plus concluantes. Il a suscité des hypothèses jusque-là peu vraisemblables. Il est le centre même, le foyer autour duquel semble s'opérer toute une révolution scientifique.

Sir William Ramsay avait précédemment démontré l'existence dans l'air d'une certaine quantité d'Hélium analogue à l'hélium du spectre solaire, lorsque, isolant dans un tube le *gaz Émanation, premier produit de la désagrégation du radium*, il constata que ce gaz, à mesure qu'il se détruisait, se transformait en Hélium.

Ce phénomène faisait supposer que l'Hélium de l'air était une expression ultime de l'Émanation, une transformation naturelle de l'Émanation opérée lentement dans les âges les plus reculés.

Il offrait l'exemple d'un corps simple, l'Émanation, donnant naissance, par transmutation, à un autre corps simple, l'Hélium.

M. Debierne a vu également que l'Émanation de l'Actinium se transformait en Hélium.

Cette production d'Hélium est du reste liée à la désagrégation de ceux des corps radio-actifs qui émettent un rayonnement (Rutherford et Royds).

Mais voici d'autres faits inattendus.

Le gaz Émanation détermine le *phénomène si curieux de la radio-activité induite*, c'est-à-dire *qu'à son contact d'autres corps deviennent eux-mêmes pour un temps radio-actifs;* ils acquièrent de nouvelles propriétés empruntées au radium. Une eau, une vaseline, etc., pourront être radio-actives *sans contenir de radium*, après avoir été soumises au contact du gaz Émanation.

Le radium, en se désagrégeant par explosion de ses atomes, libère de l'énergie de façon continue sous forme de particules matérielles et semi-matérielles, infiniment ténues, chargées *spontanément* d'électricité (particules α et électrons β). Ces particules sont émises avec une extraordinaire vitesse plus ou moins voisine de celle de la lumière (300 000 kilomètres à la seconde).

Cette émission produit elle-même une perturbation de l'éther, qui se traduit par l'existence de rayons appelés γ.

Particules et perturbation forment les rayons issus du radium ; ceux-ci possèdent une énergie considérable qui se manifeste dans les domaines physique, chimique et *biologique;* ils traversent les corps, impressionnent les plaques photographiques, ionisent l'air et *modifient les cellules organiques.*

Le radium produit non seulement de l'électricité, mais aussi de la chaleur en abondance et de la lumière ; il est phosphorescent.

Or c'est spontanément, semble-t-il, que toutes ces diverses formes d'énergie prennent naissance et se manifestent.

Le radium, en effet, ne paraît recevoir d'où que ce soit le moindre stimulant. Il devrait, en conséquence, perdre rapidement de poids. Or il n'en est rien ; les fragments pesés il y a plusieurs années ont conservé leur même poids.

Certains calculs récents tendent à établir que la perte se fait cependant, mais dans des conditions telles que nous ne pouvons que difficilement l'apprécier : il faudrait des centaines d'années pour user l'énergie d'un grain de radium.

Ce sont là les faits troublants et inattendus qui ont entraîné des physiciens éminents à des hypothèses quelque peu fantaisistes, mais vraisemblables, et en tout cas fort intéressantes.

Si l'on considère que d'autres substances, bien que de nature absolument différente, dégagent, sous l'influence de réactions chimiques et physiques connues, des éléments analogues à ceux émis par le radium (produits de l'étincelle électrique dans l'ampoule de Crookes — rayons canaux et catholiques — et hors de l'ampoule de Crookes — rayons X), ne peut-on se demander s'il n'existe pas entre ces diverses émissions un trait commun? Si ce n'est pas la matière elle-même qui, quelle qu'elle soit, contient en l'ultime expression de ses atomes les mêmes éléments constitutifs? *Les rayons seraient dès lors la résultante de la désorganisation de la matière en général*, cette désorganisation s'accomplissant de façon rapide, évidente et spontanée pour certains corps rares, et pour d'autres ne pouvant être décelée que sous certaines impulsions.

Bref, toute matière se dissocie, se décompose. Elle est en état permanent de désagrégation, puisqu'elle se libère de particules d'atome, et cette désagrégation se traduit par l'émission d'énergies diverses : chaleur, lumière, électricité, radio-activité, etc.

Les forces provenant de la libération de l'énergie qui réside dans les atomes des corps seraient des états de transition du matériel à l'immatériel. Quelques-unes ne sont plus que semi-matérielles (comme les électrons); d'autres ne sont même plus matérielles. Ces formes s'évanouissent : on ne peut les suivre au delà d'une certaine limite. Elles retourneraient à l'éther, au monde impondérable; elles formeraient transition, *elles détruiraient la barrière que l'on établissait entre le monde pondérable et le monde impondérable.*

Une partie de ces forces sont déjà entre nos mains et soumises à nos études ; c'est la chaleur, l'électricité, la lumière, la radio-activité, etc.

Nous nous croyons avec elles en possession de grandes richesses ; or il se pourrait que ces forces ne soient qu'une très faible partie, une partie même infinitésimale de l'énergie que semble contenir la matière dont elles proviennent.

Cette désagrégation de la matière, si grosse de conséquences, si c'est bien d'elle que dérivent toutes les forces de la nature, se produit d'elle-même, spontanément, et de façon continue ; mais elle se produit avec une lenteur telle qu'avant la découverte de la radio-activité et du radium en particulier elle était restée inconnue ; elle avait échappé à nos moyens d'investigation. Nous possédions, nous utilisions bien quelques-uns de ses effets, mais sans soupçonner même leur véritable origine. Notre action, quand nous obtenions de la chaleur, de l'électricité, de la lumière, de la phosphorescence, consistait à activer, à rendre un peu plus rapide, cette dissociation des corps ; mais nous ne le savions pas.

Or il ne s'agirait en tout ceci que de décompositions encore d'extrême lenteur et à peine ébauchées.

Que des chercheurs trouvent le moyen d'activer quelque peu la dissociation des corps, dès lors ceux-ci mettront en liberté des énergies de force incalculable par la production d'énergies nouvelles et l'accroissement de celles qui sont déjà connues.

Il n'y a pas si longtemps que Galvani ne possédait d'électricité que le nécessaire pour agiter des pattes de grenouille. Nul ne peut donc s'inscrire en faux contre l'espoir prochain d'utiliser la force énorme contenue dans la matière.

Déjà on étudie les divers moyens d'augmenter l'intensité du rayonnement de certains corps spontanément radio-actifs.

Si la libération des forces que contient la matière pouvait s'accomplir facilement et économiquement, on posséderait alors des mécanismes d'énergie illimitée.

D'après J.-J. Thomson, l'énergie totale libérée par 1 milligramme de radium pendant sa vie radio-active correspond à peu près à un milliard de kilogrammètres.

Max Abraham calcule que 1 gramme d'électrons (particules libérées au cours de la dissociation de la matière) représente l'énergie de 80 milliards de chevaux-vapeur.

On conçoit ce que peut avoir de passionnant et de séduisant l'étude d'une force aussi grande et aussi mystérieuse mise au service de la thérapeutique ; ce que nous, médecins, nous devons surtout retenir, *c'est l'action biologique de la radio-activité.*

A l'époque où j'entrepris cette étude, l'expression même de *radiumthérapie* n'existait pas encore ; l'emploi du radium restait fort limité et hors de la pratique courante. Actuellement il n'est point de congrès de physiothérapie où une place ne lui soit réservée ; en peu d'années, de grands progrès ont donc été réalisés ; ils l'ont été surtout grâce au Laboratoire biologique du radium.

II. — ORGANISATION ET GENÈSE DU LABORATOIRE BIOLOGIQUE DU RADIUM.

Mes premières recherches sur l'emploi du radium en thérapeutique, et particulièrement sur les cancers épithéliaux de la peau, ayant eu pour conséquence la fondation du « Laboratoire biologique du radium », d'où est né l'essor radiumthérapique actuel, il m'appartient, semble-t-il, d'introduire cet ouvrage par quelques lignes sur la genèse et l'organisation même de ce premier centre d'études de radiumthérapie.

Au début de l'année 1905, du radium provenant de l'usine Armet de Lisle me fut prêté, incorporé dans des appareils de construction nouvelle.

M. Danlos venait précisément de publier ses travaux faits à l'hôpital Saint-Louis, avec du radium que lui avait prêté P. Curie. Il concluait à l'utilité fort restreinte du radium, mais laissait entendre cependant qu'avec des appareils suffisamment nombreux et perfectionnés on pourrait peut-être trouver dans son emploi de sérieux avantages.

Or, parmi les appareils qui m'étaient prêtés au nombre de huit (1), plusieurs émettaient de puissantes radio-activités utilisables.

Ils étaient perfectionnés, de forme nouvelle, et n'avaient pas encore été expérimentés ; ils comportaient de grands avantages scientifiques et laissaient entrevoir la possibilité d'entreprendre des études sérieuses de dosage thérapeutique.

D'autre part, le laboratoire de physique de l'usine avait à sa tête M. Danne, préparateur du Laboratoire des Curie à la Sorbonne ; l'usine elle-même, me disait-on, était mise à la disposition du Laboratoire Curie pour ses recherches et offrait en conséquence de sérieuses garanties scientifiques.

En présence de ces avantages, et très pénétré de la haute portée d'avenir que pouvait présenter l'étude des corps radio-actifs, j'acceptai d'expérimenter des échantillons de radium dont la valeur scientifiqu e rare était en quelque sorte recouverte de l'estampille officielle.

Après avoir, pendant plusieurs mois, étudié sur les tissus cutanés normaux, sur des épithéliomas et d'autres lésions, l'action de

Radiation extérieure utilisable.

(1) 1° Rond, plat, vernis. 500 000 ; 0,04 50 000 (0 p. 100 α ; 85 p. 100 ; β ; 15 p. 100 γ)
   2° — .... — 0,03 64 000 (2 p. 100 α ; 84 — β ; 14 — γ)
   3° — .... — 0,01 10 000 (5 — α ; 80 à 85 β ; 10 à 15 γ)
   4° Appareil avec écran d'aluminium de 1/10 de mm. — 0,05 48 000 (0 — α ; 89 — β ; 11 — γ)
   5° Carré vernis..... pur 0,01 50 000 (10 — α ; 75 — β ; 15 — γ)
   6° Cylindre......... 500 000 ; 0,02
   7° et 8° Deux toiles radifères de 4 centimètres carrés (activité 8 000 et 15 000).

ces appareils appliqués à nu ou recouverts d'écrans (matelas d'ouate de 1 centimètre d'épaisseur ou aluminium ; voy. p. 64) en variant les durées d'application, je pus observer des effets biologiques très remarquables et me rendre compte de la grande variété du mode d'emploi de ces appareils.

Il m'apparut non seulement que le radium pouvait devenir pour la dermatologie et diverses affections relevant de la pathologie externe (tumeurs, affections gynécologiques, etc.) une arme précieuse, non seulement que cette arme pouvait s'étendre utilement à la pathologie interne grâce aux propriétés du gaz Émanation (radio-activité induite communiquée à diverses substances), grâce à la solubilité de certains sels de radium, grâce enfin à la possibilité d'incorporer le radium à certains produits de la pharmacopée (ainsi que les travaux antérieurs de Jaboin l'avaient démontré); mais il m'apparut aussi qu'aucune méthode de thérapeutique sérieuse et durable, hors de tout empirisme, qu'aucune investigation assez large et utile aux praticiens ne pourraient être poursuivies et contrôlées sans la collaboration étroite de laboratoires de physique, de chimie et de pathologie, sans une instrumentation nombreuse et variée, puissante et bien analysée.

Dès lors, je pensai utile non point de limiter ces études à mes seules recherches, comme il en était d'abord question, mais d'organiser un centre d'étude largement pourvu de tous les moyens et de toutes les collaborations nécessaires, ouvert à tous les médecins et aux malades de la classe hospitalière.

J'eus la satisfaction de voir ces idées partagées, et les résultats thérapeutiques que j'avais obtenus jusqu'alors aplanirent les difficultés inhérentes à une organisation aussi nouvelle que diversement compliquée.

C'est ainsi qu'au début de l'année 1906 fut décidée la création du premier centre d'études de radiumthérapie sous le nom de « Laboratoire biologique du radium » (1).

En raison de l'ampleur et de la variété du champ offert aux investigations, une répartition des rôles était indispensable au bon ordre de cette organisation.

Le laboratoire des recherches chimiques fut confié à M. Jaboin ; le laboratoire de physique, muni des appareils de mesure les plus sensibles (électromètre de Curie, électroscopes spéciaux, etc.) fut installé et dirigé d'abord par M. Danne ; il le fut ensuite par M. Beaudoin, ingénieur de l'École de physique et de chimie.

Le Dr Dominici fut appelé alors à la direction du laboratoire de physiologie et des recherches de thérapeutique en pathologie interne.

Je me réservai la direction des recherches en pathologie externe, en raison de mes études de radiumthérapie antérieures, et je priai mon

(1) Cette école de radiumthérapie est encore aujourd'hui la seule qui existe.

ami, le Dr Degrais, de bien vouloir m'assister dans la tâche très vaste qui m'était confiée.

C'est le 1er juillet 1906 que ce centre d'études commença ses travaux, approvisionné d'une importante quantité de radium. *Mais, jusque-là, pendant le temps nécessaire à l'organisation matérielle des laboratoires, j'avais continué avec les huit premiers appareils dont j'avais seul la possession les recherches commencées précédemment, et c'est l'ensemble de ces travaux préliminaires datant de mars 1905 que je consignai en un premier mémoire paru dans les « Annales de dermatologie » (octobre 1906) (1).*

Voici résumées, à titre historique, quelques-unes des principales indications qui ressortaient alors de ces premières études :

1° Nécessité d'employer le radium d'une façon plus méthodique. Nouveaux essais de dosage. Il ne suffit pas de connaître la valeur du radium incorporé dans les appareils ; ce qu'il importe de savoir, c'est ce qui en sort, ce qui est utilisable, d'où l'indication dans nos observations des valeurs radio-actives émises hors des appareils avec pourcentage en rayons α, β et γ ; méthode de mesure employée encore aujourd'hui ;

2° Nécessité de tenir compte de toutes les interpositions placées entre le Radium et les tissus à traiter (Voy. p. 147, l'observation d'un épithélioma du pubis traité par filtrage) ;

3° Recherche de l'utilisation des rayons de grande pénétration (traitement de névralgies sciatiques et gastriques) par un mode d'application évitant l'action trop accumulée des rayons de faible pénétration.

4° Observations montrant la possibilité de guérir sans révulsion, grâce à la brièveté des applications, des lésions inflammatoires, même avec l'emploi de doses intensives de rayons de faible pénétration.

5° Indication de la différence de résistance des tissus selon leur nature à une même radiation ;

6° Action des rayons par diffusion latérale à la périphérie des points d'application des appareils ;

7° Premier emploi thérapeutique de solutions d'eau radio-activée par radio-activité induite et d'eau radifère ;

8° Expérience démontrant l'action bactéricide de l'Émanation et des rayons α sur les cultures de gonocoques et de staphylocoques.

Depuis ces premiers travaux et depuis l'ouverture du Laboratoire biologique du radium, d'autres progrès fort importants ont été réalisés par ses divers services.

Ce sont ces recherches datant de plus de six ans qui ont donné une suffisante impulsion à la radiumthérapie pour la dégager de la voie lente et tâtonnante dans laquelle elle était engagée ; elles lui ont acquis des droits et lui ont fait une place scientifique dans la physiothérapie.

(1) Wickham, Emploi du radium en thérapeutique (*Ann. de dermatol.,* oct 1906).

Quand, plus tard, on écrira l'historique de la radiumthérapie, ce sera justice de placer au rang qui lui est dû le rôle primordial et décisif du Laboratoire biologique du radium.

Actuellement, la grande majorité des médecins français et étrangers qui s'occupent de radium ont puisé leurs premières connaissances à ce Laboratoire, où, par enseignement direct, ils ont été mis au courant des techniques ; les autres ont subi l'influence de ses publications (1).

Mes recherches personnelles et celles faites en collaboration avec le Dr Degrais étaient disséminées par articles épars au fur et à mesure de nos communications aux sociétés savantes ; nos amis nous ont demandé de les réunir en un recueil.

Telle fut la cause d'une première édition de cet ouvrage, qui parut en mai 1909.

Aujourd'hui, malgré les difficultés inhérentes à l'exécution d'un travail où bien des sujets sont nouveaux et personnels, j'en présente, avec le Dr Degrais, la deuxième édition, n'ayant d'autre prétention que de mettre principalement à jour les résultats auxquels nous sommes arrivés.

Je tiens à remercier tout particulièrement le Dr Gaud, médecin-major, pour sa précieuse collaboration histologique ; le Dr Misset, pour la conscience avec laquelle il a tenu les fiches cliniques de mon service ; MM. Beaudoin, Pierre Razet et Faivre, pour leur collaboration physique.

Louis WICKHAM.

(1) Sur la base des résultats obtenus et grâce à mes conseils, des centres d'études similaires sont en voie de création officielle à l'étranger.

Un institut de radiumthérapie, d'ordre philanthropique, sera prochainement inauguré à Londres sous le patronage de S. M. le roi d'Angleterre, et comprendra dans son conseil de direction : Sir Frederick Treves, président ; Sir William Ramsay, J.-J. Thomson, Sir Malcolm Morris, Sir Lauder Brunton, enfin Lord Iveagh et Sir Ernest Cassel, bienfaiteurs.

Au nouvel Institut de Boston pour l'étude et le traitement du cancer, un important service de radiumthérapie sera adjoint.

D'autre part, en France, un service de recherches sera bientôt ouvert à l'Institut Pasteur de Paris.

PREMIÈRE PARTIE

PHYSIQUE

Nous n'avons recherché dans ce chapitre que l'exposé de notions élémentaires.

Ce n'est pas aux physiciens, mais aux médecins que ce travail s'adresse.

Le désir d'être clair, en matière aussi complexe et nouvelle, oblige aux explications simples et souvent schématiques.

I. — LA RADIO-ACTIVITÉ ET LES CORPS RADIO-ACTIFS.

La radio-activité est une énergie spéciale produite par certains corps dits radio-actifs et constituée par l'émission de rayons, de chaleur, de lumière, d'électricité et, pour quelques-uns de ces corps, d'un gaz lui-même radio-actif, dit Émanation.

La radio-activité impressionne les plaques photographiques, rend l'air bon conducteur de l'électricité (phénomène d'ionisation) et pénètre dans les substances inorganiques ou organiques : tels sont ses principaux caractères.

En traversant les tissus, la radio-activité les modifie, et c'est précisément ce double pouvoir de pénétration et d'action modificatrice, action même à distance, qui intéresse au plus haut degré la thérapeutique.

Au point de vue physique, ce qui caractérise de façon essentielle l'énergie radio-active, c'est que le dégagement de cette énergie est lié à la désorganisation de l'atome radio-actif et que ce dégagement est spontané.

La radio-activité est donc la conséquence d'une désintégration constante et spontanée des éléments constitutifs des corps radio-actifs.

Découverte de la radio-activité. — Rayons de Becquerel et Uranium. — A la suite de la découverte des rayons X par Rœntgen, en 1895, les physiciens pensèrent à une liaison possible entre la fluorescence de l'ampoule de Crookes et les rayons X que cette ampoule émet. M. Henri Poincaré suggéra que tous les corps fluorescents pouvaient, en plus des rayons lumineux, émettre des rayons X capables de traverser les corps et d'impressionner les plaques photographiques. Henri Becquerel eut l'idée de vérifier l'hypothèse.

Il choisit pour expérience, et avec intention, un sel d'Uranyle (le sulfate double d'Uranyle et de Potassium), parce que ce sel devient particulièrement fluorescent lorsqu'il est exposé au soleil.

Il organisa un dispositif où le sel était placé en regard d'une boîte d'aluminium contenant une plaque photographique et l'exposa au jour.

Comme ni les rayons provenant de la fluorescence, ni les rayons du soleil n'ont le pouvoir de traverser l'aluminium, l'expérience allait montrer s'il existait, issus de la fluorescence, d'autres rayons, ceux-là capables de traverser et d'aller impressionner la plaque.

Une première tentative faite par un jour qu'on jugea insuffisamment ensoleillé donna un résultat incertain. Une autre plaque fut introduite dans la boîte d'aluminium, et le tout fut relégué tel que dans une armoire.

Quatre jours après, par un beau soleil, Becquerel résolut de reprendre l'expérience ; mais avant d'exposer le dispositif, par un trait de conscience bien scientifique, il voulut vérifier la plaque et la développa à titre de témoin.

Or, celle-ci était vivement impressionnée, et ce phénomène s'était passé dans la plus complète obscurité. *Le soleil et la fluorescence même n'avaient joué aucun rôle, et le sel d'Uranyle produisait, indépendamment de la fluorescence, des rayons pénétrants.*

Telle est, brièvement rapportée, la genèse de la découverte de la radio-activité, faite par Henri Becquerel en 1896.

Découverte du radium et des autres corps radio-actifs. — A la suite de cette découverte, un grand nombre de corps furent passés en revue dans le but de trouver des métaux radio-actifs autres que l'Uranium.

En 1898, Mme Curie et M. Schmidt, à peu près à la même époque, mais séparément, montrèrent que le Thorium était également radio-actif. Puis Mme Curie remarqua que la Pechblende (oxyde d'Uranium, contenant en outre du Bismuth, du Baryum, du Fer, etc.) était beaucoup plus radio-active que l'Uranium. Cette anomalie ne pouvait s'expliquer que par la présence dans la Pechblende d'un corps fortement radio-actif différent de l'Uranium. Avec P. Curie et G. Bemont, elle entreprit alors de façon géniale la séparation chimique des éléments du minerai et constata que *plus on avançait dans ce travail de séparation, plus l'activité augmentait, et cela dans des proportions considérables.*

En outre cette radio-activité se divisait en trois parties suivant trois groupes de métaux. Les activités accompagnant le *Bismuth*, d'une part, et le *Baryum*, d'autre part, furent respectivement attribuées *en 1898* à deux nouveaux éléments appelés : Polonium et Radium (1). *En 1899*, M. Debierne isola et dénomma Actinium la substance qui, contenue dans la Pechblende, communiquait son activité aux métaux du groupe du Fer et des terres rares. *En 1904*, MM. Ramsay et Hahn découvrirent le Radiothorium, et *en 1906*, M. Boltwood découvrit l'Ionium. Ainsi furent mis au jour les principaux corps radio-actifs actuellement connus (2).

C'est sur le radium que les principales études se sont naturellement portées, en raison à la fois de sa préparation possible à l'état de sel pur et de l'intérêt que présente son extrême puissance radio-active de 2 000 000 de fois supérieure à celle de l'Uranium prise pour unité de mesure.

Dans ce travail, nous ne traiterons que du radium, puisque ce métal est à peu près actuellement le seul corps radio-actif employé en thérapeutique. Mais, parmi les autres corps radio-actifs, il en est qui présentent certains avantages sur le radium (3) ; si on parvient à rendre pratique l'emploi de leur radio-activité, il est possible qu'on puisse un jour les utiliser en thérapeutique.

II. — QU'EST-CE QUE LE RADIUM ? — SA PROVENANCE.

D'après ses propriétés chimiques propres, le radium apparaît comme un métal alcalino-terreux de la famille du Baryum et du Strontium. Son entité élémentaire est aujourd'hui exactement déterminée par l'analyse spectrale révélant un spectre nouveau caractéristique et par son poids atomique de 226,45, dernier nombre obtenu par Mᵐᵉ Curie.

Il se désagrège constamment et donne naissance à un gaz radio-actif, le gaz Émanation, et à une série de produits radio-actifs (Voy. p. 18).

La vie moyenne du radium, séparé de ses produits de désintégration, est de trois mille ans environ (4).

(1) Le travail concernant la découverte du Polonium a été fait par P. Curie et Mᵐᵉ Curie (*Comptes Rendus de l'Académie des sciences*, juillet 1898); et celui qui concerne la découverte du Radium est dû à P. Curie, Mᵐᵉ Curie et G. Bemont (*comptes Rendus*, déc. 1898).

(2) On classe habituellement les corps radio-actifs en séries ou familles qui groupent entre eux les corps possédant un lien de parenté nettement défini, telles que les familles de l'Uranium, du Thorium, du Radium et de l'Actinium. En outre, les familles elles-mêmes sont susceptibles de dériver les unes des autres : c'est ainsi que les familles de l'Actinium et du Radium seraient engendrées par l'Uranium, qui deviendrait alors la souche primordiale de la plupart des éléments radio-actifs connus.

(3) L'Actinium, par exemple, est environ dix fois plus radio-actif que le Radium. Le *Mésothorium*, premier produit de la désintégration du Thorium et qui est intermédiaire entre le Thorium et le Radiothorium, a aussi une radio-activité plus grande que celle du Radium, et cette radio-activité est composée de rayons, très pénétrants (Hahn).

(4) Si le Radium reste en contact avec son premier produit de désintégration le gaz Émanation, ainsi qu'il arrive lorsqu'il est contenu dans un espace clos d'où

Bien qu'il ait été obtenu récemment *à l'état métallique* par Mme Curie et M. Debierne (1910), le radium n'est utilisé en pratique que sous forme de sels que l'on peut préparer purs (Bromure, Sulfate, etc.).

Minerais de radium. — La découverte du radium a été faite sur des résidus de traitement de la Pechblende de Saint-Joachimstahl, en Bohême. Partout où il y a de l'Uranium, — et ce métal abonde, — on peut trouver du radium, car il y a parenté étroite et constante entre l'Uranium et le Radium.

Ce qui varie, c'est la proportion, la teneur de radium qu'on trouve dans tel ou tel minerai d'Uranium, et celle-ci est en général extrêmement faible (fig. 1).

Les principaux composés d'Uranium utilisés pour l'extraction du radium sont : la Pechblende ou Pechurane (oxyde d'Uranium); l'Uranite ou Autunite (phosphate double d'Uranium et de Calcium) ; la Chalcolite (phosphate double d'Uranium et de Cuivre); la Carnolite (vanadate d'Uranium et de Potassium) ; la Thorianite (oxyde d'Uranium et de Thorium).

Ces gisements de Pechblende se trouvent en Bohême, en Hongrie, en Saxe, en Turquie, en Suède, au Canada, dans le Colorado, dans la Cornouailles, etc.

L'Autunite tire son nom de la localité d'Autun, dans les environs de laquelle on la rencontre en assez grande abondance ; on la trouve également en Auvergne, au Portugal, au Tonkin, à Madagascar.

La Chalcolite a été rencontrée mélangée à l'Autunite, en France, en Saxe, en Portugal.

La Carnolite a été trouvée dans le plateau de l'Utah (États-Unis), et la Thorianite provient de Ceylan.

De tous ces minerais, ce sont ceux du Portugal qui sont le plus employés pour l'extraction du radium.

III. — COMMENT OBTIENT-ON LE RADIUM (1) ?

Quoique la marche générale soit toujours la même, les traitements des minerais en vue de l'extraction du radium diffèrent d'un minerai à l'autre, suivant la composition chimique. Les opérations nécessitées par ce traitement sont toujours nombreuses, longues et difficiles.

Elles comprennent :

1° *Une préparation mécanique* ;

le gaz ne peut s'échapper, sa vie paraît indéfinie. Il récupère son énergie au contact de l'Émanation (phénomène de radio-activité induite).

(1) Les traitements que nous indiquons dans ce paragraphe sont ceux employés à l'usine Armet de Lisle (de Nogent-sur-Marne), destinée spécialement à l'extraction et à la préparation des corps radio-actifs ; nous les donnons d'après les informations dues à l'extrême obligeance de M. Razet, ingénieur de l'École de physique et de chimie, préparateur à l'usine.

2° *Un traitement chimique ;*

3° *Un fractionnement.*

1° **Préparation mécanique**. — La préparation consiste en une série d'opérations diverses : concassage, pulvérisation, enrichissement mécanique.

Le *concassage* s'opère au moyen d'un concasseur américain à mâchoires, qui amène les morceaux de minerai à la grosseur d'une noix environ.

La *pulvérisation* se fait avec un broyeur à marteaux qui réduit les minerais en poudre assez fine. Quand on a besoin d'une pulvérisation très parfaite, on emploie un broyeur à boulets.

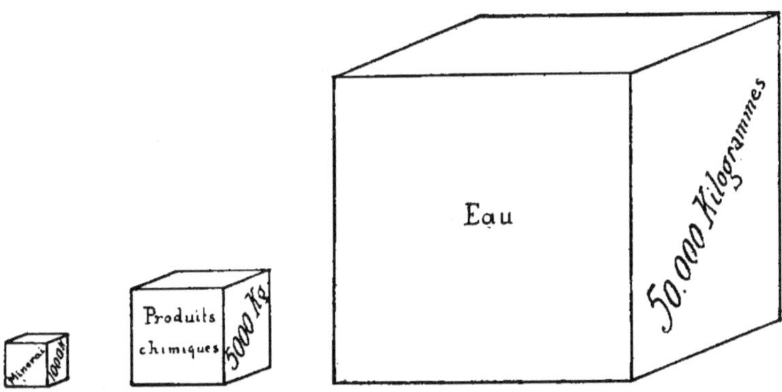

Fig. 1. — Proportion des matériaux nécessaires pour obtenir avec une tonne de minerai de 2 à 5 centigrammes de bromure de radium pur (schéma dû à M. Razet).

On opère l'*enrichissement mécanique* suivant les substances, soit au moyen de tables à secousses, soit au moyen de lavages et de séparations de densités.

2° **Traitement chimique**. — Le traitement chimique le plus simple est celui des résidus de Pechblende ; nous le prendrons comme type.

Dans les résidus de Pechblende, le Radium est à l'état insoluble et inattaquable par les acides, mélangé ou combiné avec des silicates terreux, alcalino-terreux et alcalins, etc. Des lavages répétés à l'acide chlorhydrique et à l'eau débarrassent les résidus d'une notable quantité de matières inactives. La partie insoluble contient le radium ; elle est soumise à une ébullition prolongée avec du carbonate de soude, ce qui amène la transformation des sels de radium insolubles et inaltérables par les acides en sels également insolubles, mais attaquables par les acides. Des lavages à l'eau sont nécessaires pour éliminer des substances qui gêneraient dans les opérations ultérieures. Quand ces lavages sont terminés, la boue est attaquée par l'acide chlorhydrique, qui dissout le Radium en même temps qu'une grande quantité d'impuretés.

Le radium est alors en solution. On purifie soigneusement cette solution par précipitation de sulfures dans les liqueurs acidifiées et d'oxydes dans les mêmes liqueurs rendues alcalines.

Finalement, pour 1 tonne de minerai, on obtient, après avoir remué 56 tonnes de produits (1 tonne de minerai, 5 tonnes de produits chimiques, 50 tonnes d'eau) une solution d'environ 25 kilogrammes de matière déjà très active qui ne contient plus que du Baryum et du Radium et d'où on extrait de 2 à 5 centigrammes environ de bromure de radium pur (fig. 1).

3° Fractionnement. — Cette solution est prête pour le fractionnement. Celui-ci comprend plusieurs phases : gros fractionnement, petit fractionnement, fractionnement des bromures.

Quand on fait cristalliser une solution de chlorure de Baryum radifère, on s'aperçoit que les cristaux contiennent plus de radium que les eaux mères qui les baignent ; c'est ce fait qu'on utilise dans le fractionnement.

Voici comment on opère : les liqueurs obtenues après la dernière purification sont concentrées par la chaleur dans un récipient n° 1 ; puis on les abandonne au refroidissement. Il se dépose des cristaux le long des parois et dans le fond. Après complet refroidissement, on vide les liqueurs dans un récipient n° 2, et on redissout les cristaux du n° 1 dans l'eau. On concentre les deux solutions ; après refroidissement, les eaux du n° 2 sont mises dans un n° 3, les eaux du n° 1 sont mises sur les cristaux du n° 2 et les cristaux du n° 1 sont dissous dans l'eau. Les trois solutions sont amenées à concentration convenable ; puis, quand elles sont froides, on ajoute un n° 4, et ainsi de suite, les eaux d'un récipient passant toujours sur les cristaux du suivant. Au bout d'un certain temps, il ne reste plus en tête du fractionnement qu'une petite quantité de sel très actif, tandis qu'il arrive à la fin une grande quantité de produits inactifs.

Le gros fractionnement se fait à l'usine. On le commence dans de grandes cuves ; on le termine dans des terrines. Il réduit la matière en œuvre de 25 kilogrammes à 4 ou 5 kilogrammes.

Le petit fractionnement se fait au laboratoire de l'usine, dans des capsules de porcelaine ; quand on n'a plus que 400 ou 500 grammes de chlorures, on arrête le fractionnement ; on fait une dernière purification très soignée; on transforme les chlorures en bromures, qu'on fractionne comme on fractionne les chlorures, dans des capsules de porcelaine. Le fractionnement donne enfin quelques centigrammes de bromure de radium pur.

La pureté du sel est reconnue soit au spectroscope, soit à l'électromètre de Curie, grâce au pouvoir d'ionisation de la radio-activité (Voy. p. 15).

Le bromure de radium et le chlorure sont des sels parfaitement définis à partir desquels on prépare tous les autres sels, tels que le carbonate, le sulfate, le nitrate, le stéarate, le silicate, etc., suivant les services qu'on attend du radium.

Le bromure, le chlorure, le nitrate sont solubles ; le sulfate, le carbonate et le silicate sont insolubles.

Ce sont les sulfates qui de préférence sont incorporés dans les appareils destinés à la thérapeutique.

Les diverses manipulations qui viennent d'être décrites montrent combien l'extraction du radium est complexe, délicate et laborieuse.

IV. — QUELLES SONT LES PROPRIÉTÉS DU RADIUM ?

Le radium a des propriétés physiques, chimiques et biologiques; nous n'indiquerons dans ce paragraphe que les principales d'entre elles, celles qui sont le plus essentielles à connaître pour la thérapeutique.

I. — PROPRIÉTÉS PHYSIQUES ET CHIMIQUES.

Dégagement de chaleur. — Le radium dégage de la chaleur d'une façon spontanée, régulière et continue. On a calculé qu'en une heure 1 gramme de radium dégage environ 110 petites calories et peut fondre à peu près son poids de glace.

A toutes les températures, le radium est susceptible d'ajouter au milieu ambiant cette quantité de chaleur.

Il se peut qu'on reconnaisse un jour à cette propriété un rôle important dans le mécanisme thérapeutique quand on emploie le Radium même, en nature, à l'état libre (injections ou ingestions, etc.).

Dégagement d'électricité. — Les rayons du radium sont chargés, les α d'électricité positive, les β d'électricité négative. Il est fort possible que cette électricité introduite dans les tissus y joue un certain rôle.

Impression des plaques photographiques. — Les rayons du radium agissent sur les substances généralement employées en photographie, ce qui permet d'obtenir des radiumgraphies. Le phénomène du passage des rayons à travers les corps, — plus ou moins facile selon le degré d'opacité de ces corps, — explique aisément la formation d'ombres et de clairs sur la plaque photographique. Cette propriété peut être utilisée pour comparer la valeur respective des divers appareils que l'on possède. Le Dr Abbé en fait grand usage. Cependant nous pensons que l'ionisation donne des indications de mesures plus rapides, plus précises et plus utiles.

Ionisation. — Le radium rend l'air bon conducteur d'électricité, c'est-à-dire qu'il a le pouvoir de dissocier les particules de l'air en éléments appelés *ions* qu'il charge d'électricité. Cette propriété permet de mesurer la puissance radio-active, qui est émise hors des appareils destinés à la radiumthérapie (Voy. p. 46).

Réveil de la phosphorescence de certains corps. — Si on place le radium dans l'obscurité à une certaine distance d'un écran de platino-cyanure de Baryum, l'écran s'éclaire. Si on rapproche l'appareil, la clarté se circonscrit en prenant plus d'intensité.

Passage à travers les corps. — Le fait précédent montre que les rayons traversent l'air. On peut, par une série d'expériences de même ordre, mettre en évidence le passage des rayons à travers des corps liquides ou solides. Si, entre le radium et l'écran, on interpose un livre, une pierre, un corps quelconque (l'expérience à travers une porte ou une cloison murale est intéressante), l'écran continue à s'éclairer, et son éclat est à la fois en raison directe de la puissance de la source radio-active et en raison inverse de l'épaisseur et de la densité du corps interposé.

C'est ainsi que certains corps, comme l'aluminium, le mica, certains vernis se laissent facilement traverser et que d'autres, comme le plomb, l'argent, le platine, opposent au contraire une résistance plus grande.

Nous verrons que ces diverses substances sont utilisées dans l'instrumentation radiumthérapique (Voy. p. 43).

II. — PROPRIÉTÉS BIOLOGIQUES.

Les propriétés biologiques du radium sur les végétaux et les animaux inférieurs ont été démontrées par des expériences nombreuses.

M. Matout a établi que des graines exposées durant une huitaine de jours aux rayonnements du radium et plantées ensuite avaient perdu leur faculté de germination.

M. Giesel, en exposant des feuilles de plantes au radium, les a vues jaunir et s'effriter.

M. J. Reverdin a étudié l'action du radium sur les chrysalides.

M. Bohn a démontré que les tissus d'animaux inférieurs en voie de croissance se modifiaient.

M. Danysz et d'autres physiciens ont fait dans ce domaine des observations du plus haut intérêt (1).

M. Wickham a montré l'action du radium sur les cultures de staphylocoques et de gonocoques.

Quant à l'action du radium sur les tissus de l'organisme humain, nous avons indiqué dans la préface comment elle avait été révélée

---

(1) Les physiciens et biologistes sont nombreux qui ont étudié de façon remarquable l'action du radium sur les tissus végétaux et sur ceux des animaux inférieurs, et nous regrettons de ne pouvoir en citer un plus grand nombre. Ces travaux ont fait l'objet de communications aux sociétés savantes, principalement à l'Académie des sciences, et nous conseillons vivement leur lecture.

et c'est précisément le but de cet ouvrage que d'en exposer les détails.

V. — EN QUOI CONSISTE L'ÉNERGIE DU RADIUM ?

La diversité même des principales propriétés du radium montre que la radio-activité est douée d'une énergie fort complexe.

Il importe d'analyser et d'expliquer cette énergie.

Ce qui nous conduit à étudier :

I. *L'Émanation;*

II. *Les rayons invisibles* α, β *et* γ.

I. — ÉMANATION.

Le premier produit de la désintégration du radium est un gaz radio-actif, auquel on a donné le nom d'*Émanation.*

Ce gaz radio-actif possède un spectre caractéristique et est soumis, comme les autres gaz, aux lois de Mariotte et de Gay-Lussac. On peut le recueillir et le condenser dans l'air liquide. Il diffuse au travers des corps poreux, *mais ne peut traverser aucune substance non poreuse, quelque mince qu'elle soit.*

C'est d'une manière continue et constante que le gaz Émanation est produit par le radium ; mais sa vie est très courte; il se transforme rapidement et se perd selon une loi exponentielle définie.

Il est radio-actif par lui-même et produit des rayons composés de particules de l'ordre α.

Le rôle de l'Émanation dans la puissance radio-active du radium est capital ; privé du contact de ce premier produit de sa propre désintégration, le radium serait à peine radio-actif. Sa propriété d'émettre des rayons pénétrants lui vient en effet de l'Émanation, et cela par une voie indirecte, le *phénomène de la radio-activité induite.*

Radio-activité induite (1). — L'Émanation a la propriété de rendre radio-actifs tous les corps avec lesquels elle entre en contact.

Cette propriété résulte de la désintégration de l'Émanation qui se traduit par le dépôt, sur les corps environnants, de *produits actifs,* et *l'émission des rayons pénétrants est intimement liée à l'existence de ces produits actifs.*

Si le radium est débarrassé de l'Émanation par le chauffage, par exemple, il perd son activité; mais si, après avoir été ainsi désactivé, on le place en vase clos, son activité se régénère spontanément. En voici la raison :

---

(1) Le phénomène de la radio-activité induite a été découvert par P. Curie et Mme Curie avant l'Émanation, en décembre 1899.

L'Émanation qui le détermine a été découverte par Rutherford et Soddy dans le Thorium, en juillet 1900. Elle le fut peu après dans le Radium.

Comme désormais le radium sera protégé de la perte d'Émanation et de radio-activité induite, il reprendra peu à peu son énergie primitive et de complète maturité.

Celle-ci sera obtenue quand la production continue et constante par le radium d'Émanation et de radio-activité induite compensera leur désintégration spontanée : tel est ce qu'on appelle l'état d'équilibre radio-actif (Voy. *Maturation des appareils*, p. 43).

Si, par contre, l'Émanation est introduite seule, dans un vase clos, sans Radium, comme sa vie est courte et limitée, la radio-activité induite s'éteint elle-même rapidement.

La radio-activité induite est donc une propriété d'emprunt dont la durée est plus ou moins courte et la puissance plus ou moins grande, selon la nature du corps influencé et selon la durée de contact de l'Émanation avec le corps.

Si on met de l'Émanation en contact avec de la vaseline pendant un certain temps, cette vaseline sera lumineuse et radio-active, mais seulement pendant quelques jours. Il en est de même pour l'eau, l'huile et toutes autres substances (Voy. p. 25).

Les *eaux minérales radio-actives* nous offrent un exemple naturel de ce phénomène.

Qu'une nappe souterraine d'eau courante rencontre des terrains radifères sur sa route, au contact de l'Émanation elle deviendra radio-active; mais cette activité n'existera guère qu'au griffon, et cette même eau perdra vite ses propriétés d'emprunt.

La perte de la radio-activité induite se fait selon une *loi de décroissance de forme dite exponentielle* et qui est variable.

La perte est de moitié par demi-heure lorsque le corps imprégné de radio-activité n'est pas enfermé; au cas contraire, on ne constate qu'une perte *correspondant à la moitié de l'activité en quatre jours.*

Il ressort des études faites sur l'Émanation par M. Rutherford que les « produits actifs » qu'elle dépose sont d'une autre nature que l'Émanation même et le résultat de sa propre désintégration.

Ce sont ces différents produits de désintégration qui ont été appelés Radium A, Radium B, Radium C, Polonium, etc., et qui, toujours en état de transformation, imprègnent le radium et lui donnent son rayonnement complexe suivant un régime absolument régulier (1).

____

(1) On appelle *gramme-heure* la quantité totale d'Émanation que fournirait **1** gramme de bromure de radium pur pendant une heure et *milligramme-minute* la quantité totale d'Émanation produite par **1** milligramme de bromure de radium pendant une minute sans tenir compte de la destruction spontanée.

Les diverses unités de mesure de l'Émanation s'expriment en *Curie* pour le *gramme-heure*, en *milli-Curie* pour le *milligramme-minute* et en *micro-Curie* pour le *microgramme*.

II. — **RAYONS INVISIBLES** α, β, γ.

Les travaux effectués par divers physiciens, H. Becquerel, P. Curie et Mme Curie, Villard, Rutherford, Geisel, ont montré que le rayonnement des corps radio-actifs est très complexe.

Il comprend trois espèces différentes de rayons, qu'on distingue, selon la notation de Rutherford, en rayons α, rayons β et rayons γ.

Rayons α. — Les rayons α sont attribués à des atomes, c'est-à-dire à des particules d'ordre de grandeur chimique.

Ressemblant à de véritables projectiles, ces atomes sont animés d'une vitesse de translation égale environ au dixième ou au vingtième de la vitesse de la lumière.

Ils sont chargés d'*électricité positive* et sont déviés par un aimant en sens contraire des rayons β, mais assez faiblement (Voy. fig. 5).

Ils sont analogues aux rayons canaux de l'ampoule de Crookes, mais non identiques; *leur pouvoir de pénétration est en effet beaucoup plus grand, et cette propriété leur permet d'être utilisés en thérapeutique, alors que les rayons canaux sont inutilisables.*

Cependant ils sont beaucoup moins pénétrants que les rayons β et γ.

Leur proportion dans le rayonnement émis hors du radium nu, non recouvert, est considérable; elle peut atteindre 90 p. 100 (Voy. fig. 5); mais, à cause de leur facile absorption, le moindre obstacle leur fait subir une forte diminution.

Nous verrons que, si, dans l'emploi des méthodes radiantes, les rayons α ont une utilisation très limitée en raison précisément de leur faible pouvoir de pénétration qui les empêche de traverser certaines parois d'appareils, par contre, dans les méthodes dites émanifères, ces rayons ont une utilisation thérapeutique très important tante.

Ces rayons sont rapidement absorbés par les couches les plus superficielles des tissus. (Voy. p. 100).

Rayons β. — Les rayons β sont attribués par quelques physiciens, comme les rayons α, à des atomes matériels; cependant, pour la plupart, avec Kauffmann, les particules β sont des « électrons », c'est à-dire de nature électro-magnétique non absolument matérielle et tenant le milieu entre la matière et l'Éther.

L'Électron a un intérêt physique considérable, car on le considère comme l'atome primordial d'électricité. On lui attribue l'origine de tous les phénomènes thermiques, électriques et lumineux, et il est la base sur laquelle s'appuient toutes les théories de la physique moderne.

Les particules β, dont la masse est environ 2000 fois moindre que celle de l'atome d'hydrogène, sont chargées d'électricité négative. Elles sont fortement déviées par un aimant en sens contraire des rayons α (Voy. fig. 5).

Leur proportion dans le rayonnement émis du radium nu est environ de 9 p. 100.

Les rayons β sont analogues aux rayons cathodiques de l'ampoule de Crookes, mais ils s'en distinguent par un pouvoir de pénétration environ 500 fois plus grand.

Alors que les rayons cathodiques ne peuvent traverser les parois de verre de l'ampoule de Crookes et être utilisés en rœntgénothérapie, les rayons β, au contraire, grâce à leur qualité de pénétration, jouent un rôle très certain en radiumthérapie.

Ils forment un groupe hétérogène, c'est-à-dire qu'ils varient des uns aux autres par leur vitesse de translation et comme conséquence par leur pouvoir de pénétration.

Les rayons β les moins vites sont à peu près aussi facilement absorbables que les rayons α : ce sont les β mous. D'autres rayons appelés β durs sont animés d'une extrême vitesse voisine de celle de la lumière (200 000 à 300 000 kilomètres à la seconde).

Entre ces deux extrêmes β mous et β durs et avec tous les intermédiaires se placent les rayons composés de β moyens.

En raison de leur hétérogénéité, ces rayons traversent les corps de façon inégale des β mous aux β durs, ces derniers ayant un assez grand pouvoir de pénétration.

Les physiciens ne sont pas absolument d'accord sur leur degré de pénétration à travers les corps.

D'après Debierne, avec un foyer puissant de radium pur, entre 5 et 10 millimètres de plomb, il est difficile de déterminer la limite où il ne reste plus de rayons β.

D'après sir William Ramsay, on trouverait encore des β, mais en très minime quantité, après passage à travers 5 millimètres de plomb.

W. E. Pounds trouve que les rayons β franchissent au maximum 7 millimètres d'aluminium et 9 dixièmes de millimètre de plomb.

D'après Beaudoin, l'épaisseur de 3 millimètres de plomb est l'extrême limite de pénétration des rayons β. Mais notre collaborateur fait des réserves pour le cas de l'emploi de très grandes quantités de radium dans la détermination de ces résultats.

« On sait, en effet, dit-il, que les rayons β sont d'autant moins ionisants qu'ils sont plus rapides et plus pénétrants, et il est possible que, si une faible intensité ne produit pas d'effet décelable à travers 2 et 3 millimètres de plomb, une grosse quantité de radium, fournissant un nombre plus grand de rayons β, puisse alors donner de ce fait des rayons décelables après traversée de ces écrans. »

On remarquera, en s'en tenant à la moyenne de ces évaluations, que les rayons β durs traversent des épaisseurs métalliques qui arrêtent les rayons X.

Dans leur trajet à travers la matière, les rayons β subissent une diffusion considérable ; un faisceau de rayons parallèles frappant un écran ne forme plus à sa sortie qu'une houppe diffuse, et certains rayons voient leur trajectoire tellement déviée qu'ils réapparaissent par la face d'entrée du radiateur.

La diffusion explique en partie les modifications biologiques que nous avons constatées à la périphérie des points d'application des appareils. (Voy. p. 99).

Rayons secondaires. — Nous n'avons parlé jusqu'ici que des rayons β émis directement du radium : ce sont les rayons β primaires.

Mais il est d'autres rayons formés d'électrons dont il faut tenir compte et qui jouent, selon nous, un rôle important en thérapeutique. Ce sont les rayons β secondaires, décrits par Sagnac (1).

Chaque fois qu'un rayonnement traverse une substance organique ou inorganique, il se produit un nouveau faisceau de rayons β dont le pouvoir de pénétration est plus ou moins faible et qu'il faut savoir, selon les cas, utiliser ou supprimer.

Ces rayons secondaires sont produits en grand nombre par le passage des rayonnements à travers les écrans métalliques, surtout ceux en aluminium ; ils se produisent aussi par le passage à travers la matière organique de tous les rayonnements, même par le passage des rayonnements γ isolés, et nous avons émis l'hypothèse de leur action biologique en fonction du passage des rayons γ.

Rayons γ. — On considère les rayons γ comme une pulsation de l'Éther (2).

Ces pulsations ont principalement pour origine l'ébranlement dû à la production des particules α et β. Probablement aussi elles ont une vitesse égale à celle de la lumière.

Elles ne sont nullement déviées par un aimant et ne contiennent donc pas d'électricité (Voy. fig. 5).

La fréquence et la longueur d'onde de ces rayons ne sont pas encore déterminées, car ils ne subissent aucune des lois de l'optique.

Ces rayons, bien que, analogues aux rayons X, s'en distinguent par un pouvoir de pénétration incomparablement plus grand.

Ils peuvent traverser 10 centimètres de plomb, alors que les rayons X ne peuvent traverser que 1 à 2 millimètres de plomb.

Lorsqu'on a à sa disposition une quantité de radium pur suffisante, on peut, d'après M. Matout, grâce à la propriété qu'a le radium d'éclairer un écran radioscopique, observer la prodigieuse pénétra-

---

(1) Actuellement on discute en physique s'il s'agit bien réellement de rayons secondaires ou simplement de primaires transformés.

(2) M. Bragg prétend que les rayons X et les rayons γ sont de nature corpusculaire.

tion des rayons γ en leur faisant traverser le corps d'un homme à la hauteur du thorax, sans qu'aucune ombre ne révèle la moindre trace du squelette.

Pour agir dans la grande profondeur, les rayons γ sont donc absolument précieux et indispensables. Mais ils sont émis en très faible proportion, 1 p. 100 seulement hors du radium nu (Voy. fig. 5 et 6 et p. 99).

Rayonnements. — Ces rayons α, β, γ forment par leur groupement des rayonnements qui possèdent à la fois une valeur quantitative ou intensité radio-active et une valeur qualitative spéciales.

Ces valeurs, en raison des différents pouvoirs de pénétration des rayons, se modifient lorsque les rayonnements filtrent à travers la matière, et leurs modifications sont aussi variées que le sont la densité et l'épaisseur des corps qu'ils traversent.

Nous nous étendrons sur le parti qu'on en peut tirer pour les techniques et l'usage thérapeutique et sur l'adaptation qui a été faite en thérapeutique du principe du filtrage des rayons à travers la matière selon sa nature ou son épaisseur, sans oublier que ce principe du filtrage appartient aux physiciens qui, comme les Curie et les Rutherford, ont établi depuis longtemps les diverses propriétés de pénétration des rayons (Voy. p. 64).

DEUXIÈME PARTIE

INSTRUMENTATION, TECHNIQUE

Comment et sous quelles formes l'énergie radio-active est-elle mise à la disposition des médecins ?

Comment peut-on l'employer, la faire varier, la mesurer ?

Telles sont les questions dont nous allons entreprendre l'étude.

Nous divisons les moyens d'action radiumthérapique en deux grandes classes (1) :

1° Les MÉTHODES ÉMANIFÈRES, comportant la participation directe de l'Émanation, d'où l'utilisation prédominante des rayons α;

2° Les MÉTHODES DES RAYONNEMENTS EMPLOYÉS SEULS OU MÉTHODES RADIANTES, comportant l'emploi des rayons ayant traversé les parois des appareils sans participation thérapeutique directe de l'Émanation.

I. — MÉTHODES ÉMANIFÈRES.

Nous comprenons, sous le nom de *méthodes émanifères*, toutes celles où l'Émanation, à un titre ou à un degré quelconque, est utilisée de *façon directe* comme agent thérapeutique.

Le fait seul de la présence de l'Émanation donne à la thérapeutique qui emploie ce gaz des caractères absolument particuliers sans analogie en physiothérapie et nettement distincts de ceux des méthodes des rayonnements employés seuls.

Cette présence comporte en effet le dépôt sur les tissus de « produits actifs » (radio-activité induite) (Voy. p. 17) et fait jouer un rôle aux éléments α.

L'imprégnation des tissus par l'Émanation et par la radio-activité induite se fait par inhalations, injections, ingestions, lotions, bains, applications de boues, ionothérapie.

Nous disions dans notre première édition, en nous appuyant sur les résultats que nous avions obtenus et sur les recherches de

(1) WICKHAM et DEGRAIS, *Journal de radiologie belge*, mai 1910.

Sir Lauder Brunton et R. Crooker, que l'emploi de l'Émanation offrait un gros intérêt d'avenir.

Depuis lors, des progrès importants ont été réalisés; les faits se sont affirmés; quelques résultats thérapeutiques indiscutables ont été observés. Ils ne constituent encore qu'une partie peu étendue de la radiumthérapie, *si l'on s'en tient aux faits dûment et scientifiquement prouvés*, mais ils méritent d'être connus; nous les exposerons rapidement au cours de ce chapitre.

Dans quelques cas, les deux méthodes émanifères et radiantes trouvent avantage à être combinées. Nous signalerons ces faits dans notre troisième partie : *Clinique thérapeutique.*

L'utilisation directe de l'Émanation se présente sous trois modalités différentes :

1º Celle où l'Émanation est captée et introduite seule dans les tissus; dans ce cas, la radio-activité induite ne se produit qu'au moment où l'Émanation atteint les tissus;

2º Celle où on introduit dans les tissus des substances qui ont été au préalable radio-activées par contact avec l'Émanation ;

3º Celle où le radium lui-même est introduit et d'où résultent l'émission et l'action directe de l'Émanation et de la radio-activité induite.

Dans les deux premiers cas, il y a destruction rapide de l'activité par défaut de foyer d'alimentation ; dans le troisième, au contraire, la présence du radium entretient la production de l'activité.

I. — *ÉMANATION UTILISÉE ISOLÉMENT.*

L'Émanation isolée a été employée en inhalations et en injections gazeuses dans les tissus.

Ces tentatives doivent être exécutées avec prudence. Peut-être, au moyen d'appareils spéciaux, pourrait-on mettre utilement l'Émanation au contact direct des tissus cutanés.

La figure 2 représente un dispositif pour recueillir l'Émanation.

C'est un réservoir horizontal à demi rempli d'une solution de bromure de radium. Ce réservoir est muni de deux tubulures verticales à robinet, placées à chacune des extrémités. L'une est en connexion avec un barboteur à eau et un filtre de coton ; l'autre sert à l'aspiration du gaz. Pour faire une prise, on met en relation, au moyen d'un caoutchouc, l'appareil producteur et un récipient dans lequel on a fait le vide. On manœuvre les robinets de manière à aspirer l'Émanation accumulée au-dessus de la solution et à faire un balayage avec l'air extérieur.

Cet air passe d'abord à travers le filtre de coton, auquel il abandonne ses poussières, puis s'humidifie dans le barboteur à eau afin d'éviter une dessiccation rapide de la solution. Cet appareil peut servir à l'inhalation.

On commence par chasser toute l'Émanation accumulée dans l'appareil, puis on place le sujet à la tubulure, et on fait aspirer directement l'Émanation produite.

La quantité inhalée lors de chaque aspiration sera déterminée par le poids de radium en solution.

Si le nombre des aspirations est de 15 par minute, par exemple, et le

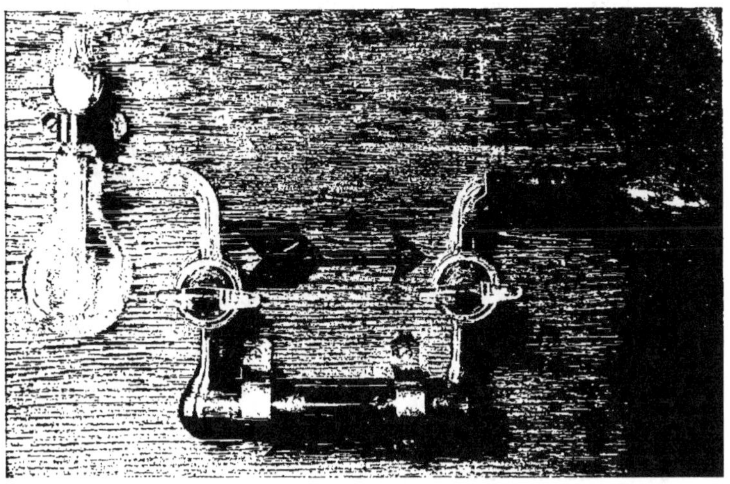

Fig. 2. — Appareil Armet de Lisle pour recueillir l'Émanation.

poids de radium en solution 1 milligramme, chacune des aspirations fera pénétrer dans les poumons 1 quinzième de milligramme-minute.

Le Dr Hiss (de Berlin) aurait obtenu de bons résultats sur des sujets rhumatisants en les faisant séjourner un temps plus ou moins long dans une atmosphère contenant une certaine quantité d'Émanation (1).

II. — RADIO-ACTIVITÉ INDUITE EMPLOYÉE DIRECTEMENT SANS PRÉSENCE DE RADIUM.
(SUBSTANCES RADIO-ACTIVÉES.)

La plupart des eaux minérales qui ont été radio-activées (Voy. p. 17) au contact de l'Émanation, en traversant des couches souter-

(1) Il existe actuellement de création récente, en Allemagne, en Autriche et en Suisse, une quarantaine de stations dites « Emanatoria », où on fait grand usage du gaz Émanation. Nous préférons attendre avant de nous prononcer sur leur valeur thérapeutique.

taines radifères, ne contiennent pas de radium ; elles offrent donc un excellent exemple de cette modalité thérapeutique. La radio-activité de ces eaux est naturellement passagère et ne peut être employée que sur place près du griffon (1); il est fort probable que c'est grâce à la présence de leur radio-activité que ces eaux, soit en boissons, soit en bains, trouvent une part de leur valeur thérapeutique.

On peut, de façon très simple, radio-activer diverses substances, de l'eau par exemple.

On plonge dans une bouteille d'eau une cupule contenant un sel de radium insoluble; on l'y laisse un temps donné en maintenant la bouteille bouchée. Pendant ce temps, l'eau se radio-active, par radio-activité induite au contact de l'Émanation.

Puis on retire la cupule et l'eau possède, mais pour un temps court, des propriétés radio-actives, sans cependant contenir de radium.

C'est suivant ce principe qu'on peut radio-activer toutes les substances pharmaceutiques ou autres, qu'elles soient liquides ou solides, organiques ou inorganiques. Telles sont les substances dites *radio-activées*.

Nous avons expérimenté avec peu de succès, en 1906, des eaux radio-activées, en injections cutanées pour traiter des nodules de lupus, et sous-cutanées pour traiter les lipomes. Ces expériences étaient à faire; elles sont les premières en date et ont montré du moins que l'organisme les supportait bien.

Cette méthode ne semble pas appelée à se développer, car les produits simplement radio-activés perdent trop vite leur radio-activité d'emprunt.

Rappelons toutefois qu'on peut, dans l'air liquide, concentrer l'Émanation par condensation et obtenir en conséquence une radio-activation de durée plus longue et partant plus utilisable.

III. — ÉMANATION ET RADIO-ACTIVITÉ INDUITE EMPLOYÉE AVEC PRÉSENCE DE RADIUM.
(SUBSTANCES RADIFÈRES.)

Cette troisième modalité de l'emploi de l'Émanation est de beaucoup la plus importante; tout son intérêt réside dans l'introduction dans les tissus mêmes d'un sel de radium à l'état libre, soluble ou insoluble.

La consommation du sel de radium, nécessaire dans cette méthode,

---

(1) C'est peut-être de la perte rapide de la radio-activité que dépend la différence des effets thérapeutiques de ces eaux minérales employées à la source ou après leur transport. Les eaux minérales radio-actives sont nombreuses. Parmi les plus riches, on compte Bad-Gastein, Plombières, Cadellos, Bussang, Bains-les-Bains, Aix-les-Bains, Dax. — Voy. les remarquables travaux de MM. Mouneu (*in* vol. *Crénothérapie* de la Bibl. de Thérapeutique GILBERT, CARNOT) et LINOSSIER, *Paris médical*, mai 1911).

est un grand obstacle à son développement rapide. Des quantités infinitésimales sont en effet seules pratiquement utilisables ; mais il faut considérer dans cette méthode moins la quantité de radium utilisée, qui est infime, que la quantité de radio-activité mise en action et absorbée selon le temps de contact avec les tissus, et nous verrons que ce contact, après introduction, peut durer fort longtemps, voire des mois et plus même, surtout quand il s'agit de sels insolubles.

Dans ce groupe, nous aurons à parler des :

Injections et *ingestions* de radium, de l'application de *pommades* et de *poudres*, des *boues radifères*, des *lotions*, des *bains*, enfin de l'introduction du Radium par électrolyse (*ionothérapie radique*).

1° Injections et ingestions de substances radifères. — En ce qui concerne les injections et ingestions, il faut distinguer les sels solubles et insolubles.

a. Injections de sels solubles. — Nous avons pratiqué, en 1906, les premières injections de sels solubles pour traiter un malade atteint de lupus vulgaire, qui nous fut adressé par M. Hallopeau.

A cet effet deux solutions furent employées, l'une faible, contenant par centimètre cube d'eau distillée 1 microgramme de bromure de Radium, et l'autre forte, contenant 10 microgrammes par centimètre cube d'eau (1).

Le maximum de liquide injecté fut en dix jours d'*environ 100 gouttes au total* de la solution forte.

Un grand nombre de séries furent faites par intervalles, et une amélioration fut obtenue.

Ces injections furent indolores et parfaitement supportées.

Depuis, nous avons fait d'autres injections de sels solubles incorporés dans différents produits. L'huile grise radifère à 20 p. 100 de mercure, par exemple, a été employée par M. Wickham dans son service, à Saint-Lazare. L'huile contenait 1 microgramme de bromure de radium par centimètre cube.

Trente malades ont subi des séries d'injections selon les procédés habituels de la syphilothérapie, sans en avoir été incommodés d'aucune façon.

L'analyse des urines chez ces malades a conduit aux indications suivantes :

A la suite des injections d'huile grise radifère, les urines sont radio-actives pendant les trois ou quatre jours qui suivent l'injection, et leur radio-activité décroît à peu près régulièrement pendant ces quelques jours, ce qui concorde assez bien avec la loi de décroissance de la radio-activité induite.

Lorsque le mercure commence à apparaître dans les urines, celles-ci ne présentent plus trace de radio-activité.

(1) Un microgramme vaut un millionième de gramme. Ce terme est dû à M. Jaboin, qui l'a proposé pour simplifier les mesures de doses aussi minimes.

Nous avons montré par ces expériences que l'organisme supportait parfaitement certaines doses de radio-activité. Quand il s'agit d'agir sur l'état général, spécialement chez des sujets affaiblis (dégénérescence cancéreuse), nous donnons la préférence, lorsqu'une telle tentative peut être faite, aux injections de sels solubles, la simple prudence le conseille. Quatre à cinq jours après les premières injections, la numération des globules du sang peut renseigner sur l'utilité qu'il y a à en continuer l'emploi.

Comme la radio-activité est vite éliminée, au cas d'intolérance, l'action défavorable serait très passagère.

Au contraire, l'emploi des injections de sels insolubles a pour effet, dès les premières injections, de produire, ainsi que nous le verrons, une radio-activation plus ou moins permanente.

b. **Ingestions de sels solubles.** — MM. Jaboin et Beaudoin ont trouvé le moyen de conserver de façon indéfinie la radio-activité aux eaux minérales, en leur incorporant une certaine quantité de bromure de radium dosée d'après une formule de Rutherford.

Leurs études ont porté sur l'eau de Bussang, dont la radio-activité moyenne aux sources est de 792 milligrammes-minute. Par l'incorporation à 10 litres d'eau de 1 dixième de microgramme de bromure de radium, ils ont réalisé l'eau minérale naturelle radio-active de façon permanente.

c. **Injections de sels insolubles.** — **Leurs effets généraux.** — C'est le sulfate de radium, sel insoluble, qui est employé pour préparer les solutions et substances radifères.

MM. Dominici et Faure-Beaulieu (1) ont montré que, injecté dans l'organisme des animaux ou de l'homme, le sulfate de radium est arrêté dans les tissus vivants, où il séjourne pendant une durée pouvant atteindre au moins soixante-sept jours. D'après ces auteurs, les principales zones d'arrêt sont :

1° Après injection dans le système veineux, le réseau capillaire sanguin du poumon et consécutivement le réseau capillaire du rein ;

2° Après injection dans l'appareil trachéo-bronchique, les interstices lymphatiques du parenchyme pulmonaire ;

3° Après injection dans le tissu cellulaire sous-cutané ou le tissu musculaire strié, les interstices lymphatiques de ces tissus ;

4° Après injection dans la rate, le parenchyme splénique.

Ces auteurs sont les promoteurs des injections de sels insolubles ; ils en ont obtenu de bons effets dans le traitement de certaines tumeurs et surtout pour combattre les douleurs dont elles sont le siège.

Prenant ces expériences pour base, M. Chevrier a, de son côté,

____

(1) Académie des sciences, mai 1908.

étudié les effets produits par les injections insolubles sur la nutrition, sur le sang et sur la cholémie post-chloroformique.

Il a trouvé que la radio-activation générale de l'organisme s'accompagnait d'une excitation des phénomènes de la nutrition.

Du côté du sang, où seule la variation numérique des globules a été étudiée, il a constaté une légère diminution de globules blancs, suivie de poussées irrégulières. Les globules rouges, au contraire, se multiplient et augmentent de nombre et d'une façon progressive, en même temps que la quantité d'hémoglobine augmente.

Il semble donc que, d'après cet auteur, on pourrait utiliser les injections de sels insolubles de radium dans le traitement des anémies.

M. Chevrier a vu, dans un cas, qu'une injection de sulfate de radium, faite vingt-quatre heures avant une opération sous chloroforme, avait eu pour résultat d'atténuer la cholémie, dont il a démontré l'existence après toute anesthésie chloroformique (1).

MM. Rénon et L. Marie ont obtenu une diminution très nette des phénomènes douloureux dans un cas de pleurésie cancéreuse.

Voici, d'autre part, les conclusions que ces auteurs ont apportées au congrès de physiothérapie (2).

« Nous avons traité depuis cinq mois, à l'aide d'injections de sérum isotonique contenant en suspension du sulfate insoluble de radium, 41 malades atteints d'affections aiguës telles que pneumonie, bronchopneumonie, congestion pulmonaire, pleurésie tuberculeuse avec épanchement, péritonite tuberculeuse, tuberculose aiguë, méningite tuberculeuse, fièvre typhoïde, infection générale à gonocoques, septicémie à agents infectieux divers, etc.

« De l'examen de ces 41 malades traités par des doses quotidiennes de 2 à 20 microgrammes de sulfate de radium, nous pouvons déduire les conclusions thérapeutiques suivantes :

« 1° Les injections sous-cutanées, intraveineuses, intrapulmonaires, intrapleurales, intrapéritonéales, intrarachidiennes de sulfate de radium sont inoffensives. Toutefois, chez les enfants, surtout quelques heures après l'injection, il existe parfois un état léger et passager soit de dépression cardiaque, soit d'agitation ;

« 2° Ces injections sont indolores, ne provoquent pas de réaction locale, n'élèvent pas la température (sauf dans quelques rares cas) et n'entravent pas la diurèse ;

« 3° Leur action thérapeutique reste très discutable. Pour une même catégorie d'infections, certains résultats ont paru un peu surprenants ; mais, dans la plupart des cas, l'effet a été absolument nul.

« Dans les infections gonococciques, l'action semble plus constante.

---

(1) CHEVRIER, *Congrès de physiothérapie*, Paris, avril 1910.
(2) RÉNON et L. MARIE, *Congrès de physiothérapie*, Paris, 1910 : Essai sur le traitement de quelques infections aiguës par les injections de sulfate de radium.

Dans les rares cas heureusement influencés, il est impossible de dire
s'il s'agit d'un effet thérapeutique réel, d'une simple coïncidence ou
d'une suggestion intense exercée par le mot magique de radium (1). »

Effets locaux des injections insolubles. — En mai 1909, nous
avons eu l'idée d'incorporer le radium insoluble dans des substances
peu absorbantes, telles que la vaseline, dans laquelle on a ajouté de la
paraffine (préparation de Jaboin) pour élever légèrement le point de
fusion.

Ainsi nous avons injecté sous des noyaux de tumeurs malignes
une nappe de substance non absorbable à radio-activité permanente,
dans le but de les attaquer par leur base, et nous avons placé simultanément des appareils sur la surface de ces noyaux.

Or des éléments qui avaient résisté par l'application des appareils
seuls ont cédé par la double action sous et sus-nodulaire.

M. Chevrier a étudié divers effets locaux produits par les injections
de sels insolubles. Les résultats ont été négatifs dans plusieurs lésions,
mais il a constaté de bons effets dans les inflammations blennorragiques et dans la cicatrisation. Il attribue un pouvoir d'excitation
aux faibles doses de radium, d'où nocivité lorsque l'excitation est
dangereuse et utilité dans le cas contraire. C'est dans le traitement
du *rhumatisme blennorragique* que les injections de radium semblent
avoir l'effet local le plus manifeste.

Soupault, en 1904 (*Société médicale des hôpitaux*) avait montré
que l'application des appareils à radium produisait un excellent
effet de sédation sur les arthrites gonococciques.

En 1905, ces recherches furent reprises (Wickham) et aboutirent
aux mêmes résultats.

Il était naturel, dès lors, de songer à une sensibilité spéciale des
gonocoques aux rayons ; pour s'en assurer, l'un de nous (Wickham)
entreprit en juillet 1906 (2) des recherches bactériologiques qui furent
conduites simultanément sur des cultures de gonocoques et de
staphylocoques.

---

(1) MM. Dominici, Petit et Jaboin ont injecté dans le système sanguin d'un
cheval une solution de sulfate de radium et ont trouvé que, bien des mois après,
le sérum du cheval était radio-actif. Ils ont entrepris des essais de l'action thérapeutique de ce sérum. La radio-activité de ce sérum étant de fort courte durée,
ne peut avoir d'action par elle-même, mais la portée de ces expériences remarquables est tout autre.

« D'après M. Chevrier, il se peut que, sous radio-activation des antigènes,
des anticorps, des sensibilisatrices, des compléments, sur l'utilisation desquels
sont basées toutes les recherches actuelles des laboratoires, on observe dans
ce sérum des variations biologiques intéressantes ; de même sous radio-activation
du pouvoir toxique ou antitoxique, spontané ou provoqué, du sérum d'un animal pour un autre animal de la même espèce, ou d'une espèce différente,
trouvera-t-on des variations toxiques.

« C'est toute l'étude de la sérothérapie à reprendre après radio-activation des
sujets. »

(2) WICKHAM, *Ann. de dermatol.*, oct. 1906.

Ces expériences montrèrent qu'une solution radifère, même très faible, avait *une action retardante non seulement sur les cultures mères, mais sur les réensemencements*, alors que les rayons émis des appareils n'en avaient aucune.

M. Chevrier eut l'idée de porter précisément une solution radifère dans l'article même.

Dans plusieurs cas, aux doses de 20 à 40 microgrammes injectées dans l'articulation, les premiers résultats ont été la disparition rapide et totale de la douleur en vingt-quatre heures et, par suite, la mobilisation plus facile du membre.

Puis l'infiltration et l'œdème phlegmasique ont commencé à se résorber à partir du sixième jour. La précocité de la mobilisation semble prévenir l'ankylose si fréquente.

Dans les diverses *cicatrisations*, M. Chevrier a signalé aussi des effets favorables, excitants, dus aux injections de sels de radium insolubles. Des ulcérations à cicatrisation lente se sont rapidement fermées à la suite d'injections pratiquées sur toute leur périphérie.

Une fracture ayant reçu l'injection dans son foyer même se consolida plus vite que d'habitude et avec disparition de l'œdème.

Les injections de sels insolubles dans certaines tumeurs ont amené la disparition ou l'atténuation des douleurs.

Pour toutes ces diverses injections, les solutions de Jaboin sont dosées à raison de 1 à 10 microgrammes par centimètre cube d'eau distillée.

d.Ingestions de sels insolubles. — M. Jaboin, a mis à la disposition des recherches médicales toute une série de médicaments contenant du radium. Parmi ceux-ci, quelques-uns ont semblé devoir à l'adjonction du radium un accroissement de leurs propriétés thérapeutiques, entre autres la quinine et les ferments colloïdes radifères, entre les mains de MM. Le Pileur (1905) et Rigaud (1908).

2° Pommades, poudres et lotions radifères. — M. Chevrier aurait obtenu sur des plaies de bons effets par l'application de pommades radifères et de poudres radifères (charbon, perborate de soude ou bicarbonate de soude) et de lotions. D'après cet auteur, « il se produit des améliorations notables ; les plaies creuses bourgeonnent avec une grande rapidité ; les bourgeons gris des plaies atones deviennent roses et vivants. L'épidermisation se fait avec une rapidité très grande ».

3° Boues radio-actives. — Les boues radio-actives sont analogues à celles qui sont utilisées dans certaines stations thermales ; mais, d'après M. Claude (1), qui en a bien étudié l'action thérapeutique,

____

(1) Claude, *Arch. gén. de méd* , juillet 1909.

elles sont d'activité globale à peu près cinquante fois plus forte (1).

Ces boues sont les résidus de traitement de minerais d'Urane ; elles contiennent du fer en très grande proportion ; leur radio-activité provient de la présence non pas seulement de traces très faibles de radium, mais aussi et surtout d'Actinium, d'où le nom de boues actinifères qu'on leur donne à juste titre.

En conservant les boues hu nides, on peut faire durer les applications plusieurs nuits et jours consécutifs, sans inconvénient.

Les boues ont été données aussi sous forme de bains (250 grammes de boue pour un bain de 200 litres).

Elles ont cet avantage, au contraire des boues thermales naturelles, d'avoir une radio-activité permanente et de pouvoir être transportées sans perte de radio-activité ; elles émettent de l'Émanation.

Ces boues ont des indications thérapeutiques semblables à celles des boues thermales. Elles rendraient service dans certains rhumatismes chroniques déformants, dans les rhumatismes gonococciques, dans certaines névralgies et névrites, dans certaines congestions inflammatoires, péri-utérines, en applications abdominales et intravaginales (Me Fabre, Chéron).

Les boues sont appliquées directement sur la peau. On les recouvre d'un linge humide, chaud, et d'une étoffe imperméable, car il convient de maintenir l'humidité de la boue.

4° **Ionothérapie.** — En mars 1911, MM. Haret, Danne et Jaboin ont lu à l'Académie des sciences une note sur une nouvelle méthode d'introduction du radium dans les tissus.

. Ces auteurs ont conclu de leurs recherches :

« 1° Que le radium passe dans les tissus par ionisation :

« 2° Que l'ionisation est nécessaire, lorsqu'on ne fait pas d'effraction de la peau, pour porter le radium dans des tissus sous-cutanés ;

« 3° Que la pénétration de l'ion radium se fait à une grande profondeur ;

« 4° Que la circulation sanguine reste indépendante de ce transport ;

« 5° Que le séjour du radium persiste un temps suffisamment long pour permettre, par des séances d'ionisation successives à quelques jours d'intervalle, d'en obtenir une quantité assez grande dans les tissus pour en attendre des résultats thérapeutiques :

« 6° Que les effets de cette ionisation ne sont pas nocifs pour l'animal en expérience.

« Des applications sur divers malades ont démontré que la pénétration de l'ion radium provoque une action sédative et que certaines tumeurs diminuent par l'effet de cette nouvelle méthode d'introduction du radium dans les tissus. »

______

(1) D'après M. Matout, leur activité est égale à 0,15, ce qui signifie que 1 centigramme de boue étalée sur 1 centimètre carré donne un rayonnement global, non pas de 1 comme 1 centigramme d'Uranium, mais de 0,15.

Dans un cas de sarcome, ces auteurs ont obtenu un résultat assez rapide (Voy. la communication du Dr Béclère à l'Académie de médecine, mai 1911).

De notre côté et depuis ces travaux, nous avons adopté, en collaboration avec MM. Misset et Gaud (1), un procédé ayant pour but de combiner la méthode des injections sous-cutanées à la méthode de l'ionothérapie.

C'est la méthode de l'*ionothérapie radique consécutive aux injections de sels solubles ou insolubles.*

Injectés dans une tumeur, les sels solubles ne se fixent pas et sont rapidement éliminés ; les sels insolubles se fixent, mais ne se fixent pas également en tous points de la tumeur.

D'autre part, ces méthodes des injections et celle de l'ionothérapie telle que la pratiquent MM. Harel, Danne et Jaboin, utilisent forcément des doses très faibles ; il se peut que notre procédé de combinaison, en réunissant les avantages offerts par chacune des deux méthodes précitées, permette de tirer un meilleur parti de ces doses faibles.

S'il s'agit de sels solubles, l'application de l'ionothérapie se fait aussitôt après chaque injection ; la dose est fractionnée en plusieurs points disséminés sur une surface correspondant à la surface de l'électrode positive ; s'il s'agit de sels insolubles, on peut, après les injections faites aussi en plusieurs points, recourir à deux ou trois séances d'ionothérapie sans renouveler les injections.

Une fois les injections faites, nous disposons les pôles de telle sorte qu'une ligne imaginaire rencontre d'abord le point où est disposé le liquide, puis la tumeur qu'on se dispose à traiter. C'est précisément le chemin que parcourra l'ion radium lorsque le circuit sera fermé.

A moins d'irritabilité spéciale des téguments, l'intensité doit être de 10 milliampères pour une durée de trente secondes par séance.

Nous avons traité par ce procédé diverses lésions, entre autres des tumeurs malignes inopérables et hors de toutes ressources thérapeutiques.

Les résultats sont trop récents pour que nous voulions les mentionner, mais ils nous ont paru suffisants pour motiver le dépôt d'un pli cacheté à l'Académie des sciences (15 mai 1911).

Conclusions générales à propos des méthodes émanifères — Ces études du mode d'emploi des méthodes émanifères sont encore aux premières heures de leur développement ; les faits rapportés, dont la littérature étrangère surtout abonde, ne sont ni assez anciens ni assez précis pour permettre encore des conclusions définitives.

Toutefois, elles montrent bien que cette branche de la radiumthérapie est en pleine évolution ; et si on compare ce que nous venons de rapporter, — et nous nous sommes scrupuleusement limités aux faits les

(1) Nous adressons nos remerciements à MM. Misset et Gaud pour la précieuse collaboration qu'ils nous apportent dans l'étude de l'ionothérapie radique.

plus probants, — à ce que nous disions de ces méthodes dans notre première édition, on se rendra compte de quelle importance est le chemin parcouru au cours de ces deux dernières années.

II. — MÉTHODES DES RAYONNEMENTS EMPLOYÉS SEULS OU MÉTHODES RADIANTES.

Nous voici arrivés à la partie la mieux connue de la radiumthérapie, celle où il nous faudra envisager le rôle des rayonnements employés seuls, sans participation directe de l'Émanation, celle qui concerne les applications d'appareils contenant le sel de radium emprisonné dans leurs parois, celle où les progrès rapides, successifs et raisonnés, ont placé en peu d'années la radiumthérapie sur un terrain réellement scientifique et pratique.

Les chapitres qui suivent comportent : 1° la description des appareils et des écrans ou filtres auxquels ils sont étroitement liés; 2° les mesures analytiques des rayonnements utilisables; 3° l'exposé des procédés opératoires ; 4" le manuel opératoire.

1. — APPAREILS RADIFÈRES.

Les appareils radiumthérapiques présentent un certain nombre d'avantages, parmi lesquels nous signalerons :

1° *La complète indépendance.* Chaque appareil contient en effet en lui-même sa source radio-active, en sorte qu'il diffère complètement par là même de l'ampoule de Crookes, qui au contraire dépend de toute une série d'appareils électriques nécessaires à sa production d'énergie ;

2° La possibilité de réunir sous un fort *petit volume* une *très puissante radio-activité* ;

3° La possibilité d'être construits de *formes très diverses* ;

4° La possibilité de contenir une *radio-activité très variée* selon la quantité ou la qualité du sel incorporé.

Il résulte de ces avantages que l'instrumentation radiumthérapique est très particulièrement maniable, souple, commode et variée.

Elle se plie à de multiples exigences, et, à côté des types qui sont le plus habituellement employés et que nous allons décrire, on pourra faire construire n'importe quel appareil pour des adaptations nouvelles.

Il y a deux variétés bien distinctes d'appareils :

A. *Les appareils à vernis radifères ou à sels collés ;*

B. *Les appareils tubes.*

Ces appareils doivent répondre le mieux possible aux conditions suivantes :

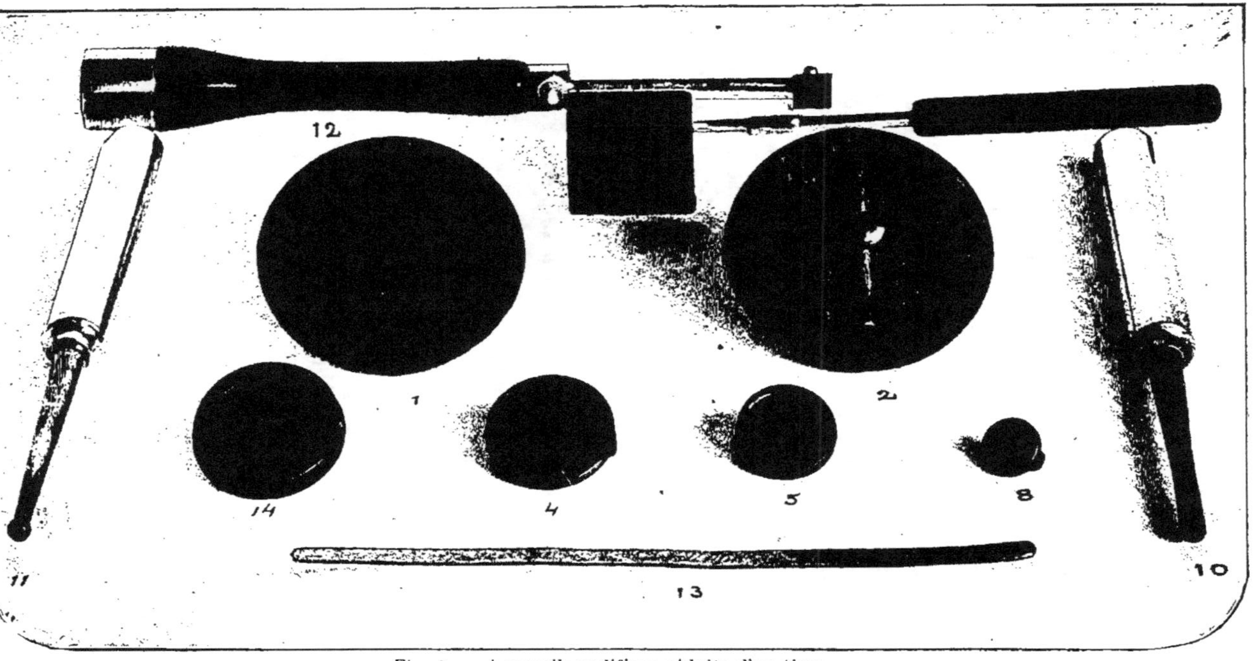

Fig. 3. — Appareils radifères réduits d'un tiers.

Les numéros de chaque appareil correspondent aux numéros du tableau analytique (p. 45 et 61). Exception faite pour le n° 14. ces appareils sont recouverts du vernis fixateur.

N° 14. — Appareil toile. La toile radifère est dans l'intérieur. Sa surface est séparée de l'extérieur par un écran d'aluminium derrière lequel elle est appliquée. Cet écran peut varier d'épaisseur. La toile radifère peut être retirée de l'appareil à volonté et utilisée séparément. — N°s 3 et 12. Les plateaux carrés peuvent prendre l'inclinaison voulue ; ils peuvent être dévissés de leur manche. — N° 2. Le tube, creux au verso, sert à passer un lien fixateur. Il peut être dévissé, pour permettre l'enveloppement de l'appareil dans une boîte-filtre sans trop d'épaisseur.

Ces appareils peuvent être recouverts de la série des filtres d'aluminium et de plomb. D'autres appareils toile ou à vernis, de forme et de dimensions différentes, présentent divers avantages. Les appareils rectangulaires entre autres, par leurs divers modes de juxtaposition, nous rendent de grands services.

1° **Résistance à l'action destructive du radium**. — Les parois des appareils et les substances qui contiennent le radium doivent offrir une résistance éprouvée non seulement à toutes les manœuvres nécessaires de nettoyage et de stérilisation, non seulement aux traumatismes, à l'humidité, à la chaleur, mais aussi à l'action corrosive, dissolvante et destructive de la radio-activité elle-même. Ces parois et substances doivent s'opposer à toute déperdition de sel ; elles doivent s'opposer à toute fuite d'Émanation, puisque c'est de la désintégration de ce gaz que résultent le « dépôt actif » et, par suite, l'émission des rayons pénétrants qui en dépend.

2° *Mise en liberté de la plus grande somme possible de rayons pour un poids donné de sel de radium pur*. — Plus les parois et les substances nécessaires à contenir le sel de radium seront minces et facilement perméables aux rayons de faible pénétration, — toutes réserves faites pour les considérations de résistance nécessaires et d'étanchéité vis-à-vis du gaz Émanation, — plus grand sera le rendement radio-actif de l'appareil. Ainsi on pourra utiliser non seulement les rayons β et γ, mais aussi une certaine proportion de rayons α.

3° **Homogénéité du rendement radio-actif**. — Toute portion d'appareil considérée à part devra avoir la même valeur radio-active que chacune des autres portions égales du même appareil, condition nécessaire pour obtenir une action thérapeutique homogène et l'exacte mensuration de la radio-activité des appareils.

A. — Appareils à vernis radifère ou à sels collés.

Ces appareils sont composés d'un support et d'un vernis dans lequel le radium est fixé. Ils sont de deux sortes :

1° *Les appareils métalliques rigides* ;

2° *Les appareils toiles, souples*.

Pour ces deux variétés d'appareils, nous aurons à considérer d'abord les supports, métal ou toile, puis les vernis radifères.

1° **Appareils à support métallique**. — Ce support est, le plus habituellement, en cuivre et d'épaisseur assez grande, 1 millimètre en général, pour assurer une solidité et une rigidité suffisantes.

La surface destinée à recevoir le vernis est hérissée de petites aspérités qui l'agrippent et le maintiennent.

La forme de ce support peut offrir de nombreuses variétés.

Un arsenal radiumthérapique doit se composer de types d'appareils capables de se prêter au plus grand nombre d'adaptations possibles, qu'ils soient utilisés seuls ou plusieurs à la fois.

Nous avons représenté à la figure 3 ceux qui sont d'usage courant.

Ces appareils ont une surface plane et unie ; il y en a de *ronds*, de *carrés*, de *rectangulaires*. Leurs dimensions utiles et pratiques varient, en surface, de 1 centimètre à 30 centimètres carrés. Au-dessous de 1 centimètre carré de surface, ils ont peu d'utilisation ; au-dessus de 30 centimètres carrés, ils ne sont plus commodes.

Ces appareils sont parfois munis, au dos, d'un tube où on peut passer un lien fixateur ; mais nous préférons les appareils sans tubulure, parce qu'ils peuvent alors être superposés et plus facilement introduits dans les tumeurs ou dans les cavités, où ils agissent par leurs deux faces.

Cependant il est utile de compter dans son installation quelques appareils capables d'être montés sur un manche et d'être inclinés, selon un axe de rotation sur le manche, puis fixés par des écrous en diverses positions (fig. 3, n°s 3 et 12).

Il y a des appareils *cylindriques*, *sphériques* et *lamellaires*. Les appareils cylindriques (fig. 7) servent aux introductions dans les conduits, les plis, les rhagades, les fistules, etc.

Les appareils sphériques sont utiles pour le traitement de certaines anfractuosités, de petites cavités, de culs-de-sac, comme aux narines, à la conjonctive (fig. 3, n° 10).

Les appareils lamellaires très plats sont indispensables pour toucher de petites surfaces comme le rebord des paupières et pour être introduits sous les paupières (fig. 3, n° 13 et fig. 18).

L'appareil radio-utérin (fig. 4) a la forme d'un champignon ou d'un clou à large tête. Il est composé de trois parties vissées, dont deux forment le cylindre ou tige, la troisième formant la tête ou le disque (1).

Cet appareil peut être employé tout monté. Le cylindre étant introduit dans le col de l'utérus, le disque vient s'appliquer à la surface du col. Cet appareil peut être adapté à d'autres régions, notamment à l'anus. Chacune de ses parties peut aussi s'employer séparément.

Vernis radifère. — *Nous aurons à étudier* : a. *le vernis ;* b. *le sel de radium incorporé.*

a. **Vernis**. — La *substance fixatrice* dont les appareils sont recouverts est un *vernis spécial* composé par M. Danne et qui présente, à un degré compatible avec la pratique, les caractères de perméabilité, de solidité et de résistance dont nous avons indiqué la nécessité.

On mêle à ce vernis, lorsqu'il est liquéfié à haute température, la quantité voulue de sel de radium ; on coule ensuite le mélange sur la plaque métallique ou sur les toiles dont nous allons parler, de telle façon que la répartition soit bien uniforme. Le vernis est ensuite séché et résinifié. Le refroidissement ramène ce vernis à sa

(1) Wickham. Présentation d'un appareil dit « Radio-Utérin » (*Congrès de Genève,* 4 sept. 1908).

solidité originelle. Une fois coulé et durci, il offre une surface absolument lisse, légèrement luisante et de couleur brunâtre. Par transparence, on peut voir les grains de radium.

Ce vernis peut être nettoyé avec de l'alcool, mais nous recommandons d'y toucher le moins possible et de ne le soumettre à aucun traumatisme chimique, physique ou mécanique.

Le mieux est de ne jamais employer les appareils absolument nus, de les appliquer et de les conserver toujours, pour le moins, enveloppés d'une toile caoutchoutée, fine et imperméable.

Après un temps plus ou moins long et selon la puissance radioactive du sel incorporé, le vernis diminue d'épaisseur du fait de l'action mordante du radium. Aussi est-il bon d'examiner les appareils à vernis avec soin de temps en temps et, lorsqu'il en est nécessaire, environ tous les quatre ou cinq ans, de les faire revernir.

b. **Sel de Radium incorporé.** — Le sel de radium choisi et incorporé est en général le sulfate, parce qu'il est insoluble et attaque moins le vernis (1).

On calcule en général 1 centigramme de sel pour 1 centimètre carré de surface ; c'est la proportion qui semble la plus utile. Toutefois, nous recommandons pour les appareils à vernis de petite surface une proportion plus élevée.

Le sel de radium peut être incorporé à l'état pur ou mélangé en diverses proportions au sulfate du Baryum. Les principaux types de mélanges que nous employons le plus souvent sont le sel demi-pur (activité 1 000 000), quart de pur (activité 500 000), vingtième de pur (activité 100 000), quarantième de pur (activité 50 000).

Comment se font ces mélanges?

Dans la fabrication du radium, on pousse le fractionnement aussi loin que possible pour aboutir à un sel de radium très voisin du radium pur. Sa pureté est contrôlée au spectroscope et à l'électromètre de Curie.

Il est alors vérifié que, *par unité de surface, ce sel est d'activité 2 000 000, c'est-à-dire ionise l'air environ 2 000 000 de fois plus que ne le ferait une même quantité d'Uranium, ce métal étant pris pour unité de mesure.*

Le sel demi-pur contient moitié sulfate de radium et moitié sulfate de Baryum ; le sel quart de pur contient 1 partie de sulfate de radium pour 3 parties de sulfate de Baryum, et, pour prendre un exemple, quand on dit qu'un appareil contient 4 centigrammes de radium d'activité 500 000, cela veut dire que chaque centigramme est composé de $2^{mg},5$ de radium pur et $7^{mg},5$ de sulfate de Baryum.

Une fois le vernis préparé, sa valeur radio-active utilisable dépend

(1) **Le** silicate de radium, qui a des propriétés spéciales, est utilement employé pour certains appareils de gynécologie (Fabre).

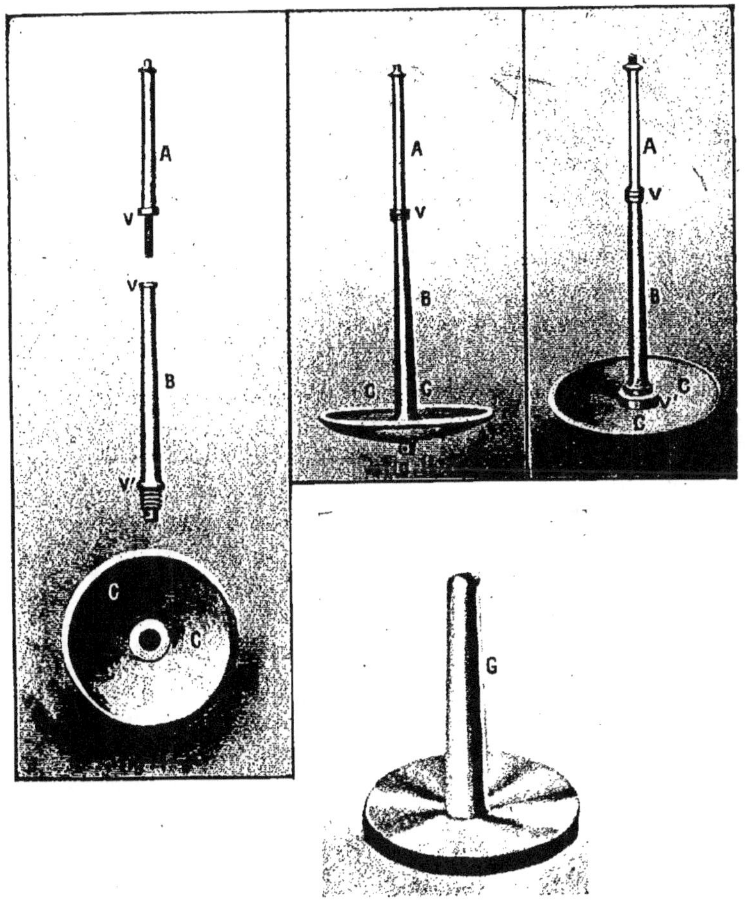

Fig. 4. — Appareil radio-utérin de Wickham.

I. Trois parties constituantes de l'appareil.

II. Armature de l'appareil vissé. Les dépressions sur les tiges A et B sont destinées à être comblées par le vernis radifère. Le vernis déposé dans la dépression C
respecte cependant la concavité de la cupule. Les deux parties plates aux extrémités sont des prises qui permettent de dévisser sans toucher au vernis. L'extrémité qui traverse la cupule C est perforée pour le passage d'un lien. La tige pénètre
dans l'utérus, soit entière si on veut traiter le corps, soit sans la partie A si l'on ne
veut intéresser que le col. La cupule s'applique sur le col. Les pièces dévissées
peuvent être utilisées séparément ou combinées avec des pièces d'un autre appareil
de radio-activité plus fort ou plus faible.

III. Cette figure montre la concavité de la cupule, laquelle peut être utilisée
seule comme le sont les autres appareils à vernis ordinaires.

IV. Écran de plomb ou d'argent, qui s'emboîte sur la tige et la cupule.

L'appareil radio-utérin, soit par ses diverses parties, soit en son ensemble, peut
servir à d'autres régions qu'à l'utérus.

naturellement de la quantité, de la qualité et de la proportion du radium incorporé ; mais elle dépend aussi de la perméabilité du vernis aux rayons. Le vernis absorbe un certain nombre de rayons et ne laisse filtrer que les rayons qui ont pu le traverser. Ce vernis agit donc comme un filtre (Voy. p. 43). Le rayonnement qui le traverse a une valeur quantitative amoindrie ; celle-ci ne conserve en général environ que les 60 p. 100 de sa valeur initiale, et le déchet porte naturellement pour une forte proportion sur les rayons les plus absorbables, rayons α et β mous.

Les figures 5 et 6 montrent les proportions approximatives des rayons qui passent au travers du vernis, par comparaison avec la proportion des rayons émis du radium nu.

Après ce passage, la proportion des rayons qui composent le rayonnement est complètement changée, et en faveur naturellement des rayons les plus pénétrants. On ne trouve plus approximativement que 1 à 5 p. 100 de rayons α ; mais il y a 90 p. 100 de rayons β comprenant presque uniquement des β moyens et durs ; il y a 5 à 9 p. 100 de rayons γ.

2° **Appareils toiles**. — Ces appareils sont eux aussi formés de deux parties constituantes : la toile et le vernis radifère. Ils fournissent une intensité radio-active beaucoup plus grande, car ils laissent passer une quantité plus considérable de rayons α et β mous ; cela tient à la fabrication de leur vernis. En effet, le vernis des toiles n'englobe que fort peu les grains de sel de radium. Les rayons ayant moins d'épaisseur à traverser forment des rayonnements d'intensité globale quantitative puissante.

Malheureusement ces toiles doivent être maniées avec une grande délicatesse, car elles sont fragiles et s'usent assez rapidement ; aussi, sauf exception, ne faut-il les employer qu'enveloppées d'écrans, et de ce fait elles reperdent une grosse part de leur forte radio-activité.

La souplesse est leur principal avantage, mais à ce point de vue il faut distinguer deux sortes de toiles :

1° Celles qui contiennent du radium de forte radio-activité ; celles-ci sont de petites dimensions et n'ont pratiquement qu'une souplesse assez faible.

2° Celles qui contiennent du sel de radium de faible radio-activité ; celles-ci peuvent être de grandes dimensions et avoir une grande souplesse. Avec ces toiles, on peut pratiquer les applications sur des surfaces étendues et recouvrir tout un bras d'enfant, par exemple.

Ces diverses toiles radifères offrent de plus l'avantage de la *faible épaisseur*, ce qui leur permet, lorsqu'elles sont de petites dimensions, d'être introduites facilement dans les tissus.

En enrobant les toiles de petites dimensions et de haute activité entre deux lames de plomb soudées à leur périphérie, on constitue

un appareil plat, commode à appliquer dans bien des régions où les
trop grandes épaisseurs ne pourraient être utilisées (bouche, vagin).

D'autre part, ces toiles, en raison même de leur faible épaisseur,
peuvent être utilement superposées.

Les toiles d'activité faible et de grandes dimensions étant fort
souples, nous avons pu souvent les utiliser en les pliant en deux ou
en quatre.

Ces superpositions augmentent la densité du rayonnement péné-

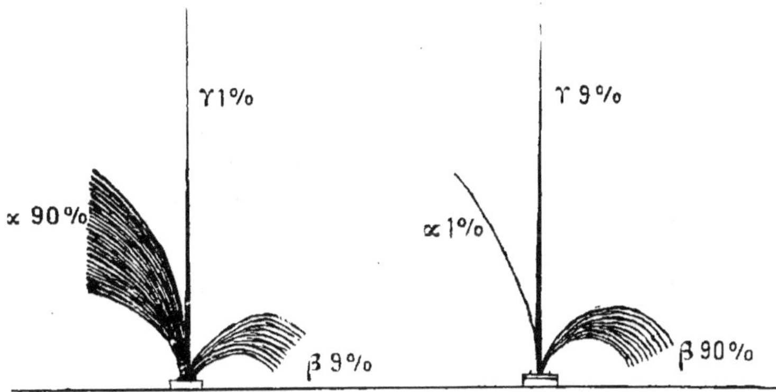

Fig. 5 et 6. — Séparation analytique des rayons par le *champ magnétique*.
Schéma montrant la proportion des rayons émis hors du radium à nu (fig. 5)
et hors du vernis radifère (fig. 6). Le vernis a diminué l'ensemble du rayonnement
dans la proportion de 40 p. 100, et cette diminution a porté surtout sur les
rayons α.

trant, et l'action radio-active s'exerce avec une intensité à peu près
égale de chaque côté des toiles, au verso et au recto. On construit
aussi des tissus sur les fibres desquels on précipite le radium au
moyen de réactions chimiques appropriées.

B. — *Appareils tubes*.

Cette forme d'appareil a existé dès le début de la radiumthérapie. On se sert parfois de tubes en verre, mais ces tubes sont sujets
au bris par explosion. Les tubes métalliques (argent, platine), qui
ont été construits par M. Armet de Lisle, sous l'instigation du
Dr Dominici, sont d'usage plus courant. Nous avons de notre côté
insisté pour obtenir des tubes à parois plus minces. C'est ainsi que
de 5 dixièmes de millimètre d'argent les parois ont été réduites
à 4 dixièmes puis à 3 dixièmes de millimètre pour les tubes en
platine.

On ne peut sans danger diminuer ces épaisseurs. Nous essayons de
faire construire des tubes en quartz qui, tout en possédant une résis-

tance supérieure à celle du verre, laisseraient passer beaucoup plus de rayons que les tubes métalliques.

Parfois encore le radium est contenu dans des tubes de verre, et ces tubes sont à leur tour introduits dans des tubes de métal à bouchon ayant un pas de vis (Voy. fig. 8).

L'avantage est de pouvoir placer le tube de verre dans une série de tubes de métal d'épaisseurs différentes et de varier ainsi les filtres.

Ces divers tubes ont un diamètre de 2 à 3 millimètres et une longueur de 1 à 3 centimètres et plus selon la quantité de radium qu'ils contiennent. Ils peuvent être juxtaposés ou placés bout à bout, et c'est pourquoi, pour une même quantité de Radium, nous aimons mieux posséder par exemple deux tubes de 1^{cm},5 de longueur qu'un seul tube de 3 centimètres.

Les grains de radium ne sont pas fixés dans les tubes : ils y sont simplement tassés à l'état meuble.

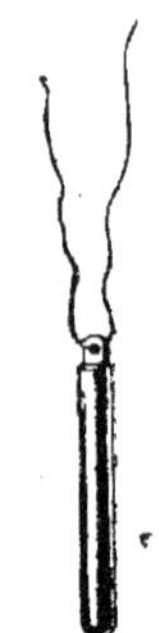

Fig. 7. — Tube radifère contenant 2 centigrammes de sulfate de Radium et représenté de grandeur réelle.

Les tubes métalliques doivent être scellés de façon absolument parfaite pour éviter toute fuite d'émanation. Ces appareils, destinés à être laissés à demeure dans les tissus, doivent résister aux manœuvres de désinfection indispensable (formol, alcool). Ils doivent aussi offrir une résistance suffisante aux traumatismes et au pouvoir de désorganisation du radium. D'où le choix de métaux précieux et le danger de construire des tubes en aluminium.

C'est le sulfate de radium qui est introduit dans ces tubes, et le plus généralement on l'emploie à l'état pur, parce que le but de ces tubes est de concentrer une grande puissance radio-active sous un très petit volume.

Les types de tubes habituellement employés contiennent soit 0^{cz},5, soit 1, 2, 3 ou 5 centigrammes de radium pur.

Les parois métalliques sont beaucoup plus absorbantes que les vernis; aussi, ont-elles l'inconvénient de *diminuer* dans une *forte proportion la valeur quantitative du rayonnement*; elles agissent comme des filtres métalliques (Voy. p. 64). Ces appareils ne laissent passer que peu de rayons β moyens, des β durs, et une proportion relativement forte de γ.

Comme les appareils à sels collés, quand ceux-ci sont introduits dans les tissus, ils rayonnent sur toute la périphérie de leur surface. C'est un avantage, quand le tube est introduit au centre même des tissus à modifier et un désavantage quand la lésion à traiter n'existe que d'un côté du conduit où le tube est introduit.

Si les tubes ne sont pas remplis entièrement, comme l'Émanation incluse se répand également dans toute la cavité, la proportion de radio-activité émise de chaque portion d'appareil est cependant toujours égale à celle des autres portions du tube.

Il résulte de ce qui précède qu'on peut construire toute une gamme d'appareils d'après diverses combinaisons comportant la longueur et le diamètre des tubes, la quantité et le degré d'activité du sel inclus (1).

La forme *tube* est fort utile et a de nombreuses applications ; elle convient notamment pour les introductions dans les tissus, les tumeurs, dans les cavités naturelles ou artificielles ; pour des applications dans les trajets, fistules, dépressions ou anfractuosités. (V. fig. 19).

Maturation des appareils. — Lorsque les appareils viennent d'être préparés, la radio-activité qu'ils fournissent est relativement faible. Dans les semaines suivantes, elle augmente rapidement pour atteindre, vers le troisième mois, un certain degré qui constitue la maturité de l'appareil.

A ce moment, le rendement radio-actif a acquis une stabilité suffisante.

Ce phénomène de maturation est dû à l'Émanation. Si ce gaz, dans les méthodes radiantes, ne peut être employé directement parce qu'il ne diffuse pas hors des parois des appareils, *il joue néanmoins, enclos dans les appareils, un rôle capital. Emmagasiné dans le vernis, ou dans les tubes, il se comporte comme dans un vase clos ; il donne naissance au phénomène de radio-activité induite et, par suite, aux rayons pénétrants.*

Au fur et à mesure de la déperdition qui résulte du rayonnement, il rétablit la radio-activité et aboutit à l'équilibre radio-actif, c'est-à-dire à la maturité de l'appareil.

C. — *Écrans ou filtres*.

Les écrans ou filtres sont des substances qu'on interpose dans certains cas entre les tissus et les appareils dans le but de modifier pour l'usage thérapeutique les rayonnements utilisables.

Il convient de parler des écrans aussitôt après la description des appareils, car non seulement le vernis des appareils et la paroi des

(1) On a pensé à utiliser l'Émanation introduite seule et concentrée dans un tube parfaitement scellé ensuite (Sir William Ramsay).

Cette conception est intéressante et serait appelée à un grand avenir si elle pouvait être rendue pratique, parce qu'on aurait ainsi des appareils à bon marché. Mais, comme l'Émanation livrée à elle-même se détruit en peu de jours, que la source qui aurait fourni cette Émanation ne reproduit une quantité d'Émanation suffisante qu'en un temps donné, qu'enfin l'appareil une fois rempli d'Émanation ne donnerait de rayons qu'après un temps donné, on conçoit que, pour une clinique où nombre d'appareils sont constamment en usage, une telle conception n'apparaît guère réalisable, ni surtout économique.

Ce mécanisme nécessiterait en effet une série de sources radio-actives puissantes, dont l'ensemble serait fort coûteux.

tubes jouent le rôle de filtres, mais les écrans dont on les enveloppe leur forment des parois supplémentaires faisant plus ou moins corps avec eux.

Les écrans peuvent être de toutes sortes : solides, liquides ou gazeux.

Les *écrans métalliques* sont à peu près seuls en usage.

Tous les métaux peuvent servir d'écrans : l'argent, l'or, le cuivre, l'étain, le platine, etc. Mais les plus utiles pour les appareils à sels collés semblent être l'aluminium et le plomb.

Ces deux substances forment des filtres de type opposé; l'aluminium se laisse très facilement traverser, et le plomb, en raison de sa densité, a au contraire un pouvoir d'absorption considérable.

L'argent est analogue au plomb comme filtre, mais la souplesse lui manque.

Le platine n'est employé que pour la construction des tubes.

Écrans d'aluminium. — L'aluminium offre de nombreux avantages; il se laisse laminer en feuilles minces (depuis 1 centième de millimètre), en sorte que la gamme des écrans peut être très étendue. Nous utilisons habituellement les épaisseurs suivantes : un centième de millimètre, 4 centièmes, 8 centièmes, lames extrêmement souples, et fréquemment nous appliquons plusieurs lames à la fois pour élever les épaisseurs jusqu'à 16 centièmes et 32 centièmes. Plus épaisses, ces lames sont d'une extrême dureté; toutefois cet inconvénient est compensé par le précieux avantage de leur *légèreté*, et peut-être y aurait-il des utilisations intéressantes à faire d'écrans épais là où le plomb ne peut être facilement employé en raison de son poids, comme pour les applications dans la cavité buccale.

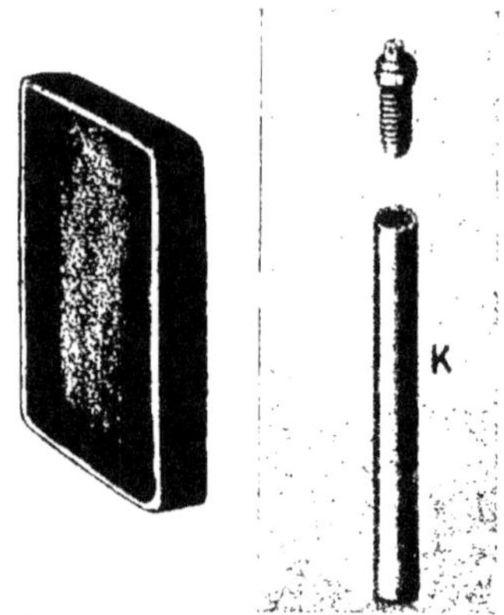

Fig. 8. — Boîte-filtre destinée à recouvrir un appareil plat à vernis radifère. Tube-filtre servant à contenir un tube radifère.

Écrans de plomb. — Le plomb peut aussi subir un très fin laminage; les lames les plus minces ont 1 dixième de millimètre d'épaisseur : leur échelle de progression se fait par dixièmes jusqu'à 5 dixièmes, puis par demi-millimètres et par millimètres.

La souplesse du plomb est un grand avantage, car elle permet, lorsqu'on se sert d'appareils toiles, d'épouser les formes concaves et convexes; malheureusement le poids des appareils recouverts de plomb et la longueur de la durée des applications nécessitée par la diminution considérable de l'intensité radiante après passage à

Tableau descriptif de quelques-uns de nos appareils à vernis radifres (1).

VOIR NUMÉROS CORRESPONDANTS (g. 3, col. 1).	GENRE ET FORME DE L'APPAREIL.	DIMENSIONS.	SURFACE THÉRAPEUTIQUE (en cm2).	ACTIVITÉ DU SEL DE BARYUM-RADIUM INCORPORÉ (l'activité de l'Uranium métallique étant prise pour unité).	POIDS DU SEL DE BARYUM-RADIUM incorporé.	POIDS RAMENÉ au taux du sel pur en grammes.
1	2	3	4	5	6	7
1	Appareil à vernis plat, rond...	6 cm. de diamètre.	28,2	1/4 de sel pur.	0,20	0,05
2	— — —	6 cm.	28,2	—	0,10	0,025
3	Appareil à vernis plat, carré..	3 cm. de côté.	9	—	0,09	0,0225
4	Appareil à vernis plat, rond...	2^{cm},5 de diamètre.	4,9	—	0,04	0,01
5	— — —	2 cm.	3,1	—	0,04	0,01
6	— — —	2 cm.	3,1	—	0,04	0,01
7	— — —	2 cm.	3,1	—	0,025	0,00625
8	— — —	1^{cm},5.	0,95	—	0,01	0,0025
9	— — —	1^{cm},5.	0,95	—	0,01	0,0025
10	— — cylindrique..	Diamètre 0^{cm},5, long 1^{cm},5.	—	—	0,02	0,005
11	Appareil à vernis sphérique....	Diamètre de la sphère 1^{cm},5.	1,4	Pur.	0,005	0,005
12	— — plat, carré...	1 cm. de côté.	1	Pur.	0,007	0,007
13	— — lame........	Carré de 0^{cm},5 de côté.	0,25	Pur.	0,006	0,006
14	— toile plat, rond.....	2^{cm},5 de diamètre.	4	1/4 de sel pur.	0,04	0,01
15	— — —	3 cm. de diamètre.	7	—	0,06	0,015
16	Appareil à vernis plat, rond...	6 cm. de diamètre.	28	20^c de sel pur.	0,10	0,005
17	— — —	6 cm. de diamètre.	28,2	—	0,20	0,01
18	— — rectangulaire.	3 cm. sur 4 cm.	12	1/2 de sel pur.	0,06	0,06
19	— toile, rectangulaire.	4 cm. sur 5 cm.	20	40e de sel pur.	0,20	0,005
20	— — —	13^{cm},5 sur 9 cm.	121,5	400e de sel pur.	1,21	0,003
21	— — —	13 cm. sur 9 cm.	117	200e de sel pur.	1,17	0,006

(1) Au cours de nos observations de clinique thérapeutique, nous indiquerons les appareils utilisés par des numéros correspondants à ceux de ce tableau, à ceux de la figure 3 et aux analyses pages 46 et suivantes.

travers ces filtres sont des inconvénients pour le traitement de certaines régions, la cavité buccale par exemple. Ces inconvénients sont en proportion de l'épaisseur des écrans; les filtres ne sont guère pratiques au-dessus de 4 ou 5 millimètres.

Ces écrans sont tantôt en forme de lames qui recouvrent le vernis des appareils; tantôt ils dépassent les bords de l'appareil qu'ils engainent (Voy. fig. 8). Cette disposition a pour effet de modifier les rayonnements qui s'échappent latéralement.

Enfin ces écrans peuvent former des boîtes scellées ou non dans lesquelles on introduit les appareils provisoirement pour le temps nécessaire aux applications.

L'aluminium se soude difficilement et ne peut guère être utilisé en boîtes scellées ; le plomb est au contraire, à cet effet, très commode, et si une boîte de plomb scellée contient une toile, on peut imprimer à l'appareil ainsi combiné une légère courbure concave ou convexe.

Les filtres de plomb et d'argent peuvent avoir la forme de tubes (Voy. fig. 4 et 8) dans lesquels on introduit les appareils tubes. Ainsi le filtre constitué par la paroi même du tube radifère de première construction se double du tube-filtre.

Nous avons divisé ces écrans en plusieurs catégories, selon les façons dont ils modifient les rayonnements.

Nous en parlerons au chapitre du *filtrage thérapeutique.*

Nous n'avons considéré ici les écrans qu'à titre purement instrumental et matériel.

II. — *MESURES ET ANALYSES DES RAYONNEMENTS UTILISABLES.*

Connaissant les appareils et leurs adjuvants, les écrans-filtres, il importe, avant d'étudier les techniques, d'analyser et d'évaluer au point de vue physique les rayonnements mis au service de la thérapeutique.

L'un de nous, M. Wickham, au début de ses recherches en 1905, avait insisté sur l'utilité d'apporter à la radiumthérapie alors naissante plus de méthode (1), de connaître non seulement les valeurs radio-actives incorporées dans les appareils, mais surtout celles qui en sont émises et sont utilisables. Il indiqua à cette époque des formules de dosages pour obtenir certains résultats, dosages exprimés en valeur quantitative et en valeur qualitative des rayonnements.

Depuis, de grands progrès ont été réalisés; M. Beaudoin, chef des travaux de physique au laboratoire du Radium, s'est particulièrement appliqué à l'étude de la mesure des rayonnements émis par des

____

(1) WICKHAM, Quelques notes sur l'emploi du radium en thérapeutique (*Annales de dermatologie*, oct. 1906).

appareils nus ou recouverts de toute la série des filtres : ce sont ses recherches qui, en grande partie, sont résumées dans ce chapitre ; nous tenons à le remercier de sa précieuse collaboration.

La radio-activité émise est constante ; possibilité des mesures fixes. — Tout d'abord, il n'est point inutile et indifférent de faire remarquer que le *rayonnement émis hors d'un appareil peut être mesuré et que les mesures obtenues sont constantes un temps assez long*.

C'est là un avantage précieux offert par le radium ; il aurait pu en être tout autrement. L'*ampoule de Crookes*, par exemple, *pendant le temps même qu'elle agit au cours d'une séance d'application, varie et nécessite une surveillance constante pour arriver à une suffisante régularité d'action*.

Au contraire, les appareils à radium à l'état d'équilibre radio-actif possèdent sur l'ampoule à vide le très grand avantage d'émettre un rayonnement pouvant être considéré comme *constant pendant un laps de temps assez long*. On pourra donc n'avoir recours qu'à une seule mesure préalable, et il suffira de la renouveler tous les six mois environ, à moins que le vernis de l'appareil n'ait point conservé son intégrité.

La seule mesure rigoureuse des appareils radiumthérapiques serait celle de l'énergie dégagée sous forme de rayons faisant appel à la quantité de chaleur produite lors de leur absorption totale.

En pratique, comme il s'agit surtout d'avoir des mesures comparables entre elles, c'est-à-dire des mesures bien plutôt *relatives* qu'*absolues*, on préfère s'adresser à l'une quelconque des propriétés des rayonnements et particulièrement à la conductibilité acquise par l'air sous leur influence.

La méthode électrique est la meilleure méthode de mesure. — Il y a plusieurs méthodes pour analyser les rayonnements : les réactions calorimétriques, l'action sur la plaque photographique, l'action sur les matières phosphorescentes, enfin l'action électrique. Les trois premières méthodes serviront vraisemblablement dans l'avenir comme méthodes de mesures rapides. Elles permettront de se rendre compte approximativement, en un temps très court, de l'intensité fournie par un appareil tout engainé, prêt à entrer immédiatement en service ; toutefois elles n'auront de valeur qu'autant qu'elles auront été étalonnées par comparaison avec la méthode de mesures électriques, qui, sans conteste, restera la plus exacte de toutes.

La méthode électrique est basée sur la propriété qu'ont les rayons du radium de rendre l'air conducteur de l'électricité.

On admet que, sous l'action des rayons, certaines molécules se brisent et donnent naissance à deux fragments, appelés ions, portant des charges électriques égales et de signe contraire. *On dit alors que l'air est ionisé*.

Les trois espèces de rayons ne jouissent pas au même degré de la faculté d'ioniser l'air ; les rayons α sont les plus ionisants, les rayons γ sont ceux qui ionisent le moins.

Un appareil émettant seulement quelques rayons α paraîtra donc aussi actif qu'un autre appareil fournissant exclusivement un grand nombre de rayons γ ; mais on remarquera que l'ordre dans lequel les rayons ionisent l'air est peut-être similaire de celui dans lequel ils agissent sur la peau saine, en sorte que les mesures fournies par une méthode basée sur la conductibilité de l'air sont acceptables en thérapeutique.

Pour déceler l'ionisation de l'air par les rayons du radium, on se sert généralement soit d'un électromètre, soit d'un électroscope.

L'électromètre est l'instrument qui a servi à Mme Curie pour ses recherches sur les minéraux actifs, recherches qui ont abouti, comme on sait, à la découverte du radium ; mais l'électromètre est un instrument délicat qui demande en outre le concours d'une batterie d'accumulateurs.

Aussi, en thérapeutique, est-il préférable de s'adresser à l'électroscope, plus simple et plus maniable.

Méthode d'électroscope. — On se sert dans cette méthode de l'électroscope ordinaire à feuille d'or (Voy. fig. 9). Lorsque l'appareil est chargé, la feuille d'or s'éloigne de la tige, et, dès qu'on en approche un appareil à radium, par suite de l'ionisation de l'air produite, l'électroscope se décharge et la feuille d'or retombe plus ou moins vite.

Il suffira de mesurer les vitesses de chute de la feuille d'or, d'abord pour une matière d'activité connue et égale à l'unité, ensuite pour la substance à étudier, pour avoir un rapport fournissant en nombre l'activité de cette dernière. Mais, pour mesurer cette vitesse de chute, il sera nécessaire de chronométrer le temps pendant lequel elle aura baissé d'une certaine quantité ; on conçoit tout de suite que, si la matière est très active, la chute sera trop rapide pour être chronométrée avec précision. On remédie à cet inconvénient en adjoignant à l'*électroscope* des appareils appelés condensateurs ou capacités, ayant pour but, en le chargeant de quantités d'électricité considérable, de rendre la décharge plus lente et de faciliter les mesures.

Description des appareils de mesure. — Nous allons maintenant donner sommairement la description d'une installation servant aux mesures des instruments radiumthérapiques (fig. 9).

Les parties principales de l'installation sont :

L'électroscope E ;

La lunette L ;

La chambre d'ionisation I ;

La capacité C ;

L'appareil de charge A.

« 1° **Électroscope**. — L'électroscope E se compose d'une tige métallique *mm*, munie d'un méplat à la partie inférieure et encastrée, à la partie supérieure, dans un bouchon d'ambroïde *aa*, lui-même protégé par un bouchon d'ébonite *ee*. Sur le méplat est collée une mince feuille d'or F*f*, mobile autour du point F comme charnière. La cage métallique *bbbb* est en communication avec la terre. »

« 2° **Lunette**. — La lunette représentée en projection sur la figure 9 par le cercle L sert à apprécier plus commodément la vitesse de chute de la feuille d'or. Elle porte à cet effet un micromètre sur verre *dd*, et, pour faire une mesure, il suffit de chronométrer le passage de la feuille d'or entre deux divisions du micromètre.

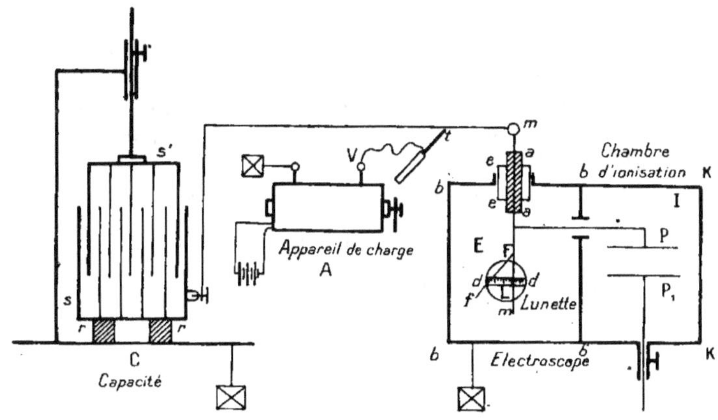

Fig. 9. — Appareil de mesure.

« 3° **Chambre d'ionisation**. — La chambre d'ionisation I est essentiellement constituée par deux plateaux P, P₁. Le plateau supérieur est en relation avec la tige de l'électroscope. Le plateau inférieur sur lequel on place l'appareil à mesurer est relié à la cage métallique *bKKb* et se trouve de la sorte en communication avec la terre ; il peut de plus se mouvoir verticalement et permet ainsi de faire varier la distance entre les deux plateaux. Cette disposition est avantageuse en ce sens qu'elle rend possible l'étude de la variation de l'intensité du rayonnement de l'appareil radiumthérapique en fonction de sa distance au plateau supérieur.

« 4° **Capacités**. — La capacité C se compose de deux systèmes de lames métalliques *ss'* pouvant s'emboîter l'un dans l'autre. Le système *s* est isolé au moyen de cales d'ambroïdes *rr* et relié avec la tige de l'électroscope ; le système *s'*, mobile verticalement de manière à pouvoir faire varier la capacité, est en communication avec le sol.

« 5° **Appareil de charge**. — Pour charger, on se sert d'une petite bobine de Ruhmkorff dont le primaire est alimenté par une ou plusieurs piles et dont l'une des bornes du secondaire est à la terre. L'autre borne du secondaire V porte un fil souple terminé par une tige métallique encastrée dans un manche en ébonite.

C'est cette tige métallique qui sert à effectuer la charge de l'électroscope. »

Emploi des appareils de mesure. — La mesure à effectuer, quelle que soit la détermination de l'intensité ou de la composition du rayonnement, se ramène toujours finalement à une mesure d'intensité.

C'est donc la mesure d'une intensité que nous allons d'abord envisager.

Plaçons l'appareil à étudier sur le plateau inférieur de la chambre d'ionisation, et notons à l'aide d'un chronomètre ou d'une montre à secondes le temps que met la feuille d'or à franchir la distance qui sépare deux divisions quelconques du micromètre dd (fig. 9).

Soit l la longueur qui sépare les deux divisions et soit t le temps chronométré.

La vitesse moyenne de la chute de la feuille d'or est égale à la longueur divisée par le temps, c'est-à-dire $\frac{l}{t}$ et, comme l'intensité A du rayonnement de l'appareil est proportionnelle à cette vitesse, on peut écrire, en désignant par K un coefficient de proportionnalité qui dépend de la forme et des dimensions de l'électroscope :

Formule 1 :
$$A = K \times \frac{l}{t}.$$

Remplaçons l'appareil par une couche d'oxyde d'Uranium dont la surface est égale à celle de l'appareil, et recommençons à chronométrer la feuille d'or lors de son passage aux deux mêmes divisions que précédemment. Soit T le nouveau temps obtenu.

L'oxyde d'Uranium ayant une activité égale à 1 par définition, nous aurons :

Formule 2 :
$$1 = K \frac{l}{T},$$

le facteur de proportionnalité K n'ayant pas varié, puisqu'on s'est servi du même instrument de mesure, dans les mêmes conditions.

Pour exprimer l'activité A en unités, il suffit enfin de diviser l'une par l'autre les formules 1 et 2 ; on a ainsi :

$$A = \frac{T}{t}.$$

T et t exprimant (le plus souvent en secondes) les temps chronomé-
trés pour l'étalon et pour l'appareil (1).

Analyse des rayonnements émis hors des appareils.— Les
rayonnements qui pénètrent dans les tissus doivent être analysés au
double point de vue, d'abord de leur intensité globale ou totale, puis
de leur composition : c'est ce que nous appelons l'analyse quantitative et l'analyse qualitative des rayonnements.

Pour l'**analyse quantitative**, les intensités de rayonnement
s'expriment en nombres. Quand on dit, par exemple, d'un appareil qu'il
émet l'activité 45000 ou 64000, ces chiffres signifient que, analysés à
l'électroscope ou à l'électromètre de Curie, le rayonnement est de
puissance radio-active 45 000 ou 64000 fois plus grand que ne serait
dans les mêmes conditions d'analyse et de surface radio-active le
rayonnement d'une égale quantité d'Uranium pur (2).

Ordinairement l'intensité des appareils radiumthérapiques est
trop élevée pour qu'il soit possible de procéder à une comparaison
directe avec l'Uranium, et il vaut mieux avoir recours à certains

---

(1) a. Nous avons vu (p. 18, note 1) qu'on a proposé d'adopter pour les mesures de
radio-activité un nouveau système d'unités. Si cette modification se confirme, il
sera toujours facile de passer des anciennes à la nouvelle unité au moyen d'un
coefficient de proportion.

b. Dans la manière de procéder pour déterminer l'activité d'un appareil, on a
admis que l'électroscope était un instrument parfait. Or, en pratique, diverses
causes concourent à produire une certaine *fuite spontanée*, d'ailleurs très faible,
mais dont il est souvent prudent de tenir compte.

Préalablement à toute expérience, et l'appareil étant éloigné du lieu des mesures,
on déterminera la vitesse de chute propre de la feuille d'or, toujours entre les deux
mêmes divisions que précédemment.

Soit θ le temps chronométré.

La fuite spontanée $\dfrac{l}{\theta}$ devra être alors retranchée constamment de toutes les
mesures consécutives.

L'expression de A devient dans ce cas :

$$A = \frac{\mathrm{K}\left(\dfrac{l}{t} - \dfrac{l}{\theta}\right)}{\mathrm{K}\left(\dfrac{l}{\mathrm{T}} - \dfrac{l}{\theta}\right)},$$

ce qui donne après simplification :

$$A = \frac{\mathrm{T}}{t} \times \frac{\theta\text{-}l}{\theta\text{-}\mathrm{T}}.$$

(2) L'esprit s'accommode mal de nombres aussi grands. Dans la thérapeutique
des rayons X, pour la commodité du langage, on a adopté une mesure d'économie
simple ; on dit avoir employé 10 H, 15 H. Dans les mesures courantes de longueur.
de poids, etc., on a créé des multiples et sous-multiples, kilomètre, kilogramme.
Il semblerait intéressant, au point de vue surtout et même exclusivement clinique,
de créer des multi-analogues pour la mesure de la radio-activité du Radium.

M. Beaudoin propose le terme de « kilo-uranium » ou de « kilurane ». Plus simplement 1 000 Uranium pourraient être désignés par une lettre, U par exemple, en
sorte que, au lieu de dire « activité 500 000, 100 000, etc., on dirait 500 U, 100 U.
Ce serait une simplification de langage.

artifices spéciaux, parmi lesquels on peut citer : *a.* la réduction de surface ; *b.* le changement de capacité ; *c.* la confection d'étalons secondaires.

a. Au lieu de faire la mesure sur la surface entière de l'appareil, on peut n'employer qu'une petite partie de la surface, si toutefois le sel est parfaitement réparti en exacte proportion en tous points de la surface de l'appareil, et déduire l'intensité totale de l'intensité de cette partie.

Pour trouver l'intensité par unité de surface d'un appareil, lorsque cette surface n'est pas trop grande, il suffit de faire le rapport entre l'intensité I d'une surface quelconque découpée dans un écran de plomb et cette surface S elle-même. Si S est exprimée en centimètres carrés par exemple, le rapport $\dfrac{I}{S}$ indiquera l'intensité du rayonnement de l'appareil par centimètre carré.

b. On a vu plus haut que l'électroscope était un instrument d'autant plus sensible que sa capacité était plus faible. Partant de là, on peut procéder à l'expérience sur l'étalon au moyen d'une très petite capacité et augmenter notablement la valeur de la capacité pour effectuer la mesure avec l'appareil. Un simple coefficient permettra d'harmoniser les deux mesures.

c. Enfin il est d'usage courant de remplacer l'étalon à l'oxyde d'urane par des étalons secondaires représentant des activités du même ordre de grandeur que celles habituellement fournies par les appareils radiumthérapiques. Ces étalons sont constitués par des sels de Radium dont on n'utilise que les rayons γ. *Ainsi, par exemple, les appareils tubes, scellés, fournissent de très bons étalons secondaires.*

Pour l'**analyse qualitative d'un rayonnement**, deux méthodes peuvent être également employées : l'une est basée sur la déviation des rayons par un champ magnétique (Voy. fig. 5 et 6); l'autre met à profit la différence d'absorption des divers rayons par la matière.

a. **Méthode basée sur la déviation des rayons.** — On commence d'abord par effectuer la mesure de l'intensité totale α, β, γ, puis l'appareil étant recouvert d'une mince feuille d'aluminium ou de mica destinée à arrêter complètement les rayons α, on fait agir le champ magnétique, lequel supprime à son tour les rayons β par déviation. Une deuxième mesure faite dans ces conditions donnera l'intensité γ, car on peut considérer comme absolument négligeable la fraction de ce rayonnement arrêtée par l'aluminium ou le mica.

Si maintenant, tout en laissant agir le champ magnétique, on enlève l'écran, on obtiendra par une troisième mesure la somme des intensités α, γ. Les rayons α subissent en effet une déviation minime sous l'action du champ et se joignent dans ce cas aux rayons γ pour pénétrer dans la chambre d'ionisation. On tire l'intensité α de la combinaison des deuxième et troisième mesures. Enfin, connaissant d'une part l'intensité totale α, β, γ et, d'autre part, les intensités partielles α, γ, il est facile d'en déduire l'intensité β par différence.

La méthode de déviation peut s'employer de bien des façons ; elle peut de plus être heureusement combinée avec la méthode d'absorption.

b. **Méthode basée sur l'absorption des rayons par la matière.** — Nous choisirons comme matière, pour cette étude, les filtres métalliques employés en thérapeutique ; ainsi nous verrons comment ils modifient les rayonnements.

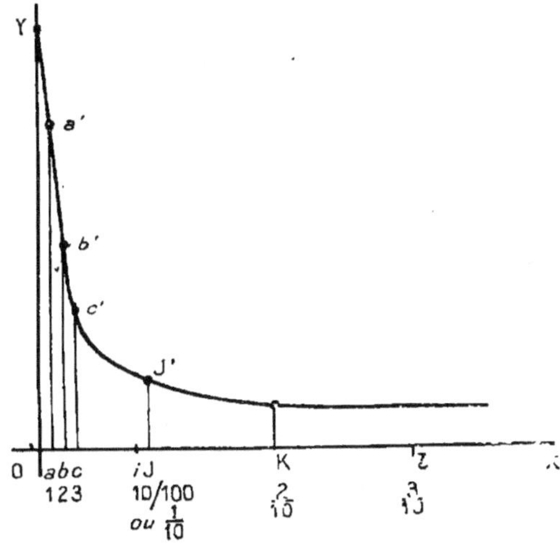

Fig. 10. — Courbe d'absorption des rayons en fonction d'épaisseurs croissantes d'aluminium.

La méthode d'absorption utilise un procédé graphique sur lequel nous allons d'abord donner quelques détails.

Prenons deux droites OX et OY, perpendiculaires l'une sur l'autre (fig. 10). Sur la droite OX, à partir du point O pris comme origine, et dans le sens OX, portons des longueurs arbitraires mais égales $Oa = ab = bc\ldots iJ$, et convenons que chacune de ces longueurs représente 1 centième de millimètre d'aluminium ; nous pourrons alors numéroter ces longueurs 1, 2, 3, etc. Nous constituons ainsi une échelle en centièmes de millimètre d'aluminium, et la longueur OJ représente 10 centièmes ou 1 dixième de millimètre. Portons alors à partir du point J la longueur JK, Kl, etc., égale à OJ. Nous constituons ainsi une échelle en dixièmes de millimètre d'aluminium, et nous arrivons à 10 dixièmes ou 1 millimètre, et nous pouvons continuer ainsi aussi loin que nous voudrons.

En chaque point a, b... J, K, l, de la droite OX, élevons des perpendiculaires à cette droite et portons sur ces perpendiculaires des longueurs aa', bb', JJ′, etc., représentant les intensités du rayonnement de l'appareil radiumthérapique après 1 centième, 2 centièmes, 1 dixième de millimètre d'aluminium. Enfin joignons les points obtenus a', b',... J′, au moyen d'une courbe. Cette courbe représentera l'absorption des rayons en fonction d'épaisseurs régulièrement croissantes d'aluminium.

Or les rayons du radium sont absorbés très différemment par la matière suivant leur nature ; les premières lames d'écran vont surtout porter leur action sur les rayons α pour en faire tomber rapidement l'intensité à zéro, tandis que leur effet sera moins marqué sur les β et pour ainsi dire nul sur les γ.

La courbe d'absorption doit donc transcrire graphiquement ces résultats et présenter à son début une baisse rapide qui caractérisera principalement l'absorption des rayons α. Mais il est clair que la première portion de courbe n'appartiendra pas exclusivement à ces rayons, puisque, bien que faible, l'absorption des deux autres espèces de rayons n'est pas absolument négligeable.

Une fois tous les rayons α absorbés, la pénétration moyenne des rayons restants étant notablement plus élevée, l'absorption doit se ralentir, et cette modification doit se traduire sur la courbe par un changement d'allure. C'est ce que l'on peut constater sur la courbe schématique de la figure 10. Descendant d'abord très vite, la courbe voit sa pente s'adoucir et un coude se former vers 4 centièmes de millimètre d'aluminium, lequel correspond à l'absorption totale des α.

A la séparation des rayons β et γ, on doit de nouveau retrouver un coude semblable, et c'est ce que l'on constate effectivement. Mais en pratique, comme on a affaire à des rayons qui traversent l'aluminium assez facilement, il est préférable de s'adresser à des écrans de plomb pour la construction de cette seconde partie de la courbe.

On se sert généralement à cet effet de lames de plomb de 1 dixième de millimètre d'épaisseur, que l'on trouve couramment dans le commerce. La courbe de la figure 12 est un exemple de l'application de ce procédé.

En somme la séparation des rayons s'effectuera en deux temps :

La première portion de la courbe construite avec des écrans d'aluminium fournira la séparation des α ; la seconde, construite à l'aide d'écrans de plomb, permettra celle des β.

Interprétation des résultats. — Supposons que, en opérant comme il a été dit, nous ayons établi pour un appareil radiumthérapique les courbes reproduites par les figures 11 et 12. Nous allons indiquer comment on détermine une valeur approximative du pourcentage au moyen de ces courbes.

Considérons d'abord la figure 11.

a. **Pourcentage des rayons** α. — Lorsqu'un appareil à vernis émet des rayons α, ces rayons proviennent de grains de Radium situés à différentes hauteurs dans la masse du vernis, de telle sorte qu'à l'émergence ils n'ont pas tous subi la même absorption. Cependant il est rare que l'absorption soit complètement négligeable, et l'on peut considérer sans trop d'erreur qu'après un écran de 3 à 5 centièmes de millimètre d'aluminium placé sur l'appareil il ne passe plus qu'une faible quantité d'α. Les points de la courbe obtenus pour 5 centièmes, 6 centièmes, etc., d'aluminium correspondent donc à l'absorption, en

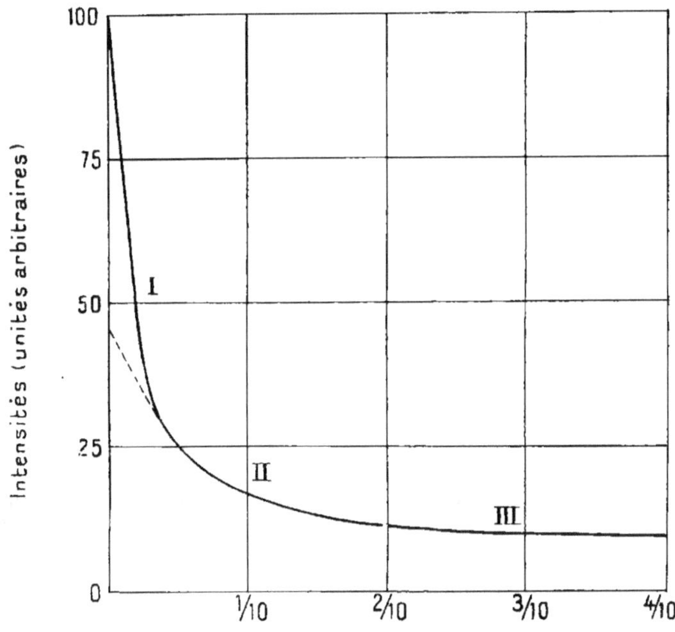

Fig. 11. — Courbe d'absorption.

plus des α, d'une somme de β et γ, et comme l'absorption des rayons γ est petite vis-à-vis de celle des β, la portion de courbe considérée peut être prise comme représentative de l'absorption des rayons β, et en particulier des rayons β mous.

Il est alors raisonnable de supposer que la loi qui régit l'absorption des rayons β au delà de 5 ou 6 centièmes de millimètre d'aluminium la régit en deçà, et la partie de courbe inconnue peut être assimilée à la prolongation (à l'*extrapolation*, comme on dit en physique) de la partie connue. Si la courbe extrapolée coïncide avec la courbe réelle, il n'y a pas de rayons α; il y en aura d'autant plus qu'elle s'en écartera davantage.

La figure 11 donne un exemple schématique de l'application de ce procédé.

Dans la partie de courbe I, tous les rayons (α, β, γ) subissent une certaine absorption; mais, tandis que cette absorption est complète pour les rayons α, elle est plus faible pour les β et à peine sensible pour les γ.

Les parties II et III ne correspondent plus qu'à l'absorption d'une somme de β et de γ, les rayons α ayant été complètement arrêtés. La partie II est celle dans laquelle l'absorption des rayons β mous est prédominante : la portion III correspond plus particulièrement aux rayons β moyens.

Le prolongement vers la gauche en trait ponctué de la portion II fait connaître la façon dont se serait comportée l'absorption du rayonnement total de l'appareil à travers les premières lames d'écran si ce rayonnement n'avait été constitué que par des rayons β et γ.

On trouve ainsi que l'intensité initiale de l'appareil aurait été de 45.

Le surcroît d'activité que l'on note en réalité est donc provoqué par les rayons α et la différence $100 - 45$ représente l'intensité α de l'appareil.

Comme il s'agit de pourcentage, et non d'intensités absolues, il est commode, afin d'éviter tout calcul, de représenter tout de suite par 100 l'intensité globale. Dès lors le chiffre trouvé pour l'intensité α représentera immédiatement le pourcentage. Dans le cas présent, le rayonnement α forme les 55 p. 100 du rayonnement total.

Pour connaître le pourcentage des rayons α dans le rayonnement de l'appareil ayant filtré à travers 1 ou 2 centièmes de millimètre d'aluminium, il suffit de considérer comme nu l'appareil recouvert de son écran, d'appeler 100 l'intensité qui en sort dans ces conditions, et de ne se servir que de la portion de courbe située à droite de la verticale du chiffre 1 centième ou 2 centièmes.

Il est à remarquer d'ailleurs qu'après 4 centièmes de millimètre environ le pourcentage des rayons α sera constamment nul, et l'on n'aura plus affaire qu'aux rayons β et γ.

b. **Pourcentage des rayons** γ (1). — Tout ce qui vient d'être dit au sujet du pourcentage des rayons α s'applique d'une manière analogue à celui de rayons γ.

Dans la figure 12, la partie en pente rapide IV a surtout trait aux

---

(1) *Mesure du poids du sel de Radium pur contenu dans les appareils thérapeutiques par l'analyse des rayons γ isolés.* — La grande puissance de pénétration des rayons γ a permis de trouver le moyen de mesurer la quantité de Radium pur contenu dans les appareils thérapeutiques. On isole les rayons γ par un écran qui arrête les autres rayons; on évalue la perte minime de γ produite par les parois des appareils et l'obstacle surajouté. Ceci fait, on analyse la radio-activité due aux γ qui subsistent, et la mesure recherchée peut se calculer grâce à la proportion exacte qui existe entre l'émission des γ et le poids du Radium pur.

rayons β durs, et la portion presque horizontale V de la courbe représente exactement et exclusivement l'absorption des rayons γ. A la suite des mêmes considérations qui ont été développées plus haut relativement au prolongement de la courbe d'absorption des rayons β, on prolonge la partie correspondante à l'absorption des rayons γ jusqu'à sa rencontre avec l'axe des intensités.

Cette rencontre s'effectue vers le chiffre 1,8.

L'intensité totale de l'appareil étant supposée à 100 et l'échelle des intensités étant en harmonie avec cette hypothèse, il s'ensuit que le pourcentage des rayons γ dans le rayonnement total est de 1,8 p. 100.

A l'aide de la remarque suivante, il est possible de s'affranchir de la construction de la courbe avec écrans de plomb pour la détermi-

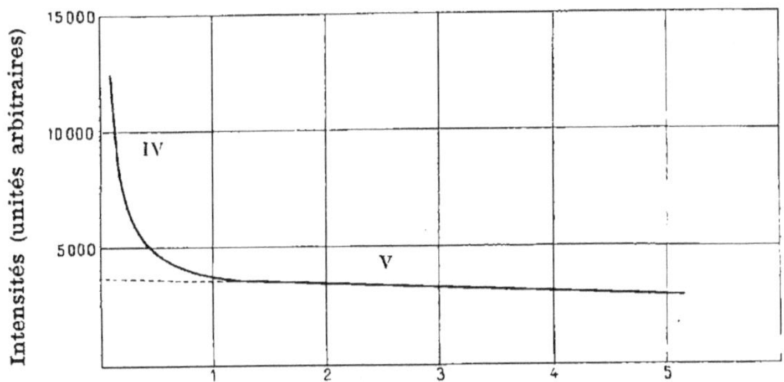

Fig. 12. — Courbe d'absorption. — Épaisseurs de plomb en millimètres.

nation du rayonnement γ d'un appareil radiumthérapique. La mesure est dans ce cas très expéditive.

Les rayons γ issus d'un appareil, quoique non homogènes en réalité, ont des pénétrations suffisamment rapprochées pour qu'on puisse leur assigner un même coefficient moyen d'absorption.

De ce coefficient on déduit alors qu'un faisceau de rayon γ voit son intensité réduite par un écran de plomb de 1^{cm},4 environ.

Or un écran de plomb de cette épaisseur arrêtant complètement tous les rayons α et la totalité des rayons β, la fraction de l'intensité totale qui aura filtré à travers cet écran sera seulement constituée par des rayons γ. Comme de plus, d'après ce qui vient d'être dit, cette intensité γ est la moitié de l'intensité initiale, il en résulte que la mesure de l'intensité d'un appareil effectuée après un tel écran et multipliée par 2 donnera avec une approximation suffisante la valeur de l'intensité γ de cet appareil (1).

____

(1) Une telle méthode de mesure conduit à des résultats approximatifs généralement un peu faibles; l'homogénéité des rayons γ sur laquelle elle s'appuie n'a lieu, en réalité, que pour des rayons ayant déjà traversé plus de 1 centimètre de plomb. Toutes les fois que la chose est possible, il est préférable de diminuer

c. **Pourcentage des rayons** β. — Le pourcentage des rayons β s'obtient par différence entre l'intensité totale α, β, γ, représentée par le nombre 100 et la somme des pourcentages concernant les α et les γ.

On peut encore, au moyen des figures 11 et 12, tirer la valeur de l'intensité β de la différence entre la somme des pourcentages β plus γ et le pourcentage γ.

Ainsi, dans le cas des figures 11 et 12, le pourcentage des rayons β est égal à la différence entre 100 et la somme 55 plus 1,8, ce qui donne :

$$\text{Rayons } \beta = 100 - [55 + 1,8] = 43,2 \text{ p. } 100.$$

Résumé. — En résumé, en supposant que, pour l'appareil envisagé dans l'exemple ci-dessus, on ait trouvé 120 000 pour l'intensité totale et 5 000 pour l'intensité par unité de surface, les caractéristiques expérimentales relatives à cet appareil peuvent être données sous la forme suivante :

Intensité totale...................................... 120 000
   —   par unité de surface........................... 5 000

Pourcentage des rayonnements partiels :

α... 55 p. 100
β.. 43,2 —
γ... 1,8 —

Tels sont les moyens d'analyse dus à M. Beaudoin, mais, d'après notre collaborateur, « il ne faudrait pas déduire des courbes précédentes une loi physique quelconque de l'absorption des rayons α, β et γ par la matière : la détermination de ces lois exige infiniment plus de précautions que n'en comporte un dosage radiumthérapique, et il serait même prématuré, au moins pour le moment, de pousser trop loin l'analyse d'un rayonnement. Il faut d'abord étudier et établir la corrélation existante entre la mesure physique et l'action clinique pour les grandes lignes avant d'aborder les questions particulières, et il nous semble que, telle que nous l'avons indiquée, la méthode d'absorption peut parfaitement servir à cette étude. Le mieux est certainement d'essayer de lui faire rendre le plus possible sans vouloir en tirer plus qu'elle ne peut donner.

« Elle est évidemment incorrecte dans certains cas et n'a la prétention que d'être un moyen utile et non parfait. »

Ces remarques de M. Beaudoin sont fort judicieuses, et nous les partageons entièrement. Il n'en est pas moins vrai que ces diverses mesures, telles qu'elles nous sont offertes, constituent l'élément

---

l'épaisseur de l'écran de plomb servant à la mesure. On peut ainsi opérer à partir de 3 millimètres de plomb. La fraction de l'intensité γ absorbée et dont on tient compte comme correction sera d'autant plus petite que l'écran de plomb employé sera lui-même plus faible.

essentiellement scientifique sur lequel nous pouvons poser les bases d'une posologie radiumthérapique.

Application de ces méthodes de mesure aux appareils dont nous nous servons. — Nous avons fait construire les courbes des rayonnements après leur passage à travers les filtres de plomb et d'aluminium pour la plupart des appareils que nous possédons.

Ces courbes ont toutes l'allure générale qu'elles présentent sur les schémas figures 11 et 12; jusqu'à une certaine épaisseur de filtre, l'absorption est rapide; la ligne verticale descend très vite et incline peu vers le plan horizontal; au delà, l'absorption est lente, la ligne est devenue horizontale et ne s'incline plus que lentement; entre ces deux lignes, la courbe est très marquée; sa concavité se fait sur un espace assez réduit.

Avec les filtres de plomb, le point où cette rapide courbure cesse pour devenir une ligne presque horizontale est aux environs de 5 dixièmes de millimètre de plomb; nous allons voir qu'il peut légèrement varier.

La constatation des deux lignes verticale et horizontale est intéressante au point de vue pratique, et elle a été la base d'une classification des rayonnements; nous étudierons ce point en temps voulu, mais d'ores et déjà, à propos de l'allure générale d'une courbe de rayonnements à travers le plomb, nous ferons plusieurs remarques.

1° Ce qui importe aux médecins, c'est de savoir quel rôle jouent les écrans dans la modification des rayonnements au point de vue de leur utilisation et de leurs effets thérapeutiques.

Or, cette courbe qui, du moins en apparence, est toujours égale à elle-même, laisserait penser, à un examen superficiel, que les rayonnements auront toujours après l'épaisseur de 5 dixièmes de plomb par exemple une valeur thérapeutique à peu près égale. Il n'en est rien cependant, et dans l'évaluation d'un dosage, dans le choix des appareils, et surtout si on n'utilise qu'une portion de leur surface, il faut savoir que la valeur quantitative à travers un même filtre, pour deux sources différentes, peut être complètement dissemblable et avoir des effets thérapeutiques tout différents.

Par exemple, après 5 dixièmes de plomb, l'appareil n° 13 donne l'intensité 850 et, appliqué pendant cinq heures, ne produit pas de révulsion, au contraire l'appareil n° 18 qui donne 11 000 causera de la révulsion après le même temps d'application.

Mais là ne se limite point la variation qui est due à la différence de puissance de la source; cette variation se retrouve encore, mais très faiblement marquée, dans la valeur qualitative des rayonnements.

En étudiant les courbes de rayonnements filtrés à travers le plomb de quatre de nos appareils à vernis radifères, de puissance croissante (n°s 13, 6, 1 et 18) contenant 0,006, 0,01, 0,05, 0,06 de Radium pur, nous avons constaté que le point où la courbe devient horizontale, c'est-à-dire le point où elle a terminé son maximum de déviation et où il n'y a plus que des β, varie en raison directe de la puissance plus grande des appareils.

Ce point s'est trouvé être pour :

0,006 le filtre de		$0^{mm},9$ de plomb.
0,01 —		$1^{mm},8$ de plomb.
0,05 —		2^{mm} —
0,06 —		$2^{mm},3$ —

Il est certain qu'il ne faut pas prendre ces chiffres à la lettre; les calculs sont fort délicats, et une variation aussi sensible que celle que nous venons d'indiquer est peut-être exceptionnelle.

Il résulte de l'ensemble de ces données que, si l'allure générale des courbes semble permettre une classification des rayonnements, cette classification a des bases insuffisamment stables, soit qu'on les considère au point de vue physique, soit qu'on les considère au point de vue clinique, comme nous le verrons plus loin, pour autoriser une démarcation absolue et nettement tranchée.

Nous donnons à titre d'exemple, dans le tableau suivant, des indications numériques exprimant la valeur des rayonnements de quelques-uns de nos appareils après leur passage à travers une série de filtres d'aluminium et de plomb (1).

(1) Voy. p. 73 : *Passage des rayonnements à travers les tissus organiques.*

Analyse de quelques appareils (leurs numéros correspondent à ceux du tableau page 45 et de la fig. 3) (1).

ÉCRANS.	APPAREIL N° 1. Poids de Radium pur : 0,05. Rayonnement total : 700 000.	APPAREIL N° 6. Poids de Radium pur : 0,01. Rayonnement total : 68 000.	APPAREIL N° 13. Poids de Radium pur : 0.006. Rayonn. total : 19 000. Pourcentage. α 10 % β 86 % γ 4 %	APPAREIL N° 17. Poids de Radium pur : 0,01 (2). Rayonnement total : 60 000.	APPAREIL N° 18. Poids de Radium pur : 0,06. Pourcentage. α 0 % β 94 % γ 6 %	APPAREIL N° 19, TOILE (3). Poids de Radium pur : 0,005. Rayonn. total : 80 000. Pourcentage. α 5 % β 93,5 % γ 2,5 %	APPAREIL N° 20. TOILE. Poids de Radium pur : 0,003. Rayon. total : 38 000. Pourcentage. α 60 % β 39,5 % γ 0,5 %
Écrans d'aluminium.							
1/100 de mm	650 000	63 000	12 600	55 000		70 000	16 500
2/100 —	570 000	57 400	11 200			50 000	95 000
3/100 —	400 000	55 200	10 400	46 000		33 000	48 000
5/100 —	200 000	52 600	9 200	43 000		29 000	29 000
8/100 —	135 000	47 600	7 700	38 000		25 000	23 000
1/10 —	125 000	41 700	7 000	31 000		23 000	21 000
Écrans de plomb.							
1/10 de mm	35 000	12 000	2 800		37 000		6 300
2/10 —	22 000	7 500	1 300	2 100	16 000		2 250
3/10 —	16 000	5 100	950				1 800
4/10 —	12 000		900	1 500			1 600
5/10 —	10 000	3 900	850	1 350	11 000		1 400
1 mm	7 000	3 100	800	1 050	7 500		1 250
2 —	6 500	2 700	700	850	6 000		1 200
3 —	6 000	2 500	600	725			1 100
4 —	5 000	2 300	500	625			950

Voici à titre d'exemple la proportion des rayons dans les divers rayonnements d'un appareil recouvert de filtres :

Pour l'appareil n° 6 le rayonnement 47 600 est composé de : $\alpha = 0$; $\beta = 94$ p. 100; $\gamma = 6$ p. 100
— — 12 000 — $\alpha = 0$; $\beta = 74$ — $\gamma = 26$ —
— — 3 100 — $\beta = 6$ — $\gamma = 94$ —
— — 2 300 — $\beta = 0$ — $\gamma = 100$ —

Quant aux tubes, avec des parois d'argent de 5 dixièmes de millimètre d'épaisseur, on calcule environ pour 0gr,5 de Radium pur l'activité 1 500
— — — — 1 — — 3 000
— — — — 5 — — 15 000

(1) Nous avons donné à titre d'exemple l'analyse des rayonnements émis hors de la série des filtres pour sept de nos appareils. Se reporter au tableau de la page 45 et à la figure 3 pour renseignements supplémentaires sur ces appareils.

(2) La différence qu'on remarquera entre les appareils 17 et 6, bien qu'ils contiennent la même quantité de Radium pur, ne provient pas de l'inégalité de leur surface.

(3) Cet appareil, qui est une toile radifère, est de faiblesse anormale en ce qui concerne le pourcentage des rayons α. L'appareil 20, qui est aussi une toile, est normal et peut être pris comme type.

III. — **PROCÉDÉS OPÉRATOIRES**

TECHNIQUES.

Nous montrerons dans ce chapitre comment il est possible de modifier les rayonnements utilisables pour les adapter à des destinations nombreuses et variées ; en un mot nous aborderons ici la question des techniques.

Il est une donnée qui domine et règle toutes les techniques : c'est la durée des applications ; nous en parlerons dans un premier paragraphe ; puis nous indiquerons la raison d'être des filtres et les autres modes d'application des appareils ; d'où trois chapitres concernant :

A. *Les durées d'application des appareils employés à nu ou recouverts de filtres ;*

B. *L'emploi des filtres et particulièrement la méthode du filtrage thérapeutique ;*

C. *Les divers autres modes d'application et notamment la méthode de « feu croisé ».*

A. — *Durée des applications.*

Dans ce qui précède, nous avons indiqué combien les radio-activités utilisables pouvaient varier soit par la construction même des appareils, soit par l'adjonction des écrans.

A première vue, il semblerait qu'avec un jeu aussi complexe de combinaisons nous possédions la clef directrice de toute technique radiumthérapique.

Il n'en est rien cependant ; il y a des données plus importantes à connaître et absolument indispensables, ce sont les durées et les modes d'application de ces appareils et de ces filtres.

En effet, ce qui en définitive intéresse le médecin, ce sont encore plus les *valeurs radio-actives absorbées par les tissus* que celles qui sont mises à sa disposition.

Ces dernières représentent les doses utilisables *par unité de temps* ; à la notion des durées et modes d'application est liée la question des doses absorbées et utilisées dans le temps. En laissant les appareils en place un temps plus ou moins long, on peut modifier complètement les effets d'une dose utilisable donnée.

Soit, par exemple, l'emploi d'un rayonnement de grande intensité ; il suffira de limiter la durée d'application pour éviter toute irritation.

Si, par contre, on dispose d'un rayonnement relativement faible, le temps pourra encore intervenir pour accumuler par sa longueur la dose absorbée.

Le temps et le mode des applications commandent donc en quelque sorte la plupart des techniques.

C'est pourquoi, si déjà on peut modifier les sources radio-actives et les filtres de façon à produire une grande diversité dans l'intensité et la composition des rayonnements utilisables, les durées d'applications viendront multiplier encore la variété des doses absorbées.

Qu'on veuille agir surtout à la surface des tissus, ou dans la grande profondeur ; qu'on veuille déterminer ou non une destruction inflammatoire, les durées varieront selon qu'on emploiera telle ou telle quantité, telle ou telle qualité de rayons. Les combinaisons seront très complexes et les durées des applications utiles extrêmement variables ; aussi force nous est de limiter notre description, à quelques types extrêmes entre lesquels on concevra la possibilité de toute une série de types intermédiaires.

Durées courtes. — Les durées des applications sont considérées d'une façon générale comme courtes lorsqu'elles ne dépassent pas par exemple une heure. Elles peuvent être très courtes, d'une demi-minute à une minute, comme lorsque, par exemple, nous employons un rayonnement de très grande intensité pour traiter un eczéma aigu chez un nourrisson.

Notons à ce propos que le fait de pouvoir, avec de grands appareils, couvrir en peu de temps, grâce à ces courtes durées, tout un membre est un argument à opposer au reproche fait à la radiumthérapie de n'être utile que pour de petites surfaces.

Durées moyennes. — Les durées d'application moyennes ne dépassent guère cinq heures ; elles sont commodes parce que pendant l'application le malade, libre de ses mouvements, peut s'occuper ; les enfants et les vieillards ne sont nullement gênés ni impressionnés.

Durées prolongées. — Les applications longues peuvent durer toute une nuit, ou même plusieurs nuits et jours consécutifs. Elles ont pour but d'introduire, par unité de temps, des doses de faible intensité qui peu à peu s'accumulent dans les tissus et produisent au total, à la longue, une grande absorption.

Ces longues applications ne se pratiquent que pour des rayonnements d'intensité relativement faible.

Cette technique a des avantages précieux, tant au point de vue physique et thérapeutique qu'au point de vue de la commodité du manuel opératoire (Voy. p. 84).

Fractionnement et espacement des applications. — Notre pratique consiste en général à traiter, par séries d'applications renouvelables, séparées par des périodes de repos. Nous appelons *fractionnement* la division qui est apportée dans la durée totale constituant la série.

Si, par exemple, la série doit comporter dix heures, selon les cas nous fractionnons cette durée en un certain nombre d'heures par jour.

Parfois nous laissons un jour d'intervalle entre les applications.

Quand nous désirons irradier les tissus pendant un grand nombre d'heures, nous fractionnons les durées en nuits d'application.

L'espacement est le temps de repos qui sépare les séries et qui est utile à la digestion en quelque sorte des doses absorbées. Nous varions ce temps selon les cas d'un mois à trois mois. Notre but est de permettre aux tissus cutanés qu'il s'agit de préserver de se reprendre; ce procédé donne le moyen, par la succession des séries, d'accumuler en définitive une forte proportion de rayons dans la profondeur sans irriter la peau.

Les combinaisons que l'on peut faire entre les durées, les fractionnements et les espacements sont multiples.

Elles ont pour but de régler l'intensité des doses absorbées et de les modifier selon les nécessités thérapeutiques.

B. — *Technique d'après le mode d'emploi des écrans.* *Méthode du filtrage thérapeutique.*

Ce que nous avons dit pages 16, 19 et 22 du pouvoir de pénétration des rayons permettra de comprendre le mécanisme du filtrage.

Mécanisme du filtrage. — Tous les corps réduits à leur ultime expression s'offrent sous forme d'une agglomération d'atomes séparés par des espaces, dits interatomiques.

Dès lors on conçoit que des projectiles α et β de bien moindre volume que les atomes des corps et animés d'une vitesse considérable puissent se glisser et se faufiler entre les espaces interatomiques de ces corps.

Il est facile de comprendre aussi que les éléments α de plus gros volume et moins rapides que les éléments β pénètrent moins loin que ces éléments β, et que ceux-ci, en raison de la différence de leurs caractères, pénètrent de plus en plus facilement des β mous aux β durs.

Quant aux pulsations de l'éther qui constituent les rayons γ, il suffit de savoir que l'éther baigne tous les corps et empreint toutes les substances pour comprendre leur facile propagation par continuité.

Ainsi le degré respectif de puissance de pénétration pour les trois ordres de rayons sera désormais facile à saisir.

Ces notions nous permettent d'expliquer le phénomène qui, sous la dénomination de filtrage, comporte la sélection possible de certains rayons, par l'emploi des écrans. Tel écran interposé arrêtera tels ou tels rayons plus absorbables et ne laissera filtrer que tels autres rayons. Tel est le principe établi dès la découverte du radium.

Le schéma représenté aux figures 5 et 6 met bien en évidence la différence qui se produit dans la répartition proportionnelle des rayons après passage à travers le vernis des appareils. C'est une modification analogue, et de plus en plus accentuée, qui se produit au fur et à mesure de l'interposition d'écrans plus denses et plus épais.

Mais il est un fait qui domine toute la question du filtrage thérapeutique, c'est qu'on ne peut modifier la composition d'un rayonnement sans diminuer son intensité radio-active ; ces deux conditions sont indissolublement liées.

Le rayonnement deviendra d'intensité générale de plus en plus faible à mesure que les rayons les plus pénétrants y seront en plus grande proportion.

Il ne faut pas non plus concevoir un filtre comme capable d'arrêter uniquement soit tous les α, soit tous les β, soit de laisser passer tous les γ. Chaque filtre arrête toujours une certaine proportion des trois groupes de rayons ; c'est ainsi qu'un filtre capable d'absorber tous les β durs, par exemple, arrêtera une proportion de rayons γ. Cette notion est importante à retenir ; elle explique qu'au fur et à mesure de la plus grande épaisseur des filtres, la diminution, qui porte sur l'intensité globale du rayonnement, porte aussi pour une part sur la proportion des rayons de grande pénétration.

Enfin les rayons qui composent un rayonnement émis hors d'un filtre n'ont point acquis de propriétés biologiques nouvelles et spéciales : ces mêmes rayons existaient à la source même et entrent dans la composition de tous les rayonnements obtenus à travers la série des filtres de valeur absorbante inférieure à celle du filtre envisagé. Ils sont simplement sélectionnés, débarrassés du voisinage des rayons moins pénétrants.

Quels sont donc les avantages des filtres? — Ces avantages sont d'ordres divers; voici les quatre principaux d'entre eux :

1° Disons tout d'abord que, en principe, plus on a de moyens de modifier la valeur thérapeutique d'un instrument, plus celui-ci a d'utilisations. Or, sans le filtrage, un appareil aurait toujours un même et unique rayonnement, et les effets produits ne pourraient guère varier que selon les durées et les modes d'application de cet appareil.

Grâce à la série des écrans, sans préjudice de la valeur des durées et modes d'application qui demeurent le facteur essentiel de toute technique, les rayonnements peuvent être modifiés de multiples façons, ce qui permet autant d'utilisations nouvelles et différentes.

Dès lors, nous verrons que, par suite du jeu combiné des durées et modes d'applications et des filtres, un seul et même appareil devient une source radio-active extrêmement variée, pouvant, selon sa composition, agir en surface ou en profondeur à des degrés d'intensités divers et dans un but précis (Voy. p. 93 et 99, *Réactions*).

2° L'interposition d'un écran, en diminuant l'intensité radio-active d'un rayonnement trop puissant, *permet de limiter son action destructive et massive* (1) ; le débit de l'énergie, par unité de temps, devient plus faible et convient souvent mieux au traitement de certains tissus irritables. Par la durée plus longue des applications, on peut du reste s'il en est besoin, compenser en partie la faiblesse du débit et aboutir à la longue à une absorption d'énergie assez considérable.

Mais cette compensation, par la longue durée des applications, a malheureusement des limites ; *au-dessous d'une certaine faiblesse d'intensité, la durée des applications, quelque longue qu'elle soit, ne compense pas cette faiblesse*, et c'est précisément là un inconvénient de l'emploi des filtres trop épais.

3° *Les filtres absorbant une grande partie des rayons les moins pénétrants diminuent l'écart entre l'intensité du rayonnement qui attaque les couches superficielles et les couches profondes des tissus.* Ils permettent d'agir avec plus d'homogénéité. Si on considère ces rayonnements après 5 millimètres de plomb, la tendance à l'homogénéité est telle que les couches superficielles et les couches profondes reçoivent une intensité peu dissemblable.

4° Comme conséquence des avantages précédents, il résulte que l'emploi d'un filtre d'une certaine épaisseur *permet de laisser les appareils en place un temps suffisamment long*, douze heures et plus, *pour accumuler les rayonnements dans la profondeur sans trop craindre d'irritation de surface*; or ces applications longues (applications de nuit) offrent précisément une grande commodité pratique.

Pour comprendre cette utilité générale des filtres, il suffit de se reporter d'une part aux courbes de Beaudoin, où on voit que les rayonnements, après leur passage à travers des filtres de 1 ou 2 millimètres de plomb, se laissent absorber plus difficilement, et d'autre part à ce que nous dirons plus loin, de l'utilité analogue du « feu croisé » (p. 77).

Classification des filtres. — Considérant les écrans dans leur ensemble et de façon très générale, nous les avons divisés *d'après les rayonnements qu'ils laissent passer en trois groupes* : 1° les écrans *denses et épais* ; 2° les écrans *moyens* et 3° les écrans *légers*.

1° Les *écrans denses* sont constitués, par le plomb, l'argent de 5 dixièmes de millimètre d'épaisseur à plusieurs millimètres ; 2° les *écrans moyens* sont de même nature, mais de 1 dixième à 5 dixièmes de millimètre ; 3° les *écrans légers* comportent les écrans d'aluminium habituellement employés et toutes les autres interpositions de faible densité et de faible épaisseur.

---

(1) L'emploi de ces filtres permet tout un jeu de combinaisons ; c'est ainsi qu'une de nos méthodes favorites, quand il s'agit de traiter des lésions d'une certaine épaisseur, comme par exemple un épithéliome de la peau qui s'étendrait en profondeur, consiste à concentrer à des étages différents, grâce à l'emploi de filtres d'épaisseurs variées et successivement croissantes des rayonnements d'intensité et de composition différentes soit au cours d'une même série d'applications, soit au cours de deux séries différentes. Nous préconisons l'éclectisme dans le filtrage.

1° Les *écrans denses* et épais ne laissent passer que des rayons de grande pénétration, qui forment des rayonnements composés uniquement soit de β durs et de γ, soit de γ isolés. Ces rayonnements, relativement à la puissance radio-active originelle des appareils, sont de faible intensité, puisque, en les débarrassant des autres rayons, les écrans nécessaires ont du même coup retenu une part des rayons β durs et des rayons γ et qu'à l'origine même ces rayons sont déjà en proportion relativement faible.

De même les rayonnements composés de γ isolés sont de faible intensité, puisque les écrans nécessaires à l'absorption de tous les β durs ont encore supprimé une part des rayons γ.

Malgré leur homogénéité, les rayons γ s'épuisent quelque peu en passant à travers les corps et sont de moins en moins nombreux au fur et à mesure de leur pénétration plus profonde.

Les rayonnements que forment les rayons γ sont donc des rayonnements jusqu'à certain point composés. Le rayonnement γ sélectionné par filtrage à travers 2 millimètres de plomb n'est pas le même que celui qu'on obtiendra après filtrage à travers 5 millimètres.

A plus forte raison les rayonnements formés de β durs et de γ sont-ils *composés*.

2° Les *écrans moyens* laissent passer un plus grand nombre de rayons γ, un plus grand nombre aussi de rayons β durs et une partie des rayons β moyens.

Les rayonnements filtrés par ces écrans ont une intensité ou valeur quantitative sensiblement plus grande que les précédents.

Ce sont ceux que nous utilisons le plus souvent ; nous en avons enseigné l'emploi depuis longtemps dans notre service au Laboratoire du Radium, surtout pour les applications sur la peau, lorsque les lésions bien que superficielles, ont besoin d'être traitées à une certaine profondeur.

3° Enfin les *écrans légers* laissent passer, en plus, la grande majorité des β moyens, de sorte que les rayonnements dans ce cas ont une puissante intensité.

Mais il faut bien comprendre que ces divisions et subdivisions n'ont rien d'absolu.

Dans chaque groupe d'écrans, la transition est insensible; il y a autant de rayonnements différents qu'il y a d'écrans, et nous avons vu (p. 59) que pour des écrans identiques, les rayonnements diffèrent selon la puissance de la source radio-active employée. Avec une source d'extrême puissance, les rayons γ isolés, par exemple, pourront former un rayonnement très actif.

Ces données permettent d'entrevoir combien les techniques sont en réalité complexes, quand il s'agit de combiner la dose nécessaire à un résultat voulu. Nous verrons (p. 94) que la nature des tissus est un facteur qui intervient plus encore pour modifier le meilleur choix des techniques utiles.

On ne peut donc, de façon absolue et générale, baser uniquement sur les filtres ou sur les rayonnements, des techniques à limites invariablement tranchées.

M. Dominici a divisé les rayonnements en deux classes, le rayonnement composite et le rayonnement ultra-pénétrant. Le rayonnement ultra-pénétrant se trouve à partir et au-dessus des filtres de 5 dixièmes de millimètre de plomb ou d'argent ; le rayonnement composite comprend tous les rayonnements au-dessous de 5 dixièmes de millimètre de plomb.

Cette division a le mérite d'être claire, simple et de répondre jusqu'à un certain point aux indications de la pratique courante.

Elle ne parait pas cependant avoir été bien comprise, en ce sens qu'elle a donné lieu à des interprétations trop absolues ou erronées, comme par exemple l'attribution de propriétés biologiques spéciales révulsives ou non révulsives aux rayonnements émis à travers tels ou tels filtres ; elle a donné prise à des classements trop tranchés qui lui ont attiré des critiques aisées. Il est clair que tous les rayons sont plus ou moins composites et qu'ils ne peuvent être classés et limités entre telles ou telles épaisseurs de filtres, puisque, selon le degré de puissance des sources radio-actives, les rayonnements différeront toujours au point de vue pratique, quel que soit le filtrage envisagé et puisqu'il y aura toujours un rayonnement pénétrant plus pénétrant qu'un autre.

Nous préférons la division en trois groupes que nous avons proposée, parce qu'elle répond assez bien à des utilisations distinctes ; de plus, ces groupes n'ont pas de désignation d'un sens trop absolu, qui aurait le tort de vouloir trop préciser.

C'est, envisagées dans leurs principaux usages pratiques et à titre de principes directeurs, que ces diverses divisions méritent d'être adoptées, et seulement à la condition expresse de tenir grand compte des réserves que nous avons formulées et de n'attribuer aux unes pas plus qu'aux autres un caractère de méthode. Cette dénomination entraînerait à une interprétation inexacte et incomplète des faits et les détournerait en réalité de leur conception première (1).

C'est au filtrage en général que semble être approprié plus exactement le terme de méthode.

Non point le filtrage qui se rapporte à la construction des appareils et qui résulte du passage des rayons à travers leurs parois constituantes, ce filtrage est une nécessité ; mais celui qui concerne les filtres surajoutés, et qui ont pour objet de mettre le radiumthé-

---

(1) Nous continuons cependant à englober sous le nom de rayons surpénétrants les rayons β durs et γ, parce qu'ils méritent d'être réunis sous une même appellation, sans que celle-ci toutefois risque de trop les individualiser.

rapeute à même de modifier à son gré, selon ses vues et dans un but déterminé, la valeur des rayonnements fournis par tel ou tel appareil.

A vrai dire, l'expression de filtrage thérapeutique ne convient qu'à l'interposition voulue et dans un but thérapeutique d'un écran. Le filtrage compris en ce sens ne semble pas avoir été utilisé avec des résultats pratiques avant l'emploi qu'en fit l'un de nous, M. Wickham, en mars 1905, lorsqu'il eut entre les mains des appareils de construction nouvelle, doués d'une extrême puissance radio-active (Voy. p. 5 et 148).

A cette même époque, il comprit aussi le rôle de filtre que jouaient les diverses couches superficielles des tissus par rapport aux plus profondes, en cherchant à traiter des névralgies sciatiques et des douleurs gastriques par des applications à la fois assez courtes pour éviter l'action de surface des rayons peu pénétrants, et répétées en des places différentes pour concentrer dans la profondeur, en nombre suffisant, des rayons très pénétrants.

Plus tard, ayant pris conscience de la valeur des applications directes (appareils non recouvert d'écrans et prudemment maniés), et de l'utile pratique qui résultait, dans bien des cas, de l'emploi de la plus grande somme possible de rayons, nous avons étudié, dès l'ouverture du Laboratoire biologique du Radium, en 1906, les divers modes des applications directes, mais bien entendu sans perdre de vue l'emploi des écrans et l'intérêt qui pouvait résulter de l'action des rayons de grande pénétration. C'est ainsi qu'après avoir employé des écrans d'ouate et d'aluminium, après avoir étudié les différences d'action qui pouvaient résulter de l'interposition sous un même appareil de matelas d'ouate gradués selon des épaisseurs différentes allant en augmentant, d'une épaisseur de quelques millimètres à l'épaisseur de 1cm,5, nous avons enfin, en janvier 1907, *fait une première tentative de filtrage à travers le plomb.* Dans le cas qui fut l'objet de notre essai, il s'agissait d'employer les rayons de grande pénétration sur un glaucome, et nous nous servîmes à cet effet des lames de plomb caoutchoutées qui sont employées en rœntgénothérapie pour protéger les tissus. Voici le résumé de l'observation en question qui n'a, du reste, d'intérêt que par la technique suivie :

Dans les derniers jours de décembre 1906, M. R..., atteint de glaucome, hospitalisé à la maison des Frères de Saint-Jean-de-Dieu à Saint-Barthélemy, près de Marseille, nous est adressé par M. de M..., très au courant des nouvelles recherches de radiumthérapie. Ce dernier insiste pour que nous essayons les effets du radium ; mais, avant de faire faire à son protégé le long voyage de Marseille à Paris, il s'informe des procédés qui seraient employés pour éviter toute complication inflammatoire.

Ce procédé consisterait, lui répondions-nous, à interposer une lame de plomb caoutchoutée entre les appareils et les points d'application. Ce mode de filtrage nous offrait le moyen d'agir dans les grandes profondeurs avec, nous semblait-il, un minimum de danger pour les surfaces. Quand le malade nous arriva, il présentait une cécité complète à gauche et incomplète à droite. Le diagnostic du médecin oculiste de l'établissement des frères portait « glaucome inopérable » datant de plusieurs années. Le traitement consista en l'application, pendant vingt minutes sur chaque place, de l'appareil n° 1 avec interposition d'une lame de plomb caoutchoutée de $1^{mm},27$ d'épaisseur. L'appareil était ainsi appliqué à droite et à gauche sur la région fronto-sourcilière, juste au-dessus du globe oculaire et sur la tempe. Le manuel opératoire était simple ; il fut confié à Eugénie, l'infirmière du laboratoire. Commencées le 23 janvier 1907, les applications furent répétées chaque jour jusqu'au 11 février inclus ; elles durèrent vingt jours et furent pratiquées au Laboratoire du Radium dans la salle commune. En raison de sa cécité et du petit nombre de personnes alors encore seulement en traitement, ce malade fut particulièrement remarqué, et comme jusqu'alors nous n'avions utilisé les lames de plomb caoutchoutées que comme « caches protectrices » en les « fenêtrant », les personnes de notre entourage étaient surprises de nous voir chercher à obtenir un résultat à travers le plein de ces mêmes lames.

Notre but était de diminuer l'intensité globale, d'éviter les actions de surface et d'agir dans la grande profondeur. De plus, notre idée, en agissant à la fois sur le front et sur la tempe, relevait de la notion que nous avions déjà acquise alors de l'utilité de croiser autant que possible les radiations pour multiplier dans la profondeur l'intensité des rayons les plus pénétrants.

Le malade est retourné à Marseille le 12 février ; au cours du traitement, il lui semblait voir des lueurs inhabituelles, et il se sentait très encouragé.

Le 26 mars, M. de M... nous écrivait qu'il semblait y avoir de l'amélioration ; depuis, l'état est revenu à ce qu'il était avant le traitement.

C'est vers le mois d'avril 1907 que M. Beaudoin, sous l'instigation du Dr Dominici, commença à notre laboratoire l'étude réglée au point de vue physique de la valeur des rayonnements filtrés à travers toute une série d'écrans d'épaisseurs différentes, d'aluminium et de plomb.

C'est à M. Dominici que revient le mérite d'avoir le premier établi très heureusement dans la pratique l'utilisation méthodique des rayons γ isolés et filtrés purs à travers les écrans de grande densité (1).

Nous avons étudié de notre côté les filtrages qui laissent passer une quantité plus ou moins grande de rayons β utilisables en même temps que les rayons γ.

L'emploi de rayons β nous paraissait très utile ; nous avions appris par leur fréquent usage que certaines façons de les employer permettaient d'éviter toute irritation, *et il était regrettable, en*

---

(1) *Congrès de médecine de Paris*, 16 octobre 1907. — Le Dr Williams (de Boston) (*Medical News*, New-York, 6 février 1904) avait essayé d'employer les γ isolés. « Mes malades, disait-il alors, sont les premiers à avoir été traités par des rayons γ isolés ; » mais il n'obtint pas de résultats autres qu'un peu d'analgésie. Il avait employé des sources trop faibles, des écrans très épais pour être sûr de n'avoir plus que des γ, et des durées d'application insuffisamment longues.

supprimant tous les β et un certain nombre de γ, de diminuer d'autant la principale valeur quantitative de la radio-activité des appareils à radium ; aussi, après comparaison des divers procédés, nous avons été convaincus de l'importance qu'il y avait, dans la pratique, à laisser intervenir et agir dans les rayonnements une quantité plus ou moins grande de rayons β.

C'est alors que nous avons demandé à Sir W. Ramsay et à M. Debierne leur avis au sujet du pouvoir de pénétration des rayons β; de son côté, Beaudoin étudia la question et aboutit à la même opinion, à savoir que les rayons β accompagnent en nombre utilisable les rayons γ même à travers 1 à 2 millimètres de plomb.

Dès lors il nous apparut que la formule d'emploi des γ isolés, qui demeure fort utile dans certains cas, devait être fréquemment, dans la pratique, remplacée par celle de rayonnements composés d'un plus ou moins grand nombre de β durs, puisque du même coup ces rayonnements, par suite de la présence d'un plus grand nombre de β durs, sont par le fait même plus riches en γ.

C'est ainsi qu'au cours de notre communication au Xe Congrès de Genève, en septembre 1908, nous avons appelé ces rayons β durs et γ « surpénétrants », pensant qu'il était utile de les considérer d'ensemble dans leur rôle thérapeutique, sans toutefois attacher à cette dénomination plus d'importance qu'il ne convient.

Il nous apparut aussi que, dans les dosages, l'attention des radiumthérapeutes devait porter non point seulement et surtout sur l'analyse qualitative des rayonnements, comme on a tendance à le faire, mais bien au contraire et avant tout sur la valeur quantitative des rayonnements absorbés.

Nous reviendrons sur la question des filtrages considérés au point de vue des réactions (Voy. p. 99); mais nous devons terminer ce chapitre par une question qui lui est étroitement liée, celle du filtrage des rayonnements à travers les tissus (1).

(1) *Méthode des applications à distance du Pr Bayet.* — Le filtrage peut se pratiquer par une autre méthode, celle de l'application des appareils à distance.

Cette méthode a d'abord été l'objet de quelques essais de la part de M. Bongiovanni ; elle a été appliquée fort ingénieusement par M. Bayet, et nous avons pu nous-mêmes en apprécier les effets, mais elle n'est pas encore entrée dans notre pratique courante.

La méthode consiste à placer l'appareil à une distance variable de 1 à 5 centimètres, par exemple.

Le support qui maintient l'appareil à distance est un tronc de cône en plomb caoutchouté.

L'appareil est fixé à la petite base ; la grande base s'applique aux tissus, de telle sorte que ses contours épousent la forme de la lésion à traiter. Si le support est en plomb, il offrira suffisamment de malléabilité pour que cette adaptation soit possible. Il est maintenu par des bandelettes de diachylon qui passent sur la grande base éversée du cône.

Par ce procédé, l'énergie du rayonnement est fortement diminuée. Son affaiblissement doit être sans doute en raison inverse du carré de la distance et peut être aisément compensé par la durée plus longue des applications. Actuellement il est

Les tissus organiques considérés comme filtres. — Il ne faut pas oublier que, lorsqu'un rayonnement pénètre dans un tissu, celui-ci agit exactement comme un filtre. Au fur et à mesure de la pénétration plus profonde du rayonnement dans les tissus, son intensité diminue et ses composantes se modifient, *les couches superficielles servant de filtres en quelque sorte thérapeutiques vis-à-vis des couches plus profondes.*

On ne doit jamais perdre cette notion de vue lorsqu'on calcule le dosage nécessaire pour atteindre un point de la profondeur. On se rendra compte du filtrage opéré par les tissus en étudiant nos schémas (fig. 14, 15 et 16).

Il était important de connaître la proportion de rayons qui passe et celle qui est absorbée, non seulement au travers des tissus morts, comme cela a été fait, mais surtout au travers des tissus vivants.

Nous avons demandé à M. Razet, ingénieur de l'École de physique et de chimie, de faire des recherches sur le lapin, en choisissant successivement les parties d'épaisseurs différentes : 1° l'oreille ; 2° la cuisse ; 3° le corps, et de calculer, par comparaison avec la valeur des rayons émis hors des appareils, la quantité et la proportion absorbée et traversée.

Nous avons choisi pour ces expériences deux appareils de puissance très différente : l'appareil n° 18, contenant $0^{gr},06$ de radium pur, et l'appareil n° 6, ne contenant que 1 centigramme. Les calculs devaient être faits sur le type des courbes de Beaudoin, c'est-à-dire d'après la méthode qui sert à évaluer les rayonnements absorbés ou passés au travers des filtres métalliques.

Ces expériences de M. Razet ont donné les résultats indiqués sur les tableaux suivants :

difficile de se rendre compte des multiples considérations qui relèvent de cette interposition d'air, au point de vue des modifications du rayonnement en quantité et en qualité ; il appartient à la physique de les définir.

Cette méthode permet :

1° L'emploi d'un foyer d'émission quelconque, appareil à sel collé ou autre, tube en verre, boule remplie de radium ;

2° La modification de la distance à volonté, d'où résulte la facilité d'accroître ou de diminuer l'énergie agissante ;

3° La possibilité, avec un foyer de petites dimensions, d'agir sur une surface beaucoup plus grande à cause de la diffusion latérale des rayons.

Tableaux des rayonnements qui subsistent après avoir traversé l'oreille, la cuisse, le corps d'un lapin.

A. — Expériences faites avec l'appareil n⁰ 18 (0,06 de Radium pur).

1⁰ RAYONNEMENTS PARTIELS EN FONCTION DU RAYONNEMENT GLOBAL UTILISABLE PRIS POUR 100.

RAYONNEMENT SORTANT :	TOTAL.	RAYONS β			RAYONS γ
		mous.	moyens.	durs.	
De l'appareil..........	100	80,5	12,75	2,05	4,70
De l'oreille (4 à 6 millimètres d'épaisseur)...	22,9	14,20	3,08	1,04	4,58
De la cuisse (3 à 4 centimètres d'épaisseur).	5		0,56	0,56	3,88
Du corps (6 à 7 centimètres d'épaisseur)...	3,78			0,42	3,36

2⁰ COMPOSITION DES RAYONNEMENTS SORTANTS, CONSIDÉRÉS COMME NOUVEAUX RAYONNEMENTS GLOBAUX UTILISABLES.

RAYONNEMENT SORTANT :	TOTAL.	RAYONS β			RAYONS γ.
		mous.	moyens.	durs.	
De l'appareil..........	100	80,5	12,75	2,08	4,67
De l'oreille............	100	62,0	13,90	4,50	19,60
De la cuisse...........	100		11,0	11,4	77,6
Du corps.............	100			11,2	88,8

3⁰ COMPOSITION DES RAYONNEMENTS PARTIELS, LES CONSTITUANTS DU RAYONNEMENT DE L'APPAREIL NU ÉTANT PRIS POUR 100.

RAYONNEMENT ISSU :	TOTAL.	β MOUS.	β MOYENS.	β DURS.	RAYONS γ.
De l'appareil..........	100	100	100	100	100
De l'oreille	22,9	17,62	24,2	50,2	98
De la cuisse..........	5		4,39	27,3	83
Du corps.............	3,78			20,5	72

B. — Expériences faites seulement sur la cuisse avec l'appareil n⁰ 6
(0,01 de Radium pur).

1⁰ RAYONNEMENTS PARTIELS EN FONCTION DU RAYONNEMENT GLOBAL UTILISABLE PRIS POUR 100.

RAYONNEMENT ISSU :	TOTAL.	β MOUS.	β MOYENS.	β DURS.	γ.
De l'appareil..........	100	82,2	11,6	2,2	4
De la cuisse...........	5,23		0,56	0,70	3,97

2° COMPOSITION DES RAYONNEMENTS ISSUS, CONSIDÉRÉS COMME NOUVEAUX RAYONNEMENTS GLOBAUX UTILISABLES.

RAYONNEMENT ISSU :	TOTAL.	β MOUS.	β MOYENS.	β DURS.	γ
De l'appareil...........	100	82,2	11,6	2,20	4
De la cuisse...........	100		10,7	13,4	75,9

3° COMPOSITION DES RAYONNEMENTS PARTIELS, LES CONSTITUANTS DU RAYONNEMENT DE L'APPAREIL NU ÉTANT PRIS POUR 100.

RAYONNEMENT ISSU :	TOTAL.	β MOUS.	β MOYENS.	β DURS.	γ
De l'appareil...........	100	100	100	100	100
De la cuisse...........	5,23		4,83	31,2	85

Les tableaux 1 montrent par leur première colonne que le pouvoir d'ionisation du rayonnement issu décroît très vite quand l'épaisseur de tissu traversée augmente.

Les tableaux 2 montrent que les rayonnements issus sont de plus en plus durs (durcissement par absorption).

Les tableaux 3 sont surtout intéressants par leur dernière colonne, qui donne la proportion du rayonnement γ issu, en fonction du rayonnement γ émis.

Tableaux des absorptions.

(Quantités absorbées par l'oreille, la cuisse et le corps d'un lapin.)

A. — Expériences faites avec l'appareil n° 18 (0,06 de Radium pur).

1° RAYONNEMENTS PARTIELS ABSORBÉS, EXPRIMÉS EN FONCTION DU RAYONNEMENT GLOBAL UTILISABLE PRIS POUR 100 OU QUANTITÉS.

RAYONNEMENT ABSORBÉ :	TOTAL.	RAYONS β			RAYONS γ.
		mous.	moyens.	durs.	
Appareil...............	0	0	0	0	0
Oreille	77,1	66,3	9,60	1,02	0,09
Cuisse................	95	80,53	12,19	1,49	0,79
Corps.................	96,22	80,53	12,75	1,63	1,31

2° RAYONNEMENTS PARTIELS ABSORBÉS, EXPRIMÉS EN FONCTION DE LA QUANTITÉ TOTALE ABSORBÉE PRISE ÉGALE A 100 OU QUALITÉS.

RAYONNEMENT ABSORBÉ.	TOTAL.	β			γ
		mous.	moyens.	durs.	
Oreille.................	100	86,03	12,54	1,32	0,11
Cuisse.................	100	84,8	12,81	1,56	0,83
Corps	100	83,7	13,25	1,69	1,36

3° RAYONNEMENTS PARTIELS ABSORBÉS, EXPRIMÉS EN FONCTION DES COMPOSANTS DU RAYONNEMENT GLOBAL UTILISABLE PRIS POUR 100.

RAYONNEMENT ABSORBÉ.	TOTAL.	β			γ
		mous.	moyens.	durs.	
Oreille.................	77,1	82,3	75,8	49,7	1,93
Cuisse.	95	100	95,5	72,6	16,9
Corps	96,2	100	100	79,5	28

B. — Expériences faites seulement sur la cuisse avec l'appareil n° 6
(0,01 de Radium pur).

RAYONNEMENT ABSORBÉ.	TOTAL.	β			γ
		mous.	moyens.	durs.	
1° Quantité............	97,77	84,49	11,04	1,54	0,70
2° Composition	100	86	11,64	1,62	0,74
3° Pourcentage ou pouvoir d'arrêt........	94,77	100	95,1	68,8	15

Les tableaux 1 donnent les quantités de rayonnements qui sont absorbées dans les différentes épaisseurs.

Les tableaux 2 donnent la composition du rayonnement absorbé ; on voit que la proportion de rayonnements durs absorbée augmente avec l'épaisseur.

Les tableaux 3 montrent la disparition de chacun des rayonnements composants ; les rayonnements mous disparaissent presque tout de suite ; au contraire, les rayonnements durs vont très loin.

Ces recherches donnent de nombreuses indications utiles à connaître. Les diverses assertions que nous avons faites concernant l'absorption en général des filtres peuvent y être vérifiées. Et par des rapprochements et des combinaisons de chiffres, on pourra établir toute une série de comparaisons intéressantes, entre autres celle de deux appareils d'activité très différente.

Notons que les rayons β durs peuvent traverser une assez grande épaisseur de tissus vivants et qu'on peut concevoir entre les tissus vivants et normaux du lapin et les feuilles de plomb une équivalence qui serait à peu près pour l'absorption des rayons γ :

Pour l'oreille ayant de 4 à 6^{mm} d'épaisseur..... 2/10 de mm. de plomb.
Pour la cuisse — 3 à 4^{cm} — ..... 2^{mm},5 de plomb.
Pour le corps — 6 à 7^{cm} — ..... 4^{mm} —

Il est certain qu'à travers des tissus pathologiques de densités différentes les résultats seraient autres.

Il serait intéressant d'étudier à ce propos le pouvoir d'absorption des tumeurs vivantes.

Nous savons déjà qu'avec des doses très élevées on parvient à atteindre thérapeutiquement, même aux cas de tissus de densité relativement forte, une assez grande profondeur.

L'observation (Voy. p. 98) montre en effet des modifications importantes obtenues à 9 centimètres de profondeur, au travers de tissus denses et épais constitués par un cancer épithélial du sein.

Telles sont les diverses notions que comporte la question du filtrage ; elles seront complétées au point de vue clinique dans la troisième partie de notre ouvrage (1).

C. — *Techniques selon la modalité des applications*.

Les applications, s'il s'agit d'un seul appareil, se font soit à la surface, soit dans l'intérieur même des tissus.

L'*introduction dans les tissus* a un but précis, celui de placer la source des rayonnements en des points spéciaux, vers la racine même des lésions pour y agir sur des épaisseurs moins grandes, et par conséquent de façon plus efficace. Ces introductions réclament le plus souvent l'habileté d'une main chirurgicale. *Ce procédé a été inauguré par M. Morton et M. Robert Abbe (de New-York)*.

Le Dr Abbe étant chirurgien et ne possédant au début de ses recherches que des tubes devait être tout naturellement conduit à les introduire en leur faisant la voie à l'aide du bistouri.

---

(1) Notons que la rœntgénothérapie a précédé la radiumthérapie dans l'étude des filtres, puisque M. Béclère, à Saint-Antoine, vers l'année 1901, et M. Noiré, vers la même époque, au Laboratoire de M. Sabouraud, à Saint-Louis, en montraient l'emploi et l'usage à leur entourage.

Mais, le filtrage en rœntgénothérapie est dans l'obligation, en raison du moins grand pouvoir de pénétration des rayons X, de se tenir dans des limites assez étroites ; ce sont en effet des filtres d'aluminium qu'on emploie surtout et des filtres de 1 à 3 dixièmes de millimètre de plomb au maximum, ainsi que nous en faisons nous-mêmes souvent usage quand nous employons les rayons X. Aussi convient-il de remarquer que la grande importance prise par le filtrage en radiumthérapie semble avoir donné une impulsion en rœntgénothérapie, car aujourd'hui il n'est pas de rœntgénothérapeutes qui n'emploient les filtres, alors que cet emploi est resté en période latente pendant bien des années.

Il pratiqua sa première introduction en 1904 dans un goitre qui guérit du reste (Voy. *Affections diverses*)..

Depuis il n'a cessé d'avoir recours à ce procédé pour le traitement des tumeurs malignes.

En France, depuis les travaux de Dominici, Delbet, depuis les nôtres, — notre première introduction de tube date de septembre 1908 (malade de la pl. III), — ce procédé est d'usage courant. Nous préconisons aussi dans certains cas l'emploi de petits appareils vernis plats (Voy., pour la question des introductions, le chapitre *Cancer*).

Par l'application combinée de deux ou de plusieurs appareils, comme par exemple en les *juxtaposant* ou en les *superposant*, manœuvres dont l'utilité s'explique d'elle-même, on peut aussi modifier de façon très intéressante la valeur des rayonnements utilisables.

Dans cet ordre d'idées, il y a un procédé, celui de l'opposition des appareils, qui, selon nous, mérite un certain développement.

D. — *Opposition des appareils ou méthode du « feu croisé »* (Wickham et Degrais).

Nous avons donné le nom de « feu croisé » à la méthode qui consiste à appliquer sur les tissus deux ou plusieurs appareils en opposition, ces appareils étant ou non recouverts d'écrans (Voy. fig. 13 et 19).

Il ne s'agit pas simplement, comme cela a été dit, de placer deux ou plusieurs appareils vis-à-vis quand on en possède deux ou plusieurs et d'augmenter ainsi d'autant l'intensité agissante.

C'est là sans doute un très grand avantage, mais cet avantage s'explique de lui-même et ne mérite qu'une simple mention.

Nous allons montrer que le « feu croisé » comporte d'autres qualités plus subtiles d'ordre divers qui lui sont particulières et en font une technique spéciale et même une méthode.

Malgré le caractère un peu singulier et de prime abord peu scientifique du terme de « feu croisé », malgré ce qu'il a d'un peu osé, malgré l'hésitation que, pour ces raisons mêmes, nous avons éprouvé à le proposer, nous l'avons définitivement adopté et conservé, parce qu'il répond à la réalité même et nous est venu tout naturellement à l'esprit.

Le procédé consiste en effet à « croiser » dans les tissus le véritable « bombardement » qu'est en somme le mécanisme d'action d'un rayonnement composé de vibrations et de projectiles lancés avec une extrême vitesse.

Ce procédé a pour genèse une technique que l'un de nous, M. Wickham, avait adoptée en 1905 pour le traitement de douleurs sciatiques profondes.

Nous l'avons appliqué pour la première fois en avril 1907 pour le traitement d'un angiome érectile du front chez un bébé. Voici le fait rapporté ici à titre purement historique et représenté à la planche X.

MM. Gastou et Artin confient à nos soins un enfant de quelques mois présentant au front une tumeur érectile rouge violacé, de 2 centimètres de saillie et de 2 centimètres de diamètre à la base. On ne pouvait se rendre compte du degré d'intégrité de la région osseuse frontale, et cette incertitude rendait imprudente l'application sur le sommet de la saillie d'un appareil qui eût pu irradier trop fortement la substance cérébrale. La tumeur était molle, pleine de sang ; au moindre cri, elle devenait turgescente ; cette circonstance nous faisait craindre de produire à la surface une ulcération capable de déterminer quelque hémorragie grave.

Enfin il était matériellement impossible, en raison de la turbulence de l'enfant, de fixer les appareils. Ceux-ci devaient donc être tenus à la main, et les séances ne pouvaient être que fort courtes. Le problème à résoudre était assez compliqué ; *il fallait trouver le moyen, malgré des séances de très courte durée, d'agir fortement dans la profondeur, légèrement à la surface et parallèlement au front.*

Nous imaginâmes alors de placer les appareils en opposition après avoir évalué les avantages de ce procédé.

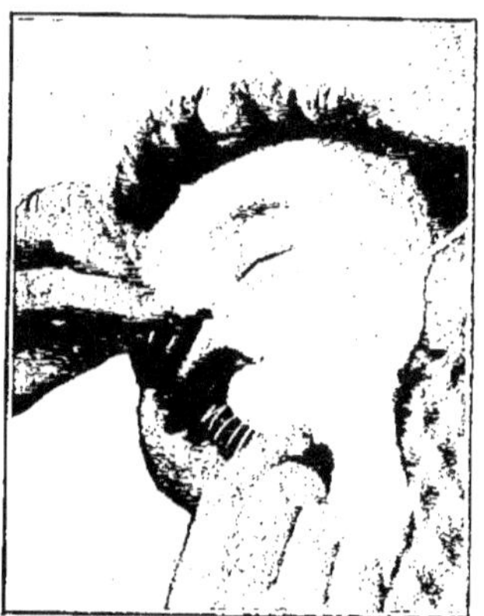

Fig. 13. — Angiome de la lèvre supérieure traité en feu croisé pendant le sommeil de l'enfant. Le cas est montré guéri au chapitre des angiomes érectiles.

Deux appareils, les nᵒˢ 8 et 9, furent appliqués, recouverts de toile caoutchoutée, *sur la surface latérale de la tumeur, vis-à-vis l'un de l'autre* et maintenus en place *dix minutes.* Puis *ils furent changés* de place deux fois encore, dans les mêmes conditions de temps et d'application.

La durée totale fut pour chaque séance de trente minutes, mais, au cours de chacune d'elles, chacune des six places ne recevait que dix minutes d'irradiation. Par ce procédé, les séances étaient suffisamment courtes, et les rayons étaient dirigés parallèlement à l'os frontal. Nous savions, d'autre part, que dix minutes représentaient un temps nettement inférieur à celui qui, pour de tels appareils aurait pu produire à la surface une brûlure et, par suite, une solution de continuité dangereuse, et suffisant cependant pour agir sur la partie superficielle de l'angiome. Dans la profondeur, ces dix minutes répétées six fois donnaient la valeur de soixante minutes d'action. Les rayons très pénétrants, en faible quantité à chaque point d'application devaient, par accumulation, en convergeant leur action dans la profondeur, multiplier leur énergie et la rendre plus intensive.

Les résultats répondirent exactement à notre attente. La tumeur s'affaissa graduellement et se décolora sans être le siège d'inflammation de surface.

Depuis, nous avons fréquemment employé ce procédé du «feu croisé» en utilisant les appareils soit à nu, soit le plus souvent recouverts de filtres. Il peut s'appliquer à un grand nombre de régions (lèvre, joue, nez, oreille, doigt, sein, thorax, utérus, etc.) et aux tumeurs qui sont suffisamment saillantes. *Par l'introduction de plusieurs tubes placés en opposition dans les tumeurs ou par leur introduction dans les conduits naturels ou artificiels en combinaison avec des applications sur les surfaces cutanées ou muqueuses, on réalise le procédé du « feu croisé ».*

Quelle est la raison d'être, quels sont les avantages du « feu croisé » ? — Les schémas représentés figures 14, 15 et 16 nous serviront de base à l'explication théorique de cette méthode.

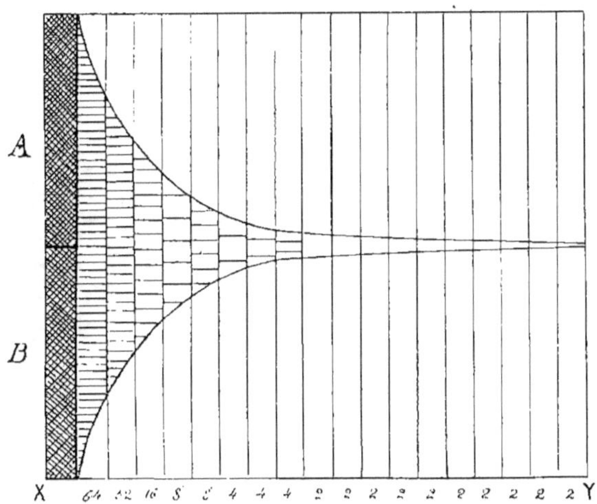

Fig. 14. — Graphique-schéma montrant l'absorption des rayons émis par deux appareils égaux A et B juxtaposés, dans un tissu divisé en dix-huit tranches égales.

Le rayonnement global émis est supposé donner la valeur radio-active 64 : à mesure qu'il pénètre dans la profondeur, il s'épuise d'abord avec rapidité, puis lentement, ne donnant plus que, par exemple, la valeur 2 après la neuvième tranche.

Soit deux épaisseurs de tissus XY (fig. 14) et X'Y' (fig. 15), en tous points semblables, séparées en dix-huit tranches égales (1).

Appliquons sur le côté X (fig. 14) un appareil donnant une valeur radio-active égale à celle de deux autres, ou plutôt juxtaposons sur ce côté deux appareils à Radium A et B en tous points égaux. Donnons à l'intensité totale émise et ayant pénétré dans la première tranche

(1) Ces graphiques n'ont aucune prétention à l'exactitude. Nous avons adopté pour limites latérales des cônes que nous y avons figurés et qui représentent le faisceau des rayons la direction générale des courbes de Beaudoin (absorption des rayons par la matière. Voy. fig. 11) ; en sorte que ces cônes se rétrécissent peu à peu, tandis que dans la réalité c'est en éventail que les rayons par diffusion s'étendent dans la profondeur.

Enfin la quantité de rayons absorbée par chaque couche de tissu dans nos schémas n'est représentée que par une valeur approximative. C'est considérés dans leur ensemble qu'on devra simplement envisager ces schémas.

une valeur arbitraire, 64 par exemple. Cette intensité faiblira d'abord très vite, puis fort lentement, au fur et à mesure de la pénétration de plus en plus profonde des rayons dans les tissus, *chacune de ces tranches jouant successivement le rôle de filtre par rapport à la suivante.*

C'est ainsi que nous passons rapidement aux valeurs 32, 16 et 8. Puis, à partir d'un certain degré d'épaisseur qui serait ici, par exemple, la quatrième tranche, les rayons qui persistent seront absorbés plus difficilement, et le cône produit ne diminuera plus que lentement ; mais il diminuera néanmoins de façon constante, les

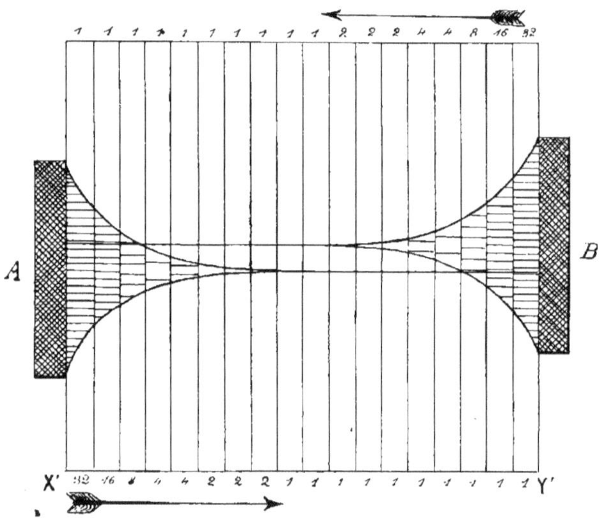

Fig. 15. — Graphique montrant l'absorption des rayons émis dans le même tissu par les deux mêmes appareils A et B placés en opposition.

Les deux rayonnements pénètrent l'un vers l'autre en s'épuisant. Si l'on additionne les valeurs reçues par chaque tranche et qu'on compare avec les doses reçues par les mêmes tranches (fig. 14), on trouve qu'ici les doses varient de 2 à 33 tandis que figure 14 elles varient de 2 à 64 ; de plus ce ne sont ici que les tranches centrales qui reçoivent les doses inférieures. Par le « feu croisé » il y a donc plus d'homogénéité d'action.

tranches 9 et suivantes ne recevant plus qu'une intensité très faible.

Plaçons maintenant les appareils A et B en opposition (fig. 15) l'un en X', l'autre en Y'.

Chacun des deux nouveaux cônes représentera une valeur moitié moindre que celle du cône précédent, mais chaque tranche recevra une valeur radio-active provenant non seulement de l'appareil le plus voisin, mais aussi de l'appareil le plus éloigné. C'est ainsi que la première tranche reçoit les valeurs 32 provenant de l'appareil A, et la valeur 1 provenant de l'appareil B. Les neuvièmes tranches dans le sens des flèches recevront la valeur 1 de l'appareil A et la valeur 1 de l'appareil B. On peut ainsi calculer les valeurs reçues par chacune des tranches.

Ces graphiques vont nous permettre d'expliquer les diverses qualités propres à la méthode du « feu croisé », qualités qui en définitive aboutissent à ces deux avantages pratiques :

1° *Homogénéité d'action plus grande*, ou distribution plus homogène de la radio-activité dans les tissus ;

2° *Action plus intense dans la profondeur des tissus.*

1° L'*homogénéité* résulte de l'écart moins grand qui existe entre les doses reçues par les couches superficielles et par les couches profondes.

Dans le cas d'un appareil appliqué d'un seul côté (fig. 14), l'écart des doses reçues de la première tranche à la neuvième par exemple est de 64 à 2 ; tandis que, dans le cas de l'opposition fig. 15, l'écart entre les mêmes tranches est de 33 à 2.

De plus, il faut remarquer que dans le premier cas, les tranches au delà de la neuvième continuent à ne plus recevoir que des intensités de plus en plus faibles, alors que dans le deuxième cas au contraire, ce sont les tranches du centre seules qui reçoivent une proportion assez sensiblement inférieure à celle reçue par la surface. Ces figures montrent donc que, d'une façon générale, par le « feu croisé », l'irradiation est plus homogène dans l'ensemble d'une épaisseur donnée de tissus.

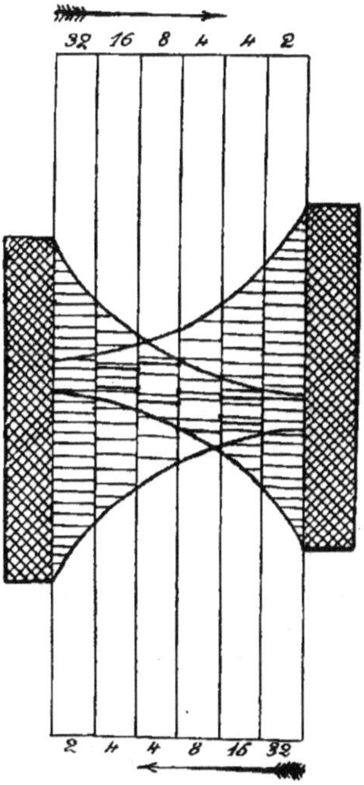

Mais il y a plusieurs cas à considérer dans la valeur de cette

Fig. 16. — Graphique montrant l'absorption des rayons lorsque les appareils placés en opposition sont plus rapprochés.

Ici l'épaisseur à traverser étant moins grande, les deux cônes que forment les faisceaux de rayons s'emboîtent de plus près, et l'homogénéité est plus complète, puisque l'irradiation varie de la tranche qui reçoit le moins à celles qui reçoivent le plus, de 12 à 34, au lieu de varier de 4 à 64 comme dans la figure 14, si on considère ses six premières tranches.

homogénéité suivant que les appareils en opposition sont plus ou moins rapprochés, ou recouverts de filtres.

Par exemple, le cas où les appareils placés en opposition sont assez éloignés pour que les faisceaux de rayons ne se rencontrent que lorsqu'ils sont réduits à leur plus faible expression, et d'autre part le cas contraire où, comme le montre la figure 16, les appareils étant assez rapprochés l'un de l'autre, les faisceaux s'emboîtent et se mêlent alors qu'ils sont encore de forte intensité. En additionnant les valeurs reçues par les diverses tranches dans ces deux cas, on constate dans le deuxième un écart bien moindre et, par conséquent, une homogénéité bien plus grande.

Nous pouvons en conclure que le *degré d'homogénéité produit par le « feu croisé » est en raison inverse de l'espace plus ou moins grand qui sépare deux appareils placés en opposition.*

D'autre part, si, en se reportant à la figure 14, on assimile les premières tranches à des filtres métalliques, on remarquera que la portion du cône qui se continue à partir d'une tranche donnée est plus homogène, les filtres ou premières tranches ayant absorbé un très grand nombre de rayons de faible pénétration. Cette figure 14 sert donc à montrer ce que nous avons dit des filtres métalliques, à savoir qu'ils diminuent eux aussi l'écart qui existe entre l'intensité reçue par les couches superficielles et profondes des tissus et en un mot qu'ils donnent de l'homogénéité aux rayonnements. Les filtres agissent donc dans le même sens que le « feu croisé » : mais, si on compare entre elles les deux figures 14 et 15 en assimilant dans les deux figures les premières tranches à des filtres métalliques, on verra que la méthode du « feu croisé » vient ajouter encore à cette qualité des filtres sa propre tendance à la production d'homogénéité.

Ainsi donc, que les appareils soient ou non recouverts de filtres, dans tous les cas le « feu croisé » aboutit à une action plus homogène ; seulement il faut bien comprendre que le degré de cet avantage est en raison inverse de l'épaisseur des écrans interposés.

2º *Intensité d'action plus grande dans la profondeur.* — Au centre d'une épaisseur donnée de tissus, que les appareils soient opposés (fig. 15) ou juxtaposés (fig. 14), les valeurs radio-actives reçues sont à peu près égales. M. Faivre, sur notre demande, en a fait l'expérience confirmative en calculant par les méthodes électriques les rayons qui atteignent dans les deux cas le centre d'une sphère en paraffine ayant 10 centimètres de diamètre.

Aussi la qualité qu'a le « feu croisé » de rendre plus grande dans la profondeur l'intensité d'action radio-active ne provient-elle pas du fait même de l'opposition ; elle dérive de la diminution des risques de brûlure que coure la surface des tissus, diminution qui résulte elle-même de l'homogénéité dont nous venons de parler. Grâce à cette diminution de risques, on peut se livrer dans la pratique à un jeu de combinaisons concernant les intensités employées, les durées des applications, l'emploi de filtres moins épais, combinaisons qui toutes aboutissent à une action plus intense dans la profondeur.

En voici quelques exemples explicatifs :

a. Si une dose nécessaire pour l'action en profondeur est nécrotique pour la peau et, par conséquent, impossible à employer par l'application d'un seul et unique appareil, *grâce au « feu croisé », on pourra sans brûlure introduire la dose nécessaire* ; celle-ci, répartie en deux ou en quatre places opposées, n'irritera pas la peau.

Soit IT, — intensité multipliée par le temps d'application de l'appareil, — la dose nécessaire, mais trop irritante. Avec deux appareils en opposition divisant la dose en deux, on aura pour chacun, à la surface, la valeur $\frac{IT}{2}$ non irritante, et cependant la profondeur recevra la valeur nécessaire IT par suite de l'addition de $\frac{IT}{2} + \frac{IT}{2}$.

Au cas où la valeur $\frac{IT}{2}$ est encore trop irritante à la surface, il suffit, si la région le permet, de pratiquer quatre applications en « feu croisé », et on aura alors $\frac{IT}{4}$ répété quatre fois, qui finalement donnera IT pour la profondeur.

On peut encore aboutir à ce même résultat de deux façons différentes, qui toutes deux ont leurs indications thérapeutiques :

α. On peut augmenter l'intensité en réduisant le temps, ce qui peut s'exprimer par le calcul suivant :

$$\left(2I \times \frac{T}{4}\right) + \left(2I \times \frac{T}{4}\right) = IT.$$

Dans ce cas, on a l'avantage pratique de la brièveté des applications $\frac{T}{4}$ et l'avantage thérapeutique d'une action rendue plus active par une absorption plus brusque de la dose voulue en un temps plus court.

β. On peut aussi réduire l'intensité en augmentant le temps, ce qui peut s'exprimer par le calcul suivant :

$$\left(\frac{I}{4} \times 2T\right) + \left(\frac{I}{4} \times 2T\right) = IT.$$

b. S'il est utile d'introduire en profondeur des doses maxima, on élèvera la dose à chacune des places où se feront les applications à la limite au-dessus de laquelle l'irritation se produirait, et le « feu croisé » permettra de multiplier ces doses en profondeur.

Soit IT la dose limite ; si cette même dose peut être répétée en quatre places différentes, on aura pour la profondeur la valeur provenant de 4 IT sans avoir produit de brûlure (1).

c. Puisque le « feu croisé » parvient, tout en introduisant en profondeur des doses élevées, à diminuer les risques d'irritation à la sur-

---

(1) Il est clair que ces calculs n'ont pas, au point de vue physiologique, de prétention à la rigueur absolue ; ils ont pour but simplement de donner des indications d'ensemble, et à ce titre leur valeur est suffisamment exacte.

face, *on peut en profiter pour employer des épaisseurs de filtre moins grandes et, par ce fait même, on laissera passer un plus grand nombre de rayons très pénétrants.*

d. Enfin le « feu croisé » permet de mieux régler la combinaison simultanée d'une action de surface avec une action suffisamment intense dans la profondeur.

L'observation que nous avons rapportée page 78 et qui concerne le premier cas traité par « feu croisé » est une application de ce dernier avantage. L'étude de nos schémas 14, 15 et 16 en fera comprendre aisément la théorie.

Ces divers avantages, très nets quand il s'agit de l'opposition de deux appareils, s'accentuent en raison directe du nombre des oppositions, et quand *nous préconisons dans le traitement de certains cas de cancer la multiplicité des points d'attaque,* à côté de l'intérêt qu'il y a à augmenter la somme des intensités mises en action, nous avons précisément en vue les avantages que nous venons d'étudier.

L'un quelconque ou plusieurs de ces avantages se retrouvent toujours à des degrés divers, quels que soient la source radio-active, les durées d'application, les filtres adoptés ; ils sont plus ou moins liés les uns aux autres et dérivent les uns des autres ; aussi le « feu croisé » n'est-il point un simple procédé, il comporte des caractères de généralité et de constance dans ses effets qui légitiment la dénomination de « méthode » que nous lui avons attribuée.

Il ne convient et il ne suffit donc pas seulement d'utiliser cette méthode chaque fois que le permettent les conditions offertes par la forme des régions ou par la disposition des lésions, mais il importe aussi de *créer les occasions nécessaires* à son emploi aussi souvent que possible.

De l'ensemble de ces avantages de la méthode du « feu croisé » résulte un apport thérapeutique très appréciable pour le traitement des tumeurs en général et pour celui des tumeurs malignes en particulier où il importe de rechercher le plus souvent pour l'action en profondeur à la fois l'accumulation des plus hautes doses et l'homogénéité d'action aussi parfaite que possible en tous points.

IV. — MANUEL OPÉRATOIRE.

Nous étudierons dans ce chapitre la façon de placer les appareils sur les régions malades.

Les applications des appareils à radium se font :

A. A l'extérieur, sur le revêtement cutané ;

B. A l'intérieur, sur les muqueuses, dans les conduits naturels, artificiels ou pathologiques, dans les tumeurs mêmes.

A. — *Applications à l'extérieur.*

Les appareils peuvent être appliqués de trois façons différentes :

1° Au contact direct de ce que l'on veut traiter ;

2° Avec interposition d'écrans entre l'appareil et la partie à traiter ;

3° A distance. Nous ne reviendrons pas sur ce qui a été dit page 71 au sujet de ce troisième mode d'application.

1° **Applications au contact sans filtre.** — Les applications comprendront trois temps :

a. La préparation des appareils ;

b. La protection des surfaces traitées ;

c. La pose et la fixation de l'appareil.

a. **Préparation des appareils.** — Les appareils à sels collés, vernis et toiles, ne doivent jamais être appliqués directement contre les tissus ; ils doivent être enveloppés au minimum d'une fine toile caoutchoutée, imperméable et protectrice.

Il faut craindre spécialement les contacts prolongés lorsque les tissus sont chauds ou humides.

Dans ce dernier cas, les toiles radifères surtout sont à protéger ; elles doivent être recouvertes en plus de mousseline ou de feuilles de papier de soie.

Le vernis peut être de loin en loin soigneusement essuyé, puis soumis à la vapeur de formol.

Quant aux toiles, il faut se contenter d'éviter toute cause de souillure.

Les tubes métalliques doivent être parfaitement nettoyés, mais avec des substances qui n'attaquent pas le métal.

On peut placer les tubes d'argent et de platine dans des solutions de formol, ou les soumettre au contact des vapeurs de formol, mais seulement quelques heures avant leur emploi. On peut aussi les plonger dans de la teinture d'iode.

b. **Protection des surfaces traitées.** — Nous aurons à parler des *caches protectrices* et des rayons secondaires de Sagnac.

Lorsque l'appareil présente une surface d'action plus grande que la lésion à traiter, et qu'on emploie des doses révulsives, il faut protéger les tissus sur lesquels l'énergie radio-active n'a pas à s'utiliser (fig. 17).

A cet effet, nous interposons sous l'appareil à radium, qu'il s'agisse d'applications de courte durée (appareil sans écran), ou de longue durée (appareil avec écran), les lames de plomb caoutchoutées qui servent en radiothérapie, ou des lames de plomb simples, au cas où l'application sera courte et où l'épaisseur du plomb caoutchouté gênerait.

Dans ces lames, nous faisons une fenêtre correspondant au contour exact de la lésion. Pour obtenir ce contour, nous marquons sur la peau avec un crayon dermographique les limites de la région sur laquelle doit porter l'énergie radio-active. Appliquant alors un papier décalque, nous levons le contour tracé et le reportons sur le plomb caoutchouté en le traçant avec une pointe coupante. Il suffit alors de suivre au canif les lignes tracées pour obtenir une fenêtre qui correspondra exactement à la surface sur laquelle doit agir le rayonnement.

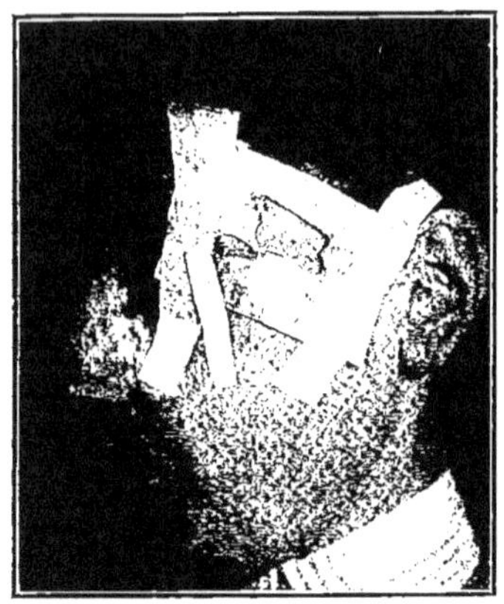

Fig. 17. — Cache protectrice fenêtrée en plomb caoutchouté, découvrant la lésion isolée prête à recevoir l'application de l'appareil.

Une fois cette cache protectrice découpée, il faut la recouvrir, du côté des tissus à traiter, de plusieurs feuilles de papier avec fenêtre égale à celle de la cache.

Cette mesure de précaution s'adresse tout autant aux filtres métalliques qu'aux caches; elle répond à la production des rayons secondaires de Sagnac, qui est fort abondante lorsque les rayonnements traversent des substances métalliques (Voy. p. 21).

Il convient d'intercepter ces rayons quand on veut éviter toute irritation de la peau, dans les applications de longue durée et faites avec des sources radio-actives puissantes.

Sur les indications mêmes de M. Sagnac, nous avons choisi, pour arrêter ces rayons, le papier noir des merciers.

Le nombre des feuilles à interposer varie de dix à vingt et plus selon la puissance de la source, la durée des applications et surtout la nature du filtre.

L'aluminium produit un très grand nombre de rayons secondaires, plus que le plomb. Même la feuille mince de toile caoutchoutée qui est vulcanisée et contient par conséquent une petite proportion de substance étrangère peut produire quelques rayons secondaires, et il convient, dans certains cas, de la doubler de feuilles de papier.

Nous employons parfois aussi sous les caches des lames minces de mica. Ces lames ont l'avantage d'être transparentes et de faciliter l'application de la cache.

En les plaçant sous les fenêtres, elles servent à la fois à arrêter les rayons secondaires et à jouer le rôle d'écrans vis-à-vis de l'appareil à radium.

Nous employons parfois aussi sous les appareils munis de filtres et sous les caches plusieurs doubles de gaze stérilisée.

c. **Pose et fixation de l'appareil.** — Si l'on se sert de la cache ainsi préparée, il suffit de l'appliquer d'abord et de la fixer avec des bandelettes de toile adhésive, puis de poser l'appareil et de le fixer à son tour.

A cet effet nous employons soit des liens en crêpe Velpeau qui passent sur l'appareil, soit des bandelettes d'emplâtre adhésif, le diachylon ou une substance moins irritante.

Nous avons fait préparer un diachylon adhésif des deux côtés, fort utile pour fixer à la fois la cache sur les tissus et l'appareil sur la cache.

Ce procédé nous rend de grands services lorsqu'il est besoin de simplifier les moyens de contention et l'ensemble du pansement.

Pour les applications courtes où la fixation n'est point nécessaire, un infirmier, les malades eux-mêmes maintiennent l'appareil avec une pince ou parfois même à la main.

Lorsqu'il s'agit d'enfants en bas âge, et que les régions sont facilement accessibles, les mères s'en acquittent admirablement.

On profite du sommeil de l'enfant pour faire l'application (Voy. fig. 13).

Certaines régions demandent un mécanisme spécial.

Pour la surface extérieure des paupières, on pose d'abord l'appareil à plat, puis on l'éverse, entraînant la paupière dans le mouvement, de telle sorte que les rayons ne soient pas dirigés sur le globe oculaire.

Pour la conjonctive palpébrale on double le dos de l'appareil d'une lame d'aluminium et de papier et on enveloppe le tout dans une feuille mince de caoutchouc, puis tirant légèrement sur la paupière, on introduit les appareils plats sur la région à traiter en s'éloignant le plus possible du globe oculaire (fig. 18).

Quel que soit le moyen de contention employé, il est bon de répartir uniformément la compression et de ne pas l'effectuer plus forte en un point, sans quoi on risquerait de déterminer en ce point une action plus marquée. Il y a intérêt pour les tissus enflammés comme les eczémas, ou gorgés de sang comme certains angiomes, à déterminer une légère pression.

2° **Application des appareils avec écrans.** — Les diverses indications d'ordre général qui viennent d'être données pour les applications d'appareils sans écran s'appliquent tout aussi bien aux appareils avec écran. Mais, dans ce dernier cas, quand il s'agit d'écran de plomb, on est en présence de deux conditions spéciales : 1° la durée parfois fort longue des applications, et 2° le poids des appareils, d'où la nécessité de liens fixateurs très solides et résistants.

L'enveloppement des appareils demande des précautions spéciales.

Quand il s'agit d'appareils à sels collés, nous plaçons d'abord sur la surface vernissée une fine couche de tissu de soie pour atténuer le contact du plomb, puis vient une première enveloppe de toile caoutchoutée, ensuite l'écran choisi. Cet écran doit être découpé en

général de dimensions un peu supérieures à celles de l'appareil, et on
le relève sur les bords. Puis ensuite dix à trente feuilles de papier noir
sont interposées entre l'écran et une seconde feuille de toile caoutchoutée, pliée en double, qui enveloppe tout le dispositif. Nous tournons
cette feuille à la face dorsale de l'appareil avant de la lier pour obtenir
une tête qu'on passe utilement dans un trou d'une bande Velpeau.
Une épingle double fixe cette tête à la bande. Mais auparavant la
cache, si elle est nécessaire, a d'abord été fixée par des bandelettes
de diachylon ; d'autres bandelettes adhésives fixent par-dessus l'appareil recouvert de son écran.

Quand l'application est fort longue et faite sur peau saine, il est
bon de placer sous tout ce dispositif et directement sur la peau
cinq à dix feuilles de papier noir ou une épaisseur de gaze, pour
arrêter les rayons secondaires qui sont produits en petite quantité
par la feuille de caoutchouc vulcanisé.

Le plus souvent nous pratiquons l'enveloppement des appareils par
cette toile caoutchoutée, sans tête ; elle est alors arrêtée tout autour
du dispositif — appareil et filtre — par des bandes de diachylon.

Pour la fixation sur la peau, les bandes fixatrices seront dirigées,
autant que possible, de bas en haut pour lutter contre le déplacement dû à la déclivité et à la pesanteur.

Il importe au plus haut degré que les appareils ne puissent en
aucun cas se déplacer, surtout lorsqu'il s'agit de longues durées
d'application.

B. — Applications à l'intérieur des cavités et des tumeurs.

Dans ces applications, il faut se préoccuper de soustraire les surfaces vernissées de tout contact avec les sécrétions.

Malgré l'apparente étanchéité des vernis, on constate, lorsqu'il y
a eu un assez long contact humide et chaud, une diminution dans
l'activité des appareils.

Les appareils tubes étant scellés remplissent parfaitement les
conditions voulues et ne comportent pas cette préoccupation.

Les appareils plats rigides et toiles doivent être enveloppés de plusieurs doubles de toile caoutchoutée, et cet enveloppement suffit pour
des applications courtes, comme dans la cavité buccale, sur l'amygdale, etc.

Si les applications se font avec écran et sont de longue durée,
comme dans le vagin par exemple, il faut que l'écran de plomb
devienne une boîte scellée, enveloppant entièrement l'appareil.

Ces dispositifs doivent être aussi plats et de faible épaisseur que possible. Les toiles radifères, en raison de leur faible épaisseur, réalisent
engainées de lames de plomb des conditions d'emploi très favorables.

Emploi de la paraffine. — Quand nous ne scellons point la boîte-

filtre, nous trempons un instant dans la paraffine liquide sur le point
de durcir les deux demi-boîtes, qui, couvrant chacune une face de
l'appareil, s'emboîtent sur les bords. La paraffine forme un obstacle
suffisant et constitue un filtre dont
il faut tenir compte.

Elle est ensuite recouverte par les
autres enveloppes, papier et toile
caoutchoutée, et, pour les introductions vaginales, nous enveloppons le
dispositif de gaze.

Les appareils sont tenus à la main
soit à l'aide de manches ou de supports spéciaux adaptés aux régions
à traiter (Voy. *Cancer buccal* et
Larynx), soit à l'aide du prolongement de la tête formée au dos de
l'appareil par l'enroulement de la
toile caoutchoutée.

Tantôt, quand il s'agit de tubes,
ceux-ci sont introduits dans des sondes
et peuvent être conduits au contact
des lésions à travers des orifices naturels (rectum, œsophage, canal de

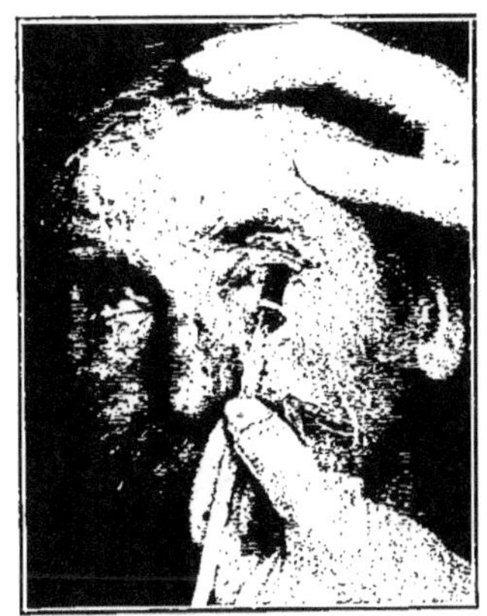

Fig. 18. — Application d'un appareil à vernis plat lamellaire pour
le traitement de la conjonctive
palpébrale.

l'urètre) ou artificiels (chélotomie, trachéotomie).

Tantôt ils sont maintenus par un tamponnement d'ouate, comme
pour le traitement de l'utérus.

Nous avons souvent introduit des appareils à vernis dans des tumeurs largement ouvertes, pour profiter de la grande surface radio-
active offerte par les deux faces de l'appareil.

Pour l'introduction dans les tumeurs, les tubes sont d'excellents
instruments.

Ces tubes scellés, à parois résistantes, comportant le filtre dans
leur paroi même, rayonnant également sur toute leur périphérie, de
très petite dimension et cependant de puissance radio-active très
grande, offrent au plus haut degré l'avantage de la maniabilité et
de la commodité.

Ils peuvent être introduits, pour ainsi dire, partout où vont les
sondes et le bistouri.

Les perforations se font soit avec le bistouri, soit avec un
trocart simple (Delbet), soit avec un appareil en vrille (de Martel et
Dominici).

Lorsqu'il s'agit d'introduire des tubes dans une tumeur de très
gros volume, nous préférons que le malade soit endormi, pour que
les introductions soient pratiquées aussi profondes que possible en
nombre suffisant au cours d'une seule séance. Dans chaque trajet,

nous enfonçons le tube, soit directement, soit engainé dans un drain.

Quand les trajets sont plus nombreux qu'il y a de tubes de radium disponibles, nous préférons parfois aux drains l'emploi de tronçons de plumes d'oie. Celles-ci sont faciles à désinfecter; elles s'enfoncent aisément, se tiennent rigides et forment des tuyaux où les tubes radifères s'introduisent aisément.

On peut alors, après un temps d'application donné, changer les tubes

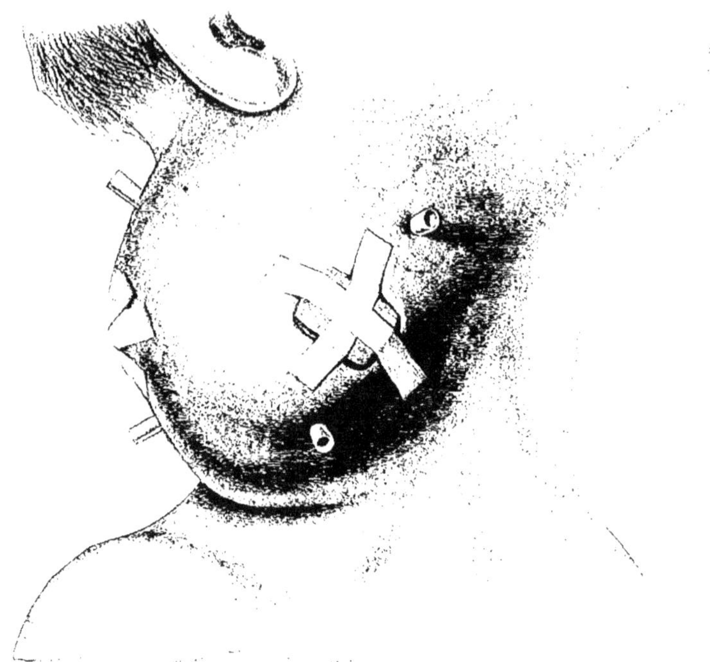

Fig. 19. — Tumeur traitée par introduction profonde de quatre plumes d'oie destinées à recevoir les tubes radifères ; — ceux-ci se trouvent placés en opposition, — et appareils plats vernis engainés de leur filtre appliqués en « feu croisé » (même malade que fig. 55 et 56).

de place et organiser ainsi une série d'applications simples ou en « feu croisé » (Voy. fig. 19).

Le plus souvent, les injections de cocaïne suffisent pour perforer le tissu cutané, et les trocarts pénètrent assez facilement sans déterminer trop de douleur.

Tels sont les principes généraux qui concernent le manuel opératoire. Nous n'avons pas eu la prétention de tout indiquer, mais seulement de mentionner les principaux dispositifs de notre pratique courante. Il est clair que chaque cas particulier peut appeler une modification de technique et de manuel opératoire, la nécessité d'un appareil ou d'un support spécial ; nous décrirons quelques-uns de ces cas particuliers au cours de notre étude clinique (Voy. fig. 83).

Conclusions.

Arrivés au terme de la partie technique de notre étude, nous en résumerons les principaux traits.

Tout d'abord nous trouvons en radiumthérapie deux grandes divisions :

Les méthodes émanifères, uniques en physiothérapie, méthodes dont le développement récent est en quelque sorte la réhabilitation de la valeur thérapeutique des rayons α, et les méthodes radiantes, méthodes d'emploi des rayonnements seuls.

Ces dernières se caractérisent : 1° par l'extrême maniabilité et la variété de l'instrumentation ; 2° par la multiplicité des combinaisons opératoires et des moyens capables de modifier les rayonnements ; 3° par la valeur scientifique que leur confère l'étude des mesures et des dosages.

Bref, ce qui ressort jusqu'ici de cette étude, c'est en définitive la variété des énergies radio-actives mises à notre disposition, énergies dont plusieurs sont propres à la radiumthérapie et la séparent des autres agents de la physiothérapie, énergies dont l'originalité est due à la radio-activité induite, à l'emploi des rayons α et β et à la grande pénétrabilité du rayonnement γ du radium.

TROISIÈME PARTIE

CLINIQUE THÉRAPEUTIQUE

Dans la première partie de cet ouvrage, nous avons montré ce qu'étaient le Radium et l'Énergie radio-active au point de vue physique.

Dans la deuxième partie, nous avons exposé comment cette Énergie était mise à la disposition de la thérapeutique et comment on pouvait la mesurer, la faire varier et l'appliquer.

Il reste maintenant à montrer comment les tissus se comportent lorsque les rayons les influencent; comment, en un mot, se fait leur réaction.

L'étude de cette réaction se confond avec l'étude thérapeutique de chacun des groupes morbides soumis au radium ; elle sera faite à un point de vue particulier au cours de nos chapitres de thérapeutique.

Mais cette étude comporte des données générales qu'il convient, pour la clarté du sujet, de résumer d'abord en un chapitre spécial.

I. — CONSIDÉRATIONS GÉNÉRALES SUR LA RÉACTION.

Qu'est-ce que la réaction? — Lorsque les éléments qui composent les tissus reçoivent les rayonnements du radium, ils subissent une impression spéciale qui les fait réagir selon un mode particulier.

La réaction est donc la réponse des tissus à la perturbation qui résulte de la pénétration de l'énergie radio-active. Tout tissu, quel qu'il soit, réagit sous l'influence du radium, mais à des degrés divers.

Trois conditions s'associent et se combinent pour régler toute la question des réactions; ce sont :

1° La *nature des tissus*, dont la sensibilité est plus ou moins grande à l'action des rayons ;

2° La *valeur quantitative* des rayonnements absorbés, c'est-à-dire l'intensité des doses;

3° La *valeur qualitative* de ces rayonnements, c'est-à-dire leur composition.

Ces trois conditions sont étroitement liées les unes, aux autres à des degrés divers. L'*intensité des doses absorbées règle le degré* plus ou moins accentué des réactions où qu'elles siègent, à la surface ou en profondeur, et la *qualité des rayonnements règle le degré de profondeur* à laquelle peuvent se produire les réactions. *Mais la suffisance même des doses en quantité et en qualité dépend, dans tous les cas, et toujours, de la sensibilité spéciale des tissus*, et c'est là un principe qu'il ne faut jamais oublier.

L'étude de la réaction comprend toutes les modifications qui se passent dans les tissus; nous les considérerons au point de vue clinique et au point de vue histologique.

I. — RÉACTION AU POINT DE VUE CLINIQUE.

Le terme de « réaction » ne comporte pas nécessairement une idée d'action nuisible, de brûlure, puisque nulle action curative n'existe sans réaction.

Les réactions peuvent, envisagées dans leurs effets, être utiles, favorables ou curatives; elles sont dites alors *thérapeutiques*; d'autres sont inutiles ou même parfois nuisibles, ce sont les réactions *extra-thérapeutiques*.

I. **Réactions thérapeutiques**. — En se plaçant purement au point de vue clinique, au point de vue de l'observation simple des faits, on peut distinguer dans les réactions deux types différents. Tantôt la modification produite est plus ou moins violente, elle consiste en une inflammation qui peut aboutir à une destruction ulcéreuse : c'est la *réaction inflammatoire ulcéreuse ou ulcéro-croûteuse*. Cette réaction ne peut intéresser que les couches superficielles des tissus. Tantôt, au contraire, les lésions se modifient peu à peu, très simplement, sans phase inflammatoire cliniquement appréciable, sans nécrose macroscopique : c'est la *réaction élective*, et dans ce cas la réaction peut intéresser des lésions situées soit dans la profondeur des tissus, soit à leur surface.

a. Réaction inflammatoire, ulcéreuse ou ulcéro-croûteuse. — La facilité avec laquelle se produit cette réaction dépend de la résistance plus ou moins grande des tissus.

Mais, quelle que soit cette résistance, on peut toujours, par l'accumulation des doses, aboutir à la destruction ulcéreuse.

Cette réaction n'est point subordonnée à la composition des rayonnements; que ceux-ci soient composés en majorité de rayons de grande ou de faible pénétration, si leur valeur quantitative est suffisante, ils déterminent l'ulcération. Mais, alors que ce résultat est facilement obtenu par l'emploi des rayons de faible pénétration, en ce sens qu'un appareil même faible suffit, s'il est employé à nu, avec les rayonnements composés par filtrage de rayons de grande pénétration il ne peut l'être que grâce à de longues durées d'application ou à des sources radio-actives très puissantes.

D'autre part, avec les premiers rayonnements, la réaction ulcéreuse n'intéresse que les couches les plus superficielles des tissus, tandis qu'avec les seconds on aboutit à l'ulcération de couches plus profondes, et nous trouvons précisément là un avantage auquel nous avons souvent recours lorsque, *grâce aux rayonnements γ nous voulons obtenir une action destructive sur une épaisseur de tissu un peu plus grande.*

Comment se produit la réaction inflammatoire. — Cette réaction sera plus ou moins tardive et se présentera à des degrés divers sous forme d'une simple irritation ou d'une véritable ulcération croûteuse, selon les doses et selon la résistance des tissus.

En général il y a une période latente de dix à quinze jours pendant laquelle rien d'apparent ne se produit; puis, si la lésion est recouverte de tissu cutané, la surface s'enflamme, s'irrite, devient érythémateuse, exulcéreuse, et peu à peu se recouvre d'une croûte. S'il s'agit d'un issu pathologique déjà enflammé ou ulcéré, les caractères morbides de la lésion se modifient d'abord, et la croûte de réaction survient quelques jours après. Selon le degré de la réaction, ces croûtes reposent sur une base relativement sèche ou franchement ulcérée et purulente. Elles ont une coloration et un aspect particuliers; elles rappellent le plus souvent les croûtes impétigineuses. Elles durent de huit jours à un mois; dans ce laps de temps, fréquemment elles tombent et se reproduisent plusieurs fois, chaque fois moins épaisses.

Sur les muqueuses, l'inflammation donne suite à une ulcération, en passant par une phase où les tissus sont grisâtres.

La longueur de la période inflammatoire, la réfection des tissus varient selon le degré de la réaction.

La *cicatrisation* se fait de la quatrième à la huitième semaine dans des conditions très variables.

Cette réaction diffère cliniquement de celles qui sont produites par les caustiques, par plusieurs caractères essentiels : 1° la *période d'attente* pendant laquelle, après les applications, on ne voit rien se produire; 2° la *lenteur de la réfection des tissus*; 3° les *caractères de cette réfection ou cicatrisation*. Il n'y a jamais à craindre de production chéloïdienne et, sauf de rares exceptions, les cicatrices sont fort souples, non rétractiles ni déprimées; parfois même, si la réaction a été légère, elles ont une apparence voisine de celle de la peau normale. Par contre, les cicatrices post-nécrotiques consécutives au traitement de certaines lésions, non point toutes, les cancers superficiels par exemple font exception, peuvent être le siège de télangiectasies et de pigmentations (Voy. p. 103) ; 4° enfin, *la réaction nécrotique due au radium se distingue par la réaction élective exercée au delà des portions comprises dans la réaction croûteuse.*

b. Réaction élective. — Ce mode de réaction est de beaucoup le plus intéressant. Il consiste en une modification simple des tissus malades sans que ceux-ci présentent, au cours de leur régression, aucun des caractères cliniques attribués à quelque action caustique. *Cette réaction n'est pas le fait d'une propriété spéciale à tels ou tels rayons ;* elle est due à une différence de résistance des éléments constitutifs des tissus, à leur sensibilité plus ou moins grande, à une réceptivité spéciale.

Cette sensibilité, qu'il ne faut pas confondre avec l'irritabilité, correspond à ce qu'en d'autres termes nous avons décrit sous le nom d'action spécifique du radium (1), ou mieux d'action élective du radium vis-à-vis de tel ou tel tissu. Cette différence de résistance a été histologiquement démontrée (Voy. fig. 30, 31 et 32) et domine la question de la réaction élective.

Mais cette réaction ne se produira que pour certaines doses bien appropriées à la sensibilité spéciale des tissus.

C'est ainsi que, pour tel tissu, une dose faible pourra obtenir la réaction élective, alors que, pour tel autre, la dose devra être plus forte. Comme les divers tissus présentent des réceptivités très différentes, on conçoit qu'il existe une grande variété dans la réaction élective.

Tissus sensibles à l'action du radium. — Parmi les affections qui sont le plus sensibles à l'action du radium, nous signalerons les tumeurs malignes, les chéloïdes, les angiomes, la névrodermite, certaines inflammations eczémateuses et séborrhéiques, prurigineuses et douloureuses, etc. Par contre, d'autres lésions, les nævi pigmentaires par exemple, offrent une grande résistance aux rayons.

Mais, au sein même de ces groupes morbides, il existe de grandes différences dans les degrés de sensibilité. C'est ainsi que, parmi les tumeurs malignes, on peut placer par ordre décroissant et d'une façon générale le mycosis fongoïde, les lymphadénomes, les sarcomes et les épithéliomes. Mais cette division est encore très insuffisante, car, même parmi chacune de ces lésions, on note des différences prononcées, qui ressortissent non point seulement à leur nature même, mais aussi à la réceptivité individuelle du sujet. C'est ainsi que, pour deux épithéliomes superficiels et semblables au point de vue clinique et histologique, et traités de la même façon, *on pourra constater parfois des différences dans le mode de réaction.*

---

(1) WICKHAM et DEGRAIS, Action spécifique du radium (*Congrès de Genève*, sept. 1908). C'est à tort qu'on nous a attribué des préférences pour les méthodes révulsives; *nous avons toujours, au contraire, cherché à employer et à étudier la réaction élective.*

Parmi les angiomes et les chéloïdes, les sensibilités sont aussi très différentes ; elles diminuent des angiomes érectiles surélevés aux angiomes plans, des chéloïdes jeunes aux chéloïdes anciennes, des chéloïdes dites spontanées aux cicatrices chéloïdiennes.

Comment se comportent les tissus au point de vue clinique, lorsqu'ils répondent à l'action dite élective du radium ? — Environ huit ou vingt jours après l'absorption des doses appropriées, s'il s'agit par exemple d'un épithéliome superficiel ulcérocroûteux, la surface se sèche, le saignottement diminue et se tarit, la croûte tombe et ne se reproduit plus ; les bourgeons s'affaissent, les tissus perdent leur teinte spéciale ainsi que leurs divers caractères de malignité. Enfin, vers la quatrième semaine, les lésions sont remplacées par un tissu cicatriciel, souple et uni.

A aucun moment au cours de cette réaction, il ne s'est produit d'inflammation surajoutée, de radiumdermite.

S'il s'agit d'une chéloïde, d'un angiome, les tumeurs diminuent, se décolorent, régressent et font place à une surface unie, plus lisse, plus blanche que la peau normale voisine, et ces modifications successives s'établissent sans qu'il se produise d'irritation ou de révulsion à la surface des tissus.

S'il s'agit de lésions douloureuses accessibles le radium agit comme un analgésique, les douleurs diminuent et s'apaisent.

S'il s'agit de lésions profondément situées sous la peau, de tumeurs malignes sous-cutanées, celles-ci s'arrêtent d'abord dans leur évolution ; elles se ramollissent, diminuent de volume ; puis peu à peu se rétractent et, ce faisant, prennent parfois une dureté fibreuse spéciale ou bien disparaissent, et toutes ces modifications se passent sans irritation de surface.

S'il s'agit d'un angiome sous-cutané, celui-ci diminue simplement de volume et disparaît.

Association des deux réactions. — Nous avons dit que pour mettre en jeu l'action élective, les doses devaient être appropriées à la résistance des tissus ; or il suffit d'élever ces doses pour produire la nécrose ulcéreuse. On conçoit dès lors que, lorsqu'un tissu superficiel est justiciable de l'action élective, si on le traite par des doses destructives, tandis que les couches superficielles seront nécrosées, les couches profondes n'ayant reçu qu'un rayonnement affaibli par suite du filtrage opéré dans les couches superficielles se modifieront elles aussi, mais par voie élective sans irritation. C'est ainsi que le plus souvent les deux réactions se combinent pour aboutir à la régression totale.

D'autre part, on conçoit que si on a à traiter une lésion superficielle, à réceptivité spéciale, un bourgeon épithéliomateux par exemple, on puisse avoir deux techniques à sa disposition, celle qui déterminera la destruction nécrotique et celle qui agira par action élective, soit qu'on emploie des doses élevées, soit qu'on approprie les doses au degré de sensibilité du tissu.

Pour traiter une lésion dans la profondeur, sous-cutanée ou sous-muqueuse, on ne pourra s'adresser qu'au mode électif, et *par suite aucun tissu ne peut être traité par le radium à travers une épaisseur de tissu, s'il ne présente une sensibilité spéciale.*

Action en profondeur. — Cette action en profondeur est donc liée très étroitement au degré de réceptivité des tissus.

Il est clair que les rayonnements ne peuvent agir en un point profondément situé que si les tissus atteints ont une sensibilité telle que des doses même très affaiblies par le filtrage à travers les couches superficielles sont suffisantes à obtenir la modification recherchée. C'est grâce à cette réceptivité spéciale que la qualité de grande pénétration des rayons γ peut être mise à profit, car ceux-ci n'arrivent jamais dans la profondeur qu'en nombre très réduit.

Toutefois, quelle que soit cette sensibilité, il est nécessaire que les rayons atteignent le point visé en nombre suffisant, que la dose absorbée soit thérapeutique.

Il est en effet impossible d'agir avec des doses trop faibles. — Un des inconvénients de l'emploi du rayonnement γ isolé est l'extrême faiblesse de son intensité. Cet inconvénient peut en général être compensé par la longue durée des applications, mais pas toujours.

Il est un point à signaler dont l'importance n'échappera pas.

Quelle que soit la composition d'un rayonnement, il y a une intensité minima au-dessous de laquelle aucun effet thérapeutique ne peut être obtenu, *si longue que soit la durée d'application.*

Pour obtenir une réaction utile, il faut que l'impulsion destructive soit supérieure dans l'unité de temps à la résistance vitale normale de la cellule, sinon, au fur et à mesure de l'arrivée des rayonnements, la cellule se reprendra et résistera. *Une cellule morbide, influencée par des doses inférieures à celles dites régressives, peut se comporter de façon différente; elle pourra rester indifférente si sa résistance biologique est très supérieure à l'attaque ; mais il se peut qu'à un certain degré d'action elle soit stimulée dans son évolution. On conçoit dès lors, l'extrême importance qu'il y a à employer pour le traitement de certains tissus malins et irritables des techniques qui aideront à introduire les rayons d'une façon aussi homogène et aussi intense que possible, et c'est à ce but que concourent les méthodes du filtrage thérapeutique, du « feu croisé », de la multiplicité des points d'attaque.*

Bref, c'est grâce à la fois au grand pouvoir de pénétration des rayons γ, aux doses accumulées et aux techniques qu'on peut profiter de la réceptivité spéciale des tissus pour les traiter à une grande distance, ou sur une grande épaisseur.

Dans les conditions où ils se sont placés, Delbet et Herrenschmidt d'une part, Tuffier et Mauté d'autre part, n'ont trouvé de modifications histologiques régressives qu'à une faible profondeur, 2 à 3 centimètres environ.

Nous avons repris ces expériences et avons montré (Voy. p. 139) avec le Dr Gaud, à la Société médicale des hôpitaux, juin 1910, des modifications à 9 centimètres de profondeur, en agissant sur un seul côté d'une tumeur épithéliomateuse du sein, avec des doses élevées. On conçoit que, avec une forte puissance radio-active et des appareils suffisamment nombreux et placés en opposition, on puisse accumuler les rayons γ en nombre suffisant pour agir dans une profondeur plus grande encore, surtout s'il s'agit de lésions particulièrement sensibles (Voy. p. 191).

Action élective ou valeur respective des rayons α, β et γ. — Les divers rayons ont-ils respectivement un rôle biologique différent ? Déterminent-ils des réactions qui leur soient propres ?

C'est là une question qui serait fort importante à élucider, non point lorsqu'il s'agit de traiter une lésion étendue en profondeur, puisque dans ce cas c'est toujours aux rayons surpénétrants qu'il faut s'adresser, mais pour traiter les lésions qui, moins épaisses, peuvent être atteintes dans leur profondeur par des rayons moins pénétrants; car, s'il était démontré que les divers rayons ont des effets différents, on aurait alors le choix pour le traitement de ces dernières lésions entre divers rayonnements.

Or nous pensons qu'une différence d'action existe, bien entendu à intensité égale absorbée et en un temps égal.

Cette différence n'a point été jusqu'à présent décelée histologiquement, mais, au cours de nos observations, nous avons constaté quelques faits qui plaident en faveur d'une différence d'action, sans toutefois permettre de l'affirmer.

Une telle différence n'aurait du reste pas lieu de surprendre, puisque les rayons α et β sont, d'essence même, absolument différents des γ.

Rayons β et γ. — Si l'action biologique des γ est incontestable et facile à déterminer, puisqu'on peut les isoler, les faire agir à des doses variées, puis étudier les modifications intimes qu'ils apportent dans les tissus; il n'en est point de même du rôle des β et des α, puisqu'on ne peut jamais les obtenir isolément.

On pourrait inférer de la présence constante des rayons γ dans tous les rayonnements, puisqu'on ne peut dans les conditions actuelles utiliser les β sans utiliser les γ, que les rayons γ ont la part vraiment curative dans les résultats obtenus, les β n'apportant que des irritations souvent préjudiciables. Cette interprétation ne serait pas exacte. *Voici des faits qui prouvent en quelque sorte l'action biologique et curative des β indépendamment de celle des γ.*

Lorsque, grâce à des écrans de plomb suffisamment épais, de

3 millimètres, on obtient les γ isolés, il faut à ces rayons, pour produire une réaction, des contacts prolongés de plusieurs heures; il est donc invraisemblable qu'ils puissent agir en dix ou quinze minutes. Or certains eczémas chroniques se modifient et guérissent *sans révulsion*, par des applications à nu d'appareils à vernis de haute puissance qui durent d'une à trois minutes pour une séance répétée trois à quatre fois. Les rayons γ sont noyés et en quelque sorte négligeables dans ces applications courtes sans écran, qui mettent au contraire largement en valeur l'action des rayons β mous et moyens.

Ce ne sont pas non plus les α qui ont agi de façon prépondérante, car, même dans les cas où nous avons employé les écrans de 3 à 5 centièmes de millimètre d'aluminium qui les arrêtent, nous avons obtenu des résultats semblables.

Il est donc démontré que les rayons β ont une action réelle aussi bien *élective sans enflammer les tissus*, que, selon les cas, destructive, et cela est fort heureux, car les β ayant une valeur quantitative extrêmement grande, leur suppression ou la démonstration de leur inutilité aurait enlevé au radium une grosse part de son originalité et réduit dans de grandes proportions l'utilisation de ce précieux métal.

Cette action des β était importante à démontrer, parce que dès lors on ne peut leur refuser un rôle où qu'ils soient, et notamment lorsqu'ils accompagnent les γ même en petit nombre, et ce rôle n'est point nécessairement révulsif et destructeur.

Si la fonte de bourgeons épithéliomateux, par exemple, par le moyen de gros filtrages (2 millimètres de plomb) laissant passer peu de β se faisait après application de quelques heures de nos appareils habituels, on pourrait, à la rigueur, considérer comme négligeable la présence de ces rayons β et leur dénier toute action utile. Mais précisément, ce n'est qu'à condition de faire durer les contacts de quarante à soixante heures que la fonte est obtenue ; or ce laps de temps est largement suffisant pour permettre aux rayons β de s'accumuler à des doses efficaces, surtout si, comme dans les analyses précitées, avec 2 millimètres de plomb, on a encore environ 5 à 10 p. 100 de β durs.

Rayons α. — Quant aux rayons α, si nous n'avions pour reconnaître leurs propriétés biologiques que les méthodes radiantes, nous n'arriverions à aucune solution satisfaisante, car, lorsqu'ils existent dans les rayonnements, ils se confondent trop complètement avec les β mous.

Mais l'extension que prennent actuellement les méthodes émanifères démontre que les rayons α ont une action très certaine et les réhabilite.

Leur action sur les cultures de gonocoques et de staphylocoques (Wickham, 1905), les résultats obtenus dans le traitement des arthrites blennorragiques par injection de solution radifère (Chevrier) montrent bien que les α ont une action biologique.

II. Réactions extrathérapeutiques. — Nous groupons dans ce paragraphe les réactions inutiles ou accidentelles et les complications qui accompagnent parfois la réfection des tissus (1).

Révulsion ou brûlure. — La brûlure accidentelle, nuisible, grave, est un accident des plus rare, nous voulons dire qu'un court apprentissage en radiumthérapie l'évite aisément ; elle résulte d'une erreur de dosage ou d'une sensibilité inattendue des tissus. Le débit hors d'un appareil étant fixe, quand on connaît bien sa valeur, on ne risque vraiment point de produire de brûlures. Par l'emploi de fortes intensités avec participation des β mous, le dosage qui évite les brûlures est plus délicat à préciser. Si on a affaire à un tissu plus irritable qu'on ne le supposait, en cas de dose trop forte, un érythème se produira parfois qui avertira de l'utilité de modérer les doses ultérieures.

Au contraire, lors de l'emploi de rayons surpénétrants isolés, les réactions étant plus tardives, lorsque apparaît l'irritation, les doses accumulées le sont irrémédiablement.

Bref, les brûlures accidentelles par erreur de doses sont si faciles à éviter que, dans notre service, nous n'en avons observé qu'au début de nos recherches. Mais jamais nous n'avons eu de ces brûlures décevantes, qui, produites rapidement, deviennent extraordinairement lentes à guérir comme celles que les rayons X ont produites dans les premières années de la rœntgénothérapie. Par contre, il faut se méfier de la fréquente manipulation des appareils ; mais les risques de radiumdermite chronique sont moindres que ceux encourus par l'emploi des rayons X.

Lorsque, dans un but thérapeutique, on a répété fréquemment des applications longues, la peau finit par se pigmenter et par prendre un aspect particulier. Comme, lorsque ce cas se présente, il s'agit en général du traitement de maladies graves, cet état de la peau est de peu d'importance, *mais il faut tenir compte de la sensibilité plus grande qu'offre désormais ce tissu modifié, dans l'évaluation des doses à administrer ultérieurement.*

Parfois la peau est très sensible aux rayons secondaires, à ce point que, malgré toutes les précautions prises, malgré les gazes, les couches de papier placées sous les filtres, il se fait de petites phlyctènes qui guérissent en quelques jours, mais sensibilisent la peau et deviennent cause de gêne. Ces peaux irritables sont aussi de celles que le diachylon, employé pour fixer les appareils, irrite parfois violemment, d'où la nécessité de se servir d'autres moyens de contention, toutes les irritations devenant gênantes pour les applications ultérieures.

(1) Voy. Phénomènes de radio-excitation, p. 98, et Histologie des cancers.

La révulsion, la brûlure ne sont point subordonnées à l'emploi de tels ou tels rayons.

Tout rayonnement, s'il est suffisamment intense, pourra produire la brûlure. On a laissé dire, et une opinion fausse en est résultée, que les rayonnements composés de tous les rayons au-dessous des filtrages de 5 dixièmes de millimètre de plomb étaient révulsifs et que les rayonnements composés eux aussi, mais uniquement de rayons très pénétrants ou surpénétrants, les rayonnements ultra-pénétrants n'étaient point révulsifs ; et même, dans l'esprit de beaucoup, ces deux groupes de rayonnements se départagent par leurs propriétés révulsives ou non révulsives.

Si elle était considérée d'une façon aussi absolue, cette interprétation serait sujette à établir une idée fausse de la valeur même des rayons, car la formule de révulsion peut être renversée.

On peut, en effet, employer les rayons α et β, sans produire de révulsion, et les rayons γ isolés, en produisant de la révulsion.

Tout revient à une question de dosage. Que, dans un cas comme dans l'autre, l'intensité totale absorbée dépasse une certaine dose, ou déterminera de la révulsion.

Ce qui est exact, c'est que les rayonnements qui contiennent des α et des β mous, étant dans les appareils d'usage courant de grande valeur quantitative, produiront la révulsion très vite, même après des applications de durées relativement courtes, tandis que les rayonnements composés seulement de β durs et de γ étant de valeur quantitative très faible ne produiront de révulsion que par des applications de fort longues durées. La révulsion sera beaucoup plus difficile à éviter dans le premier cas que dans le second.

Qu'on se trompe de quelques minutes dans la durée des applications des premiers rayonnements, on aura une révulsion ; une erreur d'une ou de plusieurs heures avec les rayonnements très pénétrants pourra, au point de vue révulsif, être négligeable. Ajoutons aussi qu'en général une brûlure aiguë, produite par les rayons de grande pénétration isolés guérit souvent plus vite que lorsqu'elle est due aux rayons de faible pénétration.

Dans quelques cas il ne faut pas trop exagérer la crainte de produire une brûlure, si celle-ci est compensée par une action nécessaire et plus décisive dans la profondeur.

Complications qui nuisent à l'esthétique des tissus de réparation. — Ces complications sont : la *dépression*, les *télangiectasies*, la *pigmentation*.

Rares lorsqu'on n'a recours qu'au mode de réaction électif, elles sont d'importance relative s'il s'agit de traiter une tumeur de mauvaise nature, ou de modifier des lésions qui défigurent, comme d'énormes tumeurs vasculaires saillantes et fortement colorées.

Par contre, il en est tout autrement si les lésions que l'on traite

sont par elles-mêmes peu visibles, peu accentuées et faciles à dissimuler, si en un mot la thérapeutique par le radium a un but esthétique, comme par exemple le nivellement de brides cicatricielles
saillantes, la décoloration des nævi pigmentaires ou vasculaires
plans, superficiels et très pâles.

C'est surtout pour ces lésions que la dépression, les télangiectasies
et la pigmentation doivent être prises en très sérieuse considération.
Il en sera parlé surtout au chapitre des angiomes.

Mais il faut dès maintenant savoir quelles indications elles comportent en radiumthérapie générale, comment on peut le mieux les
éviter et ce qu'elles deviennent ultérieurement.

Dépression. — La dépression des cicatrices ou l'atrophie cutanée
sont fort rares. Une rétraction véritable est due à des doses trop élevées, qui ont entraîné une nécrose macroscopique exagérée.

Elle est due aussi soit à l'exagération, soit au manque de soins
dans le traitement des réactions ulcéro-croûteuses. Trop de soins,
c'est-à-dire croûte enlevée chaque jour, surface ulcérée nettoyée avec
antiseptique mordant, pansements trop fréquents; bref les soins
habituellement conseillés pour les plaies ordinaires, ne semblent
pas convenir aux réactions inflammatoires si spéciales du radium.
Il faut laisser les réparations se faire spontanément. La croûte de
réaction sera le meilleur pansement protecteur. Il faut la laisser à
demeure et nettoyer simplement la périphérie. La guérison sera
plus rapide et le résultat meilleur (1).

Mauvais soins, c'est-à-dire malpropreté, infection secondaire,
cheveux pris dans la croûte, grattage avec les doigts, croûte arrachée;
il est clair que dans ces cas on peut s'attendre à toutes les complications qui accompagnent les ulcérations infectées et négligées.

Télangiectasies. — Tout nouveau possesseur de radium n'a pas
manqué d'appliquer d'abord son appareil sur sa propre peau, et le
plus souvent il a vu les tissus de réparation, consécutifs à des réactions
vives, se couvrir après un certain temps, et même fort longtemps
après, de petites télangiectasies.

Cette constatation nous avait rendu très circonspects au début
de nos recherches; elle doit toujours préoccuper le radiumthérapeute.

Peu à peu nous nous sommes rendu compte que ces télangiectasies, fréquentes sur peau saine, étaient plus rares sur tissu pathologique. Nombre de nos cicatrices remontent à plusieurs années et
n'en présentent pas de trace; *certains tissus, comme les cicatrices qui*

____

(1) Si, ayant dépassé les doses appropriées, on a produit une ulcération croûteuse
qui tarde à se cicatriser, il est indispensable, une fois ou deux, de retirer la croûte,
de nettoyer à l'eau d'Alibour mitigée, puis de laisser la croûte se reformer et la
réparation se faire d'elle-même. Une réaction irritative simple eczématiforme
pourra être traitée avec des adoucissants (ouataplasmes de Langlebert).

*succèdent à la destruction d'un cancer, par exemple, n'en produisent
pour ainsi dire jamais.*

Nous avons observé, dans d'autres cas, des cicatrices d'abord très
belles altérées ultérieurement par l'apparition, du troisième au
huitième mois, de télangiectasies disséminées en petit nombre ou
parfois même conglomérées et formant des placards. Or c'est presque
toujours à la suite de traitements à dosages exagérés et à réaction
mal soignée qu'une telle complication s'est produite.

Ce que nous avons dit sur la cause des dépressions cicatricielles ultérieures s'applique absolument à la production des télangiectasies en placard.

La meilleure façon d'éviter les télangiectasies est de ne point détruire et d'opérer par le mode de réaction électif chaque fois que la
nature de la lésion le permet. Mais il faut bien savoir que, même en
agissant ainsi, certains tissus se laissent envahir une année ou même
deux années après par quelques éléments de télangiectasie.

Pigmentation. — Elle se produit parfois, soit à la périphérie des
surfaces traitées, soit par petits points disséminés au centre de ces
surfaces. Nous n'avons pas bien déterminé la cause de ces pigmentations; nous les croyons d'apparition plus facile sur les peaux
séborrhéiques et à pigment abondant. La parfaite répartition des
grains du sel de radium à la surface des appareils, ce qui donne
une plus parfaite homogénéité d'action, est une bonne condition
pour les éviter.

Les rayons secondaires de Sagnac jouent peut-être un rôle dans
la production de ces pigmentations; il faut se préoccuper de les supprimer.

Le procédé d'application à distance, qui permet d'inonder les tissus
d'une façon plus homogène, paraît un moyen de les éviter. Lorsqu'elles se sont produites, il n'y a pas lieu, sauf exception, d'y attacher trop d'importance, car, avec le temps, elles s'effacent peu à peu.

*Ces diverses complications ne sont pas imputables à tels ou tels
rayons, mais aux dosages et au mode d'action biologique même de
l'ensemble de ces rayons. Avec les rayons γ isolés, nous avons produit
des télangiectasies et des pigmentations comme avec l'emploi de
l'ensemble des rayons.* Bref, les inconvénients qui résultent de ces
altérations sont relativement limités pour peu qu'on sache mesurer
l'emploi du radium et adapter les doses aux conditions esthétiques
nécessaires. Parfois ils sont absolument négligeables; parfois au
contraire ils obligent à des réserves telles que nous les avons formulées par exemple pour les nævi vasculaires plans, superficiels,
peu colorés.

Il faut tenir compte aussi de certaines idiosyncrasies individuelles,
qui entraînent les complications précédentes malgré des dosages

bien réglés, *et c'est ici le lieu de répéter que le maniement correct et utile du radium implique une très sérieuse et fort longue expérience.*

II. — RÉACTION AU POINT DE VUE HISTOLOGIQUE.

Au point de vue histologique, la réaction comporte quelques considérations générales; nous l'envisagerons :

I. Dans les tissus normaux;

II. Dans les tissus pathologiques.

La division en réaction inflammatoire et réaction élective que nous avons adoptée au chapitre précédent, parce qu'elle répond fort bien à l'observation des faits cliniques, n'a pas en histologie la même raison d'être. *Histologiquement il s'agit toujours d'inflammation*; mais cette inflammation se produit à des degrés divers; tantôt les éléments sont simplement modifiés dans leurs formes et leur rapport d'une façon lente (c'est la réaction dite élective); tantôt ils sont rapidement nécrosés (c'est la réaction dite inflammatoire, ulcéreuse). Entre ces états inflammatoires existent tous les intermédiaires. D'autre part, l'évolution curative comporte nécessairement la destruction, la disparition des éléments morbides; aussi, dans ce paragraphe d'histologie, quand nous emploierons le terme de destruction, il faudra l'interpréter dans un sens large et ne pas le limiter à la radiumdermite telle que nous l'avons décrite à l'étude clinique.

I. Action du radium sur les tissus normaux. — Nous avons soumis à l'action des radiations à dose appropriée une peau normale humaine, et avons constaté que celle-ci, après une *période latente* plus ou moins longue selon les doses absorbées, présente dès les premiers jours des modifications qui vont en s'accentuant et finissent par constituer un nouveau tissu de recouvrement qui se distingue de la peau normale par plusieurs caractères différentiels.

Nous envisagerons ces modifications, dans les tissus cutanés, épiderme et chorion, et dans les muqueuses.

a. Modifications de l'épiderme et de ses dérivés. — Considérons à un faible grossissement une coupe d'épiderme humain environ trois semaines après son irradiation par des doses non nécrotiques. Deux caractères frappent l'observateur qui comparerait cette coupe à celle d'un épiderme normal :

1° La différence d'épaisseur;

2° L'absence de saillies interpapillaires.

En effet, cet épiderme est ou *hypertrophié* ou *atrophié* et repose sur une basale rectiligne (1).

---

(1) Pourquoi l'épiderme répond-il à l'action des radiations par deux phénomènes aussi différents que l'atrophie ou l'hyperplasie? Nous ne saurions le dire exactement à l'époque actuelle. Il nous apparaît cependant que, chaque fois que nous

L'hypertrophie est due surtout à l'augmentation de volume de la plupart des cellules du corps muqueux, mais aussi à la multiplication des couches de ces cellules et parfois des éléments à éléidine (Voy. fig. 21).

L'atrophie est causée par la diminution d'épaisseur du corps muqueux, alors que ses cellules sont individuellement augmentées de volume. D'autre part, les cellules à éléidine sont parfois réduites à une seule couche ; les cellules cornées sont quelquefois en parakératose, c'est-à-dire qu'elles conservent au milieu de la kératine un noyau colorable. Il y a viciation du processus de transformation de la cellule à éléidine en cellule cornée. En outre, nombreuses se trouvent les inclusions ergastoplasmiques pseudo-parasitaires, indices d'une kératinisation anormale (dyskératose). Enfin nous constatons que la plupart des éléments du corps muqueux ont leur noyau entouré d'une vacuole claire, et c'est là, nous semble-t-il, le phénomène le premier en date des modifications épidermiques. Enfin le *stratum germinativum* conserve sa structure presque intacte et la direction de ses éléments normalement à la basale.

Parfois quelques cellules basales sont hypertrophiées, mais leur fonction reste intacte, puisque cet épiderme, bien que modifié, se rénove et suit son évolution normale.

Lorsqu'on emploie le radium à dose cliniquement nécrotique, les modifications sont tout autres. Tous les éléments de l'épiderme sont alors détruits après avoir passé par une phase d'hypertrophie parfois colossale de leurs corps et de leurs noyaux, et les leucocytes jouent ensuite leur rôle habituel en absorbant les cadavres cellulaires.

Dans ce cas-là, les cellules de la couche germinative n'échappent pas à la loi commune ; elles sont détruites après avoir présenté une désorientation complète. La basale ayant été effondrée ou détruite, l'ulcération se constitue, et le chorion sous-jacent présente les modifications que nous étudierons plus loin ét qui expliquent pourquoi l'ulcération de la radiumdermite offre dans son évolution clinique des caractères si particuliers.

Parallèlement aux modifications de l'épiderme, les dérivés ectodermiques inclus dans le derme (système pilo-sébacé, glandes sudoripares) subissent des transformations qui aboutissent finalement à leur disparition complète. Les poils se métamorphosent en tubes pleins formés de cellules épithéliales juxtaposées et toutes semblables. Les glandes sudoripares, après un temps un peu plus long en général, subissent les mêmes modifications.

---

nous sommes trouvés en face d'une radiumdermite hyperplasique, la peau avait été soumise à des doses assez faibles longuement répétées, le processus d'atrophie répondant plutôt à une excitation énergique, mais de courte durée. D'ailleurs la radiumdermite destructive ulcéreuse répond à ce dernier mode d'application ; or elle est atrophique au premier chef.

Les glandes sébacées tout d'abord s'atrophient; leurs cellules voient la substance adipeuse qui les emplit diminuer, puis disparaître; les noyaux se contractent, deviennent pycnotiques, et l'élément, réduit quasiment à son squelette, disparaît. En même temps les cellules épithéliales qui bordent le lobule graisseux se multiplient et envahissent la glande qui est transformée ainsi en un bloc plein, à structure malpighienne. Ces phénomènes de métaplasie sont identiques à ceux qu'ont décrits Pierre Marie, Menetrier et Clunet à propos des modifications tégumentaires exposées aux rayons X. La sensibilité de chacune de ces formations ectodermiques n'est pas la même vis-à-vis des radiations; le poil semble disparaître tout d'abord, puis ce sont les glandes sébacées; et enfin les glandes sudoripares. Ces constatations expliquent l'action des rayons sur les lésions séborrhéiques.

*b. **Modifications du derme***. — En ce qui concerne les modifications du chorion chez le cobaye, voici ce que disent Dominici et Barcat dans leur mémoire paru dans les *Archives des maladies du cœur* en mars 1908.

« Exposons la peau d'un cobaye adulte en état de santé normale à une série d'applications de radium d'ordre thérapeutique, suivant la technique indiquée plus bas. Examinons l'animal un mois après la dernière application, et nous verrons les portions du tégument externe qui ont été irradiées se présenter sous l'aspect de petites zones dépilées, décolorées, unies et souples.

« Ce que nous envisagerons, ce sont surtout les modifications du chorion. Nous allons les décrire et les suivre, après avoir rappelé sommairement la structure normale du tissu conjonctif de la peau du cobaye adulte.

« Les couches papillaire et sous-papillaire et le derme sont formés de faisceaux conjonctifs et de réseaux de fibres élastiques abondants, s'entre-croisant suivant des obliquités diverses, en une trame lâche au niveau du derme.

« Les interstices des faisceaux conjonctifs sont occupés par des cellules fixes rares, atrophiées, clairsemées et isolées en apparence.

« Çà et là, des faisceaux de fibres musculaires lisses traversent le champ conjonctif creusé de capillaires lymphatiques et parcouru par de petits vaisseaux sanguins.

« Sous l'influence du radium, cette texture s'est métamorphosée : les faisceaux conjonctifs et les fibres élastiques ont presque complètement disparu et sont remplacés par d'innombrables cellules conjonctives fusiformes et ramifiées, rapprochées les unes des autres et anastomosées en un réseau de mailles oblongues et étroites. Les éléments de ce réseau ne sont autres que les cellules fixes du tissu conjonctif qui se sont multipliées, après avoir subi une sorte de régression embryonnaire.

« Le réseau cellulaire s'insère sur les parois de nombreuses cavités bourrées de globules rouges et de leucocytes, parmi lesquels prédominent les polynucléaires ordinaires.

« Ces cavités sont celles des petits vaisseaux sanguins qui se sont dilatés et transformés en capillaires embryonnaires (transformation des cellules propres des parois des vaisseaux en des cellules embryonnaires du réseau cellulaire, conformation plasmodiale de l'endothélium).

« Ces capillaires embryonnaires se sont de plus étendus par bourgeonnement de leurs pointes terminales. En définitive, le tissu conjonctivo-vasculaire a acquis une structure à la fois embryonnaire et angiomateuse.

« La néoplasie est pure, car elle est dépourvue de tout caractère phlegmasique. Çà et là, quelques globules rouges et quelques cellules lymphatiques s'épanchent dans les mailles du réseau cellulaire; mais les cellules lymphatiques en question ont le type embryonnaire.

« On ne constate ni précipitation de la fibrine dans les mailles du réticulum cellulaire, ni diapédèse abondante de polynucléaires, ni phagocytose, ni transformation des cellules lymphatiques en plasmastzellen.

« D'autre part, il n'existe, en ce qui concerne les vaisseaux, ni thrombose, ni soulèvement, ni prolifération de l'endothélium dans la cavité vasculaire, ni épaississement des parois des tuniques de ces vaisseaux, car celles-ci subissent la régression embryonnaire et se confondent avec cette sorte de myxome que constitue le réseau des cellules conjonctives.

« Le myxome l'emporte sur l'angiome, et cette prédominance de la prolifération cellulaire sur le développement vasculaire s'accentue au fur et à mesure de l'évolution du processus histologique. En effet, dans une seconde phase, la dimension des cavités sanguines diminue, les capillaires se rétrécissent à ce point que leur cavité devient virtuelle. Certains d'entre eux se transforment même, par suite de la soudure de leurs parois, en sortes de cellules fusiformes pleines, placées bout à bout et qui semblent s'incorporer au réseau conjonctif (deux ou trois mois après la dernière application).

« Pendant ce temps, les cellules conjonctives anastomotiques commencent à perdre le caractère embryonnaire et élaborent des fibrilles conjonctives.

« Le myxome se transforme alors en une sorte de fibrome plan dont les cellules fixes conservent en de nombreux points une conformation comparable à celle du tissu conjonctif muqueux. Ainsi se produit peu à peu la cicatrice définitive, cicatrice qui n'a ni la structure du chorion de la peau normale, ni celle du tissu scléreux post-inflammatoire.

« La texture en est différente de celle du chorium de la peau normale, parce que des faisceaux conjonctifs de nouvelle formation et les cellules qui les séparent se superposent régulièrement suivant des lignes parallèles à la surface du corps.

« Cet agencement est autre que celui du chorium adulte de type régulier, qui est un assemblage de faisceaux conjonctifs épais, entre-croisés dans tous les sens, et limitant des fissures où sont tapies de rares cellules fixes à orientation déterminée.

« La structure de la cicatrice diffère de celle du tissu scléreux post-inflammatoire par sa régularité, son uniformité, l'absence d'anneaux fibreux périvasculaires et de vascularite oblitérante.

« Elle est composée de faisceaux conjonctifs séparés par des fibroblastes allongés. Fibroblastes et faisceaux conjonctifs sont à la fois parallèles entre eux et à la surface de la peau.

« Cette texture est comparable à celle du fibrome; elle rappelle même celle du fibrome jeune, étant donnés la quantité, la conformation et les rapports des cellules conjonctives qui contribuent à former la cicatrice.

« Les fibroblastes sont nombreux, et leur masse l'emporte, en certains points, sur celle des faisceaux conjonctifs; leur corps reste formé d'un chromoplasme plus ou moins épais, contenant un noyau encore volumineux; enfin leurs anastomoses continuent d'être visibles en de nombreux points; mais empressons-nous d'ajouter qu'il ne s'agit là que d'une analogie. La néoplasie diffère du fibrome tumeur par deux caractères : 1° le tissu dont elle est formée n'excède ni en surface, ni en profondeur, les bornes assignées au tissu conjonctif normal : 2° il se transforme peu à peu en tissu conjonctif fibreux, riche en élastine.

« Six ou sept mois après le début de l'expérience, les cellules fixes se raréfient; leur corps et leur noyau s'aplatissent pendant que leur chromoplasme disparaît pour muer en hyaloplasme; les anastomoses qui les reliaient entre elles cessent d'être visibles; les faisceaux conjonctifs séparant les couches de fibroblastes s'épaississent pendant que les fibres élastiques renaissent en proportions croissantes ; les portions du derme qui ont été soumises à l'influence du radium restent différentes de celles qui en ont été exemptes par l'alternance et l'orientation régulière des faisceaux conjonctifs et des fibroblastes. Leur texture est semblable à celle d'un fibrome plan à faisceaux conjonctifs et à cellules stratifiées suivant un ordre régulier (1). »

Les trois figures qui suivent (fig. 20 à 22) montrent la peau normale du cobaye, la région voisine des parties irradiées et la zone irradiée trente jours après la fin d'une série d'applications de radium.

____

(1) Deux faits sont à noter en ce qui concerne la structure de cette néoplasie : 1° Le tissu dont elle est formée n'excède pas en surface les bornes assignées au tissu conjonctif normal; 2° les fibres élastiques sont formées en proportions notables, en même temps que le collagène des faisceaux conjonctifs. Ces deux faits expliquent la régularité et la souplesse de la peau de la cicatrice consécutive à l'application.

« Début des applications......................... 14 avril.
Terminaison................................... 14 mai.
Nombre d'applications......................... 10 —
Durée de chaque application.................. 5 minutes.
Durée totale en un mois....................... 50 —

« Appareil à sels collés rond de 2 centimètres de diamètre, contenant 0,025 de sulfate de radium d'activité 500 000.

Activité : rayonnement total..................... 62 000
α................................... 2 p. 100.
β................................... 84 —
γ................................... 14 —

« Le 8 mai, apparition d'une croûtelle au niveau de la surface d'application, suivie d'une petite exulcération. Le 14 mai, chute de la croûte, laissant apparaître une peau blanche à la fois dépigmentée et dépilée »

*c. **Modifications d'une muqueuse normale.*** — Voici, pour la muqueuse stomacale, les conclusions de recherches faites sur l'action du radium en 1909 par Delbet, Herrenschmidt et Mocquot.

« 1° Les rayons qui se dégagent d'un tube contenant 5 centigrammes de bromure de radium pur, placé pendant vingt-quatre heures au contact ou à une très faible distance d'une muqueuse gastrique saine, exercent sur toute l'épaisseur de cette muqueuse une influence considérable qui ne se manifeste toutefois qu'après une période latente, sorte d'incubation de huit à quinze jours environ.

« 2° Les lésions du radium ne s'étendent pas dans la muqueuse notablement au delà du champ que pouvait parcourir le bout du tube en pivotant autour de son attache en profondeur; toutes les tuniques sont touchées jusqu'à la musculeuse, mais cette dernière seulement directement sous le tube.

« 3° Les couches superficielles de la muqueuse ne semblent pas être influencées plus vite ou plus gravement que les profondes. La première lésion certaine du radium visible à huit jours est une dilatation vasculaire accompagnée d'extravasation sanguine, sans modification épithéliale encore reconnaissable.

« A quinze jours, sur une tranche capitale, les corps glandulaires sont plus altérés que les cryptes.

« 4° L'atteinte des divers tissus est directe pour chacun d'eux en particulier : nous entendons par là que l'épithélium n'est pas soumis à des troubles de nutrition qui proviendraient d'une altération des vaisseaux par un tissu conjonctif scléro-inflammatoire, comme c'est le fait dans certaines cirrhoses, ni phagocyté par des éléments lympho-conjonctifs mobilisés, mais tués lentement comme empoisonnés par l'énergie spéciale émanée du radium.

« 5° Le tissu conjonctif de la muqueuse et de la sous-muqueuse reçoit une impulsion stimulante, d'où rajeunissement et hyperplasie; les vaisseaux ne sont pas atteints dans leur structure. Les épithéliums très différenciés et sensibles résistent peu ou pas : les cellules muqueuses et bordantes traversent avant de mourir une phase régres-sive relativement longue ; les cellules principales périssent rapidement. Aux confins de la zone radium-influencée, les cellules muqueuses, pas assez touchées pour mourir, reçoivent, semblablement à ce que nous

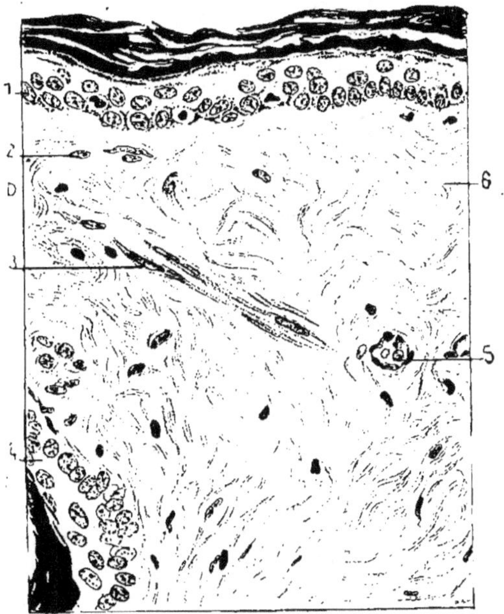

Fig. 20. — Portion de la peau du cobaye n'ayant pas subi l'action du radium, mais voisine de la région irradiée (Dominici et Barcat).

1, Portion inférieure de l'épiderme recouverte en haut de la couche cornée, recouvrant inférieurement le derme ; D, derme dont on a représenté les faisceaux conjonctifs, les cellules fixes, les fibres musculaires lisses et les capillaires sanguins. Les faisceaux conjonctifs apparaissent comme des filaments onduleux s'en-tre-croisant dans tous les sens ; les cellules conjonctives ne montrent que leurs noyaux plus ou moins opaques, leur corps étant à peu près invisible dans les conditions normales ; dans les mêmes conditions, ces cellules sont très espacées dans le derme ; C, faisceaux conjonctifs ; 2, noyaux des cellules fixes ; 3, faisceaux des fibres musculaires lisses ; 4, partie latérale d'un bulbe pileux ; 5, capillaire sanguin, à la droite duquel se trouve un second capillaire.

avons constaté en pleine zone radium-activée, un coup de fouet qui sti-mule leurs propriétés végétatives et fonctionnelles. »

II. **Action du radium sur les tissus pathologiques.** — Les modifications que nous venons de décrire dans les tissus normaux soumis à l'action du radium aideront à mieux comprendre ce qui se passe dans les tissus pathologiques irradiés d'après les constatations faites par le Dr Gaud.

Si l'on étudie ces tissus lorsqu'on a employé une dose destructive, il est difficile de différencier ceux des éléments qui sont plus ou moins atteints; il s'agit d'une désorganisation générale et d'emblée.

Il importe donc, pour étudier la régression des tissus pathologiques, de considérer cette action du radium lorsqu'elle s'exerce selon le

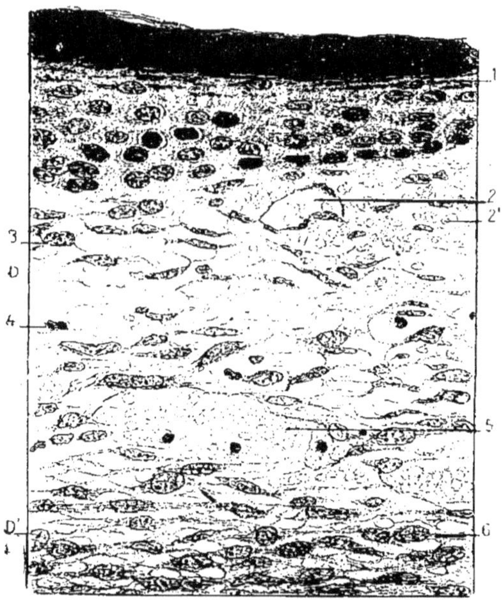

Fig. 21. — Portion de la peau du cobaye soumise au rayonnement et prélevée à la périphérie de la zone d'application du radium (Dominici et Barcat).

1, Épiderme épaissi : D, portion sous-épidermique du derme ; D', derme proprement dit : dans ces deux régions, on constate les réactions conjonctivo-vasculaires, qui sont : 1° la multiplication et l'hypertrophie des cellules fixes et leur groupement en réseaux ; 2° la dilatation des capillaires sanguins et l'extravasation des globules rouges ; les réactions sont plus marquées dans la portion profonde du derme D' que dans sa portion superficielle ; 2, capillaire sanguin dilaté ; 2' globules rouges épanchés dans les interstices du tissu conjonctif ; 3, cellules fixes hypertrophiées ; 4, cellules lymphatiques ou migration dans le tissu conjonctif ; 5, capillaire extrêmement distendu par congestion sanguine ; 6, réseau formé par l'anastomose des cellules conjonctives du derme.

mode électif ; c'est ainsi qu'on peut le mieux se rendre compte de la différence de sensibilité des éléments constitutifs, et qu'il est possible de voir ceux d'entre eux qui se modifient en premier lieu. Ces modifications, considérées dans leur ensemble, sont, soit utiles, destructives ou évolutives, soit nuisibles, produisant alors de la radio-excitation.

L'action du radium porte d'abord tantôt sur les éléments cellulaires de nouvelle formation avant d'influencer le tissu conjonctif, comme dans certains épithéliomes; puis le tissu conjonctif se rajeunit, devient actif; il s'ensuit une dislocation du parenchyme tumoral dégénéré.

Les cellules mortes disparaissent par phagocytose ou cytolyse.

Parfois la cellule néoplasique, comme dans certains sarcomes, subit une orientation nouvelle qui transforme le cancer en un tissu de fibrome par évolution des plasmodes en fibroblastes jeunes.

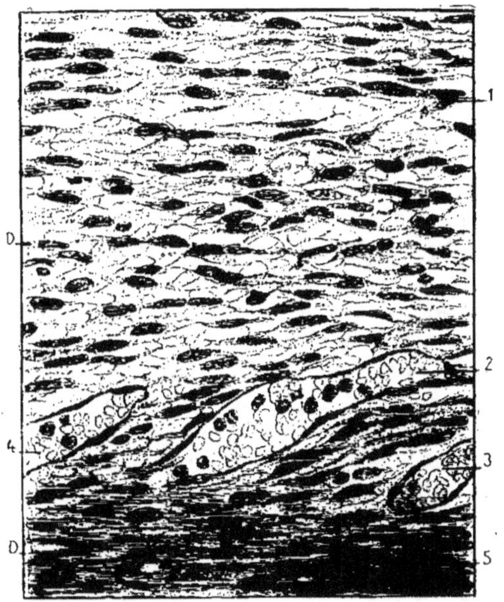

Fig. 22. — Peau du cobaye correspondant à la partie centrale de la zone irradiée (Dominici et Barcat).

D, Portion supérieure du derme ; D', partie inférieure du derme. La réaction des cellules conjonctives est moins marquée dans la partie supérieure du derme que dans sa portion profonde : 1, réseau formé par l'anastomose des cellules fixes de la partie supérieure du derme ; 2, 3, 4, capillaires sanguins à parois embryonnaires extrêmement dilatées et contenant à la fois des globules rouges et une quantité de polynucléaires plus considérable qu'à l'état normal ; 5, réseau formé par la multiplication et l'anastomose des cellules fixes dans la portion profonde du derme.

Dans les angiomes, les éléments cellulaires du tissu conjonctif intervasculaire, ceux des parois des capillaires sont d'abord influencés ; ils subissent une évolution rajeunissante, deviennent abondants, obstruent les capillaires qui se rétrécissent et disparaissent.

Dans les chéloïdes, c'est aussi par action évolutive que les modifications se produisent. Les fibroblastes adultes se rajeunissent et s'activent.

Il existe donc, on le voit, entre les divers tissus pathologiques, lorsqu'ils sont irradiés et qu'ils régressent, quelques caractères communs. Mais les analogies sont rapidement épuisées, et il faut bien se garder, lorsqu'on connaît l'action du radium sur tels ou tels tissus, d'en conclure que tel autre tissu évoluera de telle ou telle façon, sans l'avoir histologiquement vérifié. En effet chaque lésion dans l'intimité de ses tissus subit des modifications qui lui sont propres, et il n'y a rien là qui puisse étonner, étant donnée la grande différence qui existe entre leur édification anatomique et leur virulence. On ne peut donc établir de formule d'ensemble permettant de condenser en termes précis ces diverses régressions et nous les étudierons chacune en détail aux chapitres de clinique correspondants.

On comprendra aisément d'autre part, qu'en raison même de cette profonde différence de constitution des tissus, la résistance vis-à-vis des rayons puisse différer du tout au tout.

Si nous comparons la résistance des tissus normaux à celle des tissus pathologiques qui en dérivent, nous verrons que ces derniers peuvent, selon les doses, être détruits par les radiations, alors que le tissu normal ne présente pas de modification appréciable. Grâce à un dosage spécial bien compris, un épithélioma malpighien profond, par exemple, pourra fondre, alors que l'épiderme, irradié au voisinage, restera à peu près normal; un sarcome profond disparaîtra pendant que le chorion dermique ou la capsule qui l'enveloppe présentera au contraire des phénomènes de vitalité augmentée. Et, chose curieuse, plus la néoplasie est atypique, c'est-à-dire plus elle s'éloigne comme texture du tissu normal qui la représente dans l'organisme, plus sa sensibilité est grande aux radiations.

C'est ainsi qu'un épithélioma hétérotypique bénin, sorte d'inclusion embryonnaire d'épiderme normal sous la peau, résistera aux radiations autant que cet épiderme et qu'il faudra le détruire par ulcération pour en venir à bout, comme on le ferait de l'épiderme.

Un épithélioma baso-cellulaire ou métatypique résistera moins qu'un épithélioma spino-cellulaire, un sarcome typique moins qu'un sarcome métatypique ou atypique.

Ces considérations permettent de comprendre le pourquoi de la réaction élective et la raison pour laquelle les rayonnements peuvent agir sur certains tissus pathologiques sensibles, même à une grande profondeur, malgré la réduction que ces rayonnements subissent par leur filtrage à travers les tissus interposés.

III. Par quel mécanisme explique-t-on l'action des rayons ? — De nombreuses explications ont été proposées ; aucune n'apporte de solution satisfaisante.

Dans certains cas, surtout dans l'emploi des méthodes émanifères, la chaleur que la radio-activité dégage doit peut-être être invoquée. On se contente, en général, de dire que les rayons abandonnent de leur énergie aux tissus dans lesquels ils pénètrent; mais cette explication vague couvre notre ignorance.

En ce qui concerne les rayons α et β, éléments matériels et semi-matériels, les phénomènes d'énergie constatés peuvent répondre à une loi de la physique qui unit étroitement ces trois termes : chaleur, vitesse, énergie. A mesure que les projectiles α et β perdent de leur vitesse en traversant les corps, ils y abandonneraient de leur énergie, suivant une formule analogue au demi-produit de leur masse par le carré de leur vitesse :

$$E = \frac{MV^2}{2}.$$

On peut aussi penser au rôle de l'électricité dont ils sont chargés.

En ce qui concerne les rayons γ, il n'y a guère d'explication du mécanisme de leur action. Peut-être pourrait-on invoquer la production de rayons secondaires composés d'électrons β sur tout le parcours des rayons γ à travers la matière et trouver peut-être dans cette émission, comme nous en avons émis l'hypothèse, la raison pour laquelle les rayons γ semblent avoir une action réelle même à la surface des tissus, malgré l'extraordinaire facilité avec laquelle ils les traversent.

Récemment, W. Deane-Butcher a émis l'hypothèse d'une production par le radium d'antitoxines et d'anticorps qui détermineraient l'auto-immunisation et, comme conséquence, la disparition des lésions. Bref, ce problème, un des plus passionnants qui soient, reste entièrement à résoudre.

IV. — **Principales réactions qu'on peut obtenir avec un même appareil**. — Voici réunies, à titre d'exemple et dans un but pratique, quelques indications des variétés de réaction qu'on peut obtenir avec un même appareil, qu'on l'emploie soit à nu, soit recouvert de la série des écrans, et pendant un temps plus ou moins long.

Nous choisirons l'appareil n° 1 ; les tableaux de la page 45 permettront de calculer approximativement les valeurs radio-actives employées.

1° **Action à la surface sans irritation, sans nécrose macroscopique.** — *a.* Lésions superficielles (eczéma, névrodermite, etc.). — Application de l'appareil à nu (1).

Durée : une à trois minutes, trois jours de suite, à renouveler trois ou quatre fois à une semaine d'intervalle.

b. Lésions intéressant une plus grande épaisseur de tissus (lichénifications épaisses, etc.). — Écran de 4 à 8 centièmes de millimètre d'aluminium, cinq feuilles de papier et toile caoutchoutée.

____

(1) Il sera entendu une fois pour toutes : 1° qu'un appareil à vernis n'est que rarement employé à nu ; il doit être toujours au moins recouvert d'une feuille mince de toile caoutchoutée protectrice ; 2° que, lorsque l'appareil est, employé recouvert d'un écran, sous la toile caoutchoutée enveloppant, en un tout appareil, filtre et papier, il faut encore interposer entre la toile caoutchoutée et la peau de la gaze ou du papier.

TABLEAU DES RÉACTIONS

A. Réaction thérapeutique (doses bien réglées).	Exercée sur les tissus pathologiques plus ou moins étendus en profondeur et intéressant le revêtement cutané ou muqueux.	*a.* Sans phase révulsive, exulcérative surajoutée, sans irritation de surface.	Cette forme de réaction n'existe que pour les affections qui ressortissent à l'action élective du radium. Réceptivité spéciale des tissus.		Ex : Cancers. Chéloïdes. Angiomes, etc. Eczémas.
		b. Avec phase révulsive, exulcérative ou nécrosante, exercée à la surface des tissus.	*a.* Pour les affections du premier groupe où cette réaction n'est pas *nécessaire*, elle est néanmoins parfois *utile* dans un but pratique pour gagner du temps.	Dans ce cas, il y a combinaison des actions électives et destructives à divers degrés. Il y a action destructive à la surface et élective dans la profondeur.	
			b. Cette modalité de réaction est nécessaire pour les affections qui ne ressortissent pas à l'action élective du radium. Cela revient à dire que pour traiter ces lésions il faut avoir recours au pouvoir destructeur du radium.		Ex : Nævi pigmentaires. Brides fibro-scléreuses cicatricielles, etc.
	Exercée sur les tissus pathologiques plus ou moins étendus en profondeur, mais n'intéressant pas le revêtement cutané ou muqueux.	*a.* Sans irritation de surface.	*a.* Lorsque l'affection relève de l'action élective.		Ex : Cancers. Tumeurs vasculaires.
		b. Avec phase révulsive.	*b.* Lorsque l'affection ne relève pas de l'action élective, on est alors réduit à altérer les tissus de revêtement pour aller détruire les tissus pathologiques sous-jacents.		
B. Réaction non thérapeutique (erreurs de doses ou susceptibilités individuelles, idiosyncrasies).	La réaction a été : 1° Insuffisante ou exagérée; 2° Accidentelle; 3° Inutile ou nuisible.	Cette réaction détermine soit : 1° Une radiumdermite, une « brûlure »; 2° Une excitation défavorable qui peut donner un coup de fouet à l'évolution morbide ; 3° Des complications de dépressions, de télangiectasies, de pigmentations, d'ulcérations croûteuses trop lentes à se réparer.			

Durée : trois à dix minutes cinq jours de suite, renouvelées plus ou moins fréquemment avec une semaine d'intervalle, selon l'épaisseur des tissus traités.

c. LÉSIONS SUR LESQUELLES IL FAUT AGIR PROFONDÉMENT (CANCER SUPERFICIEL, CHÉLOÏDE, etc.). — Appareil recouvert de 1 dixième de millimètre de plomb, dix feuilles de papier et toile caoutchoutée.

Durée : deux heures, renouvelées plusieurs fois à une semaine d'intervalle.

2° **Action à la surface avec destruction (cancer superficiel, nævus pigmentaire, etc.).** — Application de l'appareil sans écran ou avec écran de 1 à 5 centièmes d'aluminium.

Durée : trois heures consécutives, ou quatre heures réparties par heure en quatre jours.

3° **Action dans la profondeur sans irriter la surface (angiome sous-cutané, cancers, etc.).** — Écran de 1 dixième de millimètre de plomb. *Durée :* une heure trois jours de suite, série renouvelée une semaine après.

Écran de 1 millimètre de plomb.

Durée : trois heures six jours de suite ou douze heures consécutives.

Écran de 2 millimètres de plomb (cancer de la profondeur, cancer du sein par exemple).

Durée : soixante-dix heures environ par fractions de dix à douze heures tous les deux jours.

Écran de 3 millimètres de plomb.

Durée : cent heures par fractions de dix heures tous les deux jours.

4° **Action en profondeur avec irritation de la surface (cancer intéressant le derme et de base assez profonde).** — Écran de 1 millimètre de plomb. *Durée :* soixante-douze heures consécutives.

Écran de 3 millimètres de plomb. *Durée :* deux cents heures.

Ces diverses données, qui montrent la multiplicité d'emploi d'un même appareil, sont loin d'épuiser et le nombre des combinaisons de techniques possibles et les diverses affections auxquelles elles s'adressent. De plus, elles ne sont qu'approximatives, car elles varient, selon la nature des lésions, et selon qu'on utilise tout ou partie de la surface de l'appareil (1).

---

(1) *Question de surface d'appareil employée.* — Dans les exemples de dosages que nous venons de donner, nous avons supposé l'emploi de la totalité de la surface de l'appareil ; si nous avions dû calculer pour une portion de cette surface, les durées auraient dû être un peu plus longues.

A ce propos nous devons appeler l'attention sur cette question de surface.

Nous avons montré, d'après M. Beaudoin, au chapitre des *mesures*, qu'il y a un rapport très exact entre la radio-activité émise par l'unité de surface et par la totalité de la surface de nos appareils.

Il faut se garder, en transportant cette donnée dans la pratique, d'être conduit à une interprétation fausse. On pourrait croire, par exemple, qu'un appareil ayant

De l'ensemble de ces considérations générales sur la réaction on peut conclure qu'en définitive *la radiumthérapie consiste à combiner toute une série de facteurs également variables (sources radioactives, filtres, durées), pour les approprier à la réceptivité des tissus.*

Le but auquel tend notre thérapeutique est de choisir, dans l'ensemble des moyens mis à notre disposition (appareils et techniques), ceux qui, par leur union, doivent apporter le meilleur rendement et les meilleurs résultats. *Il faut se garder de se limiter à l'un quelconque des procédés de la radiumthérapie;* ils ont chacun leurs indications et leur utilité, et on conçoit que cette branche de la physiothérapie, qui est fort complexe et nécessite une longue expérience, puisse être par cela même particulièrement subtile et précieuse et avoir de multiples applications thérapeutiques.

dans sa totalité une surface de 1 centimètre carré et donnant la même radio-activité que 1 centimètre carré d'un grand appareil aura la même action.

Or il n'en est rien ; le petit appareil agira moins.

En effet, dans le cas de l'emploi du centimètre carré, portion d'un grand appareil, il ne faut pas oublier que la surface de tissu reçoit non seulement les rayons qui proviennent de la surface de l'appareil qui lui est apposée, mais, en plus, des rayons qui proviennent, par diffusion latérale, des parties voisines de cette surface d'appareil.

Pour la même raison, deux valeurs radio-actives égales, mais provenant de deux appareils de dimension différente, aboutiront à des effets différents.

C'est ainsi qu'en employant des toiles radifères de très faible radio-activité, mais de grande surface, on peut aboutir à des irritations plus facilement qu'on ne l'aurait supposé d'après leur mesure radio-active.

C'est aussi la raison pour laquelle nous pensons que, si les substances de radioactivité extrêmement faible, comme les boues radifères, agissent, c'est grâce à la grande surface qu'elles recouvrent.

Il résulte de ce qui précède que, lorsqu'on emploie des appareils de très petite surface, ceux-ci, pour agir, doivent être de très haute activité, contenir du radium pur. et les durées d'application doivent être plus prolongées.

II. — RÉSULTATS THÉRAPEUTIQUES

Nous allons aborder l'étude des réactions considérées en particulier selon tels ou tels groupes morbides et entrer dans le détail des résultats thérapeutiques que nous avons obtenus. Cette étude comportera huit divisions :

1° Le cancer ;

2° Les chéloïdes et les cicatrices vicieuses ;

3° Les angiomes ;

4° Les nævi pigmentaires ;

5° La tuberculose cutanéo-muqueuse ;

6° L'action analgésique du radium, et en particulier l'action du radium sur les prurits, les névralgies et les dermatoses inflammatoires chroniques prurigineuses ;

7° Des affections diverses ;

8° La radiumthérapie gynécologique.

Dans cette étude nous avons donné la première place à l'observation des faits.

En raison des modifications qui peuvent se produire dans les tissus irradiés longtemps encore après les premiers résultats obtenus, étant donnés les progrès constants de l'instrumentation, des techniques et des nombreuses formes nouvelles sous lesquelles les substances radio-actives pourront sans doute un jour être employées, on ne saurait trop se garder de conclusions trop absolues et trop hâtives ; *celles-ci ne doivent être formulées que pour des groupes de faits similaires assez nombreux et surtout observés depuis un temps suffisamment long.*

I. — CANCERS.

Si nous abordons cette partie de notre travail par les affections cancéreuses, *c'est parce que ce sont celles qui constituent le principal objet de nos recherches, celles où le radium nous paraît rendre les plus grands et les plus nombreux services* ; c'est parce que les qualités propres à la radiumthérapie, telles que l'action dans la profondeur, l'extrême commodité de l'instrumentation, la diversité des techniques y sont au mieux mises en lumière.

Lorsqu'en mars 1905, l'un de nous (Wickham) commença ses études de radiumthérapie avec des appareils de construction nouvelle, c'est sur les épithéliomes cutanés que ses efforts se dirigèrent, et cela tout naturellement, car à cette époque les tentatives avaient surtout porté sur ces lésions.

M. Danlos, qu'il faut citer en premier, car ses travaux datent de 1900, venait de conclure, après une étude de cinq années, à l'action curative du radium sur la majorité des épithéliomes bénins par méthode humide ou par méthode sèche.

Robert Abbe (de New-York), qui avait possédé du radium peu après la découverte des Curie, avait annoncé de beaux résultats.

Puis successivement avaient paru les travaux de Béclère, A. Darier, Sichel, Rollins, Williams, Krylov, Lassar, Follard, Repmann, Myron Metzenbaum, Branstein, Mackenzie Davidson, Rehns et Salmon, et beaucoup d'autres pionniers de la première heure.

Dans cette première période, des essais de traitement des cancers graves (utérus, sein, langue) et en profondeur avaient été faits par divers auteurs : par R. Abbe, lorsqu'il introduisait ses tubes dans les tumeurs ; par Williams, lorsqu'il cherchait à utiliser les rayons γ isolés ; mais cependant, de l'ensemble des travaux de cette période, il ressortait en 1905, époque où venaient d'être construits les nouveaux appareils à vernis mis à notre disposition, que, si le radium avait une action favorable, *celle-ci ne pouvait guère s'exercer de façon pratique et courante que sur des lésions superficielles de petites dimensions, bénignes.* Or, comme ces lésions étaient aussi justiciables d'autres moyens thérapeutiques, la radiumthérapie ne semblait devoir présenter qu'un intérêt pratique très restreint ; aussi ne progressait-elle que lentement.

Aujourd'hui, *le radium peut intervenir utilement, à des titres et à des degrés divers, dans le traitement de vastes ulcérations, de tumeurs volumineuses, de lésions situées sur les muqueuses et de tumeurs sous-cutanées, parfois aussi de cancers inopérables ou situés dans la profondeur, inaccessibles aux autres moyens thérapeutiques.*

Il faut donc qu'au cours de ces six dernières années des modifications profondes se soient produites dans les moyens d'utiliser le radium.

Ces modifications ont porté :

1° *Sur le développement de l'instrumentation,* qui a mis entre nos mains des appareils mieux compris, mieux construits et d'intensité radio-active extrêmement puissante ; .

2° *Sur l'amélioration des techniques* (méthodes diverses d'applications directes, filtrage, « feu croisé », méthodes de chirurgie radiumthérapique, etc.), qui ont permis la mise en valeur des fortes intensités radio-actives aussi bien en profondeur qu'en surface (1).

Étude histologique de l'action du radium
sur les tumeurs malignes.

Avant d'aborder la description des résultats cliniques que nous avons obtenus, il est utile d'établir des données histologiques qui, jusqu'à un certain point, règlent la radiumthérapie actuelle du cancer et permettent, au moins dans une certaine mesure, d'évaluer son avenir.

Nos recherches histologiques, qui ont porté sur des néoplasmes traités suivant le mode dit électif, sont basées sur un grand nombre de cas, car nous pratiquons la biopsie chaque fois qu'elle est possible.

Nous remercions à ce propos M. Gaud de sa précieuse collaboration histologique.

Nous avons limité ce chapitre aux questions qui intéressent particulièrement le praticien.

Celles-ci sont au nombre de quatre, à savoir :

I. *Les radiations modifient-elles les tissus cancéreux et suivant quel mécanisme ?*

II. *Ces modifications sont-elles curatives ?*

III. *Les tissus pathologiques sont-ils tissus d'électivité vis-à-vis du radium, ont-ils une réceptivité spéciale et dans quelle mesure ?*

(1) L'historique des progrès réalisés dans la radiumthérapie du cancer au cours de cette seconde période se confond avec celle de la radiumthérapie en général (Voy. p. 1, 5, 64, 77).

Parmi les travaux qui ont le plus fait au cours de ces dernières années pour le développement de la radiumthérapie des cancers, nous citerons principalement ceux de MM. R. Abbe, Bayet, Chéron, Delbet, Finzi, Herrenschmidt, Jacobs, Tuffier, Williams, etc., mais avant tout ceux de notre collègue au Laboratoire du radium, le Dr Dominici. Quant à nos études personnelles, sur la radiumthérapie du cancer, antérieures à celles qui sont nouvelles dans ce volume, elles sont indiquées dans la bibliographie publiée en tête de cet ouvrage.

IV. *A quelle profondeur un néoplasme peut-il être influencé thérapeutiquement ?*

I. Les radiations modifient-elles les tissus cancéreux?
A cette première question, nous répondrons par l'affirmative. Toute néoplasie maligne, quel qu'en soit le type cellulaire, est modifiée dans ses éléments à des degrés divers par l'atteinte des rayons. Nous avons pu suivre ces modifications dans les diverses variétés de tumeurs malignes, ce qui va nous permettre d'étudier avec quelques détails leur mécanisme : 1° *dans les cancers épithéliaux*; 2° *dans les cancers du type conjonctif.*

1° **Modifications histologiques des tumeurs épithéliales sous l'influence du radium**. — Parmi les tumeurs malignes de cette catégorie, deux principaux types intéressent surtout le praticien à cause de leur fréquence :

a. Les *épithéliomes malpighiens* (cancers de la peau, cancroïdes, ulcus rodens, cancers des régions cutanéo-muqueuses, bouche, langue, vulve, vagin, etc.);

b. Les *épithéliomes glandulaires* (sein, tube digestif, corps thyroïde).

a. **Épithélioma du type malpighien.** — Nous prendrons comme exemple un épithéliome végétant ulcéré de la région du menton, de la largeur d'une pièce de deux francs et d'assez grande épaisseur sur lequel nous avons pu suivre plus spécialement la série des transformations aboutissant à la disparition du néoplasme.

Une biopsie faite avant tout traitement nous montre, au milieu d'un stroma de tissu conjonctif adulte assez grêle, infiltré à la surface de leucocytes, des lobules épithéliomateux composés de cellules polygonales ou oblongues à protoplasma basophile, à noyaux elliptiques fortement chromatophiles qui présentent pour la plupart des filaments d'union très nets. Le centre de beaucoup de ces lobules est occupé par un globe corné typique formé d'éléments kératinisés imbriqués et circonscrit par une ou plusieurs rangées de cellules à éléidine. Il s'agit en somme d'un épithélioma malpighien typique ou spino-cellulaire ulcéré.

On le traite au moyen de l'appareil n° 1, avec filtre de 1 millimètre de plomb pendant trois nuits consécutives.

Une biopsie est faite huit jours après la fin de ce traitement : peu de modifications appréciables ; on constate une augmentation du nombre des leucocytes dans l'intérieur des vaisseaux du stroma.

Huit jours après, second prélèvement au centre de la tumeur. On constate alors qu'un grand nombre de cellules épithéliomateuses a doublé ou triplé de volume. Le noyau de certaines d'entre elles est monstrueux, souvent polylobé, bourgeonnant ; les nucléoles sont hypertrophiés ; la chromatine est éparse ou condensée. Mais il y a

surtout une tendance manifeste à l'éosinophilie du protoplasme.
Beaucoup des éléments se kératinisent isolément en s'hypertrophiant considérablement et en conservant parfois leur noyau (kératinisation atypique). Le nombre des cellules à éléidine a beaucoup
diminué. Le stroma, encore peu modifié, paraît s'être enrichi en éléments lympho-conjonctifs, parmi lesquels on trouve des fibroblastes
jeunes à chromoplasme abondant, à noyau volumineux. Les polynucléaires diapédèsent en assez grand nombre.

Une troisième biopsie, faite une dizaine de jours après la précédente, soit environ vingt-cinq jours après la fin des applications,
nous permet de prendre sur le fait le mécanisme de la disparition
du néoplasme. La presque totalité des nodules néoplasiques est
transformée en blocs cornés composés de cellules très volumineuses et kératinisées avec ou sans noyau (ce dernier, réduit
souvent à une sphérule très colorée). Ces blocs de cornes sont
fragmentés, disloqués par des bourgeons vasculo-connectifs,
pauvres en collagène émanant du stroma et constitués par des
fibroblastes jeunes en abondance, des cellules du type lymphatique, des plasmatzellen et un grand nombre de polynucléaires
pour la plupart neutrophiles. Beaucoup de cellules cornées sont
envahies par les leucocytes, qui accomplissent là leur fonction pha-
gocytaire.

Un prélèvement fait en pleine cicatrice d'un épithéliome de la
verge traité et paraissant guéri nous montre, sous un épiderme
réduit à trois ou quatre couches de cellules, un derme sans
papilles, riche en cellules et en vaisseaux capillaires, avec des
nodules de cellules lymphatiques, témoins de la lutte précédente.
Par endroits, dans la profondeur, on rencontre un élément épithéliomateux, à noyau pycnotique, vestige de l'ancien néoplasme, cellule en léthargie susceptible de reprendre vie et de créer la récidive.

Telles sont les modifications principales que nous avons rencontrées dans la plupart des épithéliomes pavimenteux que nous avons
étudiés. Les voici résumées : *après une phase de latence plus ou
moins longue selon les doses, pendant laquelle aucune modification apparente n'a lieu, les cellules épithéliomateuses subissent
une hypertrophie considérable de tous leurs éléments aboutissant
à leur mort par maturation cornée monstrueuse. Les blocs cornés
ainsi formés sont envahis par les éléments lympho-conjonctifs d'un
stroma devenu actif et disparaissent par phagocytose. La cicatrisation consécutive s'effectue aux dépens du stroma de la tumeur
hyperplasié et rajeuni.*

b. **Épithéliome glandulaire.** — Nous prendrons comme exemple
deux tumeurs épithéliales volumineuses de la mamelle irradiées très
intensivement avant l'extirpation (Voy. fig. 23 et suivantes).

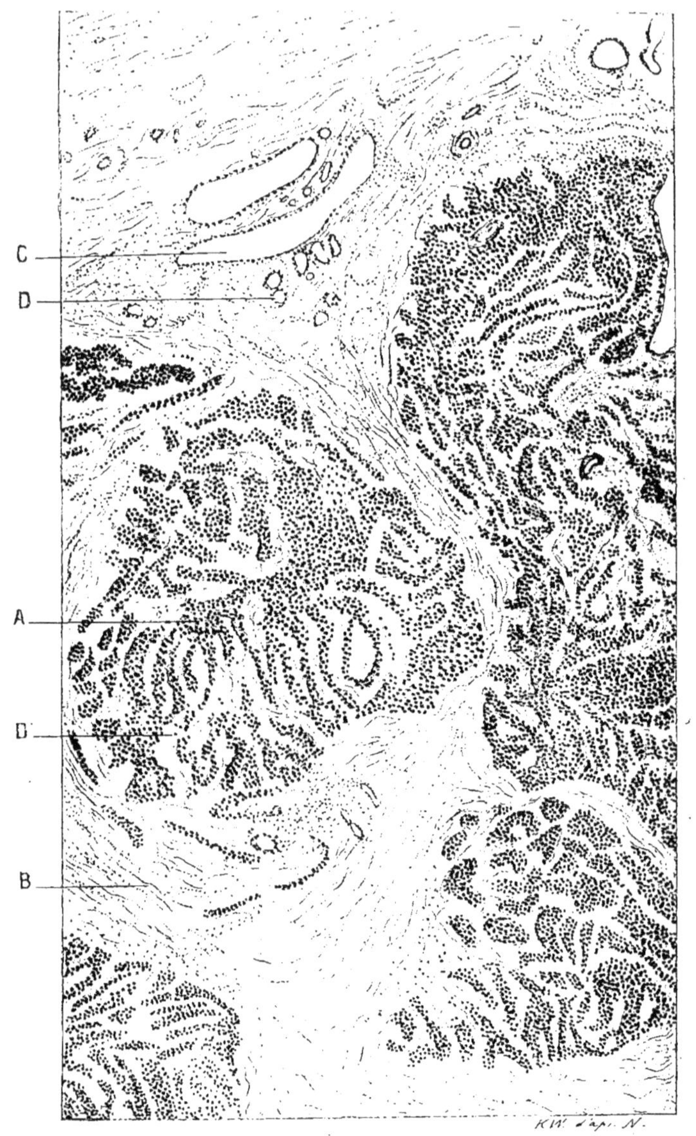

Fig. 23. — Épithéliome cubique atypique du sein avant traitement à un faible
grossissement (97 D).

. Au milieu d'un tissu conjonctif dense, où se reconnaissent les acini et les
canaux excréteurs de la glande mammaire, on voit de volumineux lobes épithéliomateux parcourus eux-mêmes par des tractus conjonctifs de soutènement. Les
cellules qui les constituent sont à peu près identiques les unes aux autres. La
périphérie de ces lobules présente les traces d'inflammation chronique habituelle
dans ces tumeurs. Le parenchyme tumoral l'emporte de beaucoup sur la trame
conjonctive, qui contient peu d'éléments embryonnaires.

A, Centre d'un lobe épithéliomateux ; B B', tissu conjonctif dense constituant
le stroma ; C, canal excréteur de la glande mammaire ; D, groupe d'acini glandulaires.

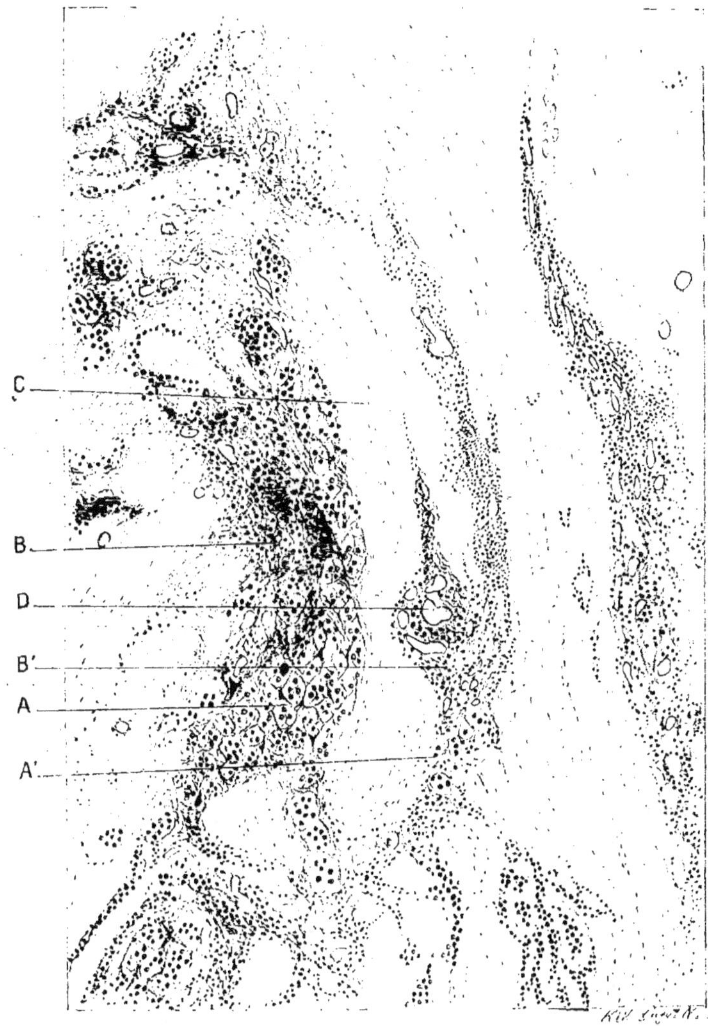

Fig. 24. — Même épithéliome après irradiation (faible grossissement) (97 D).

Coupe prélevée dans la tumeur à 2 centimètres de profondeur, seize jours après irradiation pendant quarante-huit heures par 19 centigrammes de radium pur.

Comparer avec la figure. 23. Les *éléments du parenchyme* ne sont plus groupés en lobes volumineux. Ceux-ci ont été envahis et disloqués en petits ilots par un stroma conjonctif jeune. Les cellules épithéliomateuses sont dégénérées et pour la plupart beaucoup plus volumineuses. Des zones claires de cytolyse apparaissent assez nombreuses dans la préparation. Le *stroma conjonctif* est très modifié au voisinage du parenchyme tumoral. Il est rajeuni, extrêmement riche en éléments embryonnaires.

Nous assistons ici à la mort des éléments néoplasiques, à leur destruction et au début de leur remplacement par un tissu jeune dont la gangue fibreuse primitive fait les frais.

AA', cellules épithéliomateuses hypertrophiées et dégénérées; BB', tissu conjonctif jeune, riche en cellules embryonnaires remplaçant les éléments tumoraux disparus; C, conjonctif dense, au repos, constituant la gangue du néoplasme primitif; D, plage claire de cytolyse.

Les tumeurs avaient envahi complètement tout le sein et les ganglions et présentaient des caractères d'extrême gravité.

Quand l'ablation fut pratiquée seize jours après le traitement dans un cas, vingt et un jours dans l'autre, les tumeurs avaient déjà subi des modifications cliniques appréciables.

Dans ces deux cas, ceux-là mêmes qui nous ont servi pour notre étude de la profondeur d'action des rayons (Voy. p. 139), il s'agissait d'épithéliome cubique de la glande mammaire formé de lobules volumineux contenus dans un stroma conjonctif adulte au repos, assez dense (fig. 23 et 25). Ces deux tumeurs furent irradiées au moyen de 19 centigrammes de sel de radium pur pendant quarante-huit heures. Le filtrage était faible, car on désirait obtenir un maximum de rayonnement sans chercher à épargner les téguments, puisque la tumeur devait être enlevée chirurgicalement après traitement radiumthérapique. Celui-ci avait pour but, en cherchant à modifier plus ou moins la virulence du terrain, de rendre ces néoplasmes plus facilement opérables.

L'étude histologique qui suit fut faite sur des coupes sériées allant de la surface vers la profondeur et comprenant toute l'étendue des tumeurs.

Si nous comparons au faible grossissement une préparation de la tumeur avant traitement (Voy. fig. 23) et une coupe prélevée, après traitement, à une profondeur de 2 centimètres environ (Voy. fig. 24), ce qui frappe tout d'abord, c'est l'inégale répartition dans chacun des cas du tissu néoplasique et du stroma conjonctif.

Alors que, sur la figure 23, le parenchyme épithélial l'emporte de beaucoup sur le stroma qui l'enveloppe, dans la figure 24 c'est le contraire qu'on observe; au lieu des lobules volumineux, compacts, constitués par des éléments à morphologie uniforme et limités par un stroma fibreux pauvre en cellules, à l'état de repos, nous nous trouvons en présence d'un petit nombre d'îlots pauci-cellulaires formés d'éléments hypertrophiés, très visibles à ce grossissement, moins basophiles que les cellules épithéliomateuses non influencées et noyés dans un stroma pauvre en collagène et extrêmement riche en éléments cellulaires. Ceux-ci sont, par endroits, si nombreux, qu'ils forment de véritables nodules. Par place, on rencontre des zones claires finement réticulées, de cytolyse (fonte d'un groupe de cellules néoplasiques).

A un fort grossissement (Voy. par comparaison fig. 25 avant traitement et 26 après traitement), ces différences topographiques s'expliquent aisément. On est frappé, tout d'abord, par l'*hypertrophie parfois colossale* des cellules néoplasiques, dont quelques-unes atteignent trois et quatre fois le diamètre des éléments de la figure 25; cette hypertrophie porte sur toutes les parties constitutives des cel-

lules, cytoplasme, noyau, nucléole. Le protoplasma, au lieu d'être
franchement basophile, tend vers l'acidophilie. Les noyaux sont en
outre souvent irréguliers, monstrueux et bourgeonnants, hyper ou
hypochromatiques. Si, dans certains éléments, la chromatine est
condensée, le noyau anguleux et rétracté en pycnose, dans d'autres
la substance chromatique est au contraire éparse dans le cytoplasme
(karyorrhexis). Quant aux zones claires, elles sont constituées par
de vastes cellules réduites à une membrane d'enveloppe limitant un
réticulum très ténu, à peine colorable, à larges vacuoles. Leur noyau
a disparu ou est réduit à sa membrane (karyolyse). Ce sont là des
éléments à l'état de fonte, de *cytolyse*. Enfin le nombre des cellules
renfermant des formations ergastoplasmiques d'aspect pseudo-
parasitaire est considérable.

Ces cellules, en état d'hypertrophie prédégénérative, sont groupées
en îlots de vingt à trente éléments, entre lesquels s'infiltre des bourgeons vasculo-connectifs, où, au milieu des mailles d'un collagène
sécrété en filaments ténus, abondent des cellules du type lympho-
conjonctif, fibroblastes jeunes, plasmatzellen, mononucléaires
moyens ou petits et de rares polynucléaires.

Souvent, à l'extrémité du bourgeon d'infiltration, l'on trouve un
capillaire embryonnaire. Ce stroma hyperplasié et actif envoie même
au centre des îlots néoplasiques, de belles cellules étoilées, dont les
prolongements protoplasmiques s'interanastomosant s'insinuent
entre les éléments épithéliomateux, les englobent et les isolent.

Par endroit, ce stroma est en dégénérescence hyaline et contient
de grosses plasmatzellen et de volumineuses cellules étoilées à très
longs prolongements granuleux et métachromatiques (clasmatocytes
ou mastzellen). La préparation (fig. 26) montre en somme les diverses phases de la mort des cellules néoplasiques et le début de
leur remplacement par un stroma modifié qui fera les frais de la
cicatrisation future.

En résumé, dans l'épithéliome cubique atypique de la mamelle,
très vigoureusement traité par le radium, *les cellules épithéliomateuses sont détruites* après avoir subi une *hypertrophie* parfois *monstrueuse* de leurs éléments, aboutissant en dernier terme à *leur fonte
par cytolyse* ou à leur *absorption par phagocytose*. Pendant ce
temps, le stroma activé et hyperplasié a pénétré les lobes d'éléments
dégénérés, les a disloqués et englobés. Il fait ensuite les frais d'un
tissu de cicatrisation souple et riche en cellules.

Si nous comparons maintenant entre eux les phénomènes dont
les épithéliomes malpighiens et les épithéliomes glandulaires ont
été le siège, les similitudes constatées sont nombreuses. Dans les
deux cas, se retrouvent la phase de latence, d'hypertrophie prédé-
générat:ice, de mort, la phase de destruction par le stroma transformé

qui effectuera les cicatrisations. Il n'y a, en somme, de différence notable que dans l'évolution de la cellule monstrueuse. Si, dans le cas d'épithéliome malpighien, la maturation amène l'élément à l'état

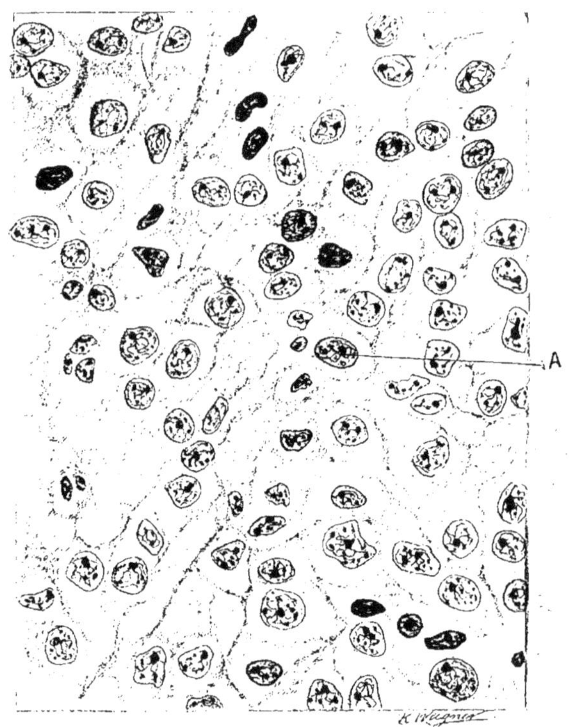

Fig. 25. — Même épithéliome cubique atypique du sein avant traitement. Un point pris de la figure 23 et vu au fort grossissement (800 D.).

Cette préparation servira à mieux montrer par comparaison avec la figure 26 les modifications produites par l'irradiation.

A, Cellule cubique épithéliomateuse de dimension moyenne, à noyau unique, globuleux, à protoplasma homogène.

Remarquer l'absence de formations conjonctives et de formations intracellulaires pseudo-parasitaires dans toute cette préparation prise au centre d'un lobule. Toutes ces cellules se ressemblent entre elles.

Sous l'influence des radiations (Voy. fig. 26), tous leurs éléments constituants vont s'hypertrophier (corps cellulaire, noyau, nucléole) et se déformer.

de bloc corné, et dans le cas d'épithéliome glandulaire à l'état de cellule en cytolyse, c'est parce que cette évolution cellulaire est dictée par le type fonctionnel de l'élément.

2° **Modifications histologiques des tumeurs du tissu conjonctif sous l'influence du radium.** — La variété de morphologie et de virulence des tumeurs malignes du type conjonctif est telle

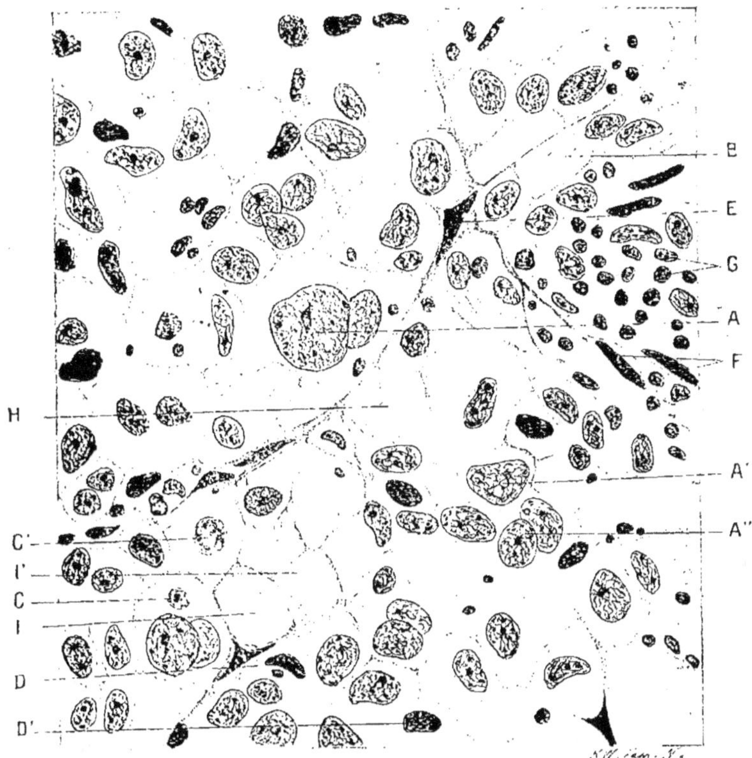

Fig. 26.— Même épithélioma cubique atypique du sein après traitement. Un point
pris de la figure 24 et vu à un fort grossissement (800 D.).

Comparer les figures 25 et 26. Remarquer ici le polymorphisme des éléments de
la tumeur, leur hypertrophie, les malformations nucléaires (bourgeonnement,
pycnose). Les nodules épithéliaux, transformés, sont infiltrés par un bourgeon
vasculo-connectif en métaplasie para-embryonnaire. On constate la présence
entre les cellules épithéliomateuses de grandes cellules conjonctives, étoilées,
s'interanastomosant. Certaines cellules néoplasiques sont privées de noyaux,
d'autres en contiennent plusieurs.

Les formations pseudo-parasitaires sont nombreuses.

Enfin quelques cellules vacuolisées, d'aspect clair, réduites pour ainsi dire à
leur membrane et au squelette cytoplasmique, paraissent arrivées au stade ultime
de la dégénérescence, la cytolyse.

A, Cellule épithéliomateuse très hypertrophiée, à noyau géant lobulé;
A″, éléments à noyaux multiples; B, capillaire néoformé à l'extrémité du
bourgeon d'infiltration; CC″, corps pseudo-parasitaires; DD′, noyaux pycnotiques
à chromatine compacte et homogène; E, cellule connective étoilée s'anastomosant
par de longs prolongements protoplasmiques avec ses voisines ; F, fibroblastes
jeunes du bourgeon vasculo-connectif d'infiltration; G, leucocytes mononucléaires
mobilisés dans le bourgeon d'infiltration : B, G, F, sont les éléments constitutifs
d'un bourgeon conjonctif qui pénètre dans le lobule épithélial et va le désagréger;
H, cellule vacuolisée, sans noyau, au stade de cytolyse; H′, cellule dépourvue de
noyau (karyolyse).

qu'il serait sans doute imprudent et prématuré de conclure de l'étude de quelques cas à une identité d'action dans tous les autres.

Nous avons choisi pour notre description l'étude histologique d'un cas particulièrement grave, celui d'un énorme sarcome métatypique très envahissant de la paroi thoracique.

Il s'agissait d'une tumeur ulcérée siégeant sur le médio-thorax droit, opérée à plusieurs reprises et ayant récidivé chaque fois. Formée de plusieurs volumineux bourgeons entourant une sorte de cratère, elle s'étendait en largeur, du mamelon à la verticale rétroaxillaire, sur une largeur de 10 centimètres environ. Rosée, molle, saignant au moindre contact, elle infiltrait les muscles pectoraux jusqu'au creux axillaire.

Avant le traitement, un petit bourgeon fut excisé. Les préparations (Voy. fig. 27) montrent que le néoplasme est constitué par des éléments pour la plupart allongés, à protoplasme abondant, à noyaux obronds, clairs.

Par endroits, les cellules plus volumineuses sont arrondies et parfois offrent l'aspect de plasmodes à noyaux multiples distincts.

Les cellules monstrueuses à noyaux bourgeonnants ou polylobés sont rares; les mitoses sont assez nombreuses, quelquefois atypiques et les vaisseaux creusés en plein parenchyme sarcomateux sans endo ni périthélium. Il n'y a pas de sécrétion collagène, le chromoplasme de chaque cellule formant avec celui des voisines un réseau ténu dont les mailles renferment l'hyaloplasme fondamental peu abondant.

Il s'agit, en résumé, d'un sarcome à éléments polymorphes avec prédominance de cellules fusiformes de volume moyen.

Sur la partie restante du bourgeon excisé pour la biopsie précédente, l'appareil n° 1 est appliqué pendant deux nuits, avec 5 dixièmes de millimètre de plomb.

L'étude d'une biopsie prélevée quarante-huit heures après nous montre déjà des modifications nettes.

Ce qui frappe d'abord, c'est la *raréfaction des éléments néoplasiques*; les cellules ne se touchent plus; elles sont séparées par des intervalles d'une substance finement grenue, vestige probable des éléments disparus. Celles qui restent présentent des phénomènes nets d'*hypertrophie du corps et du noyau;* leur morphologie a varié; d'allongées qu'elles étaient pour la plupart, elles sont devenues arrondies et irrégulièrement polygonales. Les plasmodes à noyaux multiples sont en plus grand nombre, et les figures de mitose, pour la plupart atypiques, sont en quantité considérable.

Les vaisseaux gorgés de sang sont marginés à l'intérieur et à l'extérieur d'un semis abondant de polynucléaires.

Très tôt donc, la cellule sarcomateuse réagit à l'influx radique en s'hypertrophiant, en se multipliant avec activité, cependant que s'amorce déjà la diapédèse, prélude d'une future phagocytose.

Dix jours après, un nouveau prélèvement est effectué; cliniquement l'aspect a changé et à l'excision du fragment le tissu est ferme à la coupe, au lieu d'être friable comme précédemment. L'hémorragie est insignifiante, contrairement à ce qui avait eu lieu lors de la biopsie précédente.

Les modifications sont ici plus accentuées.

Sur une profondeur d'environ 1 centimètre, au milieu d'un tissu de granulome en voie de sclérose, on trouve, par places, des cellules néoplasiques de dimensions colossales, atteignant parfois 80 à 90 µ, de formes très variées, à chromoplasme acidophile ; leurs noyaux, extrêmement développés, à nucléoles énormes, à filament chromatique épaissi, sont très polymorphes et en nombre variable.

Ces éléments *sont envahis* pour la plupart *par des leucocytes polynucléaires neutrophiles*. On ne rencontre plus une seule figure de karyokinèse. Les vaisseaux sont diminués de nombre et quelquesuns réduits à l'état de fente (Voy. fig. 28).

Un troisième prélèvement est fait quinze jours après un traitement intensif (Voy. fig. 29). On remarque sur la coupe trois zones, en allant de la surface d'application des appareils à la profondeur :

1° Une zone A de *nécrose absolue*, où l'on ne trouve au milieu d'un tissu fibrino-granuleux rempli de globules de pus que de rares débris de chromatine, résidus de noyaux morts et détruits;

2° Une zone B de *monstruosités cellulaires* et de *phagocytose*. Là, au milieu d'un réticulum finement fibrillaire contenant des capillaires sclérosés et infiltré de leucocytes polynucléaires, se rencontrent, en nombre croissant à mesure qu'on s'éloigne de la surface, les cellules monstrueuses décrites dans la deuxième biopsie avec leur protoplasme et leurs noyaux envahis et déchiquetés par les phagocytes. Cette zone a comme étendue le double environ de la précédente ; à sa base est une zone très étroite qui lui fait insensiblement suite et dans laquelle les éléments sarcomateux, moins volumineux, tendent à prendre une forme allongée avec parfois plusieurs prolongements chromoplasmiques effilés et sécrètent de fines fibrilles de collagène fuchsinophiles ; c'est une *zone de transformation évolutive en fibro-sarcome*.

3° Une zone où le sarcome est le moins modifié. La plupart de ses éléments y sont cependant plus volumineux et moins allongés que dans le sarcome non irradié.

En résumé, après une *période de latence qui paraît plus courte* que pour les épithéliomes, les radiations produisent dans la cellule sarcomateuse une *hyperactivité nutritive* et *proliférative* qui se manifeste par son *hypertrophie* véritablement *colossale* et une plus grande abondance de figures de mitose. L'action meurtrière se con-

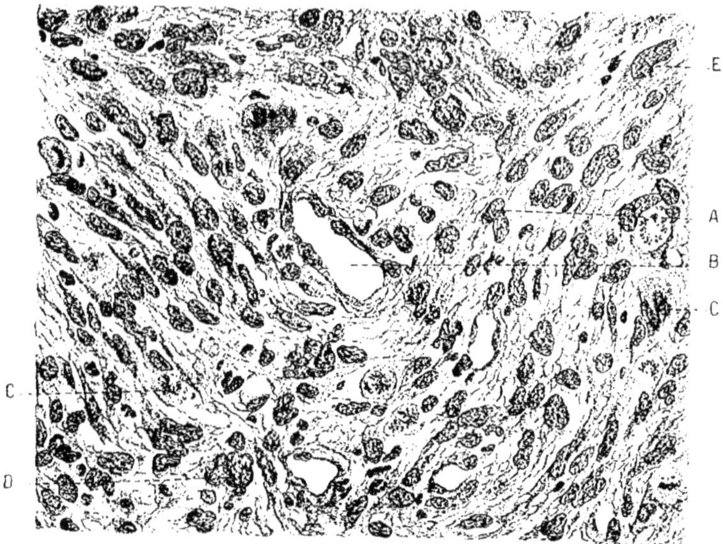

Fig. 27. — Sarcome polymorphe à prédominance de cellules fusiformes,
avant traitement (400 D.). (Comparer avec figure 28.)

Le chromoplasme des cellules est assez abondant; il forme un réseau aux
mailles remplies d'hyaloplasme. Pas d'élaboration de collagène.

A, cellule fusiforme; B, vaisseau creusé en plein tissu sarcomateux et bordé
par les éléments de la tumeur; C, cellules en karyokinèse atypique; D, plasmode
plurinucléé.

tinuant, les éléments paraissent sidérés, surpris par la mort pendant
leur accroissement et leur multiplication. Devenus alors des sortes
de corps inertes, ils sont *envahis* et *absorbés* par les éléments auxquels est dévolu le rôle du déblaiement, par les phagocytes qui paraissent, en l'espèce, être surtout les leucocytes polynucléaires.

A dose moindre, l'action moins meurtrière semble être plutôt
évolutive que destructive. Elle modifie le type morphologique et
fonctionnel de l'élément qui tend à se rapprocher alors d'un type
normal, le fibroblaste des tissus de soutien.

Dans ce cas particulier, est-ce à cet élément sarcomateux modifié
et diminué dans sa virulence que serait due la cicatrisation du
sarcome qui muerait en fibrosarcome, puis en fibrome bénin et de
là en tissu de sclérose? Nous ne saurions l'affirmer, mais il est probable que, dans la plupart des cas, la cicatrisation s'effectue suivant
le même mécanisme que pour les épithéliomes, par le stroma de la
tumeur. Dans un cas de fibroblastome ou sarcome typique de la jambe
sans sécrétion de collagène, nous avons pu observer la destruction
des éléments néoplasiques suivant le mode que nous venons de
décrire.

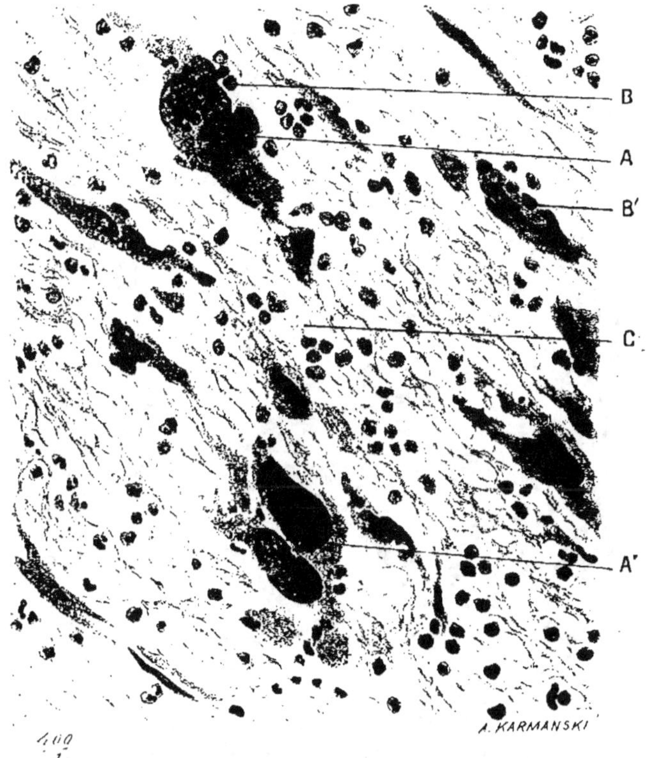

Fig. 28. — Même sarcome polymorphe après irradiation.

Cette coupe représente à un fort grossissement (400 D.) une partie de la zone B
de la figure suivante (fig. 29). Elle est destinée à montrer le volume vraiment
colossal et les formes étranges que prennent les éléments sarcomateux sous l'influence des radiations avant de disparaître par phagocytose. La raréfaction des
cellules néoplasiques est nette (comparer avec la figure 27 représentant le sarcome non modifié au même grossissement).

AA', cellules sarcomateuses en état d'hypertrophie colossale à noyaux multiples ou polylobés très volumineux, à protoplasme acidophile envahi par des
leucocytes polynucléaires; BB', leucocytes polynucléaires neutrophiles inclus
dans le protoplasme des cellules sarcomateuses dégénérées; C, stroma fibrillaire
infiltré de leucocytes.

Comparons épithéliomes et sarcomes dans leur réaction vis-à-vis
du rayonnement; les similitudes abondent. C'est toujours, dans ses
grandes lignes, le même mécanisme qui intervient. La cellule meurt
à l'état de monstruosité, et sa disparition s'effectue par phagocytose.
Il est bon de noter cependant quelques différences : la période de
latence paraît plus courte pour le sarcome, l'hypertrophie prédégé-
nératrice de l'élément sarcomateux semble en général beaucoup plus
accusée que celle de l'élément épithéliomateux; enfin certains sar-

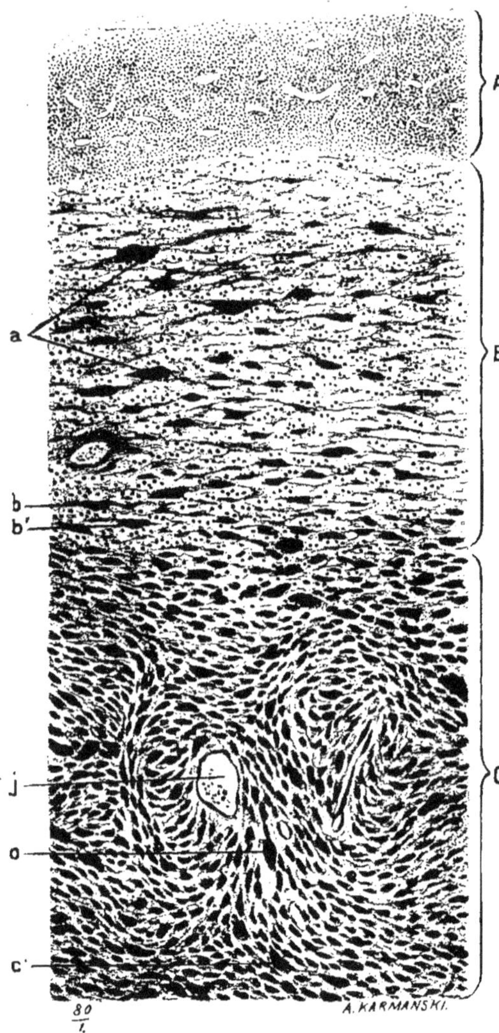

Fig. 29. — Cette figure représente à un faible grossissement (80 D.) la coupe d'un gros bourgeon sarcomateux, fortement irradié : l'exérèse a été faite quinze jours après le traitement. Il s'agit du sarcome à éléments polymorphes dont la coupe est représentée avant traitement dans la figure 27.

Pour répondre aux exigences de la pagination et diminuer la grandeur de la figure, chacune des zones de modification A, B, C, est réduite d'épaisseur de moitié environ, mais la proportion de chacune d'elles vis-à-vis des autres a été conservée. Ces zones sont schématiquement au nombre de trois, chacune se fondant par degrés insensibles dans la zone voisine.

En A, partie superficielle, en contact avec les appareils, zone de nécrose massive, tissu de granulome infecté, où seuls persistent, autour de vaisseaux sclérosés et béants, des débris de chromatine et des globules de pus extrêmement abondants dans un réticulum fibrineux.

En B, est une zone de monstruosités cellulaires et de phagocytose. Ici les éléments sarcomateux sont rares, mais d'un volume extraordinaire et présentent des signes indiscutables de dégénérescence. Même à ce faible grossissement, on voit leur protoplasme envahi par les leucocytes qui sont nombreux.

En C, zone de modifications minima, mais où néanmoins le sarcome est altéré par les radiations. Il diffère de la tumeur avant traitement par l'hypertrophie de la plupart des cellules, le grand nombre de formes monstrueuses, la tendance à l'acidophilie protoplasmique de beaucoup d'entre elles. Sur la frontière des deux zones B et C se trouve une bande assez étroite où les éléments sarcomateux allongés et sécrétant quelques fibrilles paraissent se muer en fibroblastes.

a, cellules monstrueuses dégénérées et envahies par les leucocytes ; *bb'*, éléments sarcomateux allongés ressemblant à des fibroblastes jeunes ; *cc'*, plasmodes plurinucléés et cellules à noyau bourgeonnant représentant des formes de dégénérescence des éléments sarcomateux ; *i*, vaisseau sarcomateux.

comes ne sont pas à proprement parler détruits par les radiations, mais simplement transformés par elles, suivant le mode « évolutif » décrit par Dominici, en tumeurs fibreuses bénignes, et celles-ci en tissu de cicatrice.

La destruction des lymphadénomes, tumeurs extrêmement sensibles à l'influence des radiations en général, s'effectue suivant le mode décrit par Menetrier à propos des rayons X : phase de cytolyse, phase de destruction par les macrophages.

Pour conclure, voici, résumés à grands traits, les phénomènes communs aux tumeurs malignes dans leur mode de réaction vis-à-vis du radium :

1° *Dans tous les cas, l'élément néoplasique réagit le premier aux radiations en s'hypertrophiant.* Parfois même cette hyperactivité n'est pas seulement nutritive, mais encore prolifératrice. Il semblerait donc qu'au début, c'est-à-dire à faible dose, les rayons ne seraient pas abiotiques, mais hyperbiotiques;

2° *A l'hypertrophie succède la nécrose cellulaire,* nécrose élémentaire qui est *élective,* comme nous le verrons plus loin. Jusque-là le stroma semble presque indifférent; seul, le parenchyme tumoral est atteint;

3° *Dès que la nécrose s'accuse, et alors seulement* (1), *les cellules du tissu de soutien se multiplient, se rajeunissent, se-mobilisent.* Il s'y ajoute l'apport des cellules leucocytaires diapédésées. Tous ces éléments se ruent à l'assaut des blocs néoplasiques dégénérés, les émiettent, les pénètrent, les englobent et les remplacent une fois détruits. Mais il faut bien retenir ceci, c'est que, si le stroma vasculo-connectif intervient secondairement dans le processus destructif des tumeurs malignes, ce n'est pas seulement par suite des phénomènes de tropisme qu'entraîne toute destruction cellulaire dans l'organisme vis-à-vis du tissu ambiant de soutien, ce n'est pas une simple réaction consécutive à une inflammation banale, il y a quelque chose de plus, car ce tissu conjonctif est influencé lui aussi par le rayonnement et stimulé par lui (Voy. *Transformation du tissu conjonctivo-vasculaire par les rayons,* p. 107).

Les modifications que nous venons de décrire ont eu lieu sous l'influence des radiations employées suivant le mode dit « électif », c'est-à-dire sans nécrose macroscopique. Il arrive que le radiumthérapeute, ainsi qu'il a été dit au chapitre des réactions cliniques, emploie le radium suivant le mode dit « inflammatoire, ulcérocroûteux »; dans ce cas, il y a brûlure, nécrose massive, et ces

(1) Ainsi donc la cellule néoplasique est tuée d'abord par le rayonnement, et c'est alors seulement que le stroma entre en scène. Nous différons sur ce point de l'opinion de M. Bashford, qui aurait constaté dans plusieurs cas de tumeurs expérimentales irradiées que le stroma se modifiait avant le parenchyme tumoral.

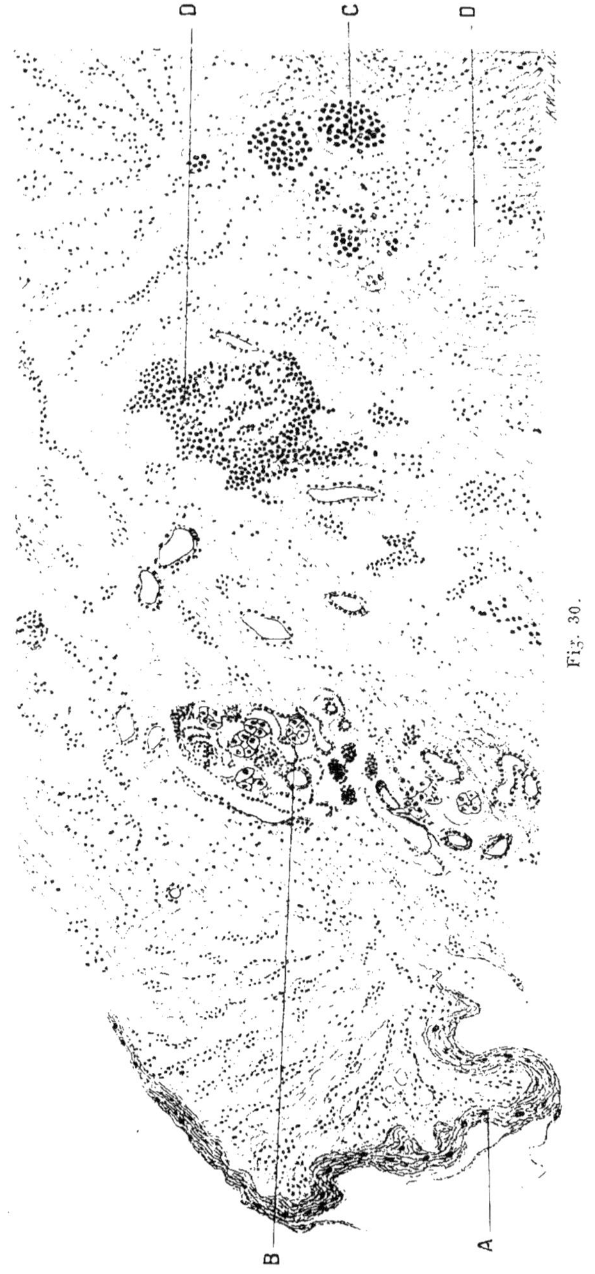

Fig. 30.

Les figures 30, 31 et 32
sont destinées à montrer
la différence de résistance
aux radiations des tissus
sains et des néoplasmes
qui en dérivent, la réceptivité spéciale des cellules
néoplasiques.

La figure 30 représente
une tumeur épithéliale du
sein très fortement irra-
diée. La coupe comprend
la peau et la portion du
néoplasme immédiate-
ment sous-jacente.

Sur cette coupe se
trouvent, d'une part, en B,
des acini glandulaires
et des canaux excréteurs,
et, d'autre part, en C, des
ilots de cellules néopla-
siques en voie de des-
truction. Les ilôts cancéreux sont placés plus loin
de la source d'énergie
radiante que les glandes
normales : c'est dire que
ces dernières ont été plus
atteintes par le rayonne-
ment.

Et cependant les élé-
ments glandulaires nor-
maux ne présentent pas
de modifications appré-
ciables, alors que le pa-
renchyme néoplasique
est en pleine dégénéres-
cence. L'épiderme est
presque détruit, le derme
est infiltré superficiellement du fait de l'ulcé-
ration consécutive à l'application qui a été faite

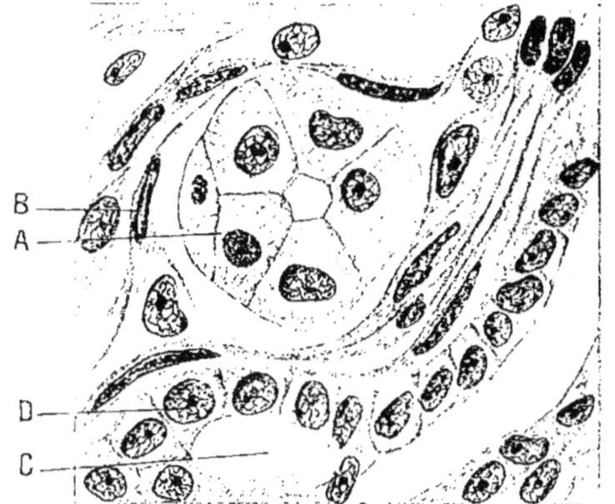

Fig. 31.

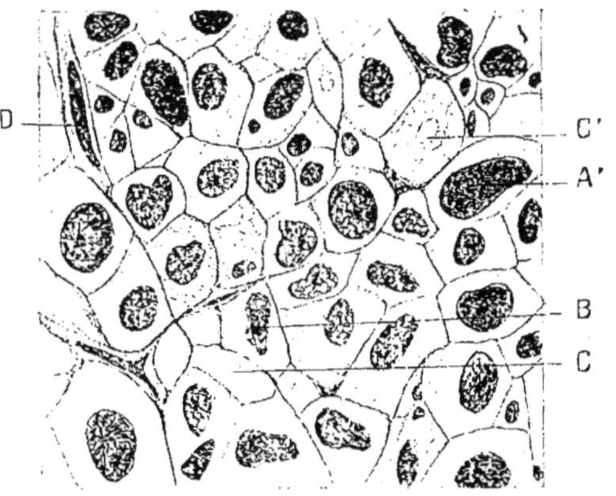

Fig. 32.

selon le mode nécrotique. Mais, en traversant les tissus, les rayons ont été diminués et filtrés, en sorte que profondément la réaction s'est faite selon le mode électif.

Les deux figures 31 et 32 montrent des points pris dans cette épaisseur de tissu
à une profondeur différente.

La figure 30 représente la totalité de la coupe à un faible grossissement (97 D.).

En A, l'épiderme réduit à quelques cellules hypertrophiées.

En B, groupe d'éléments glandulaires normaux (acini et canaux excréteurs).

En C, ilots de cellules épithéliales cancéreuses en voie de disparition.

En D, stroma conjonctif du néoplasme au repos.

En D', tissu conjonctif métaplasié et rajeuni, se substituant au parenchyme
détruit.

Fig. 31. — A un fort grossissement (800 D.), on voit un acinus et un canal excréteur normaux dont les éléments ne présentent aucune modification appréciable.

A, cellule glandulaire normale ; B, élément conjonctif de soutien ; C, lumière
d'un canal excréteur ; D, cellule épithéliale bordant un canal excréteur.

Fig. 32. — A un fort grossissement (800 D.), quelques cellules épithéliomateuses
prises dans l'ilot C de la figure 30. La plupart d'entre elles sont en voie de
dégénérescence, et cependant elles ont été moins irradiées que les cellules de la
figure 31.

A, noyau hypertrophié ; B, cellule à noyau pycnotique ; C, cellule atrophiée à
noyau absent (Karyolyse) ; D, fibroblaste jeune pénétrant dans l'ilot néoplasique
dégénéré.

lésions ne diffèrent pas histologiquement de celles qu'un caustique banal aurait produites, mais, au-dessous d'elles, profondément, les radiations agissent suivant le mode électif et provoquent les modifications que nous venons de passer en revue.

Somme toute, nos recherches personnelles aboutissent à des conclusions identiques dans leurs grandes lignes, à celles qu'ont formulées d'abord MM. Dominici et Rubens-Duval et ensuite MM. Delbet et Herrenschmidt (1).

II. Les modifications subies par les tumeurs malignes sont-elles d'ordre curatif? — La lecture des faits précédents ne peut laisser aucun doute à ce sujet.

Le radium tue la cellule néoplasique; touchée par ce caustique spécial d'une subtilité très grande, celle-ci se nécrose et disparaît; mais cette action curative, pour indiscutable qu'elle soit, est proportionnelle aux doses absorbées et au degré de sensibilité des néoplasies. Les examens histologiques nous ont toujours montré un parallélisme entre l'énergie employée et la quantité d'éléments détruits.

Une énergie insuffisante pour tuer la cellule, peut ou bien l'exciter à se multiplier (phénomène de radio-excitation), et ce mode réactionnel peut être interprété comme un phénomène de défense, ou bien la mettre en état de léthargie, pour ainsi dire (2). Ces cellules, à un moment donné, si le tissu conjonctif ambiant en vieillissant ne les étouffe pas, passent de l'état de vie ralentie à l'état de vie manifestée, et créent la récidive, d'où résulte la nécessité des irradiations puissantes et longuement continuées.

III. Les tumeurs malignes sont-elles terrain d'élection vis-à-vis du radium? — Parmi les épithéliomes malpighiens spino ou baso-cellulaires que nous avons étudiés, beaucoup n'étaient pas ulcérés. Chez ceux-là, toujours, les altérations de l'épiderme étaient plus tardives que la destruction des cellules épithéliomateuses.

Dans un cas de cancer atypique du sein (Voy. fig. 30, 31, 32), nous avons trouvé des acini glandulaires superficiels intacts (fig. 31), alors que profondément l'épithéliome était en pleine destruction (fig. 32) et pourtant les acini avaient absorbé des doses plus fortes de radiations que les lobules néoplasiques, puisqu'ils se trouvaient beaucoup plus rapprochés des appareils; ils avaient donc mieux résisté.

L'étude des sarcomes, si sensibles aux radiations, nous fournit

_____

(1) Si nous comparons cette étude aux travaux de Darier, Pautrier, Pierre Marie, Menetrier et Clunet, sur la régression des tumeurs malignes traitées par les rayons X, il apparaît en somme que le mécanisme histologique de cette régression est à peu près identique à celui qui est provoqué par le radium.

(2) Ce sont ces éléments qu'on trouve, isolément, perdus au sein du tissu de cicatrice nouveau, avec leur noyau en pycnose, à chromatine condensée.

une démonstration encore plus nette de ce phénomène. Nous avons des préparations d'un sarcome du sein à grandes cellules fusiformes, dont les limites superficielles s'arrêtent au derme. Le néoplasme enlevé six jours après une série d'irradiations très énergiques, est examiné en totalité au microscope. Alors que la peau, épiderme et chorion dermique, ne sont le siège que d'altérations insignifiantes, les cellules de la tumeur, surtout aux points les plus rapprochés de la source radio-active, présentent déjà des phénomènes accusés de dégénérescence au point que le parenchyme tumoral est semé d'îlots de nécrose. Les tissus placés entre la source d'énergie et la tumeur, bien qu'ayant absorbé davantage de rayons, ont résisté infiniment mieux que cette dernière.

Il découle de ce qui précède que la notion de spécificité ou plutôt d'électivité d'action du radium sur les tissus néoplasiques doit s'entendre beaucoup plus d'une différence de résistance que d'une affinité spéciale de ces tissus aux radiations.

Le parenchyme parasite qu'est celui d'une tumeur, ayant proliféré d'une façon hâtive et désordonnée, résiste mal au choc de la particule douée d'une énergie formidable qui émane du radium. Ses éléments mal nourris, inadaptés, succomberont vite là où résisteront les types normaux dont ils dérivent.

En somme, tout tissu néoplasique résiste infiniment moins aux radiations que le tissu normal dont il provient.

Nous dirons mieux : plus le type cytologique de la tumeur s'écarte du type normal adulte, moins elle est résistante, et c'est ainsi que parmi les épithéliomes, les atypiques ou métatypiques (baso-cellulaires) paraissent plus tangibles que les typiques (spino-cellulaires) et parmi les sarcomes, les sarcomes atypiques (plasmodiaux, à cellules rondes) résistent moins que les fibroblastomes.

Et ceci nous fait bien comprendre pourquoi les nævi pigmentaires ou les épithéliomes hétérotopiques bénins (nævi verruqueux mous, etc.), qui sont des inclusions de tissu normal datant de l'embryon, résistent à la méthode dite « élective ». Il faut, pour les détruire, agir caustiquement comme pour détruire l'épiderme normal dont ils possèdent et la structure et l'ancienneté.

IV. A quelle profondeur peuvent agir thérapeutiquement les radiations? — Cette question, on le comprend aisément, présente un intérêt primordial, car, s'il est intéressant de savoir que les radiations tuent la cellule néoplasique sans paraître influencer parfois les tissus normaux qui l'environnent, sans nécrose macroscopique, sans brûlure en un mot, ne l'est-il pas encore davantage de connaître jusqu'où cette action abiotique peut s'étendre? Ici encore les constatations histologiques nous donnent d'intéressantes précisions.

Nous nous sommes placés, pour faire cette étude, dans les conditions qui nous paraissaient indispensables, à savoir : irradier une tumeur volumineuse avec une énergie considérable. Pour cela, nous avons fait agir, sur une tumeur du sein de 15 centimètres d'épaisseur, 19 centigrammes de radium pur pendant quarante-huit heures avec un filtrage faible; seize jours après, la tumeur avait diminué de volume et s'était mobilisée dans la profondeur.

Des coupes sériées furent pratiquées à travers la tumeur entière, et ainsi nous avons recherché jusqu'à quelle profondeur se rencontraient les altérations cellulaires dues à l'action des radiations.

Dans ce cas particulier, nous avons pu constater ces modifications jusqu'à *une distance de 9 centimètres* de la zone d'application des appareils. A cette profondeur, les formes de dégénérescence cellulaire imputables à l'action des radiations étaient encore abondantes (1).

Sur une autre tumeur du sein de 11 centimètres d'épaisseur, 19 centigrammes de radium furent appliqués, mais cette fois-ci par moitié sur deux points opposés, suivant la méthode du « feu croisé », et pendant quarante-huit heures. L'extirpation eut lieu dix-huit jours après. Les doses employées et la technique suivie furent les mêmes que dans le cas précédent, sauf la particularité du « feu croisé ». *Ici les lésions de nécrobiose cellulaire furent trouvées dans toute l'épaisseur de la tumeur, soit un gain de 2 centimètres de profondeur en faveur de la méthode du « feu croisé ».*

Des autres études analogues que nous avons faites, nous pouvons inférer que la profondeur d'action thérapeutique du radium dépend à la fois de la *sensibilité spéciale des tissus* et de la *valeur quantitative* de l'énergie pénétrante employée. Aussi faut-il bien se garder de dire : « le radium agit à telle profondeur ». Cet absolutisme n'est pas de mise en une thérapeutique nouvelle où existent encore tant d'inconnus. Ce qu'on peut énoncer, c'est que, dans telles conditions de technique sur un tissu de tel type, on a pu trouver à telle profondeur des lésions cellulaires imputables à l'action des radiations.

Principes généraux et légitimité de l'emploi du radium.

Nous retiendrons de cette étude histologique les données suivantes :

1° *Action destructive incontestable des rayonnements sur les cellules cancéreuses;*

2° *Sensibilité et réceptivité électives spéciales et variées des tissus cancéreux selon leur nature ;*

(1) Wickham, Degrais et Gaud, Étude histologique sur la profondeur d'action des rayons du radium (*Soc. méd. des hôp.*, 1910); Étude histologique de la méthode du « feu croisé » (*Bull. de la Conf. internationale anti-cancéreuse*, Paris, 1910).

3° *Action effective dans la profondeur jusqu'à 9 centimètres et plus même, variable selon les doses et la sensibilité même des néoplasies, avec intégrité relative des tissus normaux traversés.*

Ces données histologiques constituent à la radiumthérapie du cancer des bases très favorables; *elles légitiment l'emploi du radium et les efforts qui se font dans cette voie thérapeutique.*

De fait, le radium présente des avantages cliniques absolument certains et précieux, puisqu'il peut aller influencer dans la profondeur, au loin, d'une façon spéciale, la cellule cancéreuse pour la détruire; ce faisant, il agit, comme les rayons X, mais il ajoute aux avantages de la rœntgénothérapie des qualités d'ordre physique comme la pénétration plus grande et des qualités d'ordre matériel, telles que la commodité et la maniabilité toute spéciale de l'instrumentation, qui permettent aux chirurgiens de conduire de petits appareils très puissants partout où peut aller le bistouri, partout où des sondes peuvent les introduire. *Il constitue donc un moyen de plus pour combattre le cancer, et nous sommes au total si mal armés dans cette lutte qu'un apport supplémentaire doit être considéré comme un bienfait.*

Mais il faut se garder de donner trop d'importance à ces constatations histologiques : agir ainsi entraînerait à un optimisme exagéré et quelque peu en désaccord avec la réalité clinique.

Les résultats observés sont d'ordre local et les métastases ne sont pas moins fréquentes après l'emploi du radium qu'après celui des autres moyens thérapeutiques ; et même, pour que ces résultats locaux soient bien réels, faut-il que la tumeur ait pu être irradiée en tous ses points d'une façon suffisamment intense et complète. Or, pour ce faire, on se heurte dans la pratique à de nombreuses difficultés matérielles, et, si l'influence radio-active est insuffisante en un point quelconque, des éléments cancéreux pourront subsister après une apparence de guérison et se réveiller en récidive; il n'est point certain même que les éléments, s'ils sont simplement en quelque sorte léchés par l'irradiation, ne puissent être surexcités.

Bref, il convient, tout en appréciant la valeur du radium, d'en connaître les limites. *En matière de cancer, qui prête si facilement aux illusions et aux abus quand il s'agit d'une thérapeutique nouvelle, on ne saurait trop insister sur les réserves inspirées par un bon esprit scientifique.*

C'est dans ce but qu'en juin 1910 nous avons placé la question de l'emploi du radium dans le cancer devant la Société de chirurgie, en présentant le radium comme devant être subordonné à la chirurgie et aidé par elle, et en donnant à cette combinaison, pour mieux la spécifier, le nom de *méthode de chirurgie radiumthérapique.*

Quant aux techniques, elles doivent chercher à éviter aussi bien l'insuffisance d'action que la radio-excitation : voici quelques formules de thérapeutique, quelques principes généraux, qui règlent les dosages :

1° *Tout cancer doit être irradié avec un maximum de dose approprié à la sensibilité des tissus et à la région ;*

2° *Sa masse doit être irradiée à peu près également et dans le même temps dans toutes ses parties,* c'est-à-dire avec le plus d'*homogénéité possible*, et, si on ne peut atteindre tous les points à la fois, il faut viser d'abord la périphérie et la base ;

3° *Les doses massives, intenses, débitées en un temps relativement court, ne sont permises et utiles que si l'on est sûr d'englober dans une action sensiblement égale la totalité du cancer, et si la tumeur n'offre pas de caractères d'irritabilité spéciale ; il en est de même s'il n'y a aucun tissu à ménager, comme dans les cancers superficiels, ou lorsqu'on introduit des appareils dans le vif même des tumeurs.*

Au cas contraire, la dose maxima doit être introduite sans brusquerie en un temps prolongé ou par des applications espacées ou répétées, ayant pour but le mode de réaction électif.

4° *Quelle que soit l'excellence du résultat apparent, il faut toujours, par crainte de récidive, longtemps encore irradier et surveiller de près les malades.* La période de repos nécessaire entre les séries d'applications ne doit jamais être trop longue.

Tels sont les principes généraux dont tout radiumthérapeute doit être pénétré, et auxquels devront concourir, pour leur mise en pratique, le choix dans l'intensité et la nature de la source radio-active, le filtrage compris dans un sens très éclectique, le « feu croisé » et la multiplicité des points d'attaque, l'introduction des appareils dans la profondeur, l'utilisation de l'Émanation (injections ou ionothérapie), enfin les combinaisons opératoires et physiothérapiques.

Actuellement nous avons soumis au radium environ 800 cas de cancer. Nous les grouperons en deux chapitres comportant : 1° *les épithéliomes de la peau en général et ceux de la face en particulier*, groupe de cancers à évolution assez souvent spéciale et peu sujets aux métastases ; 2° *les tumeurs malignes, graves*, non seulement par leur siège, mais par leurs métastases ou leurs récidives faciles.

I. — ÉPITHÉLIOMES CUTANÉS ET CUTANÉO-MUQUEUX SPÉCIALEMENT DE LA FACE.

Notre premier groupe comprendra des lésions bénignes, de moyenne gravité et graves :

1° Épithéliomes cutanés bourgeonnants ;

2° Épithéliomes cutanés ulcérés (*ulcus rodens*, cancroïdes) ou non ulcérés (perles et bourrelets épithéliomateux) ;

3° Épithéliomes de siège spécial ;

4° Épithéliomes cutanés particulièrement graves.

I. — ÉPITHÉLIOMES CUTANÉS BOURGEONNANTS.

Le bourgeon épithéliomateux est un terrain particulièrement favorable à l'action du radium, aussi les techniques que l'on peut adopter sont nombreuses. Les applications directes des appareils, les procédés de filtrages ont à leur actif un nombre suffisant de guérisons pour marquer leur valeur respective. On adoptera, selon les nécessités de la pratique, les convenances du malade et les appareils dont on disposera, l'une ou l'autre de ces méthodes. Le plus souvent, ce sont les applications directes auxquelles nous donnons la préférence.

Applications directes (1). — Par cette méthode d'application des appareils sans écran, la réaction curative s'affirme très vite, parfois même dès la première application des appareils.

Si, après avoir enlevé la croûte qui recouvre un gros bourgeon, on fait agir par exemple un rayonnement d'ensemble d'activité extérieure globale 50 000 (appareil n° 4) composé de 90 p. 100 de rayons β et de 10 p. 100 de rayons γ pendant une heure, dès le lendemain on observe que la surface est moins humide, moins cruentée et moins disposée à la reproduction croûteuse. Après la seconde application, les modifications s'accentuent plus nettement. La tumeur a diminué de volume, et très vite on assiste, les jours suivants, au fur et à mesure de l'imprégnation radique, à l'effacement progressif, à l'effondrement, à la fonte du bourgeon.

Si le dosage total est calculé de façon à produire une action destructive rapide du tissu exubérant seul et si la guérison complète s'obtient néanmoins sans que les tissus qui forment la base du bourgeon aient subi de phase réactionnelle ulcérative complémentaire, cette base se modifiera par action élective des rayonnements diminués d'intensité par filtrage à travers l'épaisseur du bourgeon. En ce cas, la cicatrice consécutive est fort réduite. Sa surface est en général blanchâtre, lisse, unie, souple, de très belle apparence et rarement déprimée. Dans quelques cas rares, on ne peut même pas la distinguer ; elle se confond si bien avec les tissus voisins que ses limites exactes, après quelques mois, ne sauraient être retracées.

1° **Épithéliome bourgeonnant de la tempe** (pl. I). — En voici un exemple tout à fait remarquable et d'autant plus intéressant que le bourgeon, lorsqu'il fut soumis au radium, était en voie d'évolution progressive suraiguë maligne, fort accusée. La guérison en fut cependant très rapide.

Un vieillard se présente à nous fin juillet 1906, porteur de deux

(1) Les appareils sont toujours enveloppés au moins d'une fine toile caoutchoutée protectrice.

PLANCHE I (p. 143).

Épithéliome bourgeonnant de la tempe.

Avant le traitement, une croûte épaisse recouvrait le bourgeon. Elle a été enlevée pour la première application et ne s'est plus reproduite.

FIG. 1. — État du bourgeon au deuxième jour ; la surface est déjà beaucoup plus sèche.

FIG. 2. — Treizième jour du traitement.

FIG. 3. — Trentième jour. Au trente-cinquième jour, la cicatrice était obtenue.

FIG. 4. — Cicatrice photographiée une année après la fin du traitement.

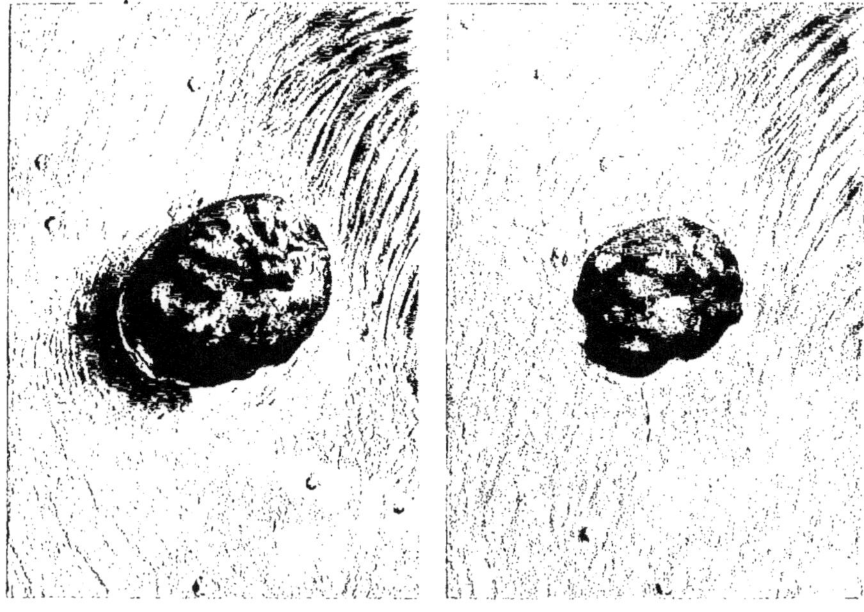

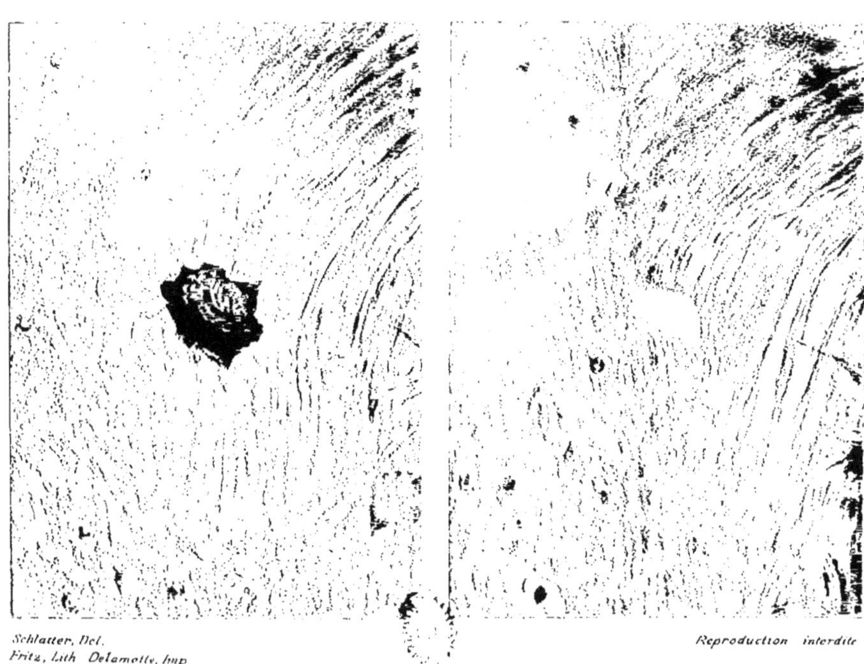

EPITHELIOMA CUTANE
SES QUATRE PHASES DE RÉGRESSION

petits épithéliomes ulcéreux du dos des mains que nous soumettons au radium.

En plus de ces deux lésions, nous constatons à la tempe une petite saillie analogue à une tanne, à un kyste sébacé.

La peau qui la recouvre est légèrement enflammée. Cette lésion était insignifiante, et M. Coyon, qui nous avait adressé le malade pour ses mains, ne nous l'avait même pas mentionnée.

Après huit jours de traitement de l'épithéliome des mains, le malade partit et revint le 6 septembre.

Or, à cette date, soit trente-six jours après, la lésion de la tempe avait bourgeonné en champignon, de telle sorte qu'elle formait une masse charnue, proéminente de 2 centimètres.

Il s'agissait d'un épithélioma à point de départ séborrhéique, à évolution suraiguë ; la tumeur était molle, saignante, humide et croûteuse. Pas de ganglions en apparence intéressés. Nous avons aussitôt entrepris son traitement par le radium.

Après avoir enlevé la croûte, cette tumeur a été traitée par treize applications (la première faite le 7 septembre et la dernière le 29 septembre), chacune d'une heure de durée, de l'appareil n° 4.

Comme le montrent les figures de la planche I, au treizième jour, la tumeur était fortement diminuée, et, au trentième jour, le 8 octobre, elle avait complètement fondu, ne laissant qu'une petite surface en voie de cicatrisation.

Étant données les conditions d'évolution aiguë dans lesquelles se trouvait cet épithéliome au début du traitement, la rapidité de sa résolution est vraiment remarquable. L'opération était des plus simple, le malade tenant lui-même l'appareil et n'éprouvant pas la moindre sensation désagréable.

Actuellement, quatre ans et demi après la disparition de l'épithéliome, la cicatrice est parfaite de stabilité et d'apparence ; il n'y a pas eu de récidive.

La quatrième figure de la planche I est une photographie prise une année après le traitement ; depuis, la trace cicatricielle s'est réduite plus encore ; elle est à peine visible et n'est le siège d'aucune dépression, ni de télangiectasie.

Mais il y a mieux encore ; parfois même, la moindre trace cicatricielle disparaît. Le malade dont nous allons parler fut montré à notre ami M. Oudin environ un an après le traitement. Après avoir appris que l'épithéliome siégeait à l'oreille, il ne put en préciser la place même. Les faits d'effacement aussi absolu sont rares; nous en possédons néanmoins une vingtaine d'exemples.

Épithéliome bourgeonnant de l'oreille (pl. II, fig. 3 et 4). — Un épithéliome bourgeonnant qui avait assez exactement les dimensions d'une pièce de 1 franc siégeait dans la moitié supérieure de l'intérieur du pavillon de l'oreille. Ses limites formaient une circonférence régulière et s'arrêtaient à la naissance du bourrelet périphérique du pavillon.

Il était douloureux et recouvert d'une croûte molle, de couleur brun verdâtre, sous laquelle transsudait un liquide sanieux et sanguinolent. L'ablation de la croûte laissait voir un tissu bourgeonnant sur toute la surface. Le bourgeonnement avait environ 3 à 4 millimètres de saillie ; sa base semblait très superficielle. Ces constatations nous auraient aujourd'hui, en raison de l'expérience acquise, conduits à l'emploi de doses modérées.

L'appareil n° 7 recouvrait exactement l'épithéliome ; il fut adopté et appliqué sans filtre.

Il y eut six applications d'une heure chacune pendant six jours consécutifs.

Le bourgeon fondit avec une extraordinaire rapidité, et, dès le quatrième jour, il ne formait presque plus de saillie.

Mais le dosage était beaucoup trop élevé et amena une réaction trop vive ; l'oreille se gonfla et fut le siège d'un état érysipélatoïde. Nous redoutions de voir cette exagération de doses entraîner une radiumdermite ulcéreuse. Il n'en fut rien, car tout revint dans l'ordre très vite, et au trente-cinquième jour du traitement, malgré l'inflammation passagère, on pouvait déjà considérer la guérison comme acquise.

Un an plus tard, les tissus de reconstitution ne se laissaient distinguer des tissus environnants par aucun signe particulier.

Environ quinze mois après le traitement, il s'est produit à la bordure un petit point suspect. Dans le doute et dans la crainte d'une récidive, l'appareil n° 8 fut appliqué une heure, et les tissus reprirent leur netteté antérieure.

Cette observation donne lieu à diverses considérations d'un certain intérêt.

Elle montre, entre autres, que le dosage fut trop élevé et aurait dû être plus modérément réglé en raison de la délicatesse du pavillon de l'oreille, de l'absence d'induration de la base et de la faible épaisseur du bourgeon, ne formant vis-à-vis de la base qu'un filtre très léger (1).

Nous aurions aujourd'hui, dans un tel cas, limité les durées des applications à trois ou quatre heures du même appareil, tout au plus, et par fractions de vingt minutes, ou bien nous aurions employé un filtre de 1 dixième de millimètre de plomb et cinq à six heures.

Le rôle curatif des rayons β s'est ici encore marqué très nette-

---

(1) Nous aurons constamment à tenir compte, pour l'appréciation de la technique à choisir, du filtrage produit par les tissus superficiels vis-à-vis des étages plus profonds.

ment dans cette observation. La radio-activité émise hors de l'appareil était de 5 000 pour les rayons γ et de 45 000 pour les β.

Or nous avons pu, grâce à l'emploi d'épais écrans de plomb, étudier les radio-activités de 5 000, composées uniquement de rayons γ, et l'expérience nous a montré que l'action de cette radio-activité était lente, qu'il fallait vingt heures ou plus pour avoir une action suffisante, dans des cas analogues.

Ce sont donc bien logiquement les rayons β qui ont joué le principal rôle dans une telle réaction obtenue après des durées d'application aussi courtes (Voy. p. 99).

Il y a une autre façon de procéder, c'est l'emploi d'écrans denses et épais. On arrive, par cette technique, en n'utilisant que les rayonnements de grande pénétration isolés, à faire fondre les bourgeons; mais, comme on n'y arrive qu'après des applications de longues durées, ce procédé doit, sauf exception, céder le pas à la technique rapide des applications directes.

Si l'on veut avoir recours aux écrans, c'est le plus souvent aux écrans légers, laissant filtrer une bonne partie des β moyens, qu'on devra s'adresser. Par ce procédé, qui tient le milieu entre les applications des appareils à nu et l'emploi des rayonnements de grande pénétration isolés, on peut, tout en agissant de façon suffisamment massive, obtenir une réaction moins violente à la surface, et toutefois suffisante.

Voici deux exemples de traitement avec interposition d'écrans, le premier avec écran léger qui fut notre première tentative dans la voie du filtrage thérapeutique; le second avec écran de 2 millimètres de plomb.

Épithéliome bourgeonnant de la région pubienne. — *Cas de Wickham.* — « M. Armet de Lisle venait, en mars 1905, de me prêter une série d'appareils à radium, lorsque, sur le conseil du Dᵣ Montgomery (de Chicago), une dame américaine se présenta, atteinte à la région pubienne gauche de trois tumeurs épithéliomateuses bourgeonnantes. Le plus gros des bourgeons avait une étendue de 3 centimètres environ et proéminait de 1 centimètre ; il était recouvert d'une croûte épaisse, et la surface épithéliomateuse était suintante, sanguinolente et douloureuse. Le second était moitié plus petit, plus sec et indolent. Le troisième avait la dimension d'un gros pois. Il s'agissait de foyers de récidive d'un énorme épithéliome qui avait d'abord été traité par les rayons X. Ces trois foyers reposaient donc sur une surface cicatricielle (1).

« Les appareils que je possédais étaient du type des appareils à

____

(1) Il faut remarquer que la présence d'une cicatrice ancienne à la base était une circonstance défavorable. Nous avons établi depuis que, pour traiter des épithéliomes développés sur du tissu de cicatrice, il faut avoir recours aux filtres et n'employer que des intensités faibles.

sels collés par le vernis (p. 5), couramment employés aujourd'hui.

« Mais je n'avais alors aucun point de repaire, aucune ligne de comparaison. Les résultats que Danlos avait obtenus ne l'avaient pas été avec de tels appareils. Or ceux-ci s'annonçaient extrêmement puissants. Une application de cinq minutes sur la peau de mon avant-bras laissait un érythème très marqué, et, sur la peau rasée d'un cobaye, les réactions dénotaient une activité considérable. Ces appareils, dépourvus de parois métalliques, étaient d'activité extérieure d'environ 60 000 à 80 000 ; je résolus d'agir avec prudence. Sachant que le rayonnement du radium était composé d'éléments doués d'un pouvoir de pénétration très varié et que, malgré leurs parois, les anciens appareils permettaient d'obtenir des effets thérapeutiques certains, sachant par la pratique de la rœntgénothérapie que les rayons peu pénétrants étaient rapidement actifs et que, pour éviter les actions trop rapides de surface, il fallait rendre l'ampoule « dure », j'eus l'idée d'interposer entre l'appareil et l'épithéliome un écran. Cette technique m'assurait en tout cas d'atténuer toute inflammation surajoutée s'il devait s'en produire et me permettait d'augmenter ou de diminuer l'épaisseur de l'écran selon les circonstances.

« Telle fut la première application que je fis du filtrage thérapeutique.

« Il ne s'agissait plus, en effet, du filtrage obligatoire auquel toute radiumthérapie est soumise, les rayons devant forcément filtrer à travers la substance fixe qui maintient le sel de radium et entre dans la construction même de l'appareil ; il s'agissait non d'un tel filtrage, mais d'un filtrage voulu, surajouté, mobile, modifiable, ayant un but spécial et consistant dans l'interposition d'un appareil supplémentaire organisé (Voy. p. 69).

« Je pris de la ouate hydrophile et la tassai de façon à en faire un matelas dur de 1 centimètre environ d'épaisseur. Ce matelas fut enveloppé et serré dans une feuille, puis deux, de baudruche Hamilton, la baudruche qu'on trouve dans les ouataplasmes Langlebert.

« La première application fut de trente minutes (appareil n° 2, note 1, p. 5). Je ne recommençai que le surlendemain et continuai à plusieurs reprises ces applications de trente minutes de deux jours en deux jours.

« Au bout du premier mois, une diminution de moitié était obtenue *sans aucune réaction inflammatoire apparente.* Les tumeurs s'étaient simplement desséchées, tassées et réduites.

« Au cours du mois suivant, je réduisis l'épaisseur des matelas.

« A la fin du deuxième mois, il ne restait presque plus de lésion, et au cours du troisième mois la cicatrisation était complète. »

J'ai appris dernièrement de cette dame que jamais plus, depuis, le cancer n'avait reparu.

Après avoir indiqué la technique par les applications à nu, puis avec des écrans légers, voici maintenant l'emploi d'écrans de plomb.

Épithéliome bourgeonnant d'origine ganglionnaire (fig. 33 et 34). — Une malade de soixante-douze ans présente un grand épithéliome ulcéro-croûteux occupant toute la région temporale droite. Il existe des ganglions derrière l'oreille et à l'angle du maxillaire inférieur, qui n'offrent, lorsque la malade entre dans le service, aucune particularité à signaler. Toutefois de très vives douleurs sont ressenties dans toute la région rétro-auriculaire, parotidienne et cervicale supérieure. On ne s'occupe tout d'abord que de l'ulcération temporale. L'appareil n° 1, sans écran, est appliqué pendant six heures consécutives sur cette lésion. La régression se fait avec rapidité *sans réaction inflammatoire surajoutée*, au cours des semaines suivantes.

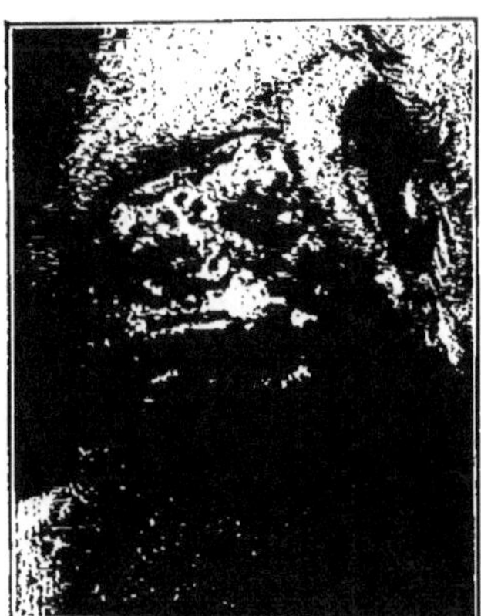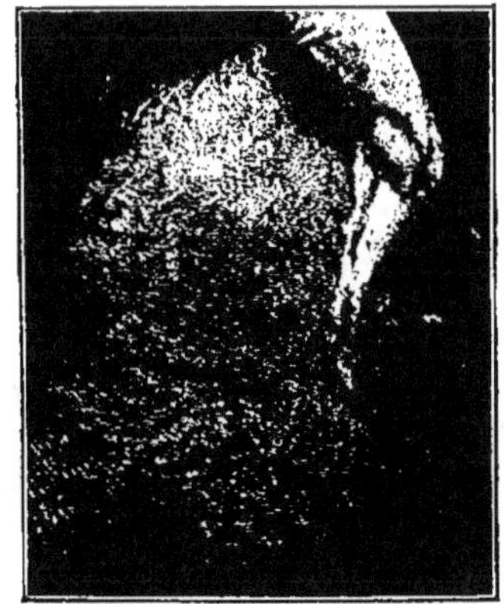

Fig. 33 et 34. — Vaste épithéliome guéri en huit semaines (p. 149).

Mais, pendant ce temps, les lésions rétro-auriculaires qui existaient à l'arrivée de la malade se sont développées et ont produit une *énorme masse végétante de 6 centimètres de diamètre et de 4 centimètres de saillie*, masse qui est devenue rapidement le siège de fréquentes hémorragies. Chaque pansement est accompagné de saignements abondants, et souvent on se trouve dans l'obligation de changer le pansement pendant la nuit, celui-ci étant complètement traversé, tant est grande l'abondance des écoulements. La malade a un mauvais état général et est très anémiée par les pertes de sang répétées.

L'angle rétro-maxillaire est le siège d'un empâtement diffus, ganglionnaire. Les douleurs se sont accrues. Nous appliquons alors quinze jours durant, nuit et jour, soit pendant trois cent soixante heures (1), l'appareil n° 15, engainé de 2 millimètres de plomb, ne laissant passer qu'un rayonnement surpénétrant de très faible intensité, et nous obtenons la fonte progressive de la lésion.

Les douleurs extrêmement violentes que ressentait la malade ont disparu en même temps que l'épithéliome.

Cette observation montre que le radium peut s'adresser non seulement aux petits cancroïdes, mais aux épithéliomes graves et de grandes dimensions.

Elle souligne aussi l'action très nettement hémostatique du radium, car les hémorragies, dès les premières applications, ont diminué rapidement de fréquence et d'abondance, pour disparaître complètement.

Nous avons traité un assez grand nombre de bourgeons cancéreux du type malpighien pour qu'il nous soit permis de formuler les diverses conclusions suivantes :

1° Les bourgeons épithéliomateux, même ceux de grandes dimensions, peuvent s'affaisser et disparaître en laissant une surface cicatricielle souvent peu visible, très solide et stable ;

2° Les méthodes qui aboutissent à un tel résultat sont fort variables : les rayonnements, composés en majorité de rayons γ, peuvent être utilisés comme ceux composés en majorité de rayons β.

Ces derniers sont le plus souvent préférables en raison de la brièveté des durées d'applications qui rend le traitement commode et pratique. Nous ajouterons cependant deux procédés différents. Si, d'une part, la base des surfaces bourgeonnantes est indurée et a des assises profondes, il conviendra d'agir en deux temps : le premier aura pour but, avec les intensités élevées (appareil à nu), de faire fondre la portion exubérante ; le second aura pour but d'agir dans la profondeur avec les rayonnements surpénétrants seuls.

Si, d'autre part, le bourgeon est, comme dans le cas de notre première observation, suffisamment saillant pour être enveloppé par deux applications simultanées, latérales, on en profitera pour agir par « feu croisé », en appliquant les appareils directement, sans écran, en vis-à-vis.

Les rayons étant dirigés plus ou moins parallèlement à la base ne risqueront pas de l'irriter et pourront être laissés longtemps à demeure. De cette façon, le bourgeon est rapidement détruit ; la base est ensuite traitée comme nous l'avons indiqué précédemment.

Voici une application du « feu croisé » qui s'est montrée très efficace.

---

(1) Cette longue durée d'application a été adoptée parce qu'il n'y avait aucun inconvénient à agir sur la partie exubérante par action destructive et que la base allait être protégée par l'épaisseur même du bourgeon jouant le rôle de filtre.

Un homme de quarante-cinq ans présente un épithéliome bourgeonnant au milieu de la joue gauche. Nous appliquons sur la muqueuse l'appareil n° 3 enveloppé de 1 millimètre de plomb dix jours de suite pendant une heure chaque jour. Extérieurement l'appareil n° 1, enveloppé d'un filtre semblable, est laissé le même temps. Un mois après le traitement, la surface de la joue était nette, les tissus étaient souples.

3° Le temps nécessaire à la régression est très variable : il dépend de conditions multiples. L'étendue, le volume du bourgeon, l'infiltration plus ou moins profonde, le procédé opératoire et le dosage adoptés sont autant d'éléments qui modifient la durée du processus curatif. En prenant pour moyenne un bourgeon de la grosseur d'une noix, il faut compter de trois à six semaines.

Lorsque la base est très étendue ou profondément infiltrée, lorsqu'elle siège sur un tissu de cicatrice ou sur un plan osseux sur lequel elle adhère, lorsqu'elle complique un autre tissu pathologique comme le lupus, les bourgeons sont parfois rebelles à la régression complète.

Les mêmes causes de résistance se trouveront dans les groupes suivants.

En résumé : l'action du radium est puissante sur les épithéliomes bourgeonnants du type malpighien, même lorsqu'ils sont volumineux, et les insuccès paraissent fort rares, si les doses ont été bien appropriées et les malades bien suivis. Il est clair qu'il faut surveiller les cicatrisations de très près et observer surtout les modifications ultérieures qui pourraient se produire sur les bords.

L'action radique se poursuit fort longtemps après la guérison apparente; souvent, deux ou trois mois après, le malade ressent encore comme un petit travail intérieur, qu'il compare à ce que produirait la promenade d'un insecte; et de loin en loin on observe la production d'une légère squame qui indique bien que les tissus cicatrisés sont encore le siège de modifications.

Aussi, dans les deux ou trois mois qui suivent, ne faut-il pas s'inquiéter de la présence, fort rare du reste, de petites végétations, de petites productions visibles à la loupe. Il suffit de les tenir en observation, et le plus souvent on les verra spontanément disparaître. Si elles persistent ou si, après trois à quatre mois, on voit une petite perle se produire, il ne faut pas hésiter à refaire une application de deux heures de l'appareil n° 8, par exemple. Le développement de la récidive sera alors très probablement conjuré.

Il est donc indispensable d'avertir le malade de la nécessité qu'il y a pour lui à se faire examiner de loin en loin par son médecin, afin de pouvoir dépister et combattre facilement les moindres velléités de récidive. Lorsqu'un malade ne peut, pour diverses raisons, rester sous notre surveillance, nous aimons mieux, à tout hasard, forcer le dosage et produire sur la base, lorsque le bourgeon est affaissé, une réaction plus intensive.

II. — ÉPITHÉLIOMES CUTANÉS ULCÉRÉS (ULCUS RODENS, CANCROÏDES) OU NON ULCÉRÉS (PERLES ET BOURRELETS ÉPITHÉLIOMATEUX).

Par opposition aux épithéliomes bourgeonnants, nous groupons ici les épithéliomes ulcéro-croûteux ou à surface sèche, plus ou moins superficiels. Ceux-ci doivent être considérés sous quatre variétés différentes :

a. *Les cancroïdes ulcéreux torpides à base superficielle, de petites dimensions ;*

b. *Les épithéliomes à surface sèche ;*

c. *Les ulcérations à base indurée, épaisse ou présentant certains caractères de malignité ;*

d. *Les ulcérations superficielles de grandes dimensions.*

Ces variétés cliniques du cancer de la peau réagissent admirablement, elles aussi, vers l'évolution curative sous l'influence du radium. Toutes *peuvent* guérir par modification simple, sans que les tissus aient à passer par une phase de réaction révulsive, exulcérative, croûteuse, que l'on emploie soit les applications directes, soit les applications avec interposition d'écrans.

Nulle part mieux que dans ces formes cancéreuses l'*action élective spéciale* n'est plus manifeste.

Mais, dans la pratique, pour le plus grand nombre de cas, sauf exceptions que nous indiquerons, il est plus commode, plus rapide, d'employer la combinaison des deux méthodes destructive et élective.

A. — *CANCROIDES ULCÉREUX TORPIDES A BASE SUPERFICIELLE ET DE PETITES DIMENSIONS.*

D'une façon générale, lorsque ces cancroïdes sont superficiels, ne dépassent pas 2 à 3 millimètres de profondeur, lorsqu'ils ne présentent pas de signe de malignité, le radium est à peu près certain d'obtenir une régression complète et rapide.

Pour un cancroïde ulcéré de 2 centimètres de diamètre et de base superficielle, l'application directe pendant une heure de l'appareil n° 5 employé en totalité après l'ablation des croûtes pourra être suivie rapidement de modifications heureuses. La croûte ne se reproduira pas, le fond ulcéré changera de couleur et d'aspect ; il se comblera vers le dixième jour, et la cicatrice sera définitive vers le vingtième ou le vingt-cinquième jour.

Nous avons rencontré, bien qu'assez rarement, des cas où une seule application aussi légère amenait la cicatrice définitive.

Nous ne parlerions même pas de ces petites lésions, tant elles sont faciles à guérir, par divers autres moyens, si nous n'avions rencontré parmi les nombreux cas de ce genre que nous avons eu à traiter, des exemples de récidive après emploi d'autres moyens, notamment des rayons X. Ces cas rebelles, malgré leur apparence bénigne, doivent être traités de préférence avec les filtres de 1 dixième de millimètre de plomb et à doses non inflammatoires.

Nous avons pu, dans un certain nombre de ces cas rebelles, avoir des résultats qui ont paru définitifs. Mais, malgré la statistique excellente qui concerne le traitement de l'ensemble de ces cancers, il faut toujours faire la part des cas exceptionnels récidivant quand même.

B. — ÉPITHÉLIOMES TORPIDES A SURFACE SÈCHE, BORDÉS DE PERLES ÉPITHÉLIOMATEUSES.

Les diverses considérations données aux paragraphes précédents s'appliquent en tous points aux épithéliomes à surface sèche.

Ces lésions se caractérisent par l'absence d'ulcérations.

Les bourrelets épithéliomateux saillants, perlés, lisses et tendus, qui bordent les ulcères du groupe précédent, se retrouvent ici ; mais le centre des surfaces est uni et lisse, sans solution de continuité. Ces épithéliomes sont en général très superficiels et torpides ; ils peuvent recouvrir d'assez grandes surfaces. Parfois, au contraire, ils consistent en une seule perle épithéliomateuse, qu'il s'agisse d'un épithéliome à son début ou d'une récidive. Ces lésions guérissent très facilement avec ou sans exulcération surajoutée.

L'observation qui suit est un exemple démonstratif des effets qui peuvent être obtenus par les applications directes des appareils.

Épithéliome de la région malaire (fig. 35 et 36). — Une malade de quarante-trois ans présente un épithéliome de la région malaire gauche datant de treize ans. La lésion mesure environ 9 centimètres carrés de superficie. Elle est caractérisée par une collerette épithéliale de grosses perles qui entourent un centre déprimé cicatriciel non ulcéré. Le galvanocautère, le raclage ont été précédemment employés, mais sans succès. Depuis trois ou quatre mois, la lésion a commencé à s'étendre.

Nous appliquons successivement, le 7 août 1907, pendant une demi-heure, les 8, 9 et 10 août, pendant une heure, l'appareil n° 1 sans écran.

Pour l'évaluation du dosage employé, il ne faut compter que 9 centimètres carrés de l'appareil. Le 19, apparaît un érythème, suivi d'un léger écoulement séreux.

Une croûte se forme, qui se sèche vite et adhère solidement par sa base. Un mois après, la croûte tombe et laisse à découvert des tissus de réfection lisses, unis, de belle apparence, sans trace de perles. Cinq ans après, la cicatrice demeure en excellent état et ne présente aucune menace de récidive.

Bien que nous préférions pour ces cas, lorsqu'ils ne présentent

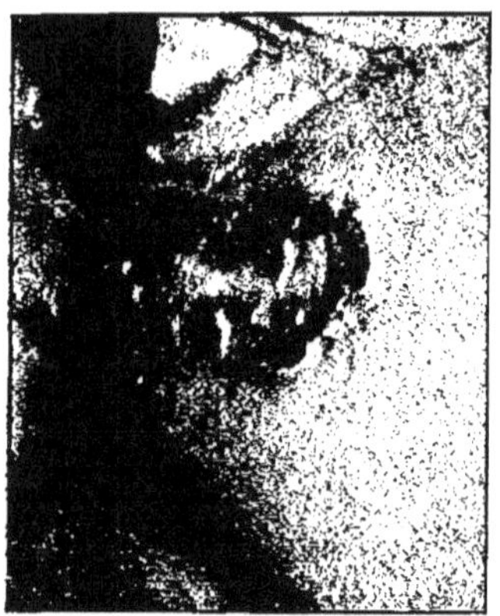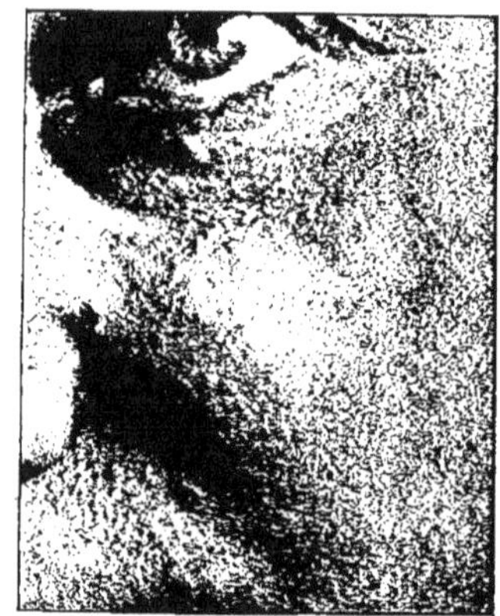

Fig. 35 et 36. — Epithélioma de la région malaire (p. 153).

aucun caractère de malignité, l'emploi des rayons de faible pénétration en intensité massive, il peut y avoir intérêt parfois à employer les rayons de grande pénétration isolés par filtrage : en voici un exemple :

Tumeur épithéliomateuse, traitée par rayons très pénétrants

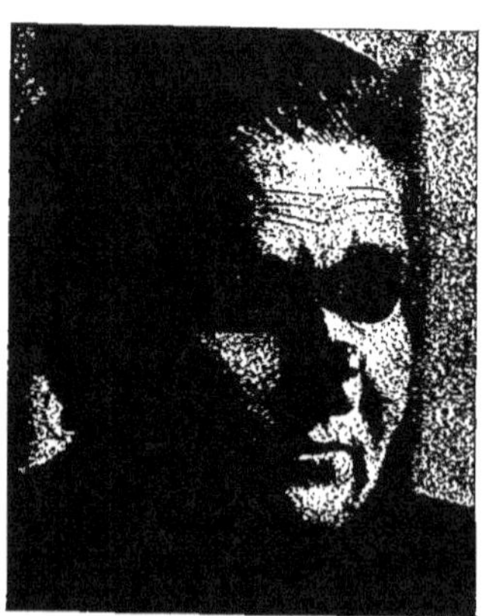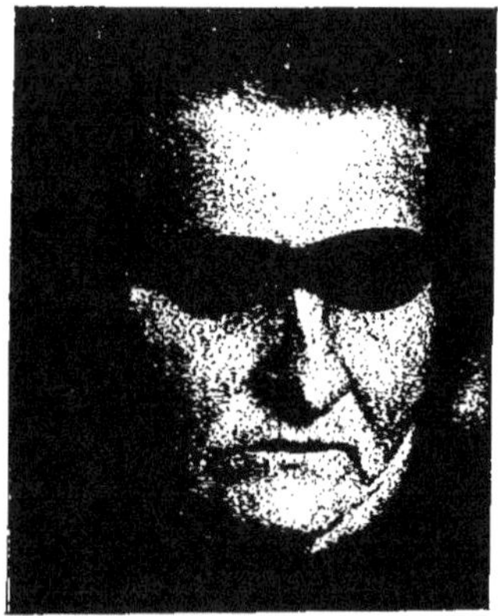

Fig. 37 et 38. — Tumeur épithéliomateuse de la crête du nez traitée par rayons pénétrants (p. 154).

isolés (fig. 37 et 38). — Une malade de cinquante-trois ans présente, en juillet 1907, sur la crête du nez, une tumeur épithéliomateuse d'aspect légèrement transparent. Cette lésion a débuté il y a douze ans, mais n'a augmenté de volume que depuis six mois. La peau n'est point ulcérée, mais elle adhère à la néoplasie sous-jacente.

Le traitement de cette tumeur s'est composé de trois séries d'applications de douze heures, réparties à peu près également en cinq à six jours ; la première, du 8 au 11 juillet ; la seconde, du 12 au 19 août ; la troisième, du 16 au 20 septembre.

Le 29 juillet, la néoplasie avait déjà nettement diminué ; le 26 septembre, elle était nivelée ; aucune irritation ne s'était produite au cours de l'évolution régressive. Aujourd'hui, la surface a l'apparence à peu près normale ; elle est lisse, unie, et n'offre aucune menace de récidive. C'est l'appareil n° 14 qui fut employé, engainé, pour les deux premières séries, d'une lame de plomb de 3 dixièmes de millimètre, et pour la troisième d'une lame de 1 millimètre d'épaisseur (1).

C. — CANCROÏDES CUTANÉS ULCÉRÉS PRÉSENTANT DES CARACTÈRES DE MALIGNITÉ PAR LEUR TENDANCE A L'EXTENSION EN PROFONDEUR.

Nous préférons, pour traiter les cas qui rentrent dans ce groupe, les filtres moyens, surtout ceux de 1 dixième de millimètre de plomb.

Certains épithéliomes, en raison de la profondeur de leur infiltration, de leurs caractères malins et térébrants, doivent être considérés comme des *noli me tangere*. Il semble donc plus logique d'intéresser en même temps les divers étages de ces épithéliomes de façon à peu près égale. Une dose massive employée sans écran, qui influencerait trop vivement surtout les couches superficielles, risquerait peut-être d'irriter les couches profondes et de leur donner en quelque sorte un coup de fouet.

Est-ce à dire que ces doses massives introduites d'emblée soient à coup sûr préjudiciables? Nous ne le croyons nullement, et nous avons obtenu avec elles, même dans ces cas délicats à traiter, de très bons et nombreux résultats. L'exemple suivant en est la démonstration.

Cancroïde térébrant (pl. II, fig. 1 et 2). — Une malade, qui nous est adressée par le Dr Hudelo, présente, le 6 décembre 1906, sur l'aile droite du nez, une ulcération croûteuse de 2 centimètres de longueur sur 1 centimètre de largeur. Cette lésion a été vainement traitée par des cautérisations et par les rayons X. Des améliorations se sont produites, mais jamais de façon définitive et satisfaisante ; elles ont toujours été suivies de récidive.

La croûte une fois retirée laisse voir une cavité ulcéreuse assez profonde de 5 à 6 millimètres environ ; le bord inférieur est creusé

---

(1) Il est entendu, une fois pour toutes, que, pour simplifier nos descriptions, nous ne reparlerons pas chaque fois de l'adjonction aux écrans métalliques de feuilles de papier et de toiles caoutchoutées, ni de l'interposition préalable sur la peau d'autres feuilles de papier ou de gaze.

à pic à l'emporte-pièce. Le fond de la plaie est jaunâtre et de *mau vaise apparence* ; la périphérie est enflammée.

Traitement : le 6 décembre, une heure de l'appareil n° 7, appliqué sans écran, et vingt-cinq minutes de l'appareil n° 12 sur une portion non recouverte par le premier appareil ; le 7 et le 10, mêmes applications. Le fond jaunâtre prend meilleur aspect ; la plaie a moins de tendance au saignottement.

Dix applications de l'appareil n° 7 sont faites ensuite, chaque fois pendant une heure.

Le 10 janvier, la réaction est dans son plein. Une croûte jaunâtre, melliforme, impétigineuse, recouvre toute la partie traitée. En pressant, on fait sourdre une gouttelette de liquide séro-purulent. Puis les tissus en réaction se sèchent assez vite et, le 25 janvier, la croûte

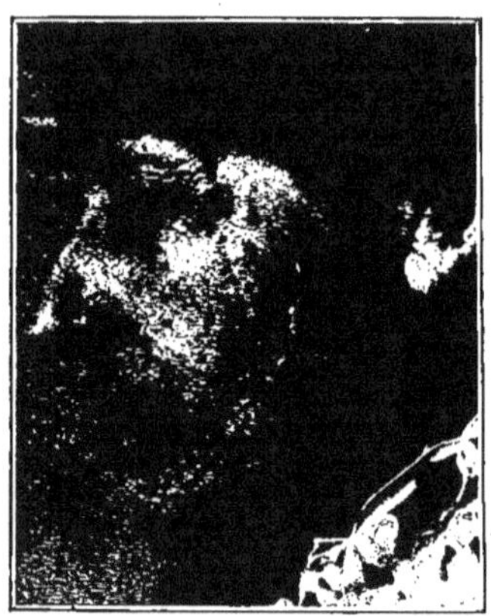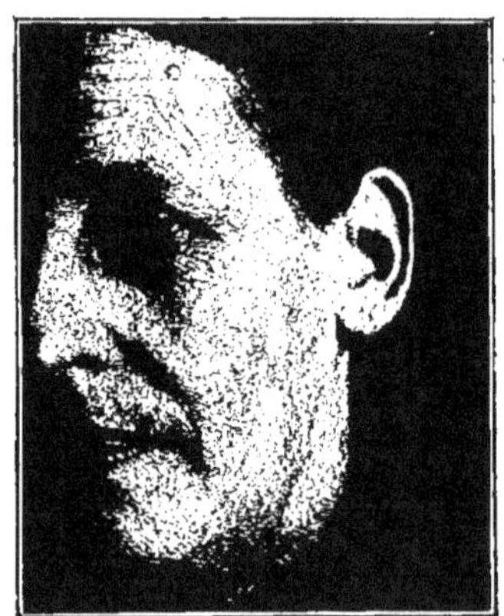

Fig. 39 et 40. — Épithéliome sur nævus pigmentaire (p. 156).

tombe d'elle-même, mettant à découvert une surface de bon aspect en voie de réfection. Le 12 février, l'apparence de guérison est complète.

La région, examinée quelque temps avant la mort de la malade survenue par bronchopneumonie en 1909, ne présentait aucune menace de récidive ; elle était parfaitement souple, lisse, unie, non déprimée. Nous pensons que dans ce cas le dosage a été trop intensif : six ou sept heures des mêmes applications eussent été suffisantes, comme dans l'observation suivante :

Épithéliome sur nævus pigmentaire (fig. 39 et 40). — Vers le tiers inférieur de la joue existait, chez une femme de cinquante et un an, un nævus pigmentaire rentrant dans la catégorie des nævi dits grains de beauté. Il y a sept ans, ce nævus a subi une transformation épithéliomateuse. Peu à peu, une ulcération s'est formée qui présentait, lorsque nous l'avons vue, les dimensions d'une pièce de 1 franc ; ses bords étaient taillés à pic.

Depuis un mois, une ulcération nouvelle de même nature, mais d'évolution très rapide, s'est développée près de l'angle externe de l'œil et touche au bord palpébral.

Nous appliquons, sur chaque ulcération, l'appareil n° 6 pendant six heures consécutives, sans écran; et quinze jours après il se fait, au niveau de chaque néoplasme, une réaction inflammatoire ulcéro-croûteuse de moyenne intensité. Les croûtes se détachent vers la sixième semaine et mettent à découvert une surface lisse, unie, de très bel aspect. Les cicatrices ont conservé depuis une stabilité parfaite et ne présentent aucune menace de récidive.

Lorsque ces épithéliomes sont compliqués d'érythème et d'inflammation lymphangitique, nous préférons les filtres denses et épais. Ces inflammations, lorsqu'elles ne cèdent pas aux applications émollientes habituelles, doivent être redoutées; elles indiquent souvent une susceptibilité spéciale et une tendance à l'extension profonde. Ce sont des *noli me tangere* au premier chef.

Parfois nous recherchons la réaction inflammatoire destructive profonde par l'emploi des rayons isolés.

En voici un exemple:

Épithéliome infiltré. — Un épithéliome ulcéro-croûteux de la région préauriculaire *avec inflammation périphérique* présente, une fois la lésion débarrassée de sa croûte, une ulcération térébrante taillée à l'emporte-pièce. De plus les bords sont décollés sur 2 millimètres tout autour de l'ulcération et, à la partie supérieure, ce décollement atteint 1 centimètre. La pression en cet endroit est extrêmement douloureuse et fait sourdre une gouttelette purulente.

De ce fait, l'étendue de l'épithéliome est beaucoup plus grande qu'elle ne le paraît au premier abord, et le traitement doit porter, d'une part, sur l'ulcération et, d'autre part, sur les régions recouvertes de peau, saine en apparence, mais décollée. Le cas est fort rebelle; il a résisté au traitement par les rayons X.

Nous décidons de recourir à l'action isolée des rayonnements surpénétrants et de pousser le traitement jusqu'à l'ulcération inflammatoire surajoutée.

Nous employons l'appareil carré n° 8, enveloppé de $2^{mm},5$ de plomb, et le laissons en place de neuf heures du soir à huit heures du matin, chaque nuit, du 26 au 31 août.

Nous augmentons ensuite l'épaisseur du plomb, qui est portée à 3 millimètres, et l'appareil est laissé le même temps, du 2 au 8 septembre.

Le 14 septembre, la place est rouge, cruentée, très enflammée: les parties qui étaient décollées sont à nu. Le 21, il s'est formé une croûte qui recouvre toute la lésion et au-dessous de laquelle se fait un abondant suintement séreux. La partie supérieure qui, largement décollée, était douloureuse au toucher avant le traitement, n'est plus sensible. Peu à peu la sécrétion diminue, les bords de la croûte devenue tout à fait sèche se décollent.

Le 5 octobre, la croûte de réaction se détache et laisse à découvert une surface de réparation d'excellente apparence. Pas de récidive.

Cette observation montre qu'une réaction inflammatoire peut être obtenue même par l'emploi du rayonnement isolé. Cette technique, en intéressant toute l'épaisseur des tissus malades d'une façon à peu près égale, avait pour but de détruire la néoplasie à tous ses étages d'une façon massive, les doses absorbées au total par suite de la longue durée de l'irradiation ayant été considérables.

Ainsi donc, nous avons pu obtenir de très beaux résultats par des techniques fort différentes, avec ou sans écran.

D. — ÉPITHÉLIOMES ULCÉRÉS SUPERFICIELS DE GRANDE SURFACE.

On a cru, au début des applications du radium, que la radiumthérapie resterait limitée au traitement des petits cancroïdes bénins. Or, dans les paragraphes précédents, nous avons déjà eu affaire à des épithéliomes qui présentaient quelques caractères de malignité; nous allons voir maintenant des ulcérations de très grande étendue régresser et guérir.

Déjà, en août 1907, au Congrès de Reims, nous avions pu montrer qu'il était possible de réduire de tels épithéliomes.

Dans ce groupe comme dans les précédents, diverses techniques peuvent être employées. Voici des cas traités par doses massives sans filtre :

Ulcération du nez. — Une ulcération recouvre toute l'aile gauche du nez, les trois quarts gauches du lobule, toute la partie moyenne de la base aussi bien à droite qu'à gauche. Au total, la surface ulcérée a environ 32 centimètres carrée. Cette extension s'est produite il y a un an à la suite d'un érysipèle; mais le début même remonte à sept ans. Voici la technique qui fut adoptée : douze heures en dix jours de l'application directe de l'appareil n° 1, en le changeant de place à chaque séance pour intéresser toute la surface.

Ce dosage fut intensif. Quoi qu'il en soit, après une réaction très vive, le traitement, commencé le 14 janvier 1907, s'est terminé par une très belle cicatrice. Le malade, présenté le 6 novembre 1908 à la *Société médicale des hôpitaux*, fut remarqué pour la beauté et la stabilité des tissus de réfection. Aujourd'hui, la surface est encore en excellent état.

Épithéliome ulcéro-croûteux du front (fig. 41 et 42). — La ma-

lade, âgée de quarante-cinq ans, qui nous est amenée par le Dr Favre
(de Poitiers), sur le conseil du Pr Raymond et du Dr Brocq,
présente un épithéliome de la partie médiane du front de 6 centimètres sur 5. Le bord inférieur, qui va d'un sourcil à l'autre, est le
siège en son milieu d'une première pointe d'envahissement vers la
racine du nez et d'une autre qui, débordant l'arcade sourcilière
gauche, tend à gagner la paupière supérieure. Les bords présentent
des perles épithéliales. Quant au centre ulcéré et bourgeonnant, il
est aussi le siège d'un constant exsudat séreux qui se concrète et
forme une croûte d'une grande épaisseur. Cet épithéliome a débuté
il y a quinze ans et, depuis lors, il n'a pas cessé de s'accroître; de

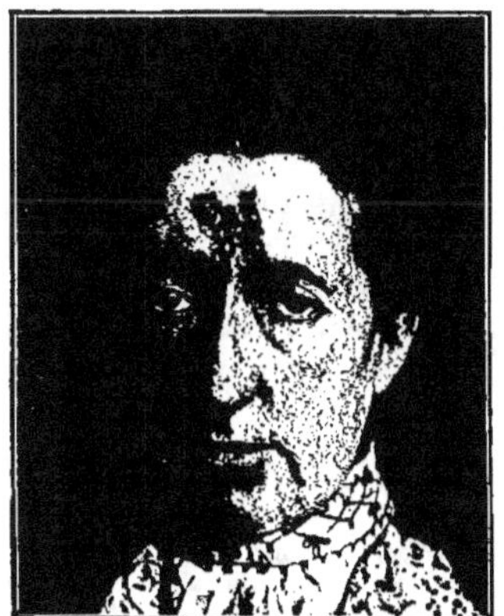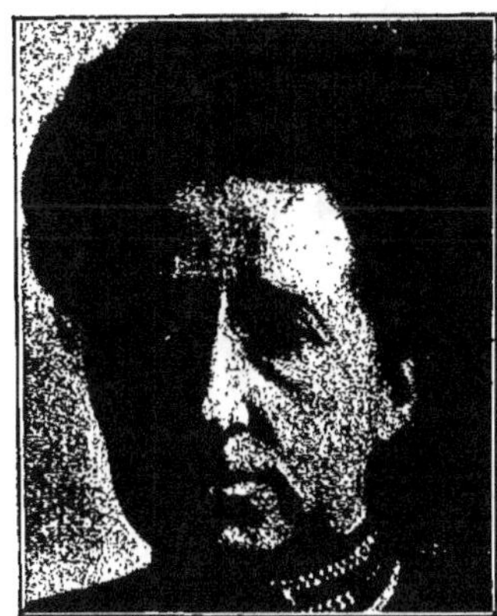

Fig. 41 et 42. — Épithéliome ulcéro-croûteux du front.

nombreux traitements ont été faits, mais aucun n'a arrêté la marche
envahissante de cette lésion.

Nous appliquons chaque jour pendant une heure, six jours consécutifs, l'appareil n° 1 enveloppé de la toile fine caoutchoutée. A la
suite de ce traitement, il s'est produit, vers le quinzième jour, une
réaction croûteuse très accentuée. La croûte épaisse n'est tombée
que vers le vingt-cinquième jour pour faire place à une nouvelle
croûte, moins épaisse, et de dimension réduite : quinze jours après,
celle-ci s'est séchée à son tour. La cicatrisation s'est faite alors très
activement pour se terminer vers le deuxième mois. Un an après,
au centre, il s'est produit une récidive que nous avons pu faire
régresser à son tour.

Voici maintenant l'exemple d'une ulcération dont les dimensions
étaient bien plus grandes encore, et qui, néanmoins, a pu être favorablement modifiée :

Épithéliome de la tempe (fig. 43 et 44). — Un malade du service
du Dr de Beurmann présente un vaste épithéliome qui occupe la

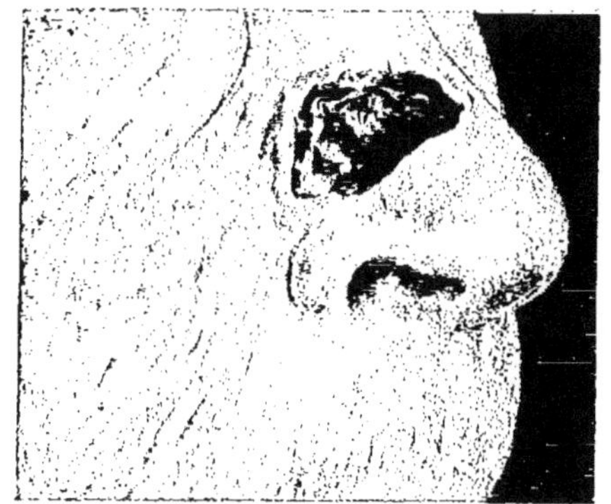 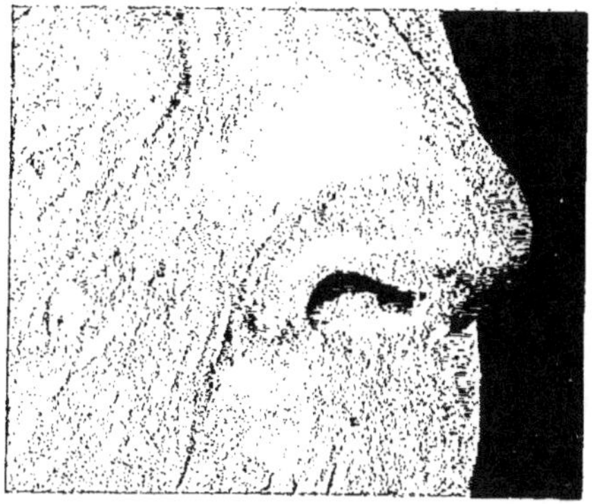

EPITHÉLIOMA ULCÉRÉ
A ÉVOLUTION MALIGNE

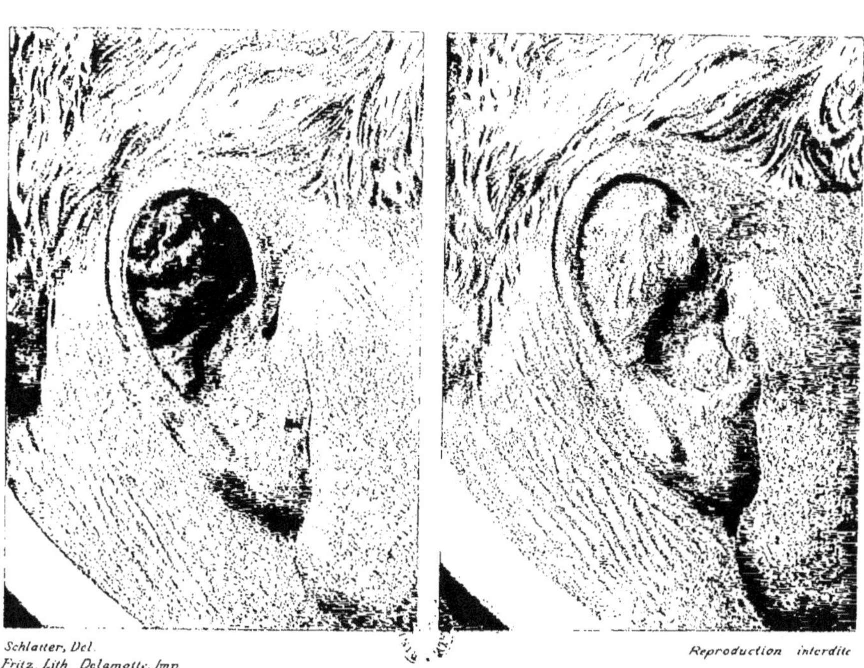

EPITHÉLIOMA BOURGEONNANT

moitié droite du front et la région temporale droite jusqu'à l'apophyse zygomatique. *Cette lésion mesure 15 centimètres de long sur 8 centimètres de large.* Elle est bordée de grosses perles épithéliales atteignant les dimensions d'un pois; l'ulcération est remplie de bourgeons saignant au moindre contact. Le traitement consiste dans l'application des deux appareils n° 1 et n° 3, laissés chacun six heures consécutives et enveloppés simplement de toile caoutchoutée. Ces deux appareils juxtaposés sont placés sur les différents points de l'épithéliome.

La régression se fait lentement. Deux mois après, nouvelles applications semblables, répétées encore une fois après cinquante jours.

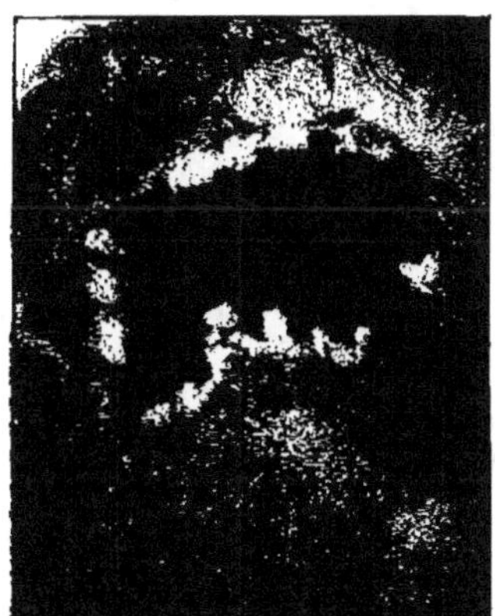 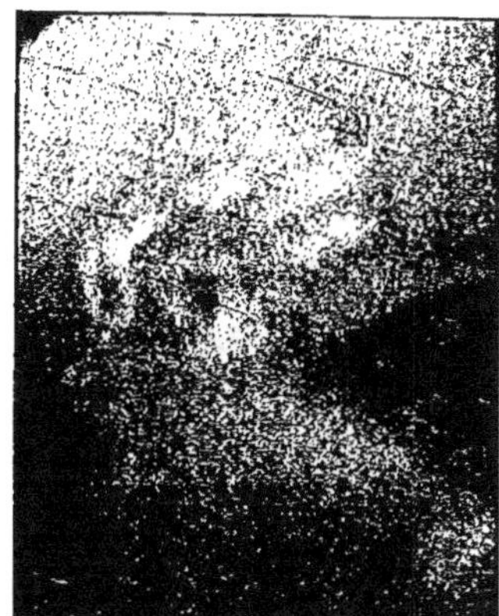

Fig. 43 et 44. — Épithéliome de la région temporo-frontale.

Au septième mois, la cicatrice obtenue ne présentait aucune menace de récidive.

III. — ÉPITHÉLIOMES CUTANÉS ET MUQUEUX DE SIÈGE SPÉCIAL.

Dans diverses occasions, nous avons déjà montré que la souplesse de l'instrumentation permettait de traiter des régions difficilement accessibles à d'autres agents thérapeutiques.

Nous avons réuni dans ce paragraphe des faits capables de mettre mieux encore en évidence cet avantage de la radiumthérapie, qui apparaît principalement dans le traitement des épithéliomes de la conjonctive et des paupières.

Épithéliomes de la conjonctive. — 1° Un épithéliome intéressait *entièrement toute la région de la caroncule lacrymale gauche, les conjonctives palpébrales dans leur tiers interne.*

Le malade qui nous avait été adressé par le Dr Hallopeau était atteint de cette affection depuis six ans.

WICKHAM et DEGRAIS.   11

Les lésions cutanées jusqu'au voisinage de la conjonctive sont traitées avec les appareils n°s 8 et 9 sans écran appliqués trois heures. Elles régressent et guérissent comme d'habitude sans offrir de résistance particulière. La conjonctive est plus délicate à traiter ; l'appareil n° 13, enveloppé de caoutchouc, peut être glissé, en raison de sa disposition plate, sur la caroncule et la conjonctive. Douze séances de dix minutes, faisant un total de deux heures, au cours de dix jours, sont prescrites pour une première série. Deux autres séries analogues sont faites à un mois d'intervalle. L'épithéliome de la muqueuse régresse peu à peu sans révulsion et offre, un mois après la fin de la troisième série, l'apparence de la guérison. Cependant, huit mois après, il y eut une petite récidive vers la caroncule, qui fut traitée par une heure de l'appareil n° 11. *Depuis seize mois, il ne s'est plus produit de récidive* (Voy. p. 89, l'introduction de l'appareil sous la paupière).

2° Dans un cas d'*épithéliome siégeant au fond du cul-de-sac conjonctival externe de l'œil gauche*, la conjonctive forme un bourrelet sur le globe oculaire ; l'épithéliome vient jusqu'à l'affleurement cutané ; les bourgeons épithéliomateux remplissent toute cette région.

L'appareil sphérique n° 11, dans le fond du cul-de-sac et l'appareil plat n° 13 sur les surfaces planes, tous deux enveloppés d'aluminium à 2 centièmes de millimètre d'épaisseur et de toile caoutchoutée, sont appliqués quotidiennement, un jour l'un, un jour l'autre, par courtes séances de quinze minutes, de telle sorte que chaque place soit influencée à peu près également. Il était difficile, sans irriter la muqueuse, de pratiquer de plus longues applications.

La conjonctive s'est peu à peu décongestionnée, et les bourgeons ont diminué ; après plusieurs séries d'applications, la région avait perdu sa dureté et son épaisseur.

Le Dr Abadie crut que la guérison était obtenue, car le cul-de-sac était en bon état, lorsque des troubles oculaires se produisirent et s'accentuèrent lentement, nécessitant après deux mois d'attente l'énucléation de l'œil. Abadie constata alors que l'épithéliome s'était infiltré sur la paroi de la cavité orbitaire ; un curettage fut pratiqué sur ces dernières lésions, et, depuis lors, il ne s'est pas produit de récidive.

Épithéliomes des paupières (fig. 45 et 46). — 1° Une malade présente dans l'épaisseur de la paupière inférieure une agglomération de perles épithéliales. Il s'agit d'éviter que le traitement ne détermine une inflammation de l'œil ; dans ce but, nous adoptons l'appareil n° 7 avec un écran de 1 dixième de millimètre de plomb et le faisons basculer de façon à diriger les rayons de haut en bas. La durée d'application est d'une heure, six jours de suite.

Après trois séries semblables faites à six semaines d'intervalle, la guérison est obtenue sans aucune irritation de l'œil.

2° Un *épithéliome ulcéro-croûteux de la paupière supérieure, développé sur une verrue séborrhéique*, est particulièrement délicat à traiter, en raison du voisinage de l'œil ; *il touche au bord ciliaire*. L'appareil carré n° 3, enveloppé de 6 dixièmes de millimètre de plomb, est appliqué pendant dix-huit heures, par heure ou par deux heures, du 1er au 13 mai.

Ces applications sont suivies d'une croûte de moyenne épaisseur qui tombe en moins d'un mois et laisse une surface de guérison lisse, souple, sans la moindre altération de l'œil, sans déformation de la fente palpébrale ni mutilation de la paupière.

3° Une malade, âgée de quarante-sept ans, nous est adressée en

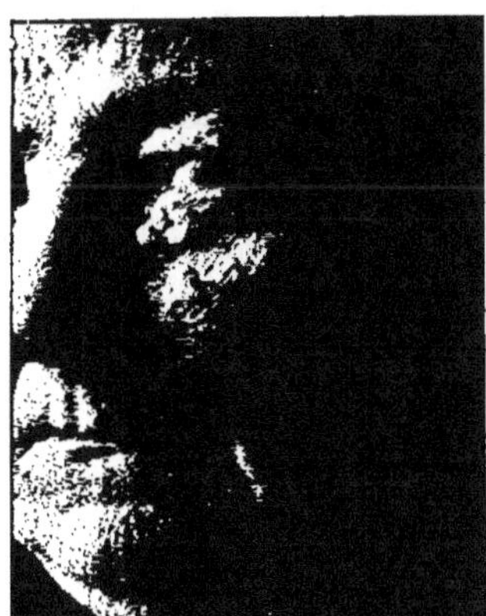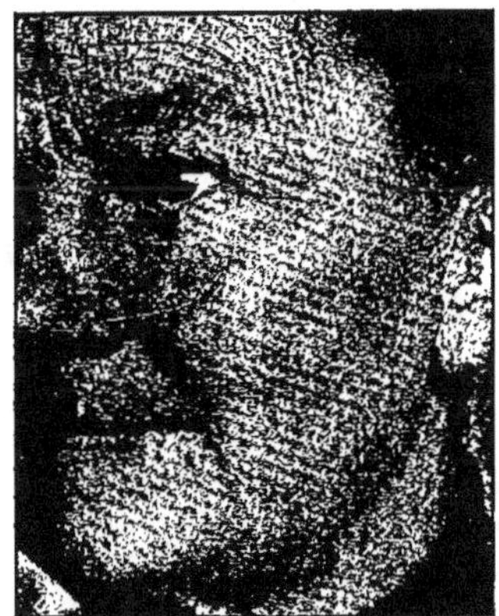

Fig. 45 et 46. — Épithélioma des paupières.

octobre 1907 par le Dr Balzer pour un *vaste épithéliome de la paupière inférieure dont le rebord ciliaire est d'ailleurs complètement détruit*.

L'épithéliome a débuté dans l'angle interne de l'œil, il y a seize ans, par une petite perle qui a été opérée et n'a pas reparu pendant cinq ou six ans. Il y a une dizaine d'années, à l'endroit même de la cicatrice, un bourgeonnement s'est produit qui s'est accru peu à peu. Depuis un an, l'extension a été rapide à tel point que tout le rebord ciliaire de la paupière inférieure est détruit ainsi que la caroncule lacrymale. Des adhérences se sont créées entre le bord libre palpébral et la conjonctive oculaire et limitent un peu les mouvements de l'œil. Sur la peau même, et tout le long du rebord ciliaire, de l'angle externe à l'angle interne où existe un gros bourrelet épithélial, on constate une succession de croûtelles et de petites ulcérations. Il y a de la photophobie et un écoulement abondant de larmes. L'appareil plat n° 13, recouvert de toile caoutchoutée, est appliqué deux heures sur six places par quart d'heure sur chaque place.

Une seconde série d'applications, faite un mois après détermina la production d'un suintement séreux; l'écoulement de larmes fut moins abondant, la photophobie disparut; depuis dix mois le rebord de la paupière est cicatrisé; il n'y a pas eu de récidive.

Ces quelques observations montrent l'emploi qu'on peut faire des appareils à lames plates et sphériques. *Le radium est un moyen tout à fait favorable au traitement des épithéliomas des paupières, du rebord ciliaire et des conjonctives, aussi bien à cause de la commodité de l'instrumentation qu'à cause de la valeur même de l'action théra-peutique.*

Il semblerait qu'en raison du voisinage de l'œil et du danger des cicatrices rétractiles les procédés capables de produire un certain degré de réaction inflammatoire dussent être soigneusement évités. Il n'en est rien cependant, et c'est là une des qualités du radium que de permettre, après irritation, la réfection de tissus parfaitement souples.

Malgré cela, ce sont des doses non irritatives que, pour ces régions, nous employons le plus habituellement. Filtres légers; sources radio-actives puissantes, durées d'application courtes, fréquemment répétées.

Mais il est un point sur lequel nous ne saurions trop insister, c'est la facilité avec laquelle l'épithéliome se développe sur les côtés du globe oculaire. Il faut porter toute son attention vers le danger de cette complication et bien savoir que l'énucléation s'impose aussitôt sans perte de temps dès qu'on se rend compte de l'extension en profondeur; opération suivie de curettage et d'application des rayonnements surpénétrants isolés.

Épithéliome du conduit auriculaire. — Un homme âgé de soixante-dix ans présente un épithéliome ulcéro-croûteux du conduit auriculaire. La lésion s'étend à 1^{cm},5 environ de profondeur; elle déborde extérieurement sur le pavillon de l'oreillle. Après avoir fait délimiter les points exacts où s'étend l'épithéliome en profondeur, nous avons utilisé l'appareil n° 10 enveloppé de 1 centième de millimètre d'aluminium, pendant cinq heures par séances de vingt minutes réparties au cours d'un mois; nous sommes arrivés à la régression complète. La partie extérieure a été traitée avec l'appareil n° 8 appliqué pendant trois heures.

Pour le traitement des épithéliomes du conduit auriculaire, il est difficile de maintenir les appareils cylindriques longtemps en bonne place et bien exactement au niveau des parties ulcérées. Il est donc utile de s'adresser à de très hautes radio-activités afin de pouvoir procéder par applications de courtes durées qu'on répète fréquemment.

Épithéliomes de la muqueuse nasale. — 1° Un *épithéliome du* *sillon naso-génien et de la muqueuse nasale correspondante* a débuté il y a vingt ans par une petite perle ; peu à peu la peau s'est ulcérée et recouverte d'une croûte. Au-dessous de celle-ci existe une fissure qui témoigne d'un début de décollement de la narine gauche, et la pression fait sourdre en ce point une gouttelette purulente qui semble venir de l'intérieur du nez. D'autre part, il existe de la gêne respiratoire. Le Dr Caboche, qui a l'amabilité d'examiner l'état de la muqueuse, nous donne les renseignements suivants :

« Le malade présente une lésion ulcérative intranasale de même nature que l'ulcération du sillon. Elle occupe la partie antérieure, le plancher et la paroi externe du vestibule nasal jusqu'à la tête du cornet inférieur qui est respecté. Il y a intérieurement une rhagade qui tend à désinsérer l'aile du nez, mais je n'ai pu établir de communication entre les ulcérations endo et extranasales. »

Il est intéressant de savoir si, par la seule action sur la surface cutanée de la narine, grâce aux rayons de très grande pénétration, les lésions intranasales pourront être, elles aussi, du même coup, améliorées.

Dans ce but, l'appareil n° 3, engainé de 1 millimètre de plomb, est appliqué en pont, du nez sur la joue, l'air qui existe entre le centre de l'appareil et la lésion ajoutant son rôle d'écran.

Une application de deux heures est répétée pendant vingt jours consécutifs. Les premiers phénomènes observés sont la cessation de l'écoulement et la dessiccation de la croûte. Vers la cinquième semaine, la croûte tombe et met à découvert une surface nette, lisse et de belle apparence cicatricielle. La gêne respiratoire qui existait dans la narine gauche a disparu, et l'épithéliome de la muqueuse examiné à nouveau par le Dr Caboche montre des signes très certains de régression. Les ulcérations se sont sensiblement modifiées ; elles sont bien moins accusées et n'existent plus que sur la région antérieure du vestibule.

L'appareil cylindrique n° 10 est alors appliqué pendant deux heures dans la narine sur la région où persiste l'épithéliome.

Actuellement les lésions endonasales et extranasales peuvent être considérées comme guéries. *L'action des rayons sur l'épithéliome de la muqueuse nasale à travers toute l'épaisseur de la narine est fort intéressante à remarquer.*

2° Un malade (fig. 47 et 48) a vu en quelques mois se développer dans le sillon naso-génien une ulcération qui s'est constamment creusée et dont *l'évolution est aiguë.*

Il existe une *perforation de la narine* jusqu'à la muqueuse. Les bords sont taillés à l'emporte-pièce ; la périphérie ulcérée est rouge et saignante, le fond matelassé d'une escarre jaunâtre de mauvaise apparence et d'odeur fétide. L'ensemble de ces signes donne à l'épithéliome un caractère de malignité spéciale. Nous employons l'appareil n° 8, après l'avoir enveloppé de 4 centièmes d'aluminium. Au cours de onze jours, l'appareil est appliqué au total dix-huit heures par séances de deux heures.

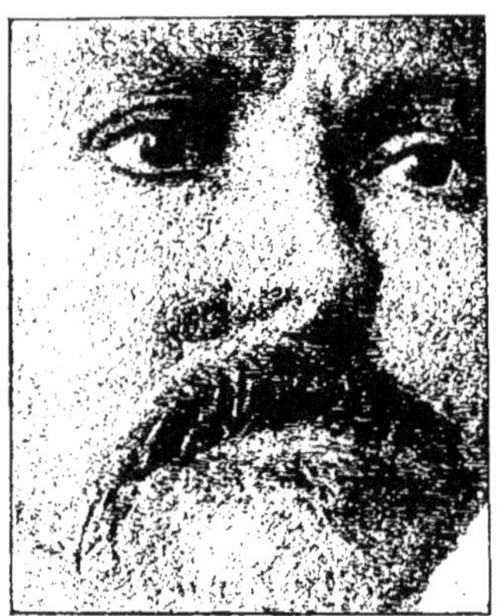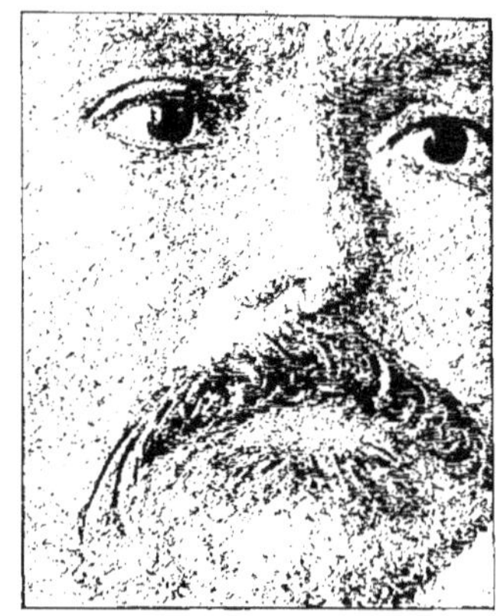

Fig. 47 et 48. — Épithéliome de la muqueuse nasale (p. 165).

Un mois après le traitement et à la suite d'une réaction croûteuse de courte durée, l'ulcération s'est définitivement cicatrisée. La cicatrice, revue deux années plus tard, est demeurée en excellent état.

IV. — ÉPITHÉLIOMES CUTANÉS GRAVES ET INOPÉRABLES.

Dans les chapitres précédents, nous avons déjà parlé de cas graves qui auraient pu rentrer dans ce paragraphe ; les figures 35 et 43 en sont des exemples. Nous voulons grouper ici trois observations, qui nous paraissent absolument démonstratives et qui ne peuvent, en toute sincérité, manquer d'entraîner la conviction au sujet de l'intérêt du Radium.

Épithéliome inopérable de la joue profondément ulcéré et sphacélé (fig. 49 et 50). — Il s'agit du grand-père d'un de nos confrères, atteint depuis plusieurs mois d'une ulcération térébrante de la joue. L'évolution s'étant faite pendant longtemps de façon très lente, le malade et son entourage s'étaient peu à peu habitués à cette lésion ; d'autre part, le sujet était âgé, affaibli, en sorte que la lésion fut d'abord quelque peu négligée, mais l'épithéliome se creusa tellement et devint si douloureux qu'il fallut bien prendre une décision.

On s'adressa d'abord aux rayons X. Une série d'irradiations fut pratiquée sans résultat. Notre confrère ne savait trop quel parti prendre, quand il pensa au radium à cause de la commodité opératoire et dans un but surtout moral.

Quand, pour la première fois, le malade nous fut présenté, son état était pitoyable. Une odeur infecte rendait son voisinage pénible. La figure 49 ne montre qu'une simple ulcération à la joue, *mais les caractères de malignité étaient en réalité autrement défavorables.*

Tout autour de l'ulcère, il y avait une *zone inflammatoire* de 2 centimètres environ, et l'ensemble de la lésion formait une masse soulevée, épaisse, congestionnée. Le fond de l'ulcère que montre la figure 49 était formé de lambeaux sphacélés, qui, dans la suite, s'éliminèrent, *mettant à nu une cavité, un cratère de profondeur inattendue.* La palpation de la muqueuse jugale correspondante décelait une induration très accentuée due à la proximité de la base de l'ulcère.

L'excavation avait environ 6 centimètres de diamètre aux bords.

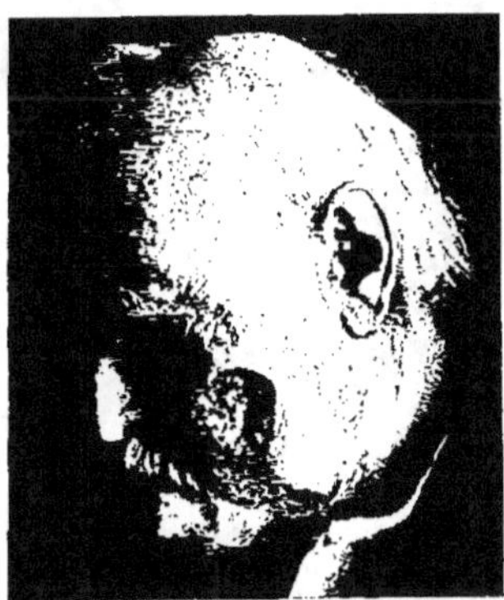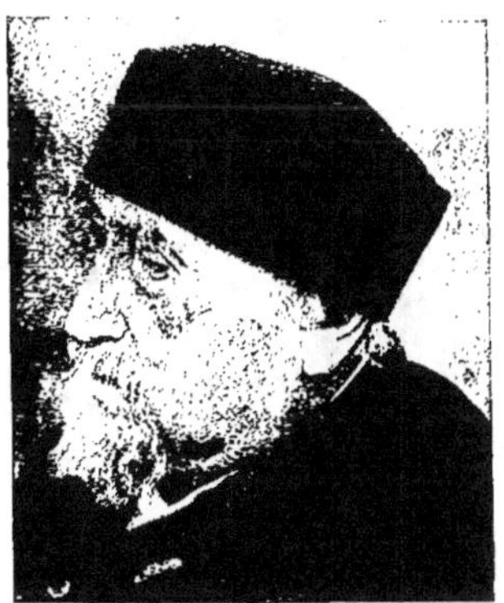

Fig. 49 et 50. — Ulcération très profonde, sphacélée, avec zone périphérique inflammatoire. La muqueuse buccale correspondante indurée est sur le point d'être envahie. La guérison représentée figure 50 a été obtenue au cinquième mois du traitement (p. 166).

Cette lésion comportait une série de caractères de gravité : l'étendue, la profondeur, l'infection (fétidité et sphacèle), la périphérie inflammatoire, le grand âge et la faiblesse du malade. Heureusement, et ceci montre le bien fondé de ce que nous disions au début de ce chapitre au sujet de l'évolution spéciale des cancers de la peau, les ganglions malgré tout ne paraissaient pas envahis.

En raison de l'échec des rayons X et malgré des résultats très heureux que nous avions déjà obtenus dans des cancers graves de la peau, notamment les cas représentés par les figures 33 et 43, il eût été alors assez téméraire de songer à obtenir plus qu'un degré de rémission. *Or, les résultats dépassèrent toutes prévisions ; peu à peu, en effet, la fétidité, l'inflammation ont disparu, l'ulcère s'est comblé, la cicatrisation s'est faite entièrement en laissant fort peu de traces.*

Le traitement, commencé en mai 1909, a abouti à ce résultat

en octobre 1910. Depuis lors, le malade a vécu normalement et jouit d'un excellent état général.

Une récidive très légère vient de se produire en janvier 1911. Nous la traitons en ce moment, et déjà elle régresse.

Dès le début, le traitement de cette lésion a été entrepris avec l'appareil n° 1, qui s'adaptait très exactement à la forme de l'ulcère. Nous insistons sur le caractère favorable de cette condition de bonne adaptation. L'homogénéité d'action aussi bien en surface qu'en profondeur est fort utile. Or, lorsque la forme ou la dimen-

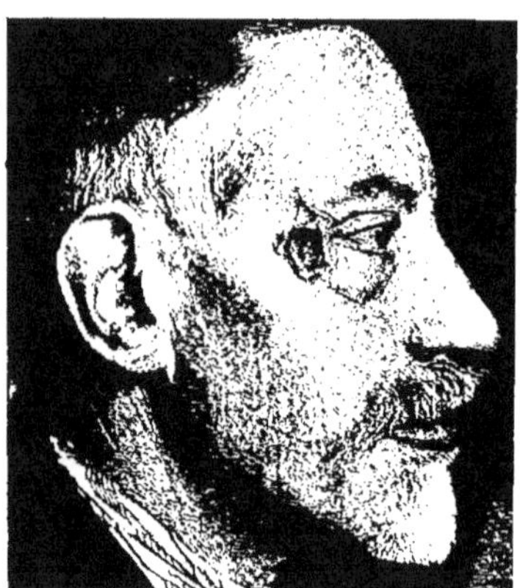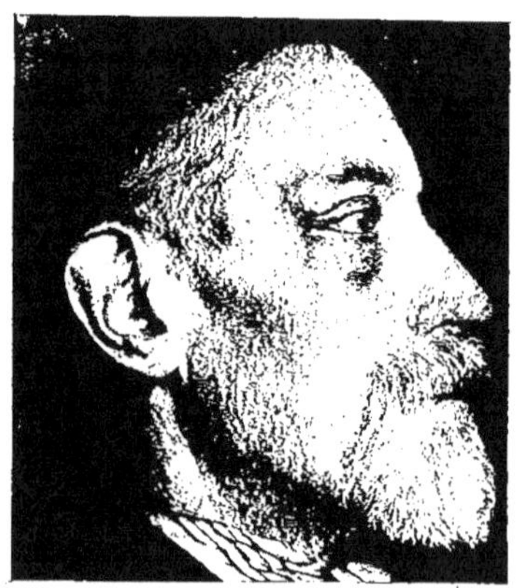

Fig. 51 et 52. — La croûte recouvre une ulcération qui s'étend jusqu'à la paroi orbitaire ; il s'agit d'un épithéliome à type malpighien, qui a envahi toute l'épaisseur des tissus, intéresse la paroi osseuse et *infiltre la paupière inférieure*. Avec un stylet on pénètre dans un décollement qui s'étend jusqu'à la moitié de la paupière. La figure 52 montre le même cas après quatre mois de traitement.

sion d'un ulcère sont telles qu'il faut sérier les places d'application, l'homogénéité est plus difficile à réaliser et les résultats moins bons.

L'appareil n° 1 a été employé recouvert de 3 millimètres de plomb ; il a été appliqué par séries de dix applications de nuits consécutives.

Le traitement était fait au domicile même du malade, par conséquent avec un minimum de gêne ; l'application était indolore et en tous points compatible avec le grand âge du sujet.

Notre confrère, qui lors des débuts du traitement n'avait que peu d'espoir et s'attendait à assister malgré tout à la mort lamentable et prochaine de son grand-père, observa d'abord, à la fin de la première série, soit après quinze jours, la disparition de toute odeur, la diminution de l'inflammation périphérique, la cessation des douleurs et le relèvement de l'état général.

Vers la fin de la première période de repos, le fond de l'ulcère avait bonne apparence et commençait à se réparer par bourgeonnement. Nous avions fait appel par notre technique au mode de réaction électif ; aucune inflammation surajoutée ne se produisit, et peu à peu la cicatrisation fut définitive. La fin de cette cicatrisation fut très lente, mais, dès le deuxième mois, toute inquiétude avait disparu.

Les figures 51 et 52 représentent un cas d'*épithéliome inopérable en raison de l'infiltration profonde dans la paupière inférieure.*

Tumeur de la région parotidienne (pl. III, fig. 1 et 2). — Un malade âgé de cinquante-cinq ans présente, à la joue gauche, une énorme tumeur saillante. Celle-ci est solidement implantée sur les tissus profonds ; on ne peut la mobiliser sans remuer la tête avec laquelle elle fait corps. Sa dureté est celle du plâtre. Elle s'étend horizontalement sur un espace de 9 centimètres, du pavillon de l'oreille au quart interne de la joue, et verticalement sur 12 centimètres, de la tempe au voisinage du rebord du maxillaire inférieur. Sa partie la plus saillante mesure à l'équerre près de 5 centimètres de hauteur.

La peau qui la recouvre est partout rouge et enflammée, lisse et tendue, parsemée de gros vaisseaux ; il est impossible de la plisser ; elle ne présente de solution de continuité que sur le sommet, où, sur un espace de la dimension d'une pièce de 2 francs, existe une ulcération séro-purulente saignottante. La surface de la tumeur est bosselée, comme s'il s'agissait de plusieurs tumeurs réunies en une seule. On constate un peu d'empâtement ganglionnaire dans la région sous-maxillaire. Le malade n'accuse pas de douleurs.

Le Dr Duprey (de Château-Chinon), qui connaît le malade depuis longtemps, nous écrit qu'il existait dans la région parotidienne préauriculaire, depuis dix ou quinze ans, une grosseur d'apparence bénigne, non évolutive, lorsqu'en mai 1908 un développement rapide se produisit.

L'histologie, faite lorsque, traitée depuis deux semaines, la tumeur avait déjà sensiblement diminué, a donné les indications suivantes : « Épithélioma lobulé à cellules à noyaux bourgeonnants, à karyokinèses ordinaires et multipolaires nombreuses et production cornée peu abondante. »

Le 6 novembre 1908, onze semaines après le début du traitement, la tumeur a été présentée à la Société médicale des hôpitaux ; elle n'avait plus à ce moment que 1^{cm},5 de saillie. Elle était alors tout à fait décollée à sa base, et était devenue parfaitement mobile. Le 28 février 1909, il s'en fallait de peu pour qu'on put la considérer comme entièrement résorbée. La peau a repris sa coloration à peu près normale, et l'ulcération s'est cicatrisée.

Au cours de cette évolution régressive, l'induration sous-maxillaire a diminué dans de telles proportions qu'il ne semble pas y avoir de ce côté menace de complication; il reste toutefois un ganglion vers la partie inférieure et un noyau dur de consistance fibreuse.

Nous insisterons sur la conduite thérapeutique suivie, car elle

PLANCHE III (p. 169).

Épithéliome de la région parotidienne.

FIG. 1. — Le revêtement cutané, soulevé par la néoplasie, était adhérent, lisse, tendu, enflammé, mais ne présentait pas d'ulcération sur la périphérie de la tumeur. Seule, une place grande comme une pièce de 2 francs au sommet de la saillie était ulcérée.

FIG. 2. — La photographie a été prise de face pour permettre d'établir la comparaison entre la physionomie que présentait le malade avant et après le traitement. Mais la région n'est pas en réalité absolument nette. Elle est le siège de deux petites bosselures, dures, fibreuses, mobiles, qui semblent être un reliquat fibro-scléreux, relevant du processus de transformation de l'épithéliome.

WICKHAM ET DEGRAIS.

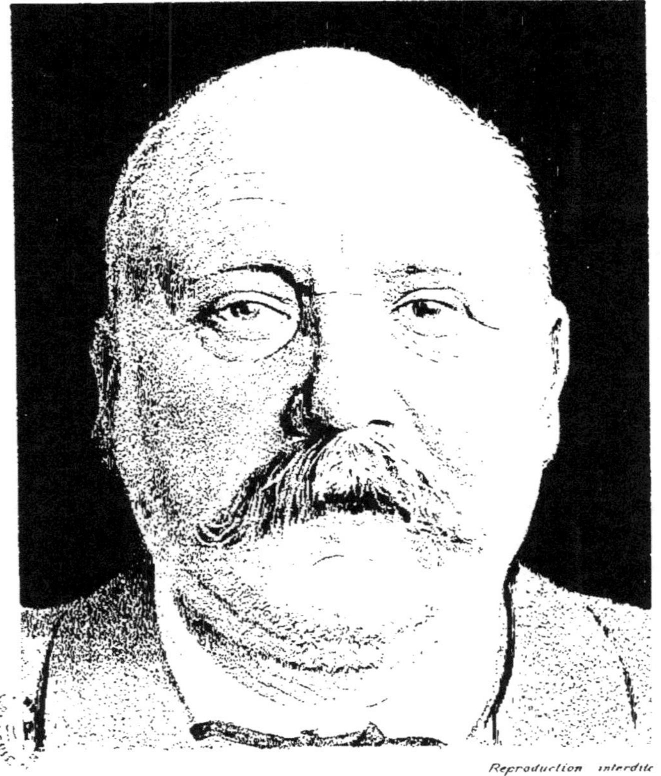

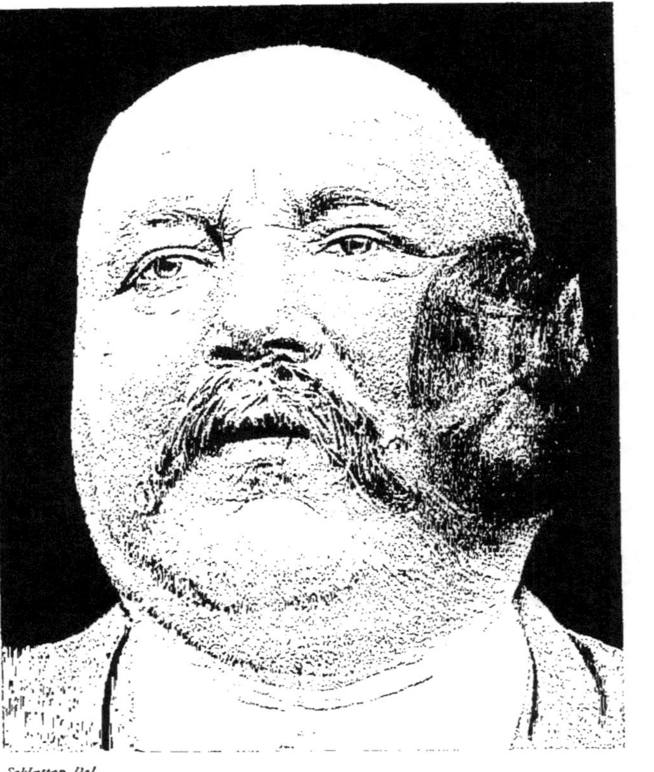

Schlatter, Del
Fritz, Lith. Delamotte, Imp

TUMEUR ÉPITHÉLIOMATEUSE

relève de plusieurs méthodes différentes. Elle devait en somme accumuler la plus grande somme possible de radio-activité dans la profondeur de la masse épithéliomateuse sans léser la surface. Mais il fallait agir vite en raison de l'évolution progressive maligne; il fallait agir enfin en tous les points à la fois. Ces multiples conditions ont été résolues par la méthode du « feu croisé ».

Nous avons dit qu'une intensité de rayonnement donnée agissait beaucoup plus énergiquement si elle était accumulée en un temps court. Au moyen du « feu croisé », la puissance effective des rayonnements est multipliée par le nombre de rayons qui se croisent et frappent simultanément au même point (Voy. p. 77).

Si donc on fait agir pendant une heure quatre appareils placés en vis-à-vis et deux à deux, aux quatre points cardinaux d'une tumeur, on concentre en cette même heure une intensité non seulement quadruplée, mais de qualité spéciale; c'est ainsi que nous avons agi.

Les appareils nos 2, 3, 4 et 7 étaient recouverts d'écrans de plomb de 1 ou 2 millimètres d'épaisseur, de telle sorte que seuls les rayons surpénétrants β durs et γ fussent utilisés. Ces appareils ont été laissés des nuits entières, et, à chaque application nouvelle, ils étaient déplacés de façon que la même région cutanée ne fût pas influencée deux nuits de suite. En agissant ainsi, nous avons évité l'irritation trop vive de la peau et nous avons, par contre, inondé l'intérieur de la tumeur d'une puissance radio-active considérable.

Mais là ne se borne pas l'accumulation de rayons que nous avons introduits dans la tumeur : l'appareil n° 1 a été placé directement, recouvert simplement de caoutchouc protecteur, sur la surface ulcérée.

De plus, pendant quatre fois vingt-quatre heures, un tube en verre contenant un demi centigramme de radium pur et engainé dans un tube métallique de 1 dixième de millimètre était enfoncé et maintenu à demeure au centre de la tumeur. Les rayons émis par ce tube se croisaient avec ceux venant de la surface. Ainsi furent utilisés la méthode du « feu croisé », le filtrage par écrans épais, l'application d'appareil à nu et l'introduction de tubes.

L'énergie utilisée fut considérable, car tous les appareils étaient de haute puissance. Les appareils avec filtre ont été appliqués chaque nuit pendant quinze jours une première fois et quinze jours deux mois après; et chaque appareil émettait un rayonnement surpénétrant de 2 000 à 6 000.

L'appareil n° 1 fut employé à nu sur l'ulcération trois heures à chaque série.

L'évolution régressive s'est marquée par une forte réaction dans l'intérieur de la tumeur. Des lambeaux d'escarres ont été éliminés par la portion ulcérée. En pressant sur les parties latérales de la tumeur, on faisait sourdre en assez grande abondance un liquide blanchâtre, laiteux, spécial. Il se produisit très vite, vers le quinzième jour, une diminution dans la dureté des tissus, notamment au niveau d'une bosselure inférieure. A ce niveau, il sembla qu'il se formait une collection liquide. Comme cette collection n'avait pas d'issue, il fut facile de la mettre en communication avec l'ulcération centrale, et, après l'incision, il sortit une assez grande quantité de ce même liquide blanchâtre laiteux.

La peau resta indemne, sauf en plusieurs places, où il se produisit une exulcération, surtout à la phériphérie de l'ulcération centrale néoplasique, là où l'appareil à nu avait été appliqué.

Le malade, au plus fort de la réaction, eut un mouvement fébrile et un peu de malaise pendant huit jours ; puis tout rentra dans l'ordre.

Le nivellement fut presque entièrement obtenu, sauf en deux points où existent les noyaux signalés.

Nous ferons remarquer spécialement le décollement à la base de cette tumeur, qui était, avant le traitement, solidement implantée. C'est là un signe favorable que nous retrouverons au paragraphe des *cancers du sein*; il indique l'action des rayons en profondeur.

Cet état excellent dura jusque vers la fin de juin 1909; alors il se fit une récidive banale, de petites dimensions, torpide, qu'il eût été facile d'extirper ou d'irradier.

Mais nous eûmes la malchance d'avoir affaire à une mentalité fataliste de paysan. Rien ne put le décider à faire le voyage de Paris ; son médecin, nos lettres le pressèrent en vain; nous lui offrîmes vainement de lui faciliter à tous points de vue et entièrement son voyage et son séjour, lui affirmant que, s'il s'obstinait, il courait droit à sa perte ; rien n'y fit, et ce n'est qu'en octobre qu'il se décida.

A ce moment, la récidive s'était étendue en surface et en profondeur. Elle siégeait au-devant et un peu en haut de l'oreille ; dans la profondeur elle atteignait l'émergence du nerf facial et déterminait une légère paralysie et des douleurs qui seules, du reste, avaient eu raison de l'obstination du malade.

Nous avons obtenu d'abord un bon résultat, une régression sensible. Le malade, dès lors, eut la certitude qu'il était facilement guérissable ; il recommença à se négliger, et il nous fut de plus en plus difficile de le faire venir. Il ne se décida que *quatre mois après*; alors la récidive avait repris son évolution extensive ; deux séries purent être faites sans grand résultat; depuis lors, nous n'avons plus revu le malade. Nous savons que la paralysie faciale est plus accentuée, que l'ulcération de récidive a pris une grande étendue, mais nous ne pouvons plus décider le malade à revenir.

De fait les dernières séries ont paru avoir sur ces régions surirradiées une influence bien moindre qu'aux premières applications.

Cette observation montre combien, après régression, les épithéliomes doivent être surveillés de près, combien il faut, pour toute récidive, intervenir de bonne heure. Quoi qu'il en soit, malgré les conditions déplorables dans lesquelles nous avons été placés dans toute la seconde moitié de cette histoire, il est un fait, c'est qu'un malade porteur d'une lésion d'extrême gravité, inopérable, qui devait être emporté, selon toute vraisemblance à brève échéance, est encore en vie grâce au radium, trois ans après le début du traitement.

Considérations générales. — Il se dégage de l'analyse de ce *premier groupe de faits* un certain nombre d'indications, dont voici les principales :

1° *Le radium ne s'adresse pas qu'aux seuls petits épithéliomes de la face, torpides, bénins, faciles à guérir*, comme on le croyait avant nos premières études.

Dans ce premier groupe, nous avons, en effet, déjà rencontré des formes de cancers épithéliaux qui, *rebelles aux autres traitements, avaient récidivé dans de mauvaises conditions*, des formes qui présentaient des *caractères de malignité* (évolution rapide, térébrance, bords taillés à pic, périphéries et bases inflammatoires, *grandes dimensions en surface*), des formes enfin de gravité exceptionnelle et inopérables.

2° *Les résultats sont, de façon générale, absolument favorables*; la régression est la règle ; la disparition complète est très fréquente, et, même pour les formes graves, comme les lésions sont le plus souvent localisées, les régressions équivalent souvent à des guérisons. Les récidives qui se produisent peuvent être combattues ; les métastases, sont rares excepté pour les cancers du cuir chevelu.

Le radium n'aurait-il à son actif que ce domaine qu'il mériterait certes toute notre attention. *Quand il ne s'agit que de petits cancroïdes, on répète volontiers que la guérison se fait de bien des façons différentes.* Cela est vrai si on veut dire qu'ils *peuvent* guérir de bien des façons différentes, *et complètement inexact si on pense à une guérison constante.* Il faut toujours s'attendre à rencontrer, même dans ces formes réputées faciles à guérir, des cas qui se montrent rebelles, quel que soit le choix de l'agent thérapeutique, et qui, quoi qu'on fasse, récidivent et se développent ; il n'est donc pas inutile de connaître un moyen d'action nouveau. Or le radium peut arrêter et faire régresser un bon nombre de cas qui ont résisté à d'autres moyens de traitement. Aussi avons-nous la conviction très nette de la supériorité du Radium dans ce premier groupe de faits, mais à condition bien entendu de savoir le manier et le bien approprier aux particularités que chaque cas présente.

Ceci dit, le Radium, tout comme les autres agents thérapeutiques (chirurgie, curettage, rayons X, cautérisations, fulgurations, etc.), n'échappe pas aux réserves que nous avons indiquées d'une façon générale et certains cas lui sont quand même rebelles.

La supériorité que nous reconnaissons au radium n'est donc que relative. Aussi ne faut-il jamais, même pour ce premier groupe, se départir de la règle que nous établirons pour les formes de cancer à métastases faciles et qui veut que le radium ne soit considéré que comme un moyen venant aider ou étant aidé par les autres modes de traitement. Ici comme ailleurs, il s'agit moins du traitement du cancer par le radium que de l'emploi, à des degrés divers, du Radium dans le traitement du cancer, formule qui appelle la recherche du meilleur moyen ou de la meilleure combinaison thérapeutique et sauvegarde le malade de convictions parfois nuisibles pour lui par trop d'absolutisme.

Les cas du présent groupe, rebelles au radium, se sont rencontrés dans les diverses circonstances suivantes : tout d'abord, on les trouve bien entendu parmi ceux qui présentent des caractères de malignité ou dont le siège, malgré la maniabilité de l'instrumentation, se prête mal même à l'application des appareils à radium. Mais les cas les plus rebelles ont été observés surtout lorsqu'il y avait lymphangite périphérique (*noli me tangere*, qu'on a toujours appris à craindre), lorsqu'il s'agissait de récidive *en plein tissu de cicatrice*, condition mauvaise pour une nouvelle cicatrisation, ou bien de récidive à la *périphérie immédiate d'une radiodermite* due aux rayons X ou au radium, ce qui arrive parfois à la suite d'une erreur de dosage, lorsqu'il s'agissait enfin d'un épithéliome *ayant une trop faible épaisseur de tissu de soutènement.* Nous avons rencontré quelquefois des cas rebelles et à récidives subintrantes sans raison bien évidente ; dans un cas nous avons découvert un très mauvais état cardiaque (insuffisance mitrale et myocardite).

3° C'est peut-être dans ce premier groupe que le choix des doses est le plus délicat. Diverses techniques peuvent aboutir à des résultats, mais chaque technique peut avoir ses avantages dans tel ou tel cas donné. .

Quoi qu'il en soit, on peut reconnaître deux principaux groupements qui répondent à deux techniques opposées.

Dans un premier groupe, nous rangerons les cas réputés bénins.

Dans le second groupe, nous placerons les cas à caractère rebelle, dont nous venons de parler au précédent paragraphe.

Dans le premier groupe, les doses massives de fortes intensités avec majorité de rayons de moyenne pénétration destinées à produire rapidement une révulsion destructive conviennent de préférence. Les appareils doivent être appliqués sans écrans ou avec des écrans de faible épaisseur, 1 centième à 4 centièmes de millimètre d'aluminium, afin de fournir la plus grande somme globale possible de radio-activité. Les séances d'application sont alors de courte durée, *en moyenne de trois heures à six heures, réparties de préférence en plusieurs jours, ou distribuées* en une seule fois. Pour un épithéliome superficiel, torpide, le rayonnement global d'activité 50 000 émis hors de l'appareil n° 4, par exemple, doit être laissé en contact quatre à cinq heures. S'il agit par son entière surface, l'appareil n° 1 fournira une dose suffisante en trois ou quatre heures. Pour un petit appareil comme le n° 8, il faudra six à huit heures.

Dans le second groupe, où il semble y avoir intérêt à ne point brusquer les modifications cellulaires, il faut faire appel à la réceptivité spéciale des cellules cancéreuses vis-à-vis du Radium et obtenir leur régression avec des doses dites électives.

Cette condition peut être réalisée par la *méthode des applications de très courtes durées et fréquemment répétées de doses très intenses ;* elle est aussi fort bien réalisée et souvent plus commode à employer par la *méthode des applications de longues durées*, avec écrans de 5 dixièmes à 1 millimètre de plomb, utilisant des rayonnements de grande pénétration.

Entre ces deux groupes principaux, il existe toute une série de cas intermédiaires, pour lesquels conviennent des techniques intermédiaires. Ce sont les cas les plus fréquemment rencontrés, ceux qui demandent le plus de jugement ; pour ceux-là, nous avons toujours préféré les écrans de 1 à 2 dixièmes de millimètre de plomb.

Mais il ne s'agit pas là de règles absolues ; nous nous garderons bien d'affirmer que tels dosages et telles techniques conviennent seuls à tels ou tels cas ; nous savons, par expérience, que ce serait là s'attirer de justes critiques.

Il nous est souvent arrivé d'obtenir une guérison définitive par l'emploi de doses destructives utilisant surtout les rayons β moyens, alors qu'en agissant par principe, selon le mode électif, nous n'arrivions à aucun résultat.

D'autre part, dans le choix des techniques, il faut tenir très grand compte des conditions inhérentes aux exigences des malades et à la pratique. Le savoir-faire, l'expérience et le sens juste des choses ne sont pas de moindre importance en radiumthérapie qu'en toute autre thérapeutique.

4° La *valeur esthétique* des cicatrices est intéressante à considérer. L'absence de rétraction, de dépression, de brides saillantes, est de règle, et c'est là un avantage précieux pour le traitement des ulcérations qui avoisinent les orifices, spécialement celles qui siègent aux paupières.

Les cicatrices sont le plus généralement lisses, de surface unie, souples, et ne se distinguent souvent des tissus sains voisins que par une teinte plus claire.

Elles ne sont que rarement le siège de pigmentations ou de télangiectasies ultérieures. Dans plusieurs cas, elles se sont effacées complètement ; l'épithéliome de l'oreille de la planche II en est un bel exemple.

5° La *commodité des applications*, l'absence de toute contrainte,

l'indolence habituelle des opérations sont autant d'avantages matériels précieux dans ce traitement des épithéliomes, où il s'agit le plus
souvent de vieillards.

Le malade peut lui-même tenir son appareil une fois que celui-ci
est mis en place. De préférence l'instrument doit être fixé avec une
bande; ainsi il sera laissé longtemps à demeure sans énerver le
malade. L'outillage n'a rien d'imposant ni de bruyant; il ne peut
que rassurer les gens pusillanimes. Bien plus, on a l'air d'avoir si
peu fait de « traitement », d'avoir fait si peu de chose que, pendant
les dix ou quinze jours qui suivent les applications et au cours
desquels rien d'apparent ne se produit encore, les malades ont parfois quelque méfiance, et il nous faut les rassurer.

II. — TUMEURS MALIGNES GRAVES A MÉTASTASES OU A RÉCIDIVES FACILES.

*Notre second groupe, auquel s'adressent particulièrement les
réserves et les principes directeurs que nous avons formulés* (p. 140
et 142), *comporte toutes les tumeurs malignes où qu'elles siègent,
hormis les épithéliomes cutanés de la face.*

*Il s'agit ici de tumeurs toujours graves, soit par la rapidité de leur
évolution, soit par la facilité de leurs récidives ou de leurs métastases, soit par leur siège ou leur inaccessibilité.*

Ces conditions isolées ou réunies doivent être toujours prises en
considération, soit pour la *légitimité de l'intervention radiumthérapique*, soit pour l'*évaluation des résultats possibles et probables.*

*Dans ce groupe, le mot de « guérison » ne doit jamais en fait ni en
principe être prononcé, quelle que soit [l'excellence du résultat
obtenu. Le radium n'intervient ici que comme aide ou comme agent
palliatif; et cependant, même malgré ces limites et ces réserves, c'est
dans ce chapitre que, toutes proportions gardées, la radiumthérapie
trouve son maximum d'intérêt scientifique et pratique.*

Dans ce groupe, il faut toujours tenir compte de la *nature des
tumeurs* et pratiquer le plus souvent possible la biopsie avant toute
intervention, en raison des indications thérapeutiques qui en résultent.

Le sarcome, en ses diverses formes répond à l'irradiation mieux
et plus vite que ne le font les diverses variétés d'épithéliomes. Le
lymphadénome et le mycosis fongoïde sont plus sensibles encore;
nous ne saurions trop insister sur ce point, car, s'il est vrai que les
résultats obtenus sont en rapport avec les doses absorbées en un
temps donné, il ne faut pas oublier que la suffisance de ces doses
est en rapport avec la sensibilité plus ou moins grande des tissus
(Voy. p. 138).

Nous aurons à considérer dans ce groupe : les tumeurs dites *opé-*

rables, *difficilement opérables* et *inopérables*, en reconnaissant à cette division les caractères imprécis et les intermédiaires qu'elle comporte.

a. **Cancers opérables**. — *Les cancers opérables doivent être opérés de suite sans retard ; c'est là une règle absolue.*

Il n'est point inutile, comme cela peut le paraître au premier abord, de poser ce principe en tête de notre chapitre, car la pratique nous a mis très souvent en présence de malades qui, attirés par le bruit fait autour du radium, sont venus nous demander instamment des soins, convaincus que le radium allait leur éviter une opération, et de cancers qui ont été irradiés alors qu'ils auraient dû être extirpés sans retard.

La seule intervention à laquelle on sera autorisé, c'est l'irradiation sur la cicatrice post-opératoire, et cette action sera d'autant plus légitime et utile que la tumeur extirpée est de nature particulièrement maligne, rapidement envahissante ou récidivante. Dans ce cas, il faudra éviter d'employer des doses faibles, comme on serait tenté de le faire ; il conviendra de choisir les doses mêmes qui seraient capables de faire régresser la tumeur si celle-ci existait encore. C'est là une règle générale dont il ne faut jamais se départir chaque fois qu'on irradie après cicatrisation.

Ceci dit et bien posé, il y a un certain nombre d'exceptions *dont il faut se garder d'abuser*, mais qui existent cependant et où le radium a pu intervenir utilement et légitimement.

Ces exceptions dépendent du grand âge, de l'état de santé (Voy. fig. 47 et p. 200), de la volonté absolue et irréductible des malades, qui, bien que dûment avertis, s'opposent à toute opération, enfin de la mutilation opératoire, dont il faut envisager et évaluer le degré d'importance : l'amputation d'un sein, d'un doigt, celle de la verge étant, chez des sujets d'un certain âge, d'importance relativement minime, celle d'un membre au contraire devant arrêter et demander plus de réflexion, surtout s'il s'agit d'une tumeur à métastase facile (Voy. p. 187) qui pourrait se produire malgré l'opération. Quand la mutilation est importante et quand il semble y avoir équivalence entre les résultats fournis par l'irradiation ou l'amputation, il est clair que l'irradiation est préférable. Il faut aussi envisager les cas où la chirurgie peut se permettre, grâce à l'appoint qu'apporte le radium, de ne pratiquer qu'une opération partielle que le malade pourra supporter ou accepter, alors même qu'une intervention ainsi limitée serait contraire aux principes chirurgicaux.

Dans la plupart de ces circonstances rares où, ayant affaire à des lésions parfaitement opérables en soi, nous avons dû, par exception, employer le radium, les résultats ont été satisfaisants.

Nous ne donnons cette indication qu'en passant, sans insister, car, nous le répétons, chercher à opérer d'abord sans discussion tous les cas opérables, est par principe la règle absolue.

b. **Cancers difficilement opérables.**—Dans ces cas, le radium peut intervenir utilement avant, pendant ou après l'opération.

S'il s'agit d'une masse adhérente voisine à sa base de paquets vasculo-nerveux importants ou d'organes essentiels, l'action prémonitoire du radium peut rendre les tumeurs plus facilement opérable *en amenant un certain degré de décongestion, de décollement, qui mobilise sa base* (Voy. p. 209).

Mais l'emploi du radium avant l'opération a un autre but sur lequel nous avons insisté dans nos communications à plusieurs reprises, *c'est de rendre le champ opératoire moins virulent* (Voy. p. 198 et 199), *la néoplasie ayant déjà commencé son évolution régressive lorsque l'opération est pratiquée.* Pour obtenir les meilleurs résultats du radium en vue de l'opération ultérieure, nous plaçons les appareils de telle sorte que l'irradiation porte surtout vers les périphéries et les bases ; c'est le procédé d'enveloppement de Tuffier. Il n'y a pas de doute que, quel que soit le but de l'irradiation, tout cancer doit toujours être attaqué d'abord et avant tout vers ses points d'extension.

C'est en opérant de quinze à vingt jours après l'irradiation intensive que les conditions opératoires seront les plus favorables.

Il est évident, d'autre part, que, dans ces cas difficilement opérables, l'irradiation devra être faite après l'opération dans le but de consolider la cicatrice selon les principes de technique que nous venons d'indiquer plus haut.

Dans certains cas à évolution rapide, nous fixons des appareils dans le fond de la plaie, aussitôt après l'extirpation de la tumeur (Voy. p. 197);

c. **Cancers inopérables.** — Il importe, au point de vue théorique et sans revenir sur les conditions d'inopérabilité précitées, de reconnaître deux catégories de cancers dits inopérables : 1° *les uns sont inopérables quoique facilement accessibles; 2° les autres sont inopérables parceque difficilement accessibles ou inaccessibles.*

Dans le premier cas, le radium n'est appelé à intervenir que sur des lésions extrêmement graves par leur extension, ou par leur siège.

Dans le second cas, il peut arriver qu'on ait à traiter des lésions à leur début, de celles qui donneraient à la chirurgie, si elles étaient facilement accessibles, une excellente statistique opératoire.

Or l'intérêt du radium s'accroît lorsque l'inaccessibilité s'étend non seulement au bistouri, mais aussi aux autres moyens d'action, les rayons X, la fulguration, etc. En effet, grâce au petit volume des appareils et à diverses méthodes de radiumthérapie, le radium peut être conduit et introduit, semble-t-il, presque en toutes régions.

1° **Cancers inopérables quoique facilement accessibles.** —

Dans ce groupe, les rayons X doivent être préférés pour agir en surface et le radium pour attaquer les parties les plus profondes. Parfois, selon les causes de l'inopérabilité, on peut avec avantage enlever une partie de la tumeur, ou les ganglions correspondants par exemple et irradier simplement ce qui subsiste.

L'irradiation destinée à agir en profondeur peut se faire par applications directes en surface, puisque, nous l'avons montré, l'action régressive peut se produire à une grande profondeur grâce à des doses élevées et à la puissance de pénétration des rayons γ; mais elle se fait mieux par l'introduction d'appareils dans les tissus mêmes, si celle-ci est possible. Dans ces conditions, le radium donne des résultats fort intéressants, qui peuvent aboutir au soulagement des malades et à une prolongation de leur vie; dans des cas plus heureux encore, l'extension maligne s'arrête, la transformation scléreuse se produit.

Il s'agit alors, selon l'expression de M. Tuffier, d'un cache-misère, expression fort juste qui a le mérite tout à la fois de ramener à leur juste proportion des conclusions qui seraient trop optimistes, mais aussi d'indiquer le grand service rendu aux malades. *Le radium nous apparaît en effet dans ces cas comme le meilleur et le plus puissant des palliatifs.*

A côté de longues prolongations de vie que nous avons obtenues alors que les cas étaient désespérés et fatals à bref délai, nous avons observé des cas où, par suite du soulagement apporté et d'une très appréciable atténuation de leurs douleurs, les malades ont bénéficié d'une fin plus paisible.

2° ***Cancers inopérables parce que difficilement accessibles.*** — La chirurgie dispose actuellement de moyens qui lui permettent de pénétrer presqu'en toute région, aussi peut-elle véhiculer en quelque sorte le radium dans un grand nombre de points de l'organisme et *s'ingénier à des opérations nouvelles précisément pour la meilleure application et introduction des appareils* (Voy. p. 225). *Grâce au radium, la chirurgie peut donc se permettre des interventions plus étendues.* Nous verrons aussi des cas où, à défaut du bistouri. l'habileté de main des spécialistes est indispensable pour l'introduction des appareils inclus dans des sondes, pour leur application en bonne place et l'emploi des divers endoscopes.

On voit, en définitive, que nous considérons la combinaison de la chirurgie et du radium comme fréquente et constituant une science opératoire nouvelle qui peut apporter secours au malade par accroissement du champ d'action à la fois de la chirurgie et de l'irradiation.

En ce qui concerne le choix de l'irradiation, rayons X ou radium, disons-le une fois pour toutes, ces deux méthodes se combinent fort bien. Pour les lésions étendues en surface, on peut agir avec les rayons X, qu'on emploie la plupart du temps filtrés à travers des lames d'aluminium ; lorsqu'il y a des points localisés et lorsqu'il faut introduire des appareils ou agir sur des régions profondes ou cachées, nous employons le radium avec ou sans les rayons X, selon les circonstances et les conditions d'application.

Bref, la chirurgie et l'irradiation devront unir leurs efforts et agir de concert, sans parti pris, *en associées bien averties de l'aide mutuel possible*. Il arrivera ainsi moins souvent de voir le radium appelé à intervenir, trop tard, comme dernière ressource, sans conviction, dans un but purement moral, alors qu'employé en temps opportun il eût pu être fort utile.

Nous ne saurions trop insister sur la nécessité d'une telle collaboration, car l'excellence des résultats est en rapport direct avec l'adaptation la plus parfaite des appareils aux régions à irradier ; aussi le radiumthérapeute doit-il être très pénétré du désintéressement nécessaire qui lui fera renoncer à pratiquer lui-même une opération qui, à tort, lui paraîtra souvent facile ; mais le chirurgien et le spécialiste, par contre, ne devront pas oublier de leur côté que la *compétence radiumthérapique ne cesse jamais d'être d'une absolue nécessité, quelle que soit la facilité d'emploi des appareils à radium ; cette facilité n'est qu'apparente et trompeuse. Il s'agit donc bien là de la collaboration étroite que nous avons voulu spécifier en proposant le terme de chirurgie radiumthérapique.*

Nous allons maintenant, sur les bases qui précèdent, aborder l'analyse des faits, en divisant nos chapitres par régions, et *en nous limitant dans chaque groupe à des cas types.*

Nous rappelons, au cours de ce qui va suivre, la nécessité de ne point perdre de vue les réserves que nous avons souvent formulées et répétées avec intention sous des formes différentes ; nos observations, notre conduite, les principes qui nous dirigent ne peuvent être bien interprétés qu'après lecture des chapitres qui précèdent (Voy. p. 140 et 141).

I. — TUMEURS MALIGNES SOUS-CUTANÉES.

Tumeurs épithéliales. — Cancer inopérable de la région cervicale irradié sans association chirurgicale (fig. 53 et 54). — Il s'agissait d'une métastase ganglionnaire provenant d'un cancer de l'extrémité inférieure de l'amygdale, avec participation de la région voisine du pharynx.

Aucun traitement ne put être fait dans la cavité buccale, en raison de l'extension vers la profondeur et de la sensibilité extrême du pharynx. La tumeur cervicale formait un vaste placard adhérent fortement à sa base. Nous la couvrîmes d'appareils de façon à agir quarante-huit heures sur chaque place (appareils 1, 2, 3, 21, avec

2 millimètres de plomb). Il y eut trois séries séparées par six semaines
de repos. Le cancer de la gorge ayant été abandonné, il s'agissait
simplement pour nous de chercher à apporter un peu de soulagement
au malade qui souffrait du fait de la compression.

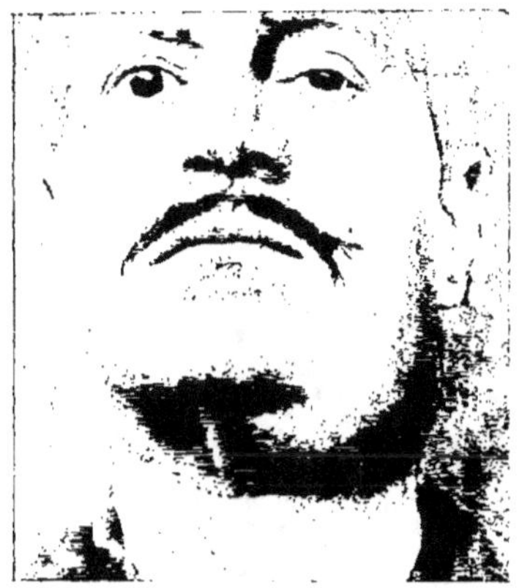

Fig. 53.— Épithéliome sous-maxillaire,
métastase d'un cancer du pharynx.

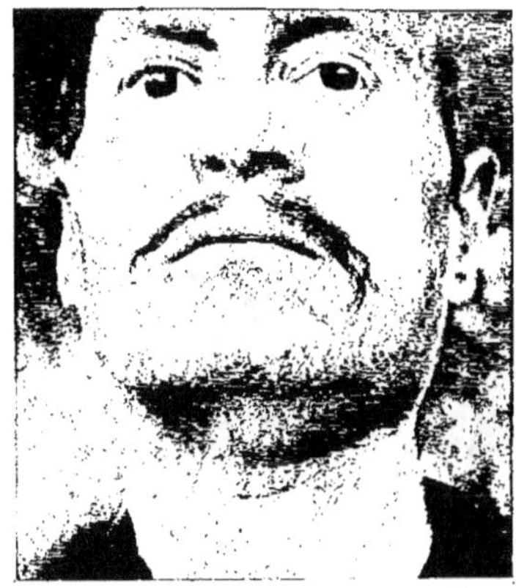

Fig. 54. — État cinq mois après.

La figure 54 montre qu'après l'irradiation la tumeur fut fort réduite ;
les douleurs diminuèrent, et le malade n'eut plus à souffrir que de
son cancer pharyngé, dont il mourut huit mois après, sans que la
tumeur cervicale eût repris d'extension.

**Épithéliome de la région cervicale à évolution rapide traité par
le radium avec l'aide de la chirurgie.** — Un malade atteint d'une
tumeur de volume énorme, inopérable, nous est adressé par M. le
Pr Quénu. Celle-ci a 10 centimètres de saillie, et son extrémité vient
s'appuyer au voisinage de l'épaule. Du côté du cou, elle s'étale à sa
base sur une large surface et comprime vaisseaux et nerfs (fig. 55).
Il y a des troubles pupillaires, de la dysphagie ; la voix est étranglée,
la respiration pénible, et la face est congestionnée. A la suite d'un
traitement par les rayons X commencé trois mois auparavant, il s'est
produit un accroissement brusque ; la tumeur a doublé de volume
en trois semaines.

C'est alors qu'on pense au radium. La biopsie est faite : il s'agit
d'un branchiome malin. Il ne peut y avoir en un tel cas le moindre
espoir de guérison, mais il s'agit d'améliorer son état ; nous demandons
que des tubes soient chirurgicalement introduits en des points indiqués vers la base de la tumeur.

La figure 19 montre quatre perforations dans lesquelles des tuyaux
(plumes d'oie) furent introduits pour maintenir les perforations
béantes et permettre l'introduction répétée de tubes radifères de
5 centigrammes (V. fig. 55 et 56).

Ces perforations ont été faites sur quatre points opposés, de façon à agir par la méthode du « feu croisé » et à placer les appareils autant que possible vers la périphérie et dans la grande profondeur de la tumeur. On conçoit que de telles perforations soient fort délicates et nécessitent une main chirurgicale.

Les tubes furent laissés en place quarante-huit heures. Simultanément quatre appareils plats, vernis (les n°ˢ 1, 2, 3 et 18), recouverts de 2 millimètres de plomb, furent appliqués en opposition sur la surface de la tumeur et à la périphérie de sa base.

Ces appareils étaient changés de place toutes les douze heures, et

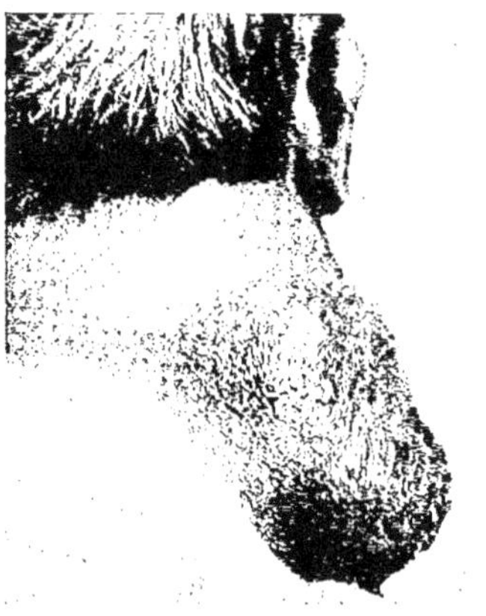

Fig. 55.— Branchiome malin. Épithéliome malpighien métatypique très envahissant avec karyokynèses abondantes (p. 181).

Fig. 56. — Même région cervicale un mois après la fin de la première série des applications. (Voy. fig. 19).

chaque place était traitée quarante-huit heures. Il y eut en tout six places ainsi traitées.

Vers la fin du mois qui suivit, la tumeur, au lieu de s'accroître comme précédemment, diminua et prit les dimensions représentées figure 56. A ce moment le malade sortit de l'hôpital et ne voulut plus se soumettre à de nouvelles applications. L'amélioration dura encore deux mois, avec diminution des troubles de compression.

Mais vers le troisième mois les signes de gêne pharyngée reprirent ; la tumeur augmenta manifestement à sa base dans la profondeur, sans s'extérioriser, et la mort survint au cours du quatrième mois.

Épithéliome sous-maxillaire inopérable traité à la fois par la **chirurgie et par le radium.** — Le 2 octobre 1909, un malade nous est adressé d'Angleterre pour une grosse tumeur cancéreuse métastatique et récidivée de la région sous-maxillaire gauche, considérée comme inopérable par le chirurgien anglais en raison de la profondeur à laquelle s'étend cette tumeur.

La lésion primitive s'était développée dans le sillon gingivo-labial inférieur, un peu sur le côté gauche. Le chirurgien anglais fit une opération très large, sectionna le maxillaire, qu'il réunit ensuite par un fil d'argent, lequel fut laissé dans les tissus. Au cours de cette opération, tout le système lymphatique sous-maxillaire gauche fut enlevé. Malgré cette précaution, une métastase se produisit dès après l'opération dans cette région. La chirurgie intervint encore. Mais la récidive ne tarda pas à se faire, et cette fois la tumeur envahit rapidement la profondeur. C'est alors que le malade nous fut adressé. Fidèles à notre principe, qui consiste à ne jamais intervenir par le radium sans avoir discuté l'intervention chirurgicale, nous avons d'abord correspondu avec les chirurgiens anglais, qui déclarèrent abandonner le cas. Nous avons alors demandé à M. Banzet d'examiner le malade. Il s'agissait d'une évolution d'extrême acuité, car pendant ces quelques jours d'attente la tumeur avait visiblement augmenté de volume. La figure 57 montre la saillie qu'elle formait, mais, d'autre part, la palpation dénotait des assises solides et profondes englobant, selon toute vraisemblance, le paquet vasculo-nerveux sous-jacent. La tumeur était rouge violacé et parcourue à sa surface de grosses veines bleuâtres. La région cervicale était immobilisée; il n'y avait pas de ganglions périphériques dénotant un envahissement plus lointain. L'extirpation totale parut impossible. Nous aurions pu traiter ce cas par perforation et introduction de tubes radifères en une ou deux places et, conjointement appliquer les appareils en surface; en raison de la profondeur des lésions, nous avons préféré faire appel à la chirurgie pour enlever le maximum possible de la tumeur et diminuer d'autant l'épaisseur à irradier.

M. Banzet sectionna la tumeur par tranches et fut arrêté dans la profondeur au voisinage des gros vaisseaux. Malgré l'importance du délabrement, la profondeur et la largeur de la plaie, il restait visiblement une nappe cancéreuse tapissant tout le fond. C'était la constatation *de visu* de l'inopérabilité qui avait été justement déclarée par l'examen clinique antérieur.

L'examen histologique, pratiqué par M. Gaud, montre qu'il s'agit d'un épithéliome tubulo-lobulé malpighien métatypique.

Quatre tubes, l'un de 1^{cg},5 (radiation 6 000), les trois autres de 1 centigramme (radiation 4 000) furent alignés au fond même de la plaie et laissés en place quarante-huit heures; pendant ce même temps, les faces cruentées des lèvres de la plaie étaient tapissées d'appareils plats (n°s 6, 14, 18, avec faible filtrage, 1 dixième de millimètre d'aluminium). D'autre part, plusieurs appareils d'extrême puissance (n°s 1 et 2) furent appliqués recouverts de 3 millimètres de plomb sur la face cutanée des lèvres de la plaie quatre fois en vingt-quatre heures avec un jour d'intervalle, sans que les applications des tubes fussent renouvelées. Puis suivit, selon notre pratique, une période d'attente de trois semaines.

Pendant ce temps, au lieu de bourgeonner par le fond, la plaie prit meilleure apparence et sembla évoluer vers la cicatrisation. Une nouvelle série de cinq nuits d'application d'appareils plats puissants avec 3 millimètres de plomb fut faite, suivie cette fois d'un mois de repos.

Au quatre-vingt-quinzième jour, la plaie était cicatrisée. Le Dr Banzet revit alors le malade, et son examen ne dénota pas d'épaississement suspect dans la profondeur. Le malade s'en retourna passer un mois dans son pays et revint pour une nouvelle série. Nous constatâmes alors une petite masse molle, mobile sous le menton, en dehors de la région irradiée qui, elle, s'est maintenue en bon

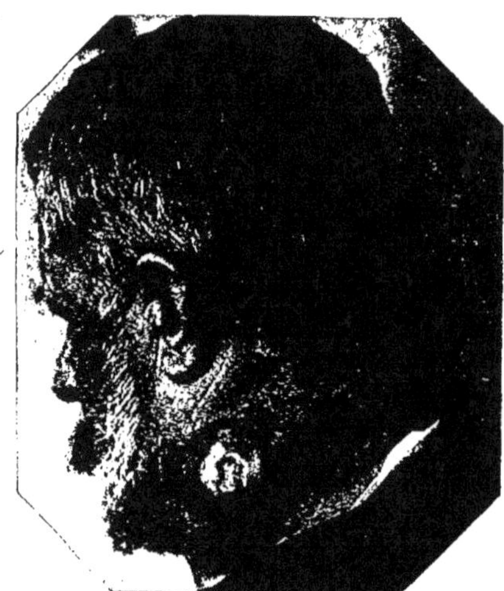

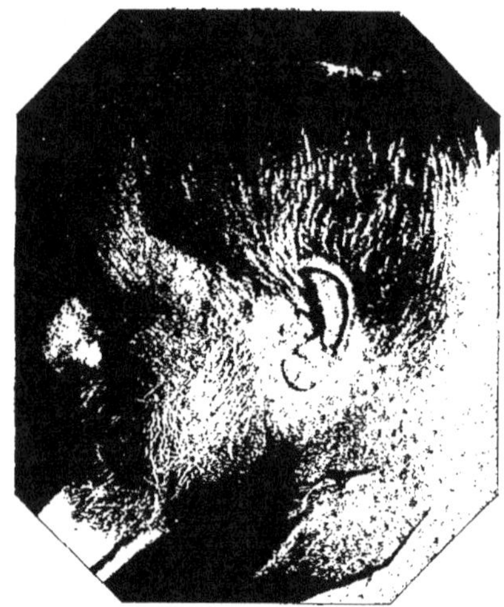

Fig. 57. — Épithéliome tubulo-lobulé malpighien métatypique.

Fig. 58. — Même malade un an et demi après le début du traitement.

état. A tout hasard le radium y fut appliqué. Puis le malade retourna chez lui, et nous priâmes son chirurgien, qui avait laissé le fil d'argent dans le sillon gingivo-labial, de le retirer, car la présence de ce fil nous inquiétait. Il enleva le fil et extirpa en même temps la petite grosseur du menton, en y laissant un drain sur notre demande pour l'introduction d'un tube ; cette petite tumeur fut examinée : il s'agissait bien d'une métastase nouvelle.

Quinze mois après l'opération du Dr Banzet et les premières applications de radium, le malade a conservé la mobilité des mouvements du cou ; on ne constate aucun épaississement suspect dans la profondeur (Voy. fig. 58).

Voilà donc une lésion considérée comme inopérable en octobre 1909, d'évolution aiguë et récidivante et du type le moins sensible aux rayons, lésion dont le malade devait, selon toute vraisemblance, rapidement succomber, et qui cependant, quinze mois après, est très franchement contenue et contrôlée.

A partir de ce moment, des épaississements peu à peu se sont produits dans la profondeur, et un envahissement s'est fait du côté du pharynx; la section de la luette a dû être pratiquée.

Une fois ces régions envahies, la lutte devait se terminer rapidement, car, nous le verrons, l'emploi du radium est beaucoup moins effectif contre le cancer du pharynx.

Actuellement, mai 1911, le malade, qui est retourné en Angleterre, n'a point encore succombé, mais il est près de sa fin.

Du côté du cou, une ulcération s'est reproduite, qui peu à peu s'agrandit et se creuse, et contre laquelle, étant donné l'envahissement buccal, l'intervention radiumthérapique a été jugée désormais inutile et sans valeur.

Tumeurs malignes du tissu conjonctif. — *Sarcomes*. — Lorsque le sarcome, ainsi qu'il arrive parfois, est très sensible à l'irradiation et peu disposé à la métastase, on peut aboutir à une régression rapide suivie d'un silence si prolongé que le résultat comporte parfois toutes les apparences de la guérison.

M. Abbe (de New-York), possède par exemple des cas de sarcome dont la régression par le radium date de six à sept ans sans récidive. Aussi est-ce bien dans ce groupe des tumeurs malignes du tissu conjonctif que la radiumthérapie compte, dans la classe des tumeurs graves, ses premiers résultats heureux observés et suivis depuis le plus longtemps.

Voici tout d'abord deux de nos cas qu'on peut rapprocher, mais pour chacun desquels la ligne de conduite a été différente.

Une fillette âgée de onze ans a subi l'*amputation de son avant-pied gauche en février 1910 pour une tumeur sarcomateuse*. Cette fillette nous est adressée en avril 1911 par M. Levassort pour une récidive dans l'aine (fig. 59).

La tumeur est assez dure, peu mobile, assez profondément implantée, et son siège rend l'intervention chirurgicale hésitante.

Les appareils n°ˢ 1 et 18 sont appliqués avec filtrage de 3 millimètres de plomb et laissés en place soixante-douze heures, fractionnées par nuits d'application.

Rapidement, dès le cinquième jour, nous avons l'impression d'un commencement de régression. Le dixième jour, c'est une certitude, la tumeur se ramollit, se décolle, se mobilise et diminue de volume. Cette rapidité de régression est un peu anormale, mais on la rencontre cependant parfois précisément dans les sarcomes, tumeurs particulièrement sensibles. *Un mois après le début des applications, la région était nivelée* (fig. 60). A la palpation, on constate encore une dureté sous la peau, comme un petit ganglion mobile sur lequel nous continuons à appliquer des appareils.

En présence d'un tel résultat ne sera-t-on pas en droit, dans l'avenir, de discuter et de tenter, avant toute intervention, un traitement par le radium seul quand il s'agit d'une mutilation importante.

Voici un second cas comparable qui plaide en faveur de ce que nous venons de dire. Un malade nous est adressé en novembre 1910 pour une *tumeur siégeant vers le tiers inférieur de la jambe*. On avait parlé d'amputation, mais le malade, conscient de son état, désirait surseoir à l'opération. Nous prions M. Péraire d'inciser pour permettre à la fois

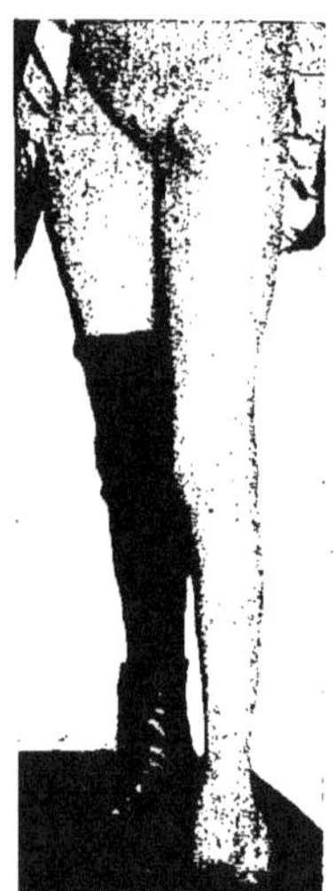
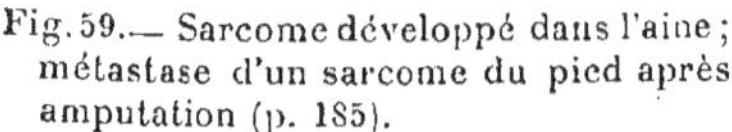
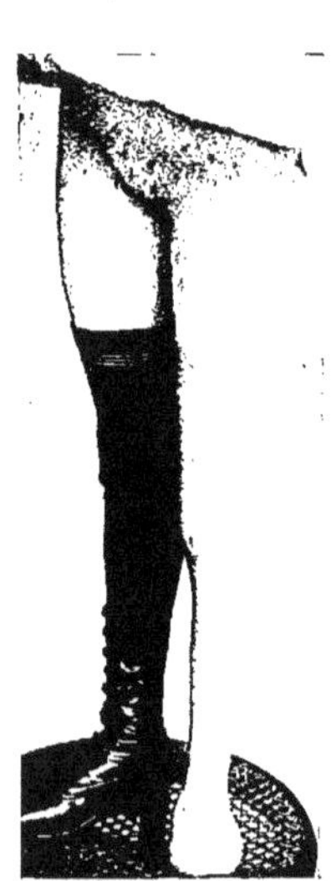

Fig. 59.— Sarcome développé dans l'aine ; métastase d'un sarcome du pied après amputation (p. 185).

Fig. 60. — Régression totale en un mois du sarcome de l'aine.

l'introduction profonde d'un tube radifère et le prélèvement d'un fragment. L'histologie indique : tumeur complexe composée de fibrome jeune et de myxo sarcome; en plusieurs points on trouve l'aspect du tissu ganglionnaire à fin réticulum, sorte de lymphadénome. La radiographie montre une ombre épaisse, à surface convexe adhérente au péroné, comme un soulèvement du périoste, longue de 4 à 5 centimètres, saillante de 1 centimètre. Le pied et toute la région de la jambe correspondante sont œdématiés. On sent, au niveau du point où la radioscopie indique la tumeur osseuse, un épaississement dur, tumoral. Le malade marche difficilement.

En même temps qu'un tube de 2 centigrammes est introduit pendant quarante-huit heures, les appareils n⁰ˢ 1, 2 et 18 sont placés à la surface, recouverts de filtres de 2 millimètres, pour multiplier les rayonnements et les croiser de dedans en dehors. Puis le tube est retiré, et l'irradiation est continuée seulement à la surface. Plusieurs séries d'applications sont faites, séparées par un intervalle de repos de six à huit semaines.

La plaie est fort longue à se cicatriser, mais la régression de la tumeur est manifeste vers la fin de la première série des applications ; six mois après le traitement, la régression persiste, et il n'y a encore nulle part menace de métastase.

Dans ce cas, eût-il mieux valu quand même opérer? Nous ne le pensons pas. Quant au malade, qui est pharmacien, et discute son propre cas, il est fort heureux d'avoir conservé sa jambe, sachant que, s'il vient une métastase, rien ne dit que celle-ci ne serait venue malgré l'amputation.

Voici un cas à récidives constantes, bien connu de la Société anatomique par la présentation des pièces que M. Péraire y a faites à différentes reprises.

Il s'agit d'une tumeur de la paroi antérieure de l'épaule gauche qui a été opérée six fois.

Le premier diagnostic histologique fait par Cornil, en 1908, a donné « fibrome »; mais la tumeur s'est transformée dans la suite, car nos biopsies nous ont montré qu'il s'agissait d'un *myxo-fibro-sarcome à grosses cellules fusiformes* (Gaud).

En juin 1910, M. Peraire nous adressa son malade. A ce moment (fig. 61), les tumeurs, au nombre de dix, réunies par du tissu inflammatoire, et développées sur cicatrices anciennes, recouvraient une telle surface que l'extirpation était devenue difficile. Du reste, les récidives constantes avaient aussi quelque peu lassé, à juste titre, l'intervention chirurgicale.

Nous traitons les tumeurs les plus saillantes en «feu croisé», les autres par des applications à plat (appareils n°s 3 et 6, filtres de 1 millimètre de plomb; durées d'application, soixante-douze heures par place). Les lésions ont entièrement disparu en deux mois sans réaction inflammatoire, en laissant des tissus assez voisins de l'état normal; les cicatrices antérieures seules subsistent (fig. 62).

L'état s'est maintenu tel pendant une année. Au cours de l'année suivante, à deux reprises, il s'est produit une récidive, la première fois dans la masse musculaire du grand pectoral, près du creux de l'aisselle, où on constata une tumeur épaisse et rapidement évolutive, profondément cachée sous la peau, non adhérente aux tissus voisins, la seconde fois sur la clavicule et en deux autres places, sous la peau de la région antérieure de l'épaule. En un mois chaque fois ces récidives rapidement irradiées ont disparu sans intervention chirurgicale.

Le cas que nous allons rapporter prouve à l'évidence que le radium peut agir très profondément à travers des tissus normaux.

Une malade du Dr Rozelaar *présente au cou et dans la région sus-claviculaire droite une grosse tumeur récidivée après deux extirpations chirurgicales.*

Nous avons étudié les coupes des fragments prélevés antérieurement; *il s'agit de lympho-sarcome à petites cellules rondes.* La tumeur fait une saillie notable et est nettement fixée à la base. La palpation indique autour de la principale saillie d'autres tumeurs plus petites.

A gauche existent, dans la même région, quatre ganglions dont l'un assez gros (œuf de pigeon).

Les appareils n°s 3 et 18, avec 3 millimètres de plomb, sont appliqués quatre-vingts heures sur chaque place Après chaque série, deux mois de repos : il y eut cinq séries. A la fin de la première période de repos, les tumeurs ont diminué des trois quarts environ ; après la seconde, on n'en retrouve que difficilement les vestiges.

Les séries suivantes sont faites par mesure de précaution. Au cours du traitement, nous n'avons été gênés que par des phlyctènes produites par des rayons secondaires non suffisamment coupés et par des irritations dues au diachylon. Comme il arrive dans tous les cas où on agit par séries répétées, la peau est pigmentée, légèrement atrophiée.

Après une année pendant laquelle l'état se maintient excellent, la malade présente des troubles qui indiquent une métastase médiastinale ; dès lors, tandis qu'au cou le bon état persistera, nous aurons à combattre des poussées successives dans le médiastin et d'autres qui se feront dans les régions axillaires et inguinales. Après chaque série radiumthérapique, ces diverses lésions diminuent et semblent disparaître ; mais, après la fin de chaque période de repos, les mêmes signes médiastinaux (toux, oppression, dilatation du réseau veineux de la poitrine) se reproduisent.

Il y a chaque fois concordance et corrélation si nettes entre la diminution de ces signes et les applications qu'on ne peut méconnaître là l'influence de l'irradiation.

Sur le thorax, le traitement est entrepris par application des appareils à la fois sur le sternum et la région interscapulaire pour croiser les rayonnements, et nous employons le filtrage moyen (5 dixièmes à 1 millimètre de plomb, appareils n^{cs} 1 et 18, de façon à laisser passer le plus possible de rayons γ. En avant comme en arrière, toutes les cinq ou dix heures, les appareils sont déplacés de façon à éviter l'irritation de la peau ; ainsi, pendant dix jours, à chaque série, la région médiastinale a été inondée sans interruption de rayons se croisant dans la profondeur.

Pendant une année, l'action radiumthérapique put contenir le développement du sarcome, mais peu à peu les récidives devinrent plus rapprochées, plus fortes, et la malade finit par succomber. Cette terminaison survint trois ans après le début du traitement, en sorte que, dans ce cas, il apparaît de toute évidence que la prolongation de vie a bien été due à l'emploi du radium.

Un *sarcome mélanique* de la joue diagnostiqué tel après biopsie disparaît après irradiation radique.

Deux années plus tard, le malade vient nous trouver porteur d'une

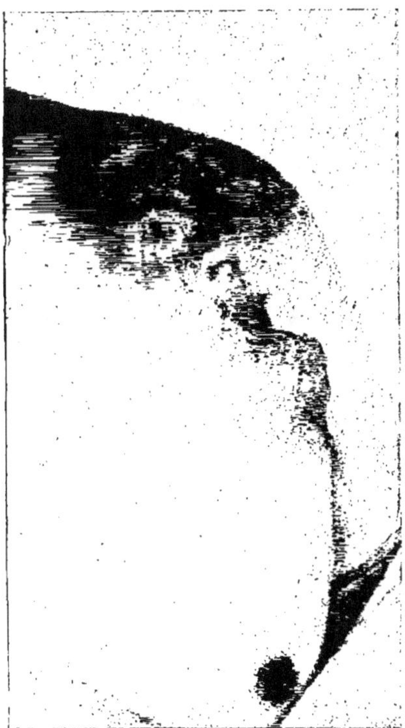

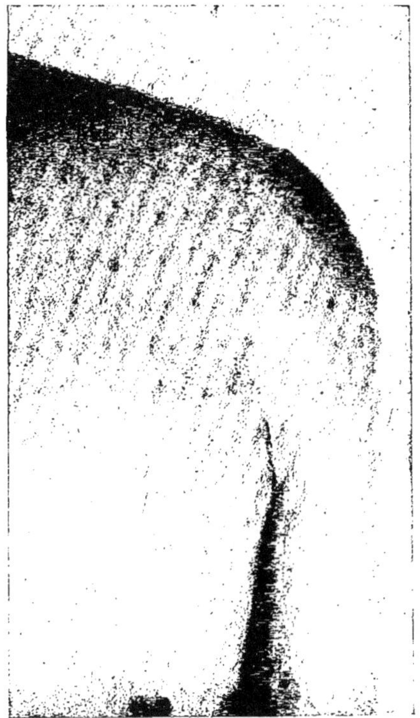

Fig. 61. — Fibro-myxo-sarcome à grosses cellules fusiformes récidivé cinq fois après extirpation chirurgicale. La récidive représentée sur cette figure a été soumise au radium (p. 187.)

Fig. 62. — Régression entière obtenue deux mois après le début du traitement.

grosse tumeur qui recouvre la face antéro-externe de la région moyenne de la jambe.

L'irradiation obtient la régression d'apparence totale après deux séries de traitement (quatre-vingts heures, appareil n° 1, 3 millimètres de plomb).

A ce moment le malade souffrait déjà de signes de compression dans le médiastin; l'évolution sarcomateuse y fut combattue pendant quelques mois, mais l'envahissement se fit dans les poumons mêmes de chaque côté, ce qui amena le décès du malade.

Voici, par contre, deux cas où la *régression complète* se maintient *depuis deux ans*. Dans l'un, il s'agissait d'une grosse tumeur siégeant dans l'aine; dans l'autre, d'une tumeur grosse comme deux noix siégeant au-dessus de l'os iliaque droit.

Nous renvoyons pour d'autres cas de sarcome parmi ceux que nous avons traités, et qui paraissent intéressants à relater, aux *chapitres traitant du sein*, de la *cavité buccale*, et de l'*utérus*.

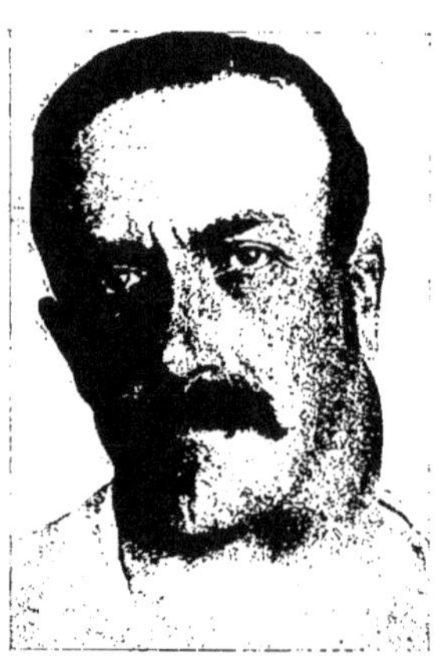

Fig. 63. — Lymphadénome avec lymphadénie et aleucémie. État général fébrile durant depuis une année.

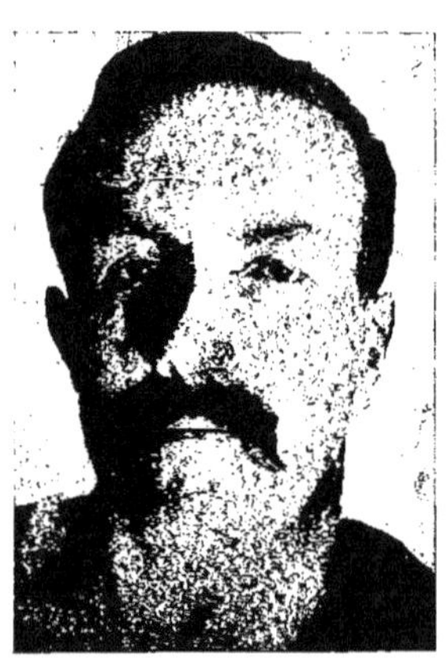

Fig. 64. — Deux mois après le début du traitement. La fièvre a cessé, en même temps que les tumeurs cervicales ont disparu (p. 191).

Mycosis fongoïde ou lymphosarcome cutané. — Ce tissu, qui est connu pour être particulièrement sensible à l'action des rayons X, devait l'être aussi au radium, et nous n'insisterons pas sur plusieurs cas de régression complète et facile que nous avons obtenue. Nous signalerons seulement l'intérêt de l'emploi du radium dans les régions difficiles à atteindre, dans un cas de lymphosarcome ulcéré de la paupière inférieure, par exemple, qui empiétait largement sur la conjonctive. Grâce au petit appareil n° 13, nous avons pu facilement venir à bout de cette lésion, qu'il eût été assez difficile de traiter par les rayons X.

Lymphadénome. — Les lymphadénomes sont, nous l'avons dit, particulièrement sensibles aux radiations; nous en avons eu plusieurs exemples dont nous détachons le suivant :

Un malade se présente porteur de tumeurs assez molles développées dans la plupart des régions ganglionnaires (Voy. fig. 63 et 64).

De plus, on constate dans la région cervicale, au-dessus de la

clavicule, une énorme tumeur dure qui gêne les mouvements de la
tête. Le malade depuis une année a constamment de la température
qui varie le soir de 37°,8 à 38°,5 rectale. L'examen du sang indique
l'aleucémie; le pourcentage comporte 56 p. 100 de neutrophiles
polymorphes, 34 p. 100 de lymphocytes, 5 p. 100 de grands mononucléaires, 4 p. 100 de leucocytes éosinophiles, 1 p. 100 de mastzellen, pas de myélocytes.

Un mois après l'application des appareils n°ˢ 1 et 18 (2 millimètres
de plomb) pendant soixante heures
sur chaque place et dans toutes les
régions ganglionnaires, les tumeurs
avaient disparu, ayant littéralement
fondu en une vingtaine de jours. Le
traitement fut continué, et pendant
une année l'état local se maintint parfaitement sans fièvre et avec retour
du sang à l'état normal ; mais, après
ce laps de temps, une hyperthermie
légère revint et ne quitta plus le malade jusqu'à sa mort, qui eut lieu
quinze mois après. Pendant cette période, des tumeurs apparurent en différents points, et elles régressèrent
chaque fois sous l'influence du
radium.

Splénomégalie (Voy. fig. 65). —
C'est ici le lieu de signaler un essai
que nous avons fait qui nous a permis de constater à quelle profondeur
les rayons γ pouvaient agir sur un
tissu à réceptivité extrêmement sensible. Il s'agissait d'une rate de dimension énorme, qui remplissait tout

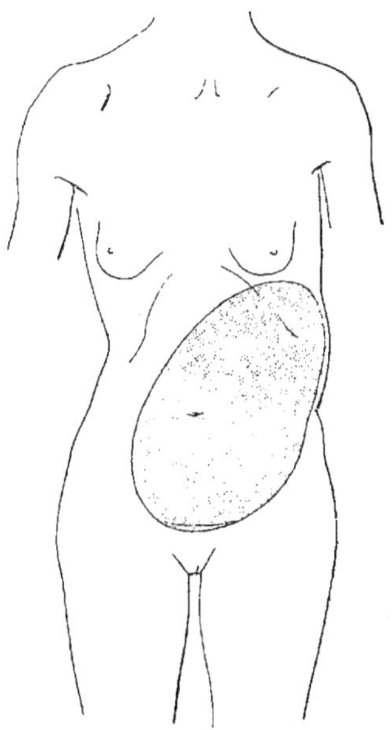

Fig. 65. — Schéma pour représenter
les dimensions d'une rate hypertrophiée qui a régressé entièrement
sous l'influence du radium, avec
retour au bon état général.

l'abdomen, descendait jusqu'au petit bassin et dépassait la ligne
médiane à droite de cinq travers de doigt.

La malade était *extrêmement anémiée, cachectisée*, et son amaigris-
sement mettait encore plus en évidence l'énorme développement de la
tumeur. Il n'y avait pas de développement ganglionnaire; l'examen
du sang, fait par le Dʳ L. Dreyfus, donna le 14 novembre 1910, pour
3 200 000 globules rouges, 360 000 globules blancs. Ces derniers
étaient de toutes les variétés : polyneutrophiles, basophiles, lymphocytes, gros et moyens mononucléaires, quelques hématies nucléées.
Il s'agissait d'*hypertrophie de la rate avec leucocythémie, sans lymphadénie*. Le traitement par le radium, commencé le 15 novembre,

obtint une régression rapide. En janvier, on trouve pour 4 900 000 globules rouges, 77 000 globules blancs, le pourcentage indiquant 78 p. 100 de polynucléaires, 22 p. 100 de mononucléaires. L'état général se releve très rapidement, et la malade commence à engraisser. *En mars, on ne constatait plus la rate qu'à la percussion et depuis fin avril on ne peut même plus la déceler.*

Actuellement, *huit mois après le début du traitement, l'état se maintient excellent*, la malade a gagné 25 kilogrammes, *la rate n'est toujours point décelable, et l'examen du sang indique : globules blancs 10 000, sans variétés anormales.* Le résultat est trop récent pour qu'il soit possible de conclure, mais cette régression si complète montre bien la profondeur à laquelle les rayons du radium peuvent agir.

La malade appartenant au service du Pr Reclus a été traitée sous sa direction et avec l'aide de MM. Piquand et Dreyfus. Le traitement a comporté cinq séries avec intervalles d'un mois de repos; chaque série a consisté en applications, pendant cent heures, des toiles radifères n°s 20 et 21 repliées sur elles-mêmes, enveloppées de 1 dixième de millimètre de plomb et pendant cinquante heures des deux appareils n°s 1 et 2 avec 2 millimètres de plomb.

II. — CANCER DE LA VERGE.

Dans le traitement de l'épithéliome de la verge, les services que le radium peut rendre sont quelque peu en rapport avec le siège des lésions.

Lorsque les ulcérations et les bourgeons siègent dans le sillon balano-préputial et près du méat, où ils s'irritent facilement, nous n'avons pu obtenir en général que l'abrasion des bourgeons, la diminution des douleurs et de la fréquence des mictions, mais, dès qu'on cesse l'irradiation, les lésions subissent une poussée. Aussi faut-il, dans ces cas, recourir de bonne heure à l'amputation. Cependant, malgré des conditions aussi défavorables, nous avons pu parfois obtenir des résultats satisfaisants, dont voici un exemple :

Un malade, il y a trois ans, découvre dans le sillon préputial, à la suite d'une opération de phimosis, une induration cornée, qui peu à peu devient le siège d'une végétation épithéliomateuse. M. Noguès, appelé à intervenir chirurgicalement, limite son opération à l'ablation du prépuce dans toute la partie végétante et pratique le raclage des bourgeons qui se sont produits sur un point du gland. A peine la cicatrisation est-elle achevée qu'une nappe de leucoplasie envahit le gland. Sur les conseils du Pr Fournier, le malade est alors soumis, par les soins de M. Oudin, au cours de six mois, à l'irradiation par les rayons X. La leucoplasie, dès lors, s'améliore, mais sur le gland, au point où les bourgeons ont été abrasés, apparaît un peu plus tard une végétation croûteuse facilement saignante. C'est alors, en juin 1909, que le Dr Brocq conseille l'emploi du radium. Nous soumettons la région à deux séries chacune de cinq applications de douze heures de l'appareil n° 6 engainé de 1 millimètre de plomb. Trois mois après, la végétation a disparu. Seule la leucoplasie a été plus résistante et n'a cédé au traitement qu'après avoir été le siège d'une réaction assez vive.

A l'heure actuelle, on ne constate pas encore de récidive.

III. — CANCER DU SEIN (1).

Plus peut-être que dans tout autre domaine, le principe d'opérer de suite sans retard tout cancer opérable doit être ici invariablement mis en pratique.

Mais, lorsque, pour une raison quelconque, l'opération ne peut se faire, le sein se prête fort bien aux manœuvres radiumthérapiques, et, lorsqu'il est volumineux, particulièrement à la méthode du « feu croisé ». En raison de l'étendue de la surface, les places d'application sont nombreuses; c'est ainsi que deux appareils en opposition peuvent être déplacés trois ou quatre fois, tout en restant vis-à-vis l'un de l'autre sans recouvrir les mêmes places.

Il en résulte la possibilité de durées d'irradiation fort longues et continues, et la commodité de ces longues applications, qui peuvent être aisément continuées jour et nuit sans changer en rien les habitudes des malades, est un avantage précieux. Aussi peut-on avec facilité inonder entièrement de rayons une tumeur mammaire et agir fortement dans la profondeur.

Si la région du sein est très favorable à l'irradiation par le radium, elle l'est aussi à un haut degré aux rayons X.

Cette région, mieux que toute autre, permet de combiner ces deux modes d'irradiation et d'utiliser leur valeur réciproque, les rayons X filtrés étant employés pour agir, à chaque séance forcément courte, sur la totalité de la région, le radium ayant pour but d'aller fouiller la profondeur des tissus, par applications directes ou par introduction de tubes dans les tumeurs mêmes, en des points spéciaux, au cours de séances très commodément longues.

Nous considérerons des néoplasies opérables, difficilement opérables et inopérables.

____

(1) Wickham et Degrais, Emploi du radium dans le cancer du sein (*Acad. de méd.*, 25 mai 1909).

a. **Néoplasies opérables**. — Dans deux cas qui ne présentaient pas de ganglions et où les lésions étaient superficielles, l'une ulcérée (Voy. fig. 66) analogue à une *maladie de Paget* (1) et l'autre non ulcérée, les tumeurs affectaient la forme d'un macaron de 5 à 6 centimètres de diamètre, assez dur de base. Dans ces deux cas où il nous fut demandé d'agir avec le radium sous extirpation préalable, nous avons abouti à une diminution très marquée des lésions ; le premier est tout à fait cicatrisé ; le second, suivi par M. Monnier, ne présente plus d'induration qu'en une partie très limitée de sa surface, et qui elle-même est en voie de disparaître.

Dans un cas où la malade s'est refusée obstinément à toute opé-

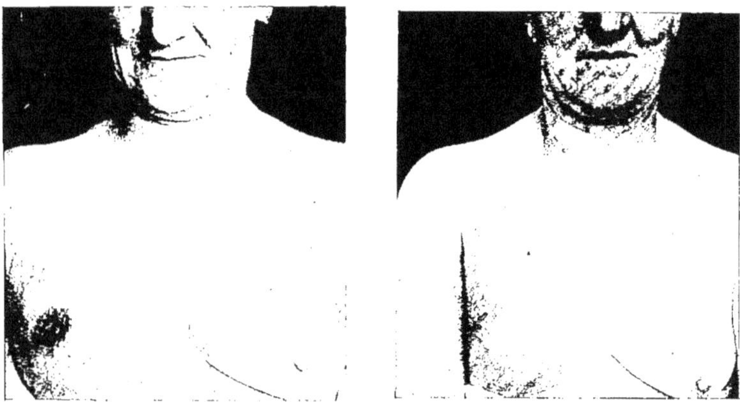

Fig. 66. — Maladie de Paget cicatrisée deux mois après le début du traitement.

ration (fig. 67), *la tumeur siégeait au-dessus et en dehors du sein, le mamelon était rétracté*, et il y avait un ganglion axillaire. Nous avons obtenu la réduction que montre la figure, où l'on voit que le mamelon a repris sa forme. La régression est restée en cet état pendant deux années, puis nous avons perdu la malade de vue. Quand elle est revenue, elle avait une récidive en cuirasse contre laquelle il n'y avait plus de traitement efficace à entreprendre.

Dans deux cas où la tumeur était volumineuse, mais à base souple et accompagnée de ganglions, nous avons obtenu, pendant deux ans, dans le premier de ces cas, une régression manifeste aussi bien de la tumeur mammaire que des ganglions. Mais une poussée se reproduisit, et le sein fut extirpé par M. Segond. Les pièces examinées ont indiqué qu'il s'agissait d'épithéliome cylindrique.

Elles ont montré une partie centrale presque entièrement sclérosée, résultat de la transformation régressive produite par le radium, et

(1) Wickham, Monographie et histologie de la maladie du mamelon dite de Paget. Thèse de Paris, 1890.

une zone de récidive à la périphérie en pleine activité néoplasique. Dans le second de ces cas, il y eut plusieurs fois, à la fin des périodes de repos, une poussée nouvelle et, après chaque série d'application, la poussée s'arrêtait et la régression se produisait.

La corrélation entre l'irradiation et la régression après chaque poussée semble bien avoir montré dans ce cas l'action du radium.

Adénofibrome péri et intracanaliculaire. — Une malade âgée de trente-trois ans nous est adressée par le Dr Robinson pour une tumeur du volume d'une orange siégeant dans le sein gauche. La tumeur, mobile dans l'épaisseur du sein, inquiète la malade du fait des irradiations extrêmement douloureuses dont elle souffre dans le flanc et le bras gauches. Mais il est une autre circonstance qui, à juste titre, est la cause de ses préoccupations. Le sein droit a été le siège

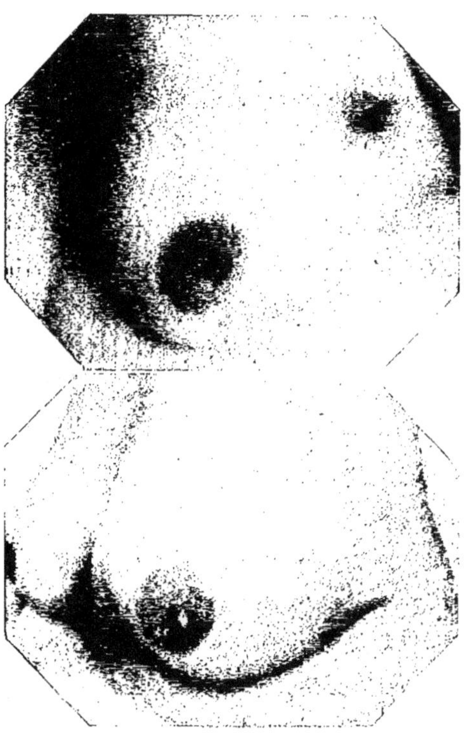

Fig. 67. — Cancer situé près de l'aisselle. Le mamelon est rétracté. La malade se refuse obstinément à toute opération (p 194).

d'une tumeur semblable deux années auparavant, et l'ablation en a été faite par le Pr Berger.

L'examen histologique de la tumeur a donné le diagnostic d'adénofibrome péri et intracanaliculaire.

Devant le parti bien arrêté de la malade de ne pas subir l'ablation de l'autre sein, nous attaquons cette tumeur par le procédé du « feu croisé » avec les deux appareils n°s 1 et 2. Chacun d'eux est enveloppé de 3 millimètres de plomb. Placés l'un en haut, l'autre en bas, puis le surlendemain, l'un à droite, l'autre à gauche, les appareils sont ainsi à chaque application changés de place.

Nous avons fait pendant un mois quinze applications de douze heures. Dès les premières applications, les phénomènes douloureux ont été notablement améliorés ; puis peu à peu le volume de la tumeur a diminué.

La tumeur, qui avant le traitement avait le volume d'une orange, n'a plus maintenant que les dimensions d'une noix (fig. 67).

Les douleurs ont absolument disparu depuis deux ans que le traitement au radium a commencé, et l'évolution de la néoplasie est arrêtée. Il n'est plus question d'opération, alors que les chirurgiens anglais consultés il y a deux ans la déclaraient urgente.

Chez une malade du Pr Reclus atteinte de *sarcome polymorphe à prédominance de gros éléments fusiformes avec vastes îlots nécrotiques* (dimension d'un œuf de poule, troisième récidive développée sous la cicatrice près de la paroi antérieure de l'aisselle), nous avons placé au fond de la plaie, aussitôt après l'extirpation, un drain contenant bout à bout trois tubes radifères de 1 centigramme de radium pur, et nous l'avons laissé quarante-huit heures à demeure.

Avant l'opération, la région avait été irradiée pendant quarante-huit heures par l'application de l'appareil n° 18 avec 3 millimètres de plomb.

Pendant la cicatrisation, l'ensemble de la région du sein fut traité par les rayons X avec filtre de 1 dixième de millimètre de plomb, et le point précis où siégeait la tumeur le fut par l'application pendant quinze nuits, au cours de six semaines, de l'appareil n° 2 engainé de 3 millimètres de plomb. Le traitement est trop récent pour nous permettre d'apprécier les résultats ; nous l'avons indiqué pour la technique suivie, qui nous paraît la meilleure en de semblables circonstances.

b. **Néoplasies difficilement opérables.** — La figure 68 représente une récidive siégeant à l'extrémité interne de la cicatrice d'une extirpation de sein pratiquée un an auparavant. La tumeur est saillante de 3 centimètres et recouverte de peau enflammée ; sa base, large de 5 centimètres, est adhérente au sternum et au cartilage costal.

Le Dr Lenormant, consulté, pense qu'une extirpation chirurgicale ne serait guère favorable. L'irradiation est alors entreprise avec deux appareils n°s 6 et 7 appliqués en opposition, en quatre places différentes, pendant soixante heures sur chaque place. Trois mois après, la tumeur a complètement disparu, au point qu'il n'en reste pas le moindre vestige ; on ne constate plus que la cicatrice (fig. 69).

Mais une métastase s'est produite une année après vers la clavicule, suivie d'autres points analogues, et peu à peu toute la poitrine a été parsemée de foyers cancéreux qui ont emporté la malade.

Voici un fait sur lequel nous désirons insister ; il a été pour nous l'occasion d'une étude histologique destinée à rechercher la profondeur à laquelle le radium peut agir (1).

Une malade du Dr Arrou était atteinte d'un cancer du sein droit, lequel, après une longue période de marche lente, subit une poussée aiguë.

La tumeur est particulièrement volumineuse; elle a 15^{cm},5 dans sa plus grande largeur; elle est dure et donne à la palpation la sensation d'une masse unique peu mobilisable. Le mamelon est rétracté; un ganglion thoraco-axillaire est envahi et très volumineux. Le volume de la tumeur rend l'opération défavorable.

Nous proposons à M. Arrou d'agir avec le radium avant l'extirpation.

Sur le côté externe du sein, 19 centigrammes de radium pur

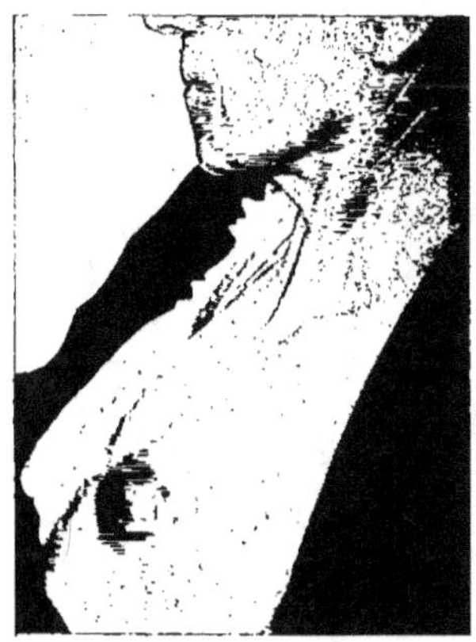

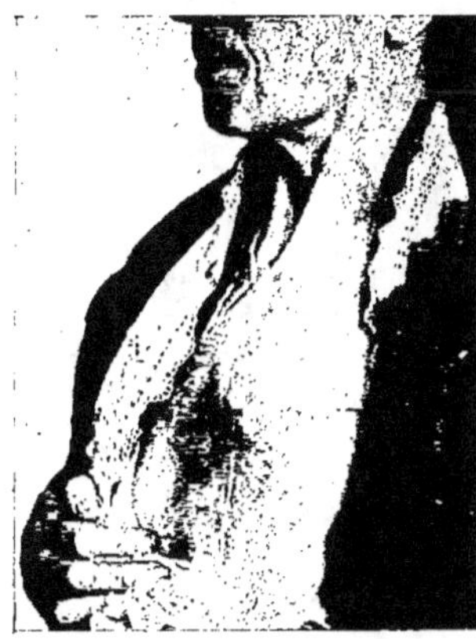

Fig. 68. — Récidive d'un épithéliome du sein. La tumeur est solidement implantée sur le cartilage costal.

Fig. 69. — Régression deux mois après le début du traitement (p. 196).

réunis sur une surface de 28 centimètres carrés (quatre appareils à vernis superposés) sont appliqués pendant quarante-huit heures consécutives.

Au cours des quarante-huit heures d'application, nous étudions, au point de vue physique, le passage des rayons. Successivement des électroscopes chargés et un écran au platino-cyanure de baryum sont présentés à la face interne du sein, à l'opposé du point d'application des appareils. Nous constatons que l'électroscope se décharge en huit à neuf secondes et que l'écran s'éclaire.

Ceci indique nettement la possibilité, bien connue du reste, qu'ont les rayons de traverser une grande épaisseur de tissu ; mais il s'en

(1) WICKHAM, DEGRAIS et GAUD, *Soc. méd. des hôp.*, juin 1910.

faut, pour qu'un rayonnement agisse thérapeutiquement sur un tissu néoplasique, qu'il lui suffise de le traverser.

Ce rayonnement va-t-il agir, et à quelle profondeur ? C'est ce que nous nous proposons d'étudier.

L'extirpation chirurgicale est faite seize jours après. On constate, avant d'opérer, *que la masse s'est affaissée visiblement, que sa largeur a diminué de 2 centimètres, que la tumeur, au lieu de paraître formée d'une masse unique à la palpation, donne l'impression d'être constituée par plusieurs noyaux mobiles les uns sur les autres.*

La tumeur enlevée est sectionnée suivant l'axe des rayons. Nous

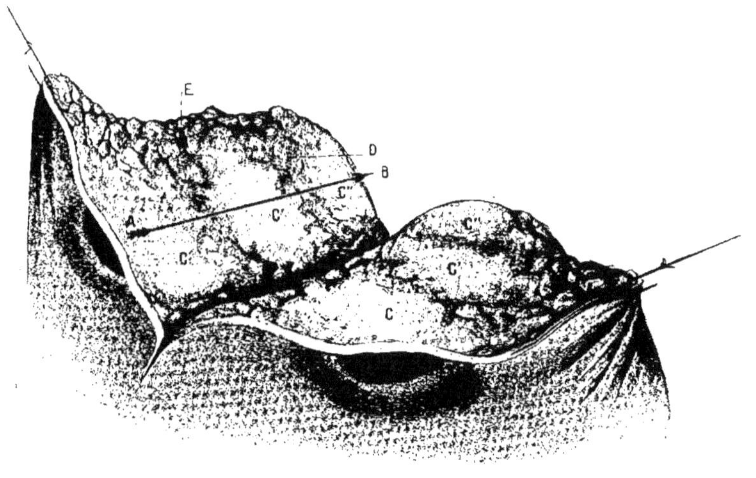

Fig. 70. — Section d'une énorme tumeur du sein extirpée seize jours après irradiation intense au point A.

La flèche indique le sens de l'irradiation ; C, C, noyaux qui ont été le plus vivement influencés ; E, tissu cancéreux peu irradié (p. 197).

avons fait aquareller le plan de section de la pièce anatomique (Voy. fig. 70).

On peut y voir que la partie centrale du cancer soumise au plus grand nombre de rayons est d'aspect différent des zones peu irradiées, périphériques.

Elle est divisée en plusieurs noyaux lisses, durs, blanchâtres, scléreux ; tandis que les zones éloignées de l'axe des rayons sont irrégulières, encéphaloïdes. *Les coupes histologiques ont montré des modifications régressives à 9 centimètres de profondeur* (Voy. p. 125 l'étude histologique de ce cas).

L'opération, bien que très largement faite, ne pouvait prétendre à extirper une grande marge de tissus normaux hors de la zone cancéreuse, tant la tumeur était volumineuse. Cependant la cicatrice s'est faite normalement, et aujourd'hui, une année après l'opération, la malade est en excellent état ; il n'y a pas trace de récidive ni de métastase.

Dans un tel cas, nous est-il possible, à côté de la valeur et de l'habileté opératoire, d'attribuer à l'irradiation une part dans ce résultat heureux?

Il est vraisemblable de penser, en se basant sur les modifications constatées, tant cliniques qu'histologiques, que l'irradiation a pu rendre le terrain opératoire moins virulent et, par conséquent, moins défavorable.

Nous avons la conviction très nette, étayée par de nombreux faits, de l'utilité qu'il y a à faire précéder l'extirpation des tumeurs difficilement opérables d'une irradiation à dose intensive, quinze à vingt jours avant l'extirpation, en visant surtout la périphérie et les bases.

c. **Néoplasies inopérables. — Cancer du sein traité à travers une toile de plomb caoutchouté analogue à celles qui servent à protéger des rayons X.** — Une malade âgée de soixante-douze ans nous est adressée, le 6 novembre 1907.

Elle présente au sein gauche une tumeur de la grosseur d'une petite mandarine fixée sur le plan costal et ayant envahi toute la surface du revêtement cutané, avec lequel elle fait corps. Le mamelon est rétracté, et un peu en dehors existe une ulcération de la grandeur d'une pièce d'un franc environ. Le reste de la surface est en peau d'orange, rouge et comme prêt à s'ulcérer. On constate la présence d'un ganglion dans l'aisselle gauche. Dans tout le côté gauche du thorax existent des douleurs très vives avec irradiations.

Le début de cette tumeur remonte à un an, on craint l'opération, à cause du grand âge de la malade, et on espère que le radium arrêtera l'envahissement cancéreux.

Voici le procédé opératoire auquel nous avons eu recours.

L'ulcération aurait pu nous conduire à employer les appareils à nu pour agir avec une grande intensité globale radio-active ; mais déjà, à cette époque, nos essais de filtrage à travers les écrans d'ouate, d'aluminium et de plomb caoutchouté, nos diverses méthodes d'application des appareils à nu, nous avaient montré le moyen d'agir dans les profondeurs, et comme cette action profonde était pour notre malade de toute nécessité, comme il fallait avant tout agir par les rayons très pénétrants, nous avons, dès le premier jour, opéré comme nous l'avions fait déjà, en particulier pour le traitement d'un glaucome inopérable (Voy. p. 69).

Nous avons interposé entre l'appareil n° 1 et le cancer une lame de plomb caoutchouté : il s'agissait de ces feuilles de plomb recouvertes de tissu caoutchouté ayant 1^{mm},27 d'épaisseur, construites spécialement pour protéger des rayons X. A travers cette lame de plomb caoutchouté l'appareil n° 1 décharge l'électroscope et éclaire une feuille de platino-cyanure de baryum.

Cette interposition ne devait laisser passer que les rayons les plus pénétrants et en très faible quantité, et ce sont ceux-là précisément que nous voulions utiliser. Les résultats répondirent à notre attente, bien que les doses fussent très inférieures à celles que nous utiliserions maintenant. Nous sommes surpris, en revoyant le passé, de songer qu'avec d'aussi faibles doses des résultats aient pu être obtenus, fort lents, il est vrai, mais réels.

L'appareil n° 1 fut appliqué une heure et demie, onze fois du 6 au 18 novembre.

Le 11 décembre, atténuation très marquée des douleurs. La tumeur est diminuée transversalement; de 4^{cm},5, elle n'a plus que 3^{cm},8.

La partie la plus rapprochée du sternum paraît en voie de ramollissement.

(Nous avons depuis, noté, dans plusieurs autres cas, ce passage au ramollissement, mais sans ulcération consécutive.)

Nouveau traitement sur le même type, mais pendant une heure seulement à chaque séance, dix fois du 11 au 23 décembre.

Le 3 février, l'ulcération est presque cicatrisée; la tumeur est plus mobile; la rougeur, l'aspect peau d'orange ont diminué.

Du 3 au 12 février, dix séances d'une heure après lesquelles la régression curative est absolument évidente; il n'est plus question de craindre le développement du processus d'envahissement.

Le changement est manifeste dans la consistance de la tumeur, dans son volume, dans sa mobilité, à tel point que les doigts peuvent être insinués entre la face postérieure de la tumeur et la paroi costale. L'ulcération s'est complètement cicatrisée, et la peau n'est plus rouge. Le ganglion sous-axillaire a diminué, et les douleurs n'existent plus.

Un chirurgien qui, avant le traitement, avait hésité à intervenir, est consulté à nouveau et pense maintenant que l'intervention peut être facilement faite en ayant simplement recours à la cocaïne comme anesthésique.

Satisfaite du résultat obtenu, la malade préfère continuer les applications de radium. Tous les deux mois, une nouvelle série d'applications selon le même mode opératoire est pratiquée. En septembre 1908, l'appareil n° 1 est appliqué dix heures avec écran de 0^{mm},5 de plomb simple non caoutchouté.

Aujourd'hui, les lésions sont réduites au point qu'il ne reste autour du mamelon qu'un noyau fibreux de la grosseur d'une noix. Cette lésion est parfaitement mobile sur la paroi costale; la peau est en excel ent état et n'a du reste jamais été altérée.

Ce résultat est remarquable, puisque, dix-huit mois après le début du traitement, la lésion, qui, abandonnée à elle-même, aurait vraisemblablement continué à s'étendre, ne semble présenter actuellement aucun danger et est très favorablement modifiée.

A noter la diminution du ganglion sans que celui-ci ait été soumis directement au radium.

Actuellement, bientôt quatre ans après le début de l'emploi du radium, la malade est encore en vie et assez active ; la tumeur n'a pas récidivé.

Cancer du sein en cuirasse. — Le 11 décembre 1908, une malade, âgée de soixante-dix-huit ans, nous est adressée par M. Moutard-Martin, pour un cancer du sein gauche dont l'opération semble, pour diverses raisons, impraticable.

Le néoplasme a débuté il y a deux ans environ. Il occupe la partie externe de la mamelle, du reste fort amaigrie. Sa base est très adhérente et sa dureté est caractéristique. Dans sa moitié droite cependant, elle présente une partie plus molle et presque fluctuante ; la peau à ce niveau est rouge, en peau d'orange. L'ensemble de cette portion de la tumeur ressemble à un abcès prêt à percer ; la peau adhère à la néoplasie et fait corps avec elle. Un ganglion existe, gros comme une noix, légèrement mobile dans la région axillaire. Les douleurs sont lancinantes et causent parfois de l'insomnie.

La méthode adoptée est celle du « feu croisé », combinée au filtrage par 2 millimètres de plomb.

Les appareils employés sont, à la partie inférieure, le n° 1 et, à la partie supérieure, en vis-à-vis, le n° 3. Les applications furent répétées quinze fois au cours d'un mois, chaque séance à un jour d'intervalle. Les appareils étaient fixés le soir vers neuf heures et retirés le matin vers huit heures, soit en tout environ cent soixante à cent quatre-vingts heures. L'appareil n° 1 était toujours placé au même endroit ; l'appareil n° 3, plus petit, était légèrement déplacé d'une application à l'autre.

Le procédé qui consiste à irradier les régions sur plusieurs places à la fois, en laissant trente-six heures d'intervalle entre les applications, est souvent très indiqué pour le traitement des néoplasies enflammées et irritables. Il évite l'action trop brusque et permet en définitive, à la longue, l'absorption de très hautes doses.

La régression s'est faite chez notre malade assez régulièrement d'une série d'applications à l'autre et, en même temps que la diminution de la tumeur, nous avons constaté peu à peu la disparition des signes physiques qui existaient avant.

L'inflammation s'est atténuée ; la peau a repris une certaine souplesse ; le mamelon s'est dévaginé en partie, et, signe particulièrement important, la base s'est décollée.

Il reste, le 1er février, là où était la tumeur, un cordon dur, allongé, mobile, à caractères torpides.

Depuis, de nouvelles applications semblables ont été faites : dix séances de douze heures chacune à un jour d'intervalle.

A la fin de mars, il ne reste qu'une dureté qui ne semble plus être qu'un tissu scléreux de transformation. Quant aux douleurs, elles n'existent plus.

Le ganglion a été traité par six applications (six nuits) à un jour d'intervalle de l'appareil n° 7 enveloppé de 1 millimètre de plomb.

Ces divers résultats ont été obtenus sans ulcération provoquée de la surface; il n'y a eu qu'une légère irritation à la peau, qui s'est terminée en quinze jours. Il est intéressant d'avoir obtenu à un tel point la régression d'une néoplasie dont l'évolution s'accentuait rapidement.

Néoplasie extrêmement douloureuse. — En juin 1910, nous sommes consultés pour une malade âgée de quatre-vingts ans qui présente un vaste *épithéliome cylindrique du sein*, dont le début paraît remonter à deux ans.

Celui-ci vient d'être, depuis quelques mois, le siège d'une poussée aiguë ; il a augmenté de volume dans sa totalité et a pris une consistance particulièrement dure; il adhère fortement à la paroi costale. Les ganglions sont apparus, et une vaste ulcération s'est creusée. Cette poussée s'est accompagnée de douleurs intolérables, qui altèrent l'état général et compromettent rapidement la vie de la malade en lui supprimant le sommeil.

Une seule chose nous est demandée avec insistance, la diminution des douleurs; en effet, les lésions sont telles qu'il ne semble pas qu'on puisse compter sur leur régression. La tumeur occupe toute la moitié droite du thorax ; à deux travers de doigt au-dessous de la clavicule commence une vaste ulcération de la grandeur d'une paume de main. Tout le plan musculaire a été détruit, et il ne subsiste au fond de la plaie que des débris sphacélés. Cette ulcération répand une odeur fétide qu'aucun des antiseptiques employés n'est parvenu à atténuer. Une sérosité abondante coule dès que la lésion est mise à nu.

La périphérie de cette ulcération est formée d'un énorme bourrelet extrêmement dur recouvert d'une peau luisante, tendue, fortement vascularisée et qui peu à peu se continue avec la peau environnante. Elle est limitée par un sillon profond qui transversalement s'étend vers l'aisselle. Au-dessous de ce sillon existe une masse arrondie, érythémateuse, vestige d'un sein qui, autrefois volumineux autant qu'en atteste le sein gauche normal, aurait été rétracté, déformé, et où il est difficile de retrouver la place occupée par le mamelon.

Cette masse est tendue, peu mobile et particulièrement douloureuse.

La paroi antérieure de l'aisselle est nettement infiltrée et présente une épaisseur au moins double de la paroi postérieure. Le
creux de l'aisselle est dur, tendu, douloureux, tapissé par la néoplasie.

Pour le traitement, nous choisissons l'appareil n° 2 engainé de
2 millimètres de plomb, appliqué cinquante heures en chaque place,

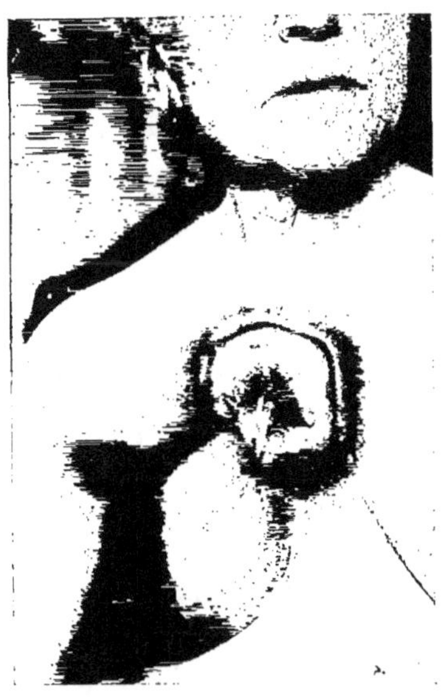

Fig. 71. — Ulcération très profonde,
sphacélée, fétide, au-dessous de laquelle on voit le sein déformé, durci
par infiltration néoplasique. Les douleurs sont particulièrement vives et
intolérables.

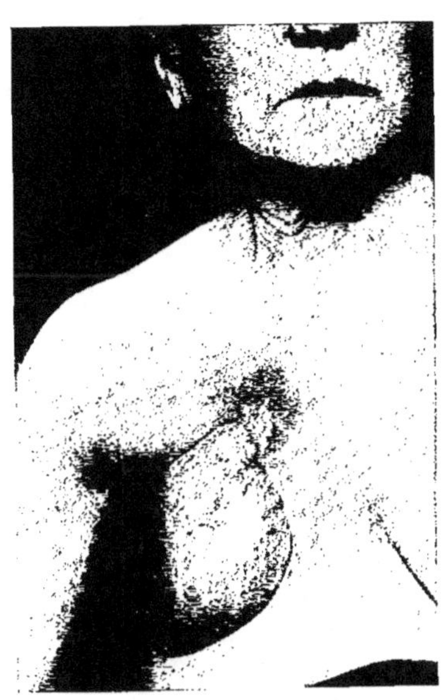

Fig. 72. — Le traitement radique poursuivi en vue de diminuer les douleurs
parvient non seulement à les supprimer, mais à cicatriser la plaie et à
ramollir le sein. L'état général est sensiblement amélioré.

par séries répétées, séparées par les périodes de repos d'un à deux
mois.

Au début, le traitement est mal supporté ; le poids de l'appareil,
la compression nécessaire à son maintien sont d'abord cause d'une
exacerbation que peut heureusement supporter la malade, grâce à
l'assurance donnée d'un soulagement prochain. Et de fait celui-ci
ne se fit guère attendre, car, après huit jours de traitement, une
détente manifeste était constatée. Dès lors les douleurs s'espacèrent
puis devinrent supportables. En même temps les signes locaux
s'améliorèrent, l'odeur nauséabonde diminua, l'écoulement fut
moins abondant. *Après un mois de traitement, non seulement les*

douleurs avaient totalement disparu, mais l'amélioration locale s'accusait nettement; le bourrelet s'affaissait, le fond de l'ulcère, débarrassé du sphacèle, tendait vers la cicatrisation; la masse inférieure congestionnée devenait plus pâle et s'assouplissait.

Le relèvement de l'appétit, le retour du sommeil ont totalement modifié l'état général de la malade qui a retrouvé des forces suffisantes pour sortir et se promener, ce qu'elle n'avait pu faire depuis plusieurs mois.

La cicatrisation complète de l'ulcération eut lieu vers le troisième mois.

Actuellement, dix mois après le début du traitement, l'état général de la malade se maintient dans de bonnes conditions, et l'évolution cancéreuse locale semble arrêtée.

Voici donc un cas où la malade, qui s'acheminait vers la mort, minée par la violence des douleurs, a dû à l'irradiation pratiquée depuis plus de six mois un soulagement des plus marqué.

Pour le traitement des *récidives* qui se font par petits nodules disséminés en grand nombre autour d'une cicatrice, nous ajoutons à l'emploi des rayons X filtrés avec 1 dixième de millimètre de plomb, qui constitue ici le principal traitement, puisqu'il s'agit de lésions en surface et étendues, l'emploi du radium sur les points qui paraissent les plus profondément situés et les plus rebelles.

Nous avons obtenu ainsi des régressions très nettes, notamment dans un cas, où, en Allemagne, on avait agi avec les rayons X et le radium, mais sans filtrer les rayons X et en employant des appareils à radium d'intensité insignifiante, et où les nodules avaient, au cours de ce traitement, augmenté de nombre et de volume.

Dans un cas (mai 1909) où un nodule, malgré tout, s'accroissait et était particulièrement douloureux, *nous avons injecté sous la petite tumeur 1 centimètre cube d'une vaseline paraffinée contenant 10 microgrammes de sulfate de radium,* et avons placé l'appareil n° 6 (filtre 3 millimètres) sur la surface du nodule pendant cent heures.

Notre but était de tapisser la base de la tumeur d'une radio-activité permanente et d'opérer ainsi par « feu croisé » de dedans au dehors. Le nodule qui, jusque-là, avait été rebelle s'affaissa et disparut.

En résumé, dans le cancer du sein, nous pensons, tout en considérant les avantages qu'apportent les autres moyens physiques et notamment les rayons X, que le radium trouve pour sa part des indications thérapeutiques et peut concourir utilement au soulagement et au bien des malades.

IV. — CANCER DE L'UTÉRUS.

C'est dans le traitement du cancer de l'utérus que *le radium joue peut-être son rôle le plus intéressant.*

Mais, s'il est donné d'observer des régressions remarquables et de sérieuses prolongations de vie dans des cas même désespérés et fatals à bref délai, *il faut ici plus qu'ailleurs bien se pénétrer des réserves que nous avons formulées et considérer les faits heureux avec sang-froid pour ne pas les généraliser*, ne pas oublier l'expression de cache-misère de M. Tuffier et ne point se laisser aller par excès d'optimisme à négliger ou à retarder l'intervention chirurgicale.

L'intérêt de la radiumthérapie du cancer de l'utérus réside surtout dans son manuel opératoire, c'est-à-dire dans la facilité de l'introduction et de la fixation pendant un temps fort long sur le col, dans le canal utérin, le néoplasme même, ou les culs-de-sac, d'appareils commodes de petites dimensions, plats ou cylindriques, et de grande puissance radio-active.

Il réside aussi à un haut degré dans l'utilisation de la méthode de chirurgie radiumthérapique; en effet, sauf dans quelques cas particuliers, il est bien rare que le radium puisse être réellement utile à lui seul sans combinaison chirurgicale.

Enfin c'est grâce au radium uniquement que les cancers de l'utérus peuvent être irradiés d'une façon intense et complète, les rayons X ne pouvant en cette région prétendre à une action aussi effective. Cet avantage tient à la petitesse et à la forme des appareils.

Les toiles radifères ou les appareils à vernis rigides doivent être complètement inclus dans une boîte de plomb scellée; l'épaisseur des parois variera selon le filtrage recherché. Lorsque la boîte n'est point scellée, nous avons coutume, pour éviter la souillure du vernis, de la tremper dans de la paraffine liquide, qui, en se solidifiant, obstrue les joints et rend la boîte étanche. Ceci fait, nous enveloppons de toile caoutchoutée; les feuilles de papier habituelles ne sont utiles que lorsqu'il s'agit d'irradier des noyaux de récidive développés sous la muqueuse qu'on veut protéger des rayons secondaires.

Ces appareils ont avantage à être aussi minces que possible, aussi utilisons-nous de préférence les toiles radifères; les appareils rigides ne peuvent être commodément employés que s'ils sont plats au dos, sans tubulure. La toile caoutchoutée enveloppante est arrêtée au verso des appareils par du diachylon, de façon à éviter la saillie qu'y forment son enroulement et son attache habituels.

En se servant de valves, on parvient à introduire dans le vagin des appareils ayant, avec leurs enveloppes, jusqu'à 12 centimètres carrés de surface. Une fois portés près du col, ces appareils peuvent être facilement redressés, mis en bonne position et fixés au contact des parties à irradier grâce à un tamponnement d'ouate.

Il est avantageux de choisir ceux des appareils qui ont la plus forte puissance radio-active, afin d'éviter les trop longues durées d'application.

Si on désire les laisser plus de vingt-quatre heures consécutives en place, il convient de les retirer après ce laps de temps pour faire un grand lavage avant de les replacer.

Nous nous servons de ces appareils surtout pour agir sur des néoplasmes en surface, soit sur un col bourgeonnant ou ulcéré, soit dans les culs-de-sac, et nous avons pu alors placer parfois deux appareils vis-à-vis pour irradier le col en « feu croisé ». D'autres fois, c'est sur des surfaces cruentées après raclage ou extirpation partielle du col, ou sur des surfaces de récidives après hystérectomie que nous avons fait agir le radium. Ces appareils doivent être doublés à leur verso de plaques de plomb suffisamment protectrices et de feuilles de papier sous le caoutchouc, afin de protéger les muqueuses environnantes ; au recto, l'épaisseur du plomb varie de 1 dixième de millimètre à 2 et 3 millimètres selon le filtrage nécessité.

Ainsi, pour le traitement de gros bourgeons, on peut employer un appareil contenant du radium d'activité 500 000 recouvert de 1 dixième de millimètre et le laisser en place pendant quarante-huit heures. On produit alors une réaction très énergique ; mais, pour être autorisé à l'emploi d'un filtre aussi faible pendant une durée aussi longue, il faut être parfaitement assuré de la bonne contention de l'appareil.

C'est en général la réaction selon le mode électif qu'il faut rechercher lorsqu'on emploie ces appareils.

Les *appareils de forme cylindrique*, les *tubes radifères* sont fort utiles à cause de leur petit volume, de leur grande valeur radioactive et de la commodité de leur manipulation.

Dans le trou réservé à l'une de leurs extrémités, on passe une soie fine, qui permettra de retrouver et de retirer l'appareil. Le tube est trempé dans la teinture d'iode et introduit nu si le trajet est étroit et enveloppé de gaze au cas contraire.

Les tubes sont destinés surtout à l'introduction dans la tumeur et dans le canal utérin. Il est avantageux aussi de les employer lorsqu'on a à agir au fond d'un cul-de-sac.

Lorsque les appareils sont introduits dans le vif des tissus et même dans le canal utérin ulcéré ou bourgeonnant, ou après curettage, il faut les employer avec le minimum de filtrage possible, le minimum de parois. Les durées d'application peuvent être longues, car on n'a pas trop à se préoccuper de l'accumulation de doses très élevées.

L'application des appareils plats et des tubes peut être heureusement combinée, le tube étant introduit dans le canal, l'appareil plat venant s'appuyer sur le col et empêchant le tube de ressortir. Il se produit alors, dans une partie du col, un croisement des rayons. Plusieurs tubes, lorsque la tumeur est volumineuse, peuvent être simultanément introduits, ce qui réalise notre méthode du « feu croisé » ;

enfin on peut en même temps, si la tumeur est palpable du côté abdominal, placer sur l'abdomen à demeure des appareils puissants; en les déplaçant toutes les vingt-quatre heures, on peut maintenir l'irradiation jour et nuit pendant plusieurs centaines d'heures sans irriter la peau et en accumulant dans la profondeur une très grande intensité radio-active.

Pour la contention des appareils, le tamponnement doit toujours être pratiqué d'une façon particulièrement serrée et précise, car les tubes glissent aisément hors des trajets où ils ont été introduits ; aussi doit-on recommander aux malades, pendant les durées de ces applications, de ne point se lever.

Il est inutile de dire que, pour ces diverses manœuvres, les précautions habituelles d'asepsie et d'antisepsie doivent être soigneusement observées.

MM. Cheron, Dominici, Jacobs, Mme Fabre ont fait des travaux importants sur le traitement du cancer de l'utérus par le radium et obtenu, comme nous-mêmes, des résultats très favorables. Mme Fabre emploie avec avantage des appareils spéciaux au silicate de radium.

Nous choisirons parmi les néoplasies utérines dont nous nous sommes occupés, — la première datant de mai 1907, — quelques cas types qui serviront d'exemples pour les techniques à suivre et montreront les résultats qu'on peut songer à obtenir.

Voici un cas facilement opérable, mais qui, par exception, fut irradié avant l'intervention chirurgicale.

Un cancer localisé au col et bourgeonnant sans aucune propagation à la paroi vaginale est irradié dans le but d'obtenir simplement une modification du champ opératoire avant l'intervention. L'appareil n° 6 est appliqué quatre-vingt-dix heures recouvert de 2 millimètres de plomb.

Le raclage des tissus néoplasiques fut pratiqué quinze jours après et suivi de nouvelles irradiations en séries répétées de soixante heures chacune avec intervalle de repos de deux mois. Aujourd'hui, un an après, on ne constate aucune récidive.

Lorsque la néoplasie est difficile à irradier, dans aucun cas il ne faut surseoir à l'opération. Voici un exemple où l'emploi du radium aurait été nuisible.

Une femme présente divers signes qui permettent le diagnostic de cancer de l'utérus, tel est l'avis de MM. Pozzi et Hartmann; mais les lésions sont de date récente, et notre maître le Pr Fournier nous demande notre avis au point de vue de l'emploi du radium.

On ne constate rien au spéculum qu'un col un peu gros; s'il y a production cancéreuse, celle-ci siège dans le corps sans qu'on puisse en préciser le siège. Or introduire un tube de radium à l'aveugle dans la cavité utérine est une pratique incertaine, et si même, grâce à l'utéroscope, on parvenait à délimiter le siège exact de la néoplasie, on n'arriverait que difficilement, dans bien des cas, à fixer le tube introduit d'une façon suffisamment exacte et précise.

Dès lors, pour la malade en question, nous recommandons l'hystérectomie sans retard, et, en étudiant la muqueuse de l'utérus extirpé, nous trouvons une petite végétation épithéliale au début de son développement, *située dans la corne gauche, et qu'il eût été par conséquent impossible d'irradier utilement.*

Depuis trois ans, l'opérée se maintient en excellent état.

Néoplasie du col difficilement opérable ; combinaison chirurgico-radiumthérapique. — Une malade de M. Monod souffre d'un cancer du col, avec atteinte de la muqueuse vaginale, ce qui rend l'opération délicate. Le col est dur, saignant, peu mobile, et l'induration s'étend dans le cul-de-sac postérieur, à 2 ou 3 centimètres sur la paroi du vagin.

M. Monod nous prie d'intervenir pour combiner l'emploi du radium avec la chirurgie. Au thermocautère, il détache les parties bourgeonnantes et ulcérées ; nous introduisons alors un tube de 2 centigrammes de radium dans le conduit cervical et appliquons sur la plaie vive deux appareils toiles superposés et enveloppés de 2 millimètres de plomb.

Ces appareils sont laissés en place deux fois quarante-huit heures consécutives. Deux mois après, nous revoyons la malade, qui n'accuse aucune douleur, aucune pesanteur et se sent en très bonne condition de santé. L'aspect de la région est absolument favorable ; il n'y a plus d'hémorragie ni de sécrétion. L'induration a beaucoup regressé, et la néoplasie a diminué de moitié ; on ne constate ni ulcération ni bourgeon.

Une nouvelle série d'applications analogues à la première est faite. Trois mois après, l'amélioration s'est accentuée au point qu'on pourrait, en se basant sur l'état général et local, se laisser aller à prononcer le mot de guérison. Cependant nous décidons, par précaution, de faire encore une série d'applications. Le tube est difficile à introduire, car la surface visible de l'utérus est fort rétractée ; enveloppée de la muqueuse vaginale, elle apparaît au fond de la cavité comme un « cul de poule ».

Avec un trocart, M. Monod pratique une perforation qui le conduit dans ce qui reste de la cavité utérine ; le tube y est enfoncé ; une mèche est introduite pour maintenir le tube en place pendant vingt-quatre heures. Les toiles radifères sont appliquées par-dessus et laissées à demeure quarante-huit heures.

Le début de ce traitement date de novembre 1910 ; au cours des huit mois écoulés depuis, les progrès ont été constants ; la malade a repris sa vie d'une façon absolument normale. Le cas est trop récent pour permettre de préjuger de l'avenir, mais, tel qu'il apparaît à ce jour, il constitue un exemple démonstratif de l'utilité du radium.

Le cas suivant, nettement inopérable, a été rendu opérable grâce au radium (1); il appartient à M. Tuffier et fut traité sous sa surveillance dans son service à Beaujon, au début, par MM. Degrais et Lacapère, avec des appareils provenant du service de M. Wickham au Laboratoire biologique du Radium, d'après les dosages que nous avons indiqués.

« Il s'agit d'une dame de cinquante-six ans, atteinte d'épithéliome utérin depuis plusieurs mois. La malade signale des pesanteurs abdominales, surtout à droite ; elle accuse des pertes fréquentes d'un liquide fluide sanieux assez fréquemment rosé, mais pas de pertes de sang pur. Des végétations du col ont déjà été traitées par le curettage. On constate des bourgeons cancéreux formant deux groupes principaux siégeant sur la lèvre antérieure et sur la lèvre postérieure du col qu'ils recouvrent à la façon de choux-fleurs séparés par une fente horizontale ; ces bourgeons saignent au moindre contact ; il n'existe pas de ganglions inguinaux ; l'utérus est très gros, immobile, douloureux, et la malade est considérée par M. Tuffier comme inopérable.

« Le 29 mai 1908, nous appliquons pour la première fois la toile radifère (appareil n° 15), enveloppée d'une lame de plomb de 1 millimètre d'épaisseur et de toile caoutchoutée. Cet appareil est placé exactement sur les bourgeons du col de l'utérus qu'il recouvre. Il est maintenu et fixé avec des tampons et laissé en place treize heures. Nouvelles applications pendant treize heures, les 2, 11, 19 et 30 juin.

« A ce moment, tous les bourgeons néoplasiques du fond du vagin sont complètement abrasés. M. Tuffier constate que l'utérus est beaucoup plus souple et n'est plus immobilisé dans le petit bassin ; les pertes de sang ont disparu : la malade perd encore du liquide sanieux. A cette époque, l'action sur les bourgeons en choux-fleurs du col de l'utérus paraissant suffisante, nous plaçons dans le trajet utérin une tige cylindrique recouverte d'une faible quantité de sel de radium d'activité 500000 et engainée de trois capuchons de toile caoutchoutée. L'appareil est laissé en place seize heures, et l'application est renouvelée du 6 au 7 juillet.

« A ce moment, le fond du vagin est rouge, le cancer totalement abrasé. Sur la paroi antérieure du col, on constate un petit bourgeon cancéreux, gros comme une lentille.

« La malade est revue au commencement d'octobre. La tumeur ayant continué à se rétracter, M. Tuffier a jugé l'opération possible

(1) Observation rédigée par M. Lacapère.

et a pratiqué une hystérectomie totale. L'examen histologique, fait
par le Dr Mauté, chef de laboratoire, montre qu'il s'agit d'un cancer
du col de l'utérus sans envahissement de la totalité de l'organe ; la
plaie se cicatrise admirablement ; elle est à présent complète,
et il ne reste plus en haut et à droite du vagin qu'une sorte de
petit diverticulum, où il existe encore quelques petites végétations
rouges. L'application du radium a donc déterminé, d'une façon
extrêmement rapide, la réduction de la tumeur et a permis une
opération totale qui avait été d'abord jugée impossible et qui avait
été précédée elle-même d'un curettage. Actuellement, le bon état
général et local se maintient. »

Adénosarcome avec production polypeuse. — Récemment nous
avons rendu opérable une tumeur de l'utérus qui se présentait sous
forme d'un gros polype mou intravaginal avec adhérences et
immobilité du fond de l'utérus. Après irradiation intense par des
appareils plats glissés en opposition au fond des culs-de-sac très
profonds, l'utérus avait retrouvé sa mobilité habituelle au deuxième
mois et put être extirpé par hystérectomie vaginale. L'opération fut pratiquée par M. Tuffier. L'histologie a montré que la base
d'implantation du polype était constituée par du tissu adénosarco-
mateux sur une faible épaisseur et qu'il y avait périmétrite simple.
Les signes histologiques habituels de l'évolution régressive du tissu
néoplasique irradié furent constatés. Il semble donc bien que, dans
ce cas, l'irradiation se soit rendue utile en modifiant le terrain et en
obtenant une certaine détente dans la périmétrite.

Néoplasies inopérables. — Les deux cas suivants étaient
accompagnés, le premier d'hémorragies et de sécrétions fétides et le
second surtout de douleurs intolérables ; dans les deux cas, le
radium s'est rendu fort utile et, grâce à lui, une rémission très nette
avec prolongation de la vie a été obtenue.

Les hémorragies étaient telles dans le premier cas qu'on s'attendait à voir la malade rapidement succomber.

Il s'agissait de la femme d'un confrère, et celui-ci ne nous deman-
dait d'intervenir que dans un but purement moral, « pour faire
quelque chose » ; or, dès la troisième nuit de l'application de
l'appareil n° 6 recouvert de 1 millimètre de plomb, les hémorragies
et la fétidité avaient diminué dans des proportions très appréciables.
Au quinzième jour, l'état général reprenait le dessus.

Bref, après plusieurs séries d'applications, il n'y eut plus ni pertes
de sang, ni odeur, *et la malade vécut ainsi une année encore*, s'étei-
gnant à la longue par cachexie cancéreuse.

Dans l'autre cas, plus récent, les douleurs nécessitaient des
piqûres de morphine ; la malade en était arrivée à la dose de 12 centigrammes par vingt-quatre heures. Peu à peu, grâce à l'irradiation,
elle put diminuer le nombre de ces piqûres ; au deuxième mois elle

les avait supprimées. *Depuis, les douleurs ont entièrement disparu ; l'appétit et le sommeil sont revenus, et l'état général s'est relevé.*

Voici un cas de récidive inopérable, traité par le Dr Lacapère (1) avec nos appareils et nos indications de dosages.

« Une malade âgée de quarante-huit ans a constaté pour la première fois, au mois de mars 1907, qu'elle était atteinte d'une affection de l'utérus ; il existait à ce moment une plaie circulaire, siégeant sur le col de l'utérus, plaie non douloureuse, qui suintait légèrement, surtout lorsque la malade se fatiguait, plaie dont l'existence lui fut révélée par une sage-femme.

« Elle fut examinée six mois après, à Nice, par le Dr Prat, qui préleva une partie de la tumeur et vit qu'il s'agissait d'un néoplasme épithélial de l'utérus. Le cancer fut opéré à Paris par M. Tuffier, au mois de décembre de la même année.

« Au mois de juin 1908, on constata une légère récidive pour laquelle furent proposées des applications de radium. Au moment où fut examinée la malade, le 19 juin, celle-ci se plaignait d'avoir un suintement chaque fois qu'elle marchait un peu longtemps ; ses injections vaginales ramenaient des flocons puriformes. L'examen au spéculum montrait que le fond du vagin se terminait par un cul-de-sac sur lequel existait, à gauche, la cicatrice de l'hystérectomie pratiquée en décembre. Cette cicatrice était un peu infiltrée, épaisse, et présentait des petits bourgeonnements de récidive.

« Le 26 juin, on applique l'appareil n° 00, qui est laissé en place pendant quinze heures. Il y eut à la suite quelques douleurs dans le ventre, quelques coliques utérines, et aussi quelques pertes non sanglantes que la malade comparait à de la colle.

« Le 29 juin, les pertes étaient beaucoup moins abondantes ; le 1er juillet, elles n'étaient pas encore arrêtées. Le 10 juillet, on constatait la présence de quelques bourgeons cancéreux sur un autre point du fond du vagin ; la dilatation avec le spéculum paraissait difficile et douloureuse. Le même appareil fut alors appliqué une seconde fois dans les mêmes conditions et laissé en place pendant seize heures. Cette application fut répétée une troisième fois le 28 juillet.

« A cette époque, la malade continuait à avoir des pertes, mais surtout aqueuses ; elle signalait une sorte de pesanteur des annexes gauches. Quelques bourgeons du vagin s'étaient notablement abrasés ; d'autres persistaient encore. Dans le courant du mois d'août, neuf applications furent faites avec le même appareil, mais de vingt-quatre heures de durée. La malade, sortie de l'hôpital, venait le soir se faire appliquer l'appareil et revenait le lendemain pour le faire enlever.

____

(1) Observation rédigée par M. Lacapère.

« En septembre, une amélioration était déjà très manifeste ; presque toute la cicatrice était redevenue souple, les bourgeons s'étaient complètement aplatis et les pertes de sang s'étaient arrêtées d'une façon totale.

« Au début du mois d'octobre, M. Tuffier avait l'intention d'opérer par curettage les quelques bourgeons qui persistaient, mais, le 26 du même mois, trouvant que l'amélioration s'était encore accentuée d'une façon notable, il renonça définitivement à toute opération.

« Deux applications furent encore faites en décembre, ce qui portait le nombre total des applications de radium à vingt-trois. La malade, revue récemment, n'éprouve plus aucune fatigue ; les pertes de sang et de mucosités ont disparu définitivement, et l'examen local dénote une telle amélioration dans la souplesse des tissus qu'on peut espérer en une guérison complète. »

Nous venons de voir nous-mêmes cette malade ; son état s'est maintenu satisfaisant.

Ces faits montrent, dans les néoplasies de l'utérus, les divers services qu'on peut attendre de la radiumthérapie : les bourgeons sont abrasés, les hémorragies et les sécrétions se tarissent, la fétidité diminue et disparaît, les douleurs sont très atténuées ; tels sont les effets les plus habituellement obtenus auxquels s'ajoute l'évolution régressive des parties plus profondes de la néoplasie.

Le rôle du radium est donc de venir assez souvent en aide à la chirurgie soit aussitôt après curettage ou extirpation partielle, ou hystérectomie totale, soit avant l'opération pour rendre opérable une tumeur qui ne l'est pas ou ne l'est que difficilement. De toutes façons le radium peut intervenir pour soulager les malades et prolonger leur vie dans des conditions plus supportables, même lorsque les cas sont désespérés, à hémorragies répétées ou à douleurs intolérables.

Mais, nous le répétons, toutes ces interventions radiumthérapiques, quelles qu'elles soient, ne doivent être faites que subordonnées à la chirurgie et d'accord avec elle.

V. — CANCER DES MUQUEUSES.

L'utilité du radium dans les cancers des muqueuses est incontestable, mais elle varie selon la région. Nous verrons, par exemple, que, pour la cavité buccale les résultats, sauf exception, sont moins favorables, et qu'au contraire d'autres régions nous ont fourni des résultats extrêmement remarquables et inattendus, comme en témoigne, entre autre, l'apparence de guérison complète d'un cancer de la région prostatique de la muqueuse de l'urètre.

Pour certaines localisations néoplasiques éloignées et cachées, diffi-

cilement accessibles, le radium apparait comme l'unique secours à apporter aux malades. Comparé aux autres agents thérapeutiques, le radium, pour certaines muqueuses, a donc une signification très spéciale et une utilité relativement très grande.

Mais, si on compare le radium à lui-même, dans les diverses régions où nous venons, au cours des chapitres précédents, de lui voir jouer un rôle (peau, tissus sous-cutanés, sein, utérus), *on trouvera son action contre le cancer des muqueuses très certainement moins favorable. Nous ne pensons pas que ce soit là uniquement le fait de conditions biologiques spéciales et contraires : les difficultés matérielles rencontrées dans la pratique doivent surtout être mises en cause.*

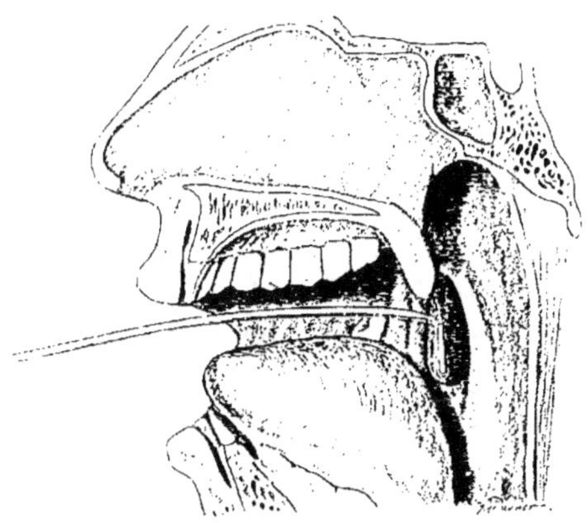

Fig. 73. — Schéma pour montrer les supports que nous avons fait construire pour appliquer les tubes dans la cavité buccale.

Aux muqueuses qui constituent des terrains irritables, les dosages qui seraient précisément nécessaires en raison même de cette irritabilité sont difficiles à appliquer.

L'idéal serait d'agir avec des filtres denses, épais et par de

Fig. 74. — Support que nous avons fait construire pour l'application des appareils à vernis dans la cavité buccale.

longues durées d'application ; or, pour certaines régions, la cavité buccale, par exemple, les appareils à vernis recouverts de tels filtres sont trop lourds, mal supportés et déterminent à la longue de l'irritation. De plus, leur séjour à la même place, — et la remarque s'applique ici aussi bien aux tubes radifères, — ne peut durer un temps suffisamment long.

Lorsque le cancer siège dans des conduits et est assez éloigné comme dans le rectum, l'œsophage, etc., c'est une autre difficulté qui surgit. Dans ces régions, les adaptations des appareils aux lésions, condition indispensable pour aboutir à de bons résultats, ne peuvent pas toujours se faire de façon suffisamment précise et exacte, d'où l'inconvénient de laisser des foyers néoplasiques moins irradiés et d'irriter des points de muqueuse normale.

C'est surtout en raison de ces difficultés matérielles que les résultats varient beaucoup d'une région à l'autre; ceux-ci sont directement en rapport soit avec la plus ou moins grande facilité d'adaptation à laquelle se prête la région, soit avec la tolérance plus ou moins grande que celle-ci présente.

Pour prendre deux exemples opposés, nous dirons qu'un cancer de la base de la langue sera matériellement fort difficile à irradier à doses appropriées et, que, par contre, un cancer annulaire du rectum de petite étendue et bien délimité par rectoscopie permettra la bonne adaptation d'un tube, qui pourra aisément séjourner un temps suffisamment long.

Nous insistons spécialement sur la nécessité de bien adapter l'appareil; un « à peu près » équivaut par avance à un échec.

Nous avons vu à New-York le Dr Max Einhorn évaluer le moment où un tube introduit par les voies naturelles est bien en contact avec le pylore par la résistance offerte lorsqu'on retire le fil suspenseur maintenu hors de la bouche.

Cette technique nous semble bien délicate, et si le tube s'arrête un peu avant ou un peu après la tumeur, l'action du radium risque d'être défavorable.

Pour les régions cachées où il faut agir en un point précis, il conviendra donc d'employer par principe, chaque fois qu'on le pourra, les endoscopes et les miroirs non seulement pour délimiter les lésions, mais aussi pour faciliter chaque introduction.

VI. — CANCERS DE LA CAVITÉ BUCCALE.

Le traitement par le radium des cancers graves de la cavité buccale, à côté de résultats palliatifs favorables, donne beaucoup d'insuccès; mais il est vrai, qu'en dehors des cas où la chirurgie peut opérer dès la toute première heure, les moyens mis à la disposition du médecin sont moins effectifs encore que ne l'est le radium.

On se heurte ici à une grande irritabilité de tissus, excités constamment par la parole, la mastication et la fermentation, et on est en présence d'une richesse particulière en lymphatiques et en capillaires sanguins. Aussi les contacts prolongés des appareils sont-ils irritants, et les techniques qui conduisent à la réaction selon le mode électif, — la seule utile en cette région, — sont-elles difficilement applicables.

Si le poids des filtres et les longues durées des applications sont

mal supportés, les doses élevées distribuées en un temps plus court
doses inflammatoires, ne le sont pas moins.

Enfin, même en cas de régression locale, il faut compter avec la
facilité de l'envahissement des lymphatiques à distance et des
métastases ganglionnaires ; aussi, pour cette région au même titre
que pour les autres, faut-il respecter le principe de l'extirpation chirurgicale pratiquée de bonne heure, quitte à consolider les cicatrices
par l'irradiation post-opératoire.

Ceci dit, nous allons passer en revue quelques-uns des résultats
favorables que nous avons obtenus.

Leucoplasie. — Et d'abord un mot des leucoplasies, lésions pré-
cancéreuses dont il n'est point déplacé de parler ici.

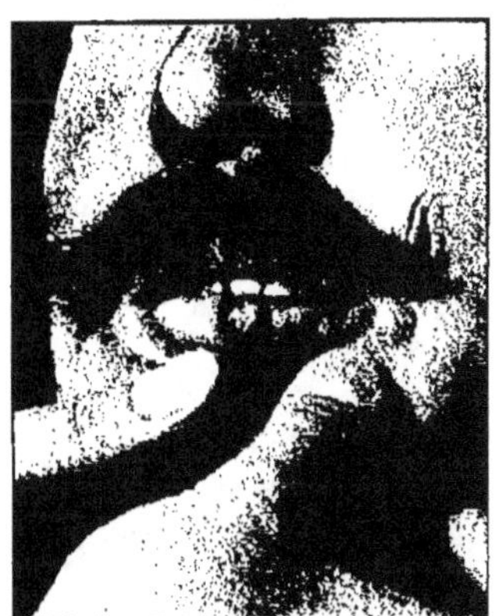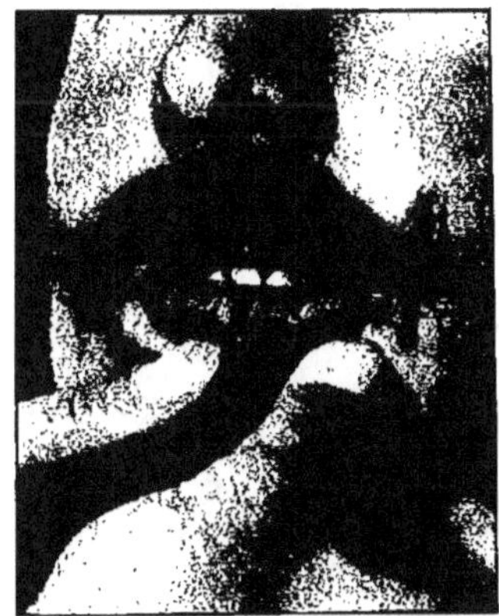

Fig. 75. — Leucoplasie de la lèvre.

Une leucoplasie linguale non végétante, si elle est assez épaisse, peut
être décapée par le radium par l'emploi de la méthode des filtres
moyens que nous avons établie pour le traitement des lésions de
surface ayant envahi tout le derme. Nous employons comme filtre
une épaisseur de plomb de 1 dixième de millimètre pour agir avec
une majorité de rayons β et un dosage tel qu'il se produise une
destruction très légère. Dans un cas, le bon résultat que nous avons
obtenu s'est maintenu deux ans et demi sans récidive. Nous venons
de revoir le malade ; de petites places leucoplasiques ont réapparu
tout récemment, mais nous avons constaté de plus, sur le bord de la
langue, en dehors des points autrefois atteints de leucoplasie et
irradiés, une végétation suspecte que nous avons largement extirpée
après irradiation et que le microscope nous a montrée être un épithéliome à globes cornés au début.

Lorsque la leucoplasie linguale est accompagnée de végétation

PLANCHE IV.

Épithéliome de la lèvre (p. 217).

FIG. 1. — La néoplasie est bourgeonnante et infiltre la partie supérieure de la lèvre.

FIG. 2. — État trois mois après; au palper on sent encore dans la région une légère induration.

Chéloïde du cou (p. 234).

FIG. 3. — La chéloïde est franchement saillante, dure, et de base assez profonde.

FIG. 4. — La chéloïde est nivelée; dans la profondeur, il n'existe plus d'induration; la peau a retrouvé sa souplesse.

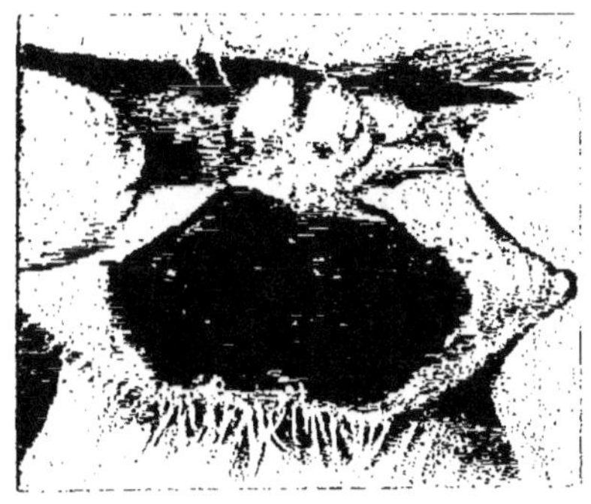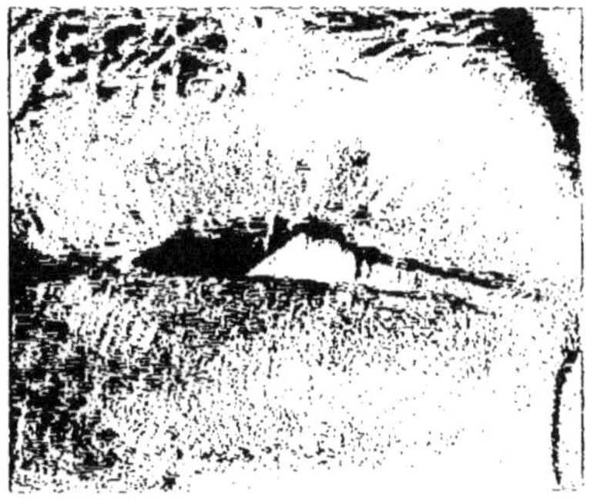

Epithélioma de la lèvre

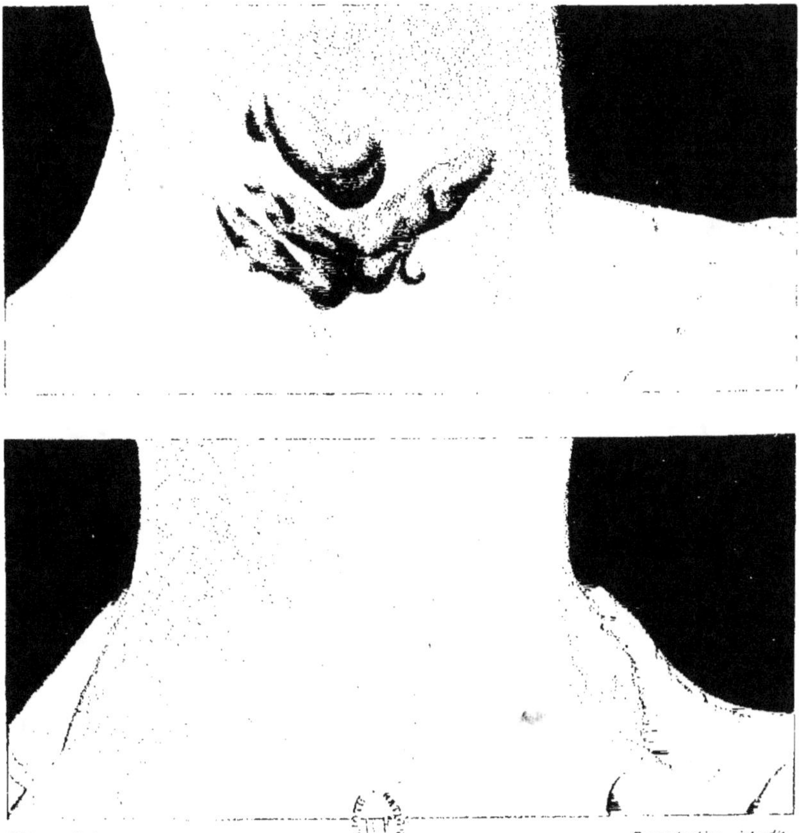

Chéloïde du cou

en nappe et qu'on ne veut pas opérer, le radium peut être employé : nous avons dans trois cas obtenu l'abrasion des bourgeons.

Dans un cas de leucoplasie labiale, nous avons obtenu un résultat qui date de trois ans et semble définitif (Voy. fig. 75).

Chez un malade atteint de leucoplasie végétante de la muqueuse jugale près de la commissure, et qui ne voulait pas être opéré en raison du délabrement nécessaire, nous avons obtenu une régression suivie de cicatrisation qui dure et se maintient depuis une année et demie. Cette lésion était particulièrement douloureuse, et les applications de radium ont eu pour premier effet d'arrêter les douleurs (appareil n°6, filtre de 1 dixième de millimètre de plomb : durée totale, douze heures réparties par périodes de vingt minutes au cours de six semaines).

Cancer de la langue. — Il va sans dire qu'au début des épithéliomes de la langue, lorsque l'infiltration ne s'est pas faite encore, extirper largement sans attendre est la conduite absolue ; dans quelques cas, nous avons pu irradier d'abord avant l'extirpation, et alors les irradiations ont surtout porté sur la périphérie.

Lorsque la langue est infiltrée et que le muscle est envahi, si pour une raison quelconque l'amputation ne peut se faire, nous pensons avec Dominici et de Martel qu'il conviendra de préférer, à l'application des appareils plats, l'introduction de tubes dans la masse néoplasique.

Nous avons obtenu une régression complète qui dure depuis une année d'un angio-papillome lingual à tendance maligne situé sur le côté droit de la langue, à 4 centimètres de la pointe. Les coupes montraient des mitoses nombreuses et une kératinisation atypique, avec de l'atypie cellulaire (fig. 76).

Cancer de la lèvre. — La radiumthérapie du cancer de la lèvre est souvent favorable. Trois de nos cas, qui ne présentaient pas de ganglions, ont régressé sans récidiver encore depuis plus de deux ans. Deux d'entre eux étaient des épithéliomes pavimenteux malpighiens typiques ou spino-cellulaires de la lèvre inférieure. Le troisième n'a pas été biopsié. Le cas représenté par les figures 77 à 80, qui a récidivé après deux années, est un épithéliome malpighien métatypique baso-cellulaire. Nous répéterons ce que nous avons dit dès la première heure, à savoir que, sauf exception, l'extirpation chirurgicale doit être faite le plus tôt possible. Lorsqu'elles sont irradiées, ces lésions doivent toujours être traitées selon le mode de réaction électif. Nous employons les filtres de 1 dixième de millimètre de plomb et agissons par durées relativement courtes, plusieurs fois répétées, ayant pour but d'éviter l'irritation due aux longues durées d'application, ainsi que toute réaction inflammatoire (Voy. pl. IV).

Pour les cancers épithéliaux situés dans la gorge, le *pharynx*, la *base de la langue*, nous n'avons observé que des rémissions de courtes durées.

Les amygdales cancéreuses traitées avec les tubes appliqués après cocaïnisation (Voy. fig. 73) nous ont donné des rémissions utiles et plus durables.

La *voûte palatine* nous semble de beaucoup la région buccale la plus favorable ; sur trois cas, nous avons eu trois résultats positifs, et l'un d'eux se maintient depuis trois ans.

Sans déterminer d'irritation par contact et sans trop fatiguer les malades, les appareils peuvent, sur la voûte palatine, être maintenus

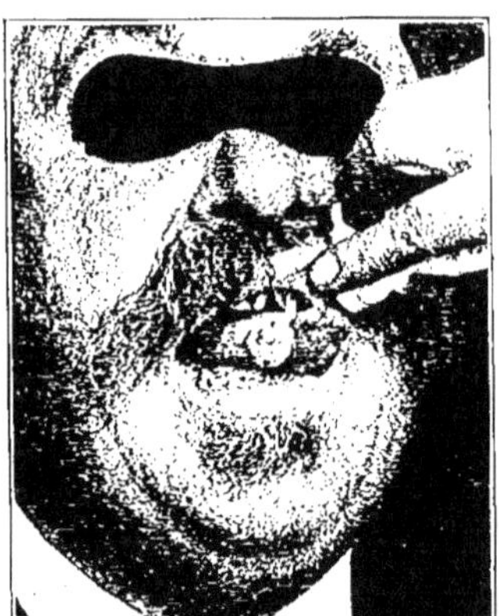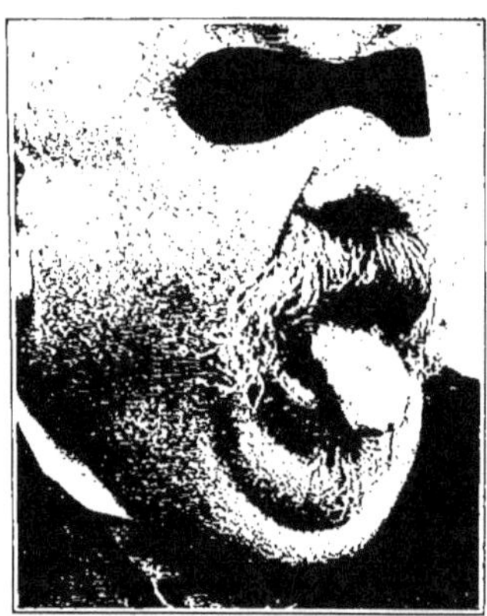

Fig. 76. — Épithéliome de la langue ayant régressé sous l'influence du radium.

une à deux heures chaque jour, et on arrive à accumuler ainsi assez facilement les doses voulues.

La région des *ganglions cervicaux* et *sous-maxillaires*, que ceux-ci soient extirpés ou non, peut être irradiée avec avantage, et nous combinons à cet effet les rayons X et le radium, les rayons X filtrés pour agir sur l'ensemble de la région et le radium pour agir profondément en des points précis.

Ce qui précède s'applique aux épithéliomes ; le traitement des sarcomes n'est pas en butte aux mêmes inconvénients, puisque, les néoplasies étant plus sensibles à l'irradiation, les doses peuvent être moindres et, partant, les applications plus courtes.

L'*épulis* (1), quand il s'agit nettement d'ostéosarcome, régresse de façon remarquable ; sans avulsion de dents, sans résection du maxillaire, on peut guérir l'épulis soit par le radium seul, appliqué simplement en « feu croisé » de chaque côté de la tumeur, soit en

(1) WICKHAM et DEGRAIS, Traitement de l'épulis par le Radium (*Gazette des hôp.*, 28 juillet 1910).

introduisant un tube dans l'intérieur de la tumeur. Un procédé plus rapide consiste à racler la tumeur au maximum, mais sans enlever

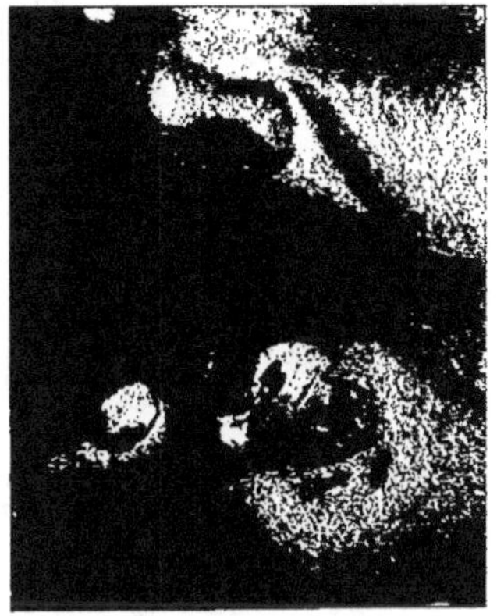

Fig. 77. — Épithéliome ulcéré de la lèvre (p. 217).

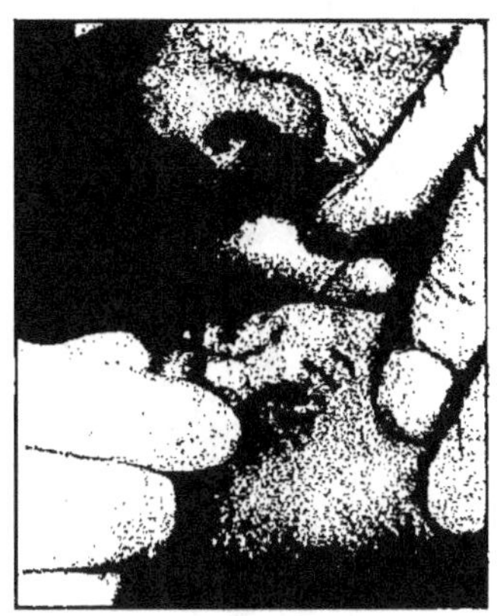

Fig. 78. — Les ulcérations sont cicatrisées ; l'induration a disparu ; les dépressions observées sont des pertes de substance (Voy. fig. 79).

les dents, puis à appliquer le radium. On évite ainsi les mutilations auxquelles la chirurgie est obligée d'aboutir quand à elle seule elle recherche un résultat durable (Voy. fig. 81).

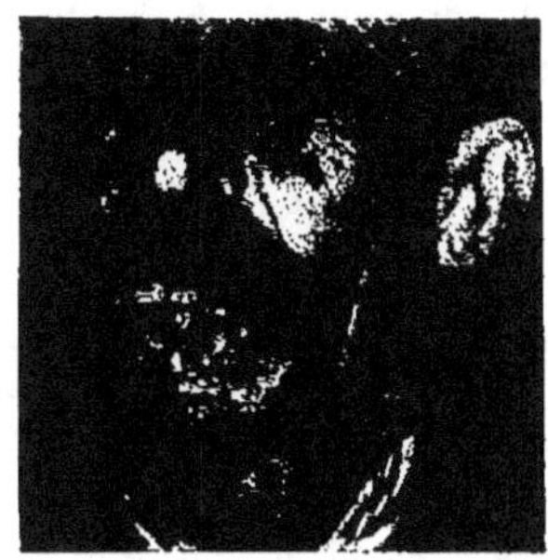

Fig. 79. — Récidive deux ans après, de l'épithéliome représenté figure 77.

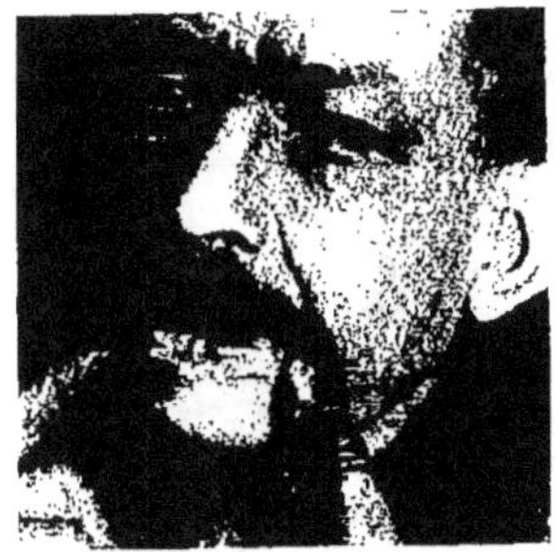

Fig. 80. — Etat après deux mois de traitement.

Par ces divers moyens, on aboutit à la guérison avec intégrité du maxillaire et conservation des dents.

Lorsqu'il s'agit de tumeur fibreuse, la régression se fait aussi, mais incomplètement et très lentement.

Nous employons avec avantage, comme fixateurs des tubes, des appareils dans le genre de celui qui est représenté à la figure 82, et le *godhiva*, substance molle utilisée dans l'art dentaire. Par ce moyen, les appareils à radium, les tubes, peuvent rester un peu plus long-

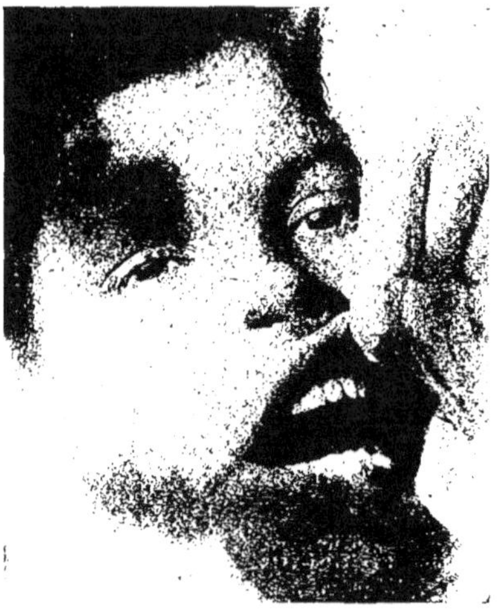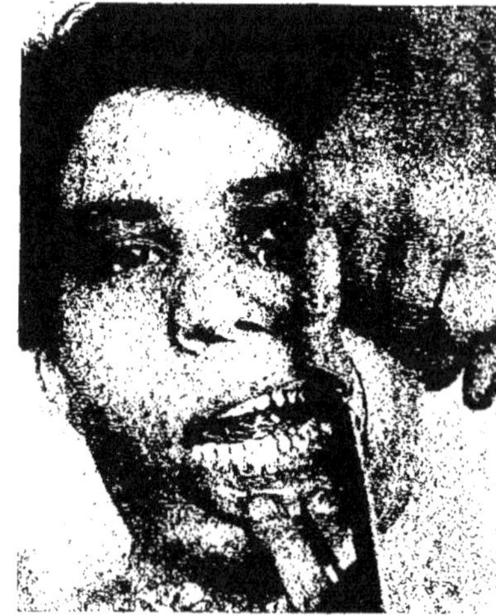

Fig. 81. — Épulis guérie avec consolidation des dents, sans intervention chirurgicale. Nous avons traité en même temps par le radium le nævus vasculaire dont la malade était atteinte (p.218).

temps en place sans trop de gêne pour le malade et sans causer l'irritation due au frottement, comme il arrive lorsque les appareils sont maintenus à la main.

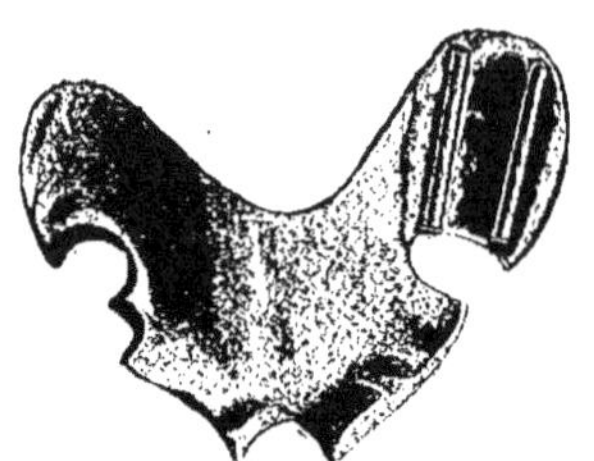

Fig. 82. — Appareil en cire adapté au palais d'une malade très âgée pour l'application de longue durée de deux tubes de radium destinés à agir en « feu croisé » de chaque côté d'une épulis. Les tubes sont englués dans du « godhiva », substance que nous employons volontiers pour fixer les appareils.

Pour nulle autre région plus que pour la cavité buccale, l'intervention du radium ne doit être faite qu'après un jugement très sûr et avec un àropos qp-u'une longue expérience seule est capable d'apporter.

En effet, si le radium constitue très certainement un appoint appréciable dans le traitement du cancer de la cavité buccale, c'est à la condition seule qu'on sache bien choisir les cas favorables par leur nature, leur siège et les circonstances dans lesquelles ils se présentent, c'est à condition de savoir et de pouvoir bien adapter les dosages nécessaires, à condition enfin de peser mûrement les indications et contre-indications des diverses interventions.

VII. -- CANCER DE L'ŒSOPHAGE.

La question du cancer de l'œsophage a été fort bien étudiée par le Dr Guisez. D'après les principes que nous avons formulés, ce n'est que grâce à l'œsophagoscopie que l'on peut utilement s'orienter dans l'application des tubes. Une fois le siège bien connu et repéré, si on parvient à se rendre compte de l'étendue et du degré de la stricture, on se trouve dans les meilleures conditions pour introduire efficacement un tube de radium inclus à l'extrémité d'un cathéter et par conséquent pour obtenir un résultat utile. Le radiumthérapeute doit ici encore, comme pour toutes ces introductions délicates, avoir recours à l'habileté de main du spécialiste.

Dans le cancer de cette région, il existe plus rarement des anfractuosités, et le cathéter glisse facilement dans le conduit. Le diamètre du cathéter doit être proportionné à la lumière de l'anneau. En dehors des indications de siège et de longueur données par l'œsophagoscopie, on percevra le passage du cathéter dans l'anneau par la sensation d'une plus grande résistance. Suivant l'étendue plus ou moins grande de l'anneau cancéreux, on choisira un tube soit de 5 centigrammes, soit de 2 centigrammes.

Lorsque l'anneau est assez long, nous préférons, au lieu d'un tube de 5 centigrammes, l'emploi de deux ou plusieurs tubes plus petits placés bout à bout ; il en résultera une souplesse un peu plus grande de l'extrémité du cathéter.

Les tubes peuvent être laissés à demeure assez longtemps et, par applications répétées, on parvient facilement à établir avec la tumeur un contact de plusieurs heures au total. En plusieurs séries séparées par des intervalles de repos, on arrive à une très complète et efficace irradiation.

Si la tumeur se présente dans de bonnes conditions opératoires, les résultats se marquent assez vite, le passage des aliments devient plus facile, les sensations spéciales et désagréables diminuent, le malade est fort soulagé ; il y a des cas qui se maintiennent en bon état depuis trois ans.

VIII. — CANCER DU RECTUM.

Le cancer du rectum, lorsqu'il est inopérable parce que placé trop haut ou pour toute autre raison, trouve très certainement dans le radium un moyen de traitement palliatif utile dans quelques cas. L'irradiation parvient à désobstruer le passage en faisant fondre les bourgeons, qui sont comme abrasés: il diminue les hémorragies, les sécrétions et les douleurs et, de ce fait, relève momentanément l'état général des malades.

Nous avons, dans un cas, constaté un relèvement des forces et une augmentation de poids après chaque série d'applications.

Les résultats sont meilleurs lorsqu'on pratique au préalable un anus contre nature. Dans deux cas, sans chélotomie, nous avons prolongé l'existence pendant douze et quinze mois et, *au cours de cette période, pendant un certain laps de temps, les malades, qui avant le radium étaient en état voisin de la cachexie, ont pu reprendre leurs occupations*.

Dans un cas où la cachexie était assez marquée, les hémorragies, les sécrétions diminuèrent, et le cours des matières put se rétablir au point que, pendant cinq mois, la malade eut des garde-robes moulées, alors que durant les six mois précédents elle ne pouvait obtenir de selles sans lavement.

Les cas favorables sont ceux où la rectoscopie a pu déterminer exactement le siège, l'étendue du cancer, ceux qui forment comme un anneau et ne présentent que peu d'anfractuosités et de culs-de-sac.

Le tube radifère est enfoncé à l'extrémité d'une bougie à l'aide d'un mandrin. Un fil est fixé au tube et reste hors de la sonde. On maintient le tube par un tampon d'ouate introduit à sa suite, précaution indispensable pour éviter son déplacement.

Sur la sonde, on fait une marque à la distance indiquée par la rectoscopie, et cette marque doit correspondre à l'entrée de l'anus, quand l'extrémité est en plein centre de l'anneau cancéreux.

La sonde est introduite alors soit directement, soit dans le rectoscope servant de conducteur, s'il y a intérêt à déplisser la muqueuse. Dans ce cas, en maintenant la sonde d'une main, on retire le rectoscope de l'autre. La marque permet de maintenir la sonde en bonne place. Le déplissement de la muqueuse, comme nous l'a enseigné le Dr Bensaude, est important. Nous ne saurions trop insister sur l'utilité de la rectoscopie préalable bien faite; sans elle, l'emploi du radium est le plus souvent inutile.

Comme pour l'œsophage, ce sont des tubes radifères de 2 ou 5 centigrammes qu'on peut employer, et nous préférons introduire bout à bout dans la sonde deux ou plusieurs tubes courts plutôt qu'un tube plus long, car ce procédé donne plus de souplesse à l'extrémité de la sonde.

Il est souvent préférable de placer deux tubes de radium l'un à côté de l'autre pour augmenter l'intensité radio-active en un point limité.

Pour une durée d'une ou de deux heures, la sonde peut être tenue à la main, mais la durée des applications peut être beaucoup plus longue.

Il suffit alors, pour maintenir l'appareil en place, la longueur utile de la sonde étant repérée, de la sectionner à 1 centimètre plus loin.

Une fois introduite dans le rectum et munie d'un fil à son extrémité externe, on applique sur cette extrémité un petit tampon de gaze, puis une plaque de diachylon ; on recouvre d'ouate, puis on place un bandage en T, et de cette façon l'application peut durer dix à douze heures.

Dans un cas de cancer bas situé, nous avons fait pratiquer d'abord un curettage léger, puis, après avoir eu soin de constiper la malade, un tampon de gaze au centre duquel nous avons placé des tubes de radium fut laissé en place vingt-quatre heures. Huit mois après, la place ainsi traitée présentait une apparence de cicatrisation très satisfaisante. Une récidive vient de se produire, mais en dehors des limites de la région irradiée.

De toutes les régions muqueuses cachées, le rectum est donc celle où la longue durée des applications est la plus facile à réaliser, mais celle-ci n'est permise qu'à la double condition qu'on soit assuré du contact parfait des surfaces radio-actives avec le cancer pendant tout le temps de l'application et d'un dosage réglé en vue d'obtenir la réaction selon le mode électif.

IX. — CANCER DU PYLORE.

Dans un cas de cancer du pylore (1) du service du Pr Reclus, nous avons, avec les Drs Gaultier et Labey, adopté la technique suivante. La gastro-entérostomie a été pratiquée et une gastrotomie concomitante a été faite pour permettre l'introduction d'une sonde. Celle-ci était recourbée de façon à pouvoir pénétrer dans le pylore.

Nous avons employé d'abord un tube de verre contenant 1 centigramme de radium pur enveloppé de 1 dixième de millimètre de plomb. Ensuite nous nous sommes servis de tubes d'argent de 5 centigrammes à parois de 5 dixièmes de millimètre.

Les introductions furent pratiquées en séries au cours de trois mois. De plus, pour agir en « feu croisé » de l'intérieur à l'extérieur, des applications de l'appareil n° 18 avec 3 millimètres de plomb ont été faites simultanément sur l'abdomen à plusieurs reprises pendant vingt-quatre et quarante-huit heures consécutives au point où la tumeur était sensible à la palpation.

Le 8 juin 1909 le début du traitement eut lieu ; le malade était alors fort cachectisé ; on ferma la plaie stomacale le 8 septembre. Pendant une année et demie, le malade a retrouvé ses forces, et récemment encore il était en assez bonne condition de santé, mais depuis, le Dr Gaultier a constaté des masses secondaires dans le foie, et le malade a repris le lit.

(1) R. GAULTIER et G. LABEY, en collaboration avec MM. WICKHAM et DEGRAIS, Essai de traitement d'un néoplasme du pylore (*Gazette des hôp.*, 8 févr. 1910).

Il faut bien se garder d'attacher trop d'importance à ce cas unique, d'autant plus qu'une gastro-entérostomie simple prolonge parfois assez longtemps l'existence des malades ; il est rare cependant que la prolongation atteigne deux années, et on peut assez légitimement attribuer ici aux applications du radium tout au moins une part dans l'arrêt de l'évolution du néoplasme pylorique.

X. — CANCER DU LARYNX.

Le radium peut être utile dans le cancer du larynx, à condition que la lésion soit bien délimitée et puisse subir suffisamment longtemps le contact d'un appareil.

Il faut compter sur la chirurgie et les manœuvres habiles des spécialistes pour établir ce contact dans les meilleures conditions.

Dans un cas nous avons profité d'une trachéotomie pour introduire une sonde de bas en haut : elle fut bien supportée et assez longtemps. Grâce au support que nous avons imaginé (fig. 83) et dont la partie destinée à contenir un tube ou deux tubes accolés peut,

Fig. 83. — Support que nous avons fait construire pour introduire des tubes de radium dans le larynx ; le tube est tenu dans la gouttière qui est à l'extrémité du support et à laquelle on peut donner toutes les directions voulues. Le dos de la gouttière protège des rayonnements les parties correspondantes. Un de nos supports a deux gouttières juxtaposées destinées à tenir deux tubes agissant simultanément.

selon les nécessités et indications, avoir son ouverture dirigée en tous sens, en haut, en bas, sur le côté, MM. Cousteau et Bellin sont parvenus à maintenir un contact d'irradiation pendant une durée très suffisante pour être effective.

Dans un de nos cas traité par le Dʳ Bellin, le contact sur un épithéliome de la corde vocale gauche a pu durer, grâce à la cocaïne, quinze minutes à chaque séance. Bien que le traitement soit récent, il y a de toute évidence une régression très nette, et le malade en un mois a déjà supporté deux heures et demie d'irradiation ; les rayons secondaires sont interceptés par la substance adhésive, qui enroule le tube et le fixe à la gouttière terminale du support.

XI. — CANCER DE LA PROSTATE (1).

Nous ne saurions mieux faire que de renvoyer, pour ce paragraphe,

(1) Voy. les recherches de M. Finzi (de Londres) et celles de M. Minet.

à la remarquable thèse du Dr Cauhapé (1). Dans ce travail, qui
réunit les recherches de Pasteau et de Desnos (2), on trouvera
l'histoire du cas que nous considérons *comme un des plus intéressants
que nous ayons eu à traiter en radiumthérapie.*

Il s'agit d'un confrère anglais qui, atteint d'un cancer prostatique
de l'urètre, fut adressé par son médecin, le Dr Nitch (de Londres) à
l'un de nous (Wickham) pour avoir son opinion sur l'utilisation du
radium.

Nous décidâmes d'essayer ce mode de traitement, mais fidèles à
notre principe de faire appel en de tels cas à la collaboration du
spécialiste, nous avons prié le Dr Pasteau de pratiquer les introductions de tubes; celles-ci le furent sous la direction radiumthérapique
de M. Degrais. Le Dr Pasteau avait délimité au cystoscope une tumeur
à bords assez nets et recouverte de muqueuse non ulcérée; cette
tumeur était allongée obliquement depuis le bord du col à droite
jusqu'au niveau de l'orifice urétéral droit.

D'autre part on sentait une prostate dure et bosselée, surtout au
lobe droit. Il s'agissait donc d'un néoplasme prostatique ayant
poussé un prolongement dans la cavité vésicale. Le malade accusait
tous les signes subjectifs habituels.

Le traitement fut pratiqué par séries (il y en eut quatre) de quatre
ou de cinq applications de deux heures chacune en vingt jours
environ (tubes de 5 dixièmes de millimètre d'argent contenant
5 centigrammes de radium et introduits dans une sonde). La première introduction eut lieu le 2 octobre 1909 et la dernière le 4 juillet 1910. A cette époque, il n'y avait plus de signes morbides, et le
cystoscope ne décelait plus de tumeur.

*Actuellement, un an et demi après le début du traitement, l'état,
tant au point de vue local qu'au point de vue général, se maintient
excellent.*

Les faits que nous venons de rapporter sont loin d'épuiser le nombre de régions où le radium a pu être utilisé; c'est ainsi, par exemple, qu'après chélotomie un cancer de l'intestin a pu être irradié,
que les douleurs ont été atténuées dans un cas de cancer du foie,
que des épithéliomes de la vulve et de l'anus ont été traités avec
avantage.

C'est ainsi que, pour citer un cas exceptionnel, M. Tuffier a traité
par le radium, en combinaison avec la chirurgie, un épithéliome
de l'ovaire (récidive) ayant envahi l'épiploon et la partie latérale
droite du péritoine pariétal. Après avoir extirpé la masse gélati-
neuse, M. Tuffier introduisit les tubes dans le champ envahi par la
tumeur, avec un plein succès, qui se maintient depuis six mois (3).

(1) Cauhapé, Radium et cancer de la prostate. Thèse de Paris, 1911.
(2) Pasteau, Desnos, Conférence internationale du cancer, Paris, oct. 1910.
(3) Tuffier, Traitement du cancer inopérable (*L'Œuvre médico-chirurgical*, n° 63).

Bref, ce qui précède permettra au praticien de se rendre compte, d'une façon générale, des conditions d'utilité dans lesquelles se présente le radium et des circonstances dans lesquelles on peut l'appliquer.

Arrivés au terme de notre étude sur la radiumthérapie du cancer, nous tenons à rappeler l'esprit dans lequel nous l'avons poursuivie.

Si, contrairement à l'usage, c'est au commencement de notre chapitre que nous avons donné des considérations générales et, par avance, des conclusions, c'est que nous voulions, pour cette question du cancer, si délicate à divers points de vue, bien marquer dès le début les réserves et la sagacité que nous croyons indispensables dans l'application du radium (Voy. p. 140, 176, 179).

Nous n'y reviendrons pas. Les observations favorables que nous venons d'indiquer ne donnent nullement le droit à la généralisation et n'impliquent même pas que les choses soient telles dans tous les cas analogues ; elles ont pour but simplement de constater et d'établir ce que le radium a pu faire dans tels ou tels cas ; *même ainsi limitée, l'étude de la radiumthérapie du cancer nous apparaît non seulement comme fort intéressante au point de vue scientifique, mais aussi comme des plus utile pour la pratique.*

Il est certain que, dans un domaine tel que celui du cancer grave contre lequel nous sommes si mal armés, le fait de trouver dans le radium un palliatif sérieux et efficace, capable de soulager parfois des malades dont les souffrances physiques et morales sont grandes crée à cet agent thérapeutique une place importante après la chirurgie et à côté d'elle dans la lutte contre le cancer. Et c'est pour nous une grande satisfaction que d'avoir pu traiter de façon courante depuis plusieurs années dans notre service du Laboratoire du radium des infortunés que leur condition sociale semblait devoir priver des secours offerts par un agent thérapeutique aussi précieux.

II. — CHÉLOÏDES ET CICATRICES VICIEUSES.

Au début de nos essais de radiumthérapie, nous avons eu l'idée de traiter deux chéloïdes de la région présternale, et toutes deux se sont rapidement nivelées (Wickham, 1905).

Dès lors il nous parut indiqué d'entreprendre l'étude radium-thérapique en série des chéloïdes et des cicatrices vicieuses, étude qui, semble-t-il, n'avait pas encore été faite à cette époque. Il n'existait, en effet, dans la littérature que 2 cas de Williams concernant des chéloïdes, et aucune mention n'était faite du traitement par le radium des brides fibreuses cicatricielles.

En mai 1908, après trois années d'observation, nous avons exposé à l'Académie (1) les conclusions suivantes :

1° La radiumthérapie peut être avantageusement employée pour le nivellement et l'amélioration de certaines cicatrices vicieuses, notamment celles qui se compliquent de chéloïdes ;

2° Les chéloïdes proprement dites, dans la plupart de leurs formes, sont tout particulièrement justiciables du radium.

Depuis cette communication, nos observations se sont multipliées (elles sont aujourd'hui au nombre de 230), et, sans apporter de contradiction à ces conclusions premières, elles les ont au contraire avantageusement confirmées ; d'autre part, nos techniques ont bénéficié, elles aussi, d'une plus longue étude, en sorte que les considérations qui suivent pourront être établies sur des bases plus larges.

Avant d'aborder l'étude clinique de la régression de ces tissus sous l'influence du radium, nous en donnerons la description histologique. Cette étude, ainsi que celle des angiomes, n'avait pas encore été faite ; elle est due à M. Gaud.

PROCESSUS HISTOLOGIQUE DE LA DISPARITION DES CHÉLOÏDES.

Les chéloïdes dont nous avons suivi la transformation histologique sous l'influence des radiations étaient consécutives à des brûlures étendues. Dans l'un des cas (fig. 96 et 97), il s'agissait d'une brûlure par l'acide sulfurique ; dans l'autre, d'une brûlure par déflagration de poudre.

(1) Traitement par le radium de certaines cicatrices vicieuses : chéloïdes, acnés chéloïdiennes, écrouelles, brides fibreuses saillantes (*Acad. de méd.*, 26. mai 1908).

Dans le premier, le traitement fut appliqué suivant le mode dit « électif »; dans le second, il y eut forte radiumdermite.

Texture histologique de la chéloïde avant traitement (fig. 84). — Dans les deux cas, les chéloïdes, qui dataient de dix-huit mois environ, étaient de texture à peu près identique. Sous un épiderme aminci, mais de constitution normale, à basale peu ondulée, le derme était constitué par un feutrage de *faisceaux conjonctifs volumineux*, ondulés parallèlement à l'épiderme par couches

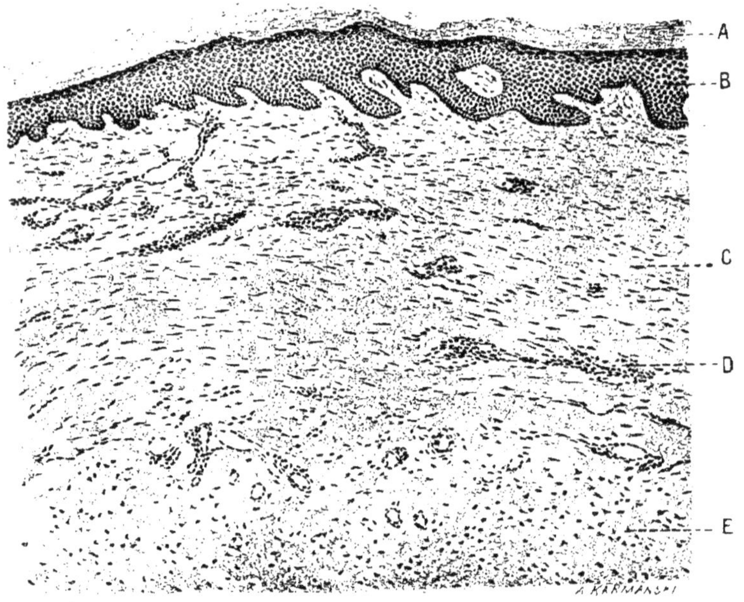

Fig. 84. — Chéloïde cicatricielle consécutive à une brûlure de la face par l'acide sulfurique avant l'irradiation. Les cellules conjonctives sont assez rares, et les fibres élastiques le sont plus encore.

A, Couche cornée; B, corps muqueux de l'épiderme aminci; C, tissu chéloïdien à éléments disposés parallèlement au plan de la coupe; D, capillaire sanguin entouré d'un manchon cellulaire; E, partie profonde du fibrome chéloïdien à éléments orientés perpendiculairement au plan de la coupe.

perpendiculaires entre elles, les faisceaux profonds étant plus épais que les superficiels. *De rares cellules conjonctives* allongées, grêles, sont tapies entre eux. Les vaisseaux peu nombreux sont entourés d'une zone d'infiltration cellulaire riche en mononucléaires. *Les fibres élastiques sont très rares*, et les lymphatiques profonds du derme sont béants. On ne constate ni glandes, ni phanères, ni papilles dans ce tissu fibreux.

Texture histologique de la chéloïde après traitement

(fig. 85, à un plus fort grossissement). — Plusieurs semaines après un traitement ayant abouti à l'assouplissement des tumeurs ainsi qu'à leur nivellement, nous prélevons des fragments dont l'étude microscopique nous donne les résultats suivants :

L'épiderme est un peu plus aminci que celui qui recouvrait la

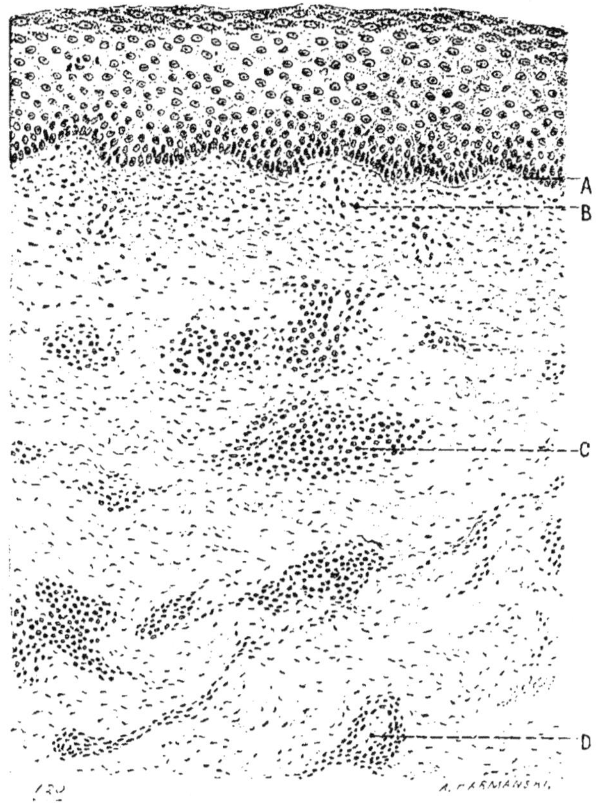

Fig. 85. — Même chéloïde après irradiation et vue à un plus fort grossissement. Richesse beaucoup plus grande en cellules conjonctives ; polymorphisme de ces cellules ; présence sensiblement plus abondante des fibres élastiques.

A, Épiderme à basale rectiligne sur un chorion dermique en voie de transformation ; B, zone superficielle de la chéloïde transformée en fibrome jeune riche en cellules ; C, fibroblastes jeunes formant une zone quasi myxomateuse, périvasculaire très nette ; D, zone profonde ayant subi des transformations moins avancées.

chéloïde avant le traitement, et les cellules de son corps muqueux sont plus volumineuses. Il existe une seule couche d'éléments à éléidine ; la couche cornée est particulièrement mince. La couche germinative repose sur une *basale presque rectiligne*.

Le derme sans papilles, sans poils ni glandes, est constitué par une alternance régulière de fins faisceaux conjonctivo-élastiques parallèles à l'épiderme et de cellules nombreuses.

Ces dernières, bien qu'étant toutes du type conjonctif, présentent un polymorphisme dû à ce qu'elles se trouvent à différents stades de leur développement.

Il en résulte que, si certaines de ces cellules fusiformes et disposées entre les faisceaux conjonctifs, ont la forme et la dimension du fibroblaste différencié, adulte, élaborant le collagène et l'élastine qui l'avoisinent, d'autres, groupées en amas, le plus souvent au milieu d'une substance fondamentale amorphe, pourvues d'un chromoplasme abondant se prolongeant en longs filaments anastomosés avec ceux des cellules voisines et d'un gros noyau souvent excentrique, ont la morphologie de la *cellule conjonctive* étoilée, *jeune*, dite *embryonnaire*. Ces amas quasi myxomateux sont répartis autour des capillaires. En évoluant, cette cellule embryonnaire se différenciera ; aussi trouve-t-on dans la préparation des éléments à morphologie intermédiaire entre ces deux types extrêmes : ce sont des fibroblastes en voie de différenciation.

Les faisceaux conjonctifs, assez grêles, paraissent disposés dans un seul sens.

Les fibres élastiques, mises en évidence par l'orcéine ou la méthode de Weigert, sont très fines et assez abondantes. Les vaisseaux capillaires à endothélium tuméfié sont entourés par endroits d'un manchon cellulaire où dominent les plasmatzellen.

Les deux tissus comparés (avant et après le traitement) sont dans leur aspect général à peu près identiques ; mais ils diffèrent dans leurs détails par un certain nombre de caractères.

La chéloïde modifiée se distingue par sa richesse en cellules conjonctives, par le polymorphisme de ces cellules, la diminution de volume des faisceaux conjonctifs, et enfin l'apparition de fibres élastiques.

Il semblerait que les radiations aient influé sur l'évolution des éléments conjonctifs en les ramenant à un type indifférencié. De ce fait le collagène, primitivement très abondant, s'est résorbé ; les cellules ont présenté le type jeune à prolongements protoplasmiques étoilés ; puis, leur vie normale se continuant, elles se sont différenciées, en sécrétant collagène et élastine, ce pendant que leur chromoplasme moins abondant s'effilait en forme de fuseau et prenait la forme du fibroblaste ordinaire.

Ainsi le tissu chéloïdien paraît avoir été le siège d'une sorte de processus évolutif consistant en un rajeunissement avec hyperplasie des éléments conjonctifs suivi de leur évolution normale. Seulement, l'élaboration de collagène et d'élastine est moins dense que dans un derme normal. *La richesse du tissu de réfection en cellules et la*

*finesse de ses faisceaux fibro-élastiques expliquent bien sa souplesse
et son aplanissement.*

Ces données histologiques permettront de mieux comprendre les
modifications cliniques observées dans les chéloïdes au cours de leur
traitement par le radium. En un premier chapitre, nous parlerons
des tumeurs franchement chéloïdiennes ; les brides saillantes cicatricielles feront l'objet d'un second chapitre.

I. — CHÉLOÏDES.

**Le radium exerce sur les tissus chéloïdiens une action
curative des plus nette**. — Les résultats que nous avons obtenus
consistent, à des degrés divers et après un traitement plus ou moins
long, dans le nivellement des saillies, la décoloration des chéloïdes
érythémateuses, l'analgésie des chéloïdes douloureuses, le retour
à la souplesse des tissus même dans la profondeur du derme, avec la
possibilité du plissement de l'épiderme sur la surface où siégeait la
chéloïde.

Ces résultats vont parfois, surtout pour les chéloïdes de petites
dimensions et jeunes, jusqu'au retour à l'état normal. Le plus souvent après leur nivellement, les surfaces sont plus lisses, plus
vernissées et unies, plus sèches que la peau environnante ; elles restent dépourvues de duvet et d'orifices glandulaires avec une coloration tantôt plus rose, tantôt plus blanche que les téguments. Elles
sont parfois le siège de télangiectasies.

*La chéloïde, habituellement si rebelle aux divers agents thérapeu-
tiques, au point que souvent elle répond même à leur action par un
redoublement de vitalité, est donc tout au contraire, vis-à-vis du
radium, essentiellement souple et docile.*

Si les doses se trouvent insuffisantes, le processus chéloïdien n'en
sera pas suractivé, il ne recevra pas de coup de fouet ; si les doses
dépassent la mesure et produisent une forte irritation, les tissus se
répareront aisément et ne seront pas le siège de récidives.

Ce qui domine la technique, ce que le radiumthérapeute ne doit
jamais perdre de vue, c'est la nécessité : 1° *d'agir selon le mode de
réaction électif sans inflammation* ; 2° d'influencer les chéloïdes *jusqu'au plus profond de leur base et d'agir sur leurs prolongements périphériques*, qui parfois s'étendent loin au delà de leurs limites visibles.

Le traitement d'une chéloïde ne doit être considéré comme terminé
que lorsque les tissus offrent au palper une souplesse à peu près
normale, même dans la profondeur. *Les chéloïdes qui ressortissent
plus volontiers à l'emploi des doses électives sont les chéloïdes de
récente formation et en voie d'évolution et les chéloïdes des jeunes
enfants.*

Voici trois faits entre beaucoup d'autres qui démontrent la possibilité de réduire les chéloïdes sans trace d'inflammation.

Guérison, sans trace de réaction inflammatoire, datant de près de six ans, d'une chéloïde consécutive à une application de thapsia. — Une chéloïde siégeait au niveau du quatrième espace intercostal, à 6 centimètres à gauche du bord sternal. Elle avait la grosseur d'un haricot et un peu plus de 1 centimètre de diamètre. Sa base ne semblait pas profonde ; on pouvait aisément la prendre et la rouler entre le pouce et l'index.

Sa consistance était très dure, sa surface lisse, unie et de coloration plus rosée que celle de la peau voisine ; elle était apparue à la suite de l'application d'un thapsia. Le révulsif avait agi un peu plus fortement à son extrémité gauche inférieure, et c'est en ce point que la grosseur s'était développée.

Cette chéloïde fut, pour l'un de nous, l'occasion d'expérimenter pour la première fois, en avril 1905, les effets du radium sur cette variété de néoplasie.

L'appareil à écran n° 4 (p. 5), à l'aide duquel Soupault avait découvert l'influence du radium sur les arthrites en 1904, fut choisi pour le traitement. Il épousait assez bien la surface de la chéloïde et présentait, d'autre part, dans sa structure une lame d'aluminium de 1 dixième de millimètre d'épaisseur, formant écran qui diminuait les rayons de faible pénétration dans une proportion suffisante ; sa surface active était un disque de 1 centimètre de diamètre. L'appareil fut appliqué sans nouvel écran, pendant quinze minutes consécutives, à six reprises différentes, également réparties au cours de deux semaines.

Quinze jours après le début du traitement, la tumeur avait diminué de volume et paraissait moins dure. La surface devint légèrement érythémateuse, mais il ne se fit aucune desquamation. La régression s'accentua les semaines suivantes, et, au troisième mois, il ne restait absolument rien de la chéloïde qu'une teinte plus foncée et légèrement pigmentée. Les tissus, à ce niveau, avaient repris toute leur souplesse, et l'épiderme pouvait se plisser normalement. Dans la suite, la pigmentation elle-même disparut, et la région reprit son aspect normal.

Tel est le premier cas de chéloïde traité de façon méthodique avec indication de dosages, et c'est de là que date notre conviction de l'action élective du radium sur les chéloïdes.

Il offre l'exemple d'une restitution complète de tissus d'apparence normale, sans récidive depuis six ans.

Chéloïde présternale consécutive à l'application d'un sinapisme. — Guérison sans récidive datant de cinq ans et demi. — A peine le traitement qui vient d'être rapporté était-il terminé qu'un second cas en tous points semblable s'offrit à nos soins. La clinique a de ces curieux hasards. Analogies de dimensions, de siège, de développement récent. Comme point de départ, sinapisme au lieu de thapsia. Le même traitement fut naturellement adopté en raison du premier succès, et le résultat fut semblable au précédent.

Voici maintenant un troisième exemple de guérison de chéloïde sans irritation surajoutée, par action élective, mais cette fois avec l'emploi des rayons de grande pénétration isolés.

Chéloïde présternale guérie sans réaction inflammatoire. — Une malade vient nous trouver pour une chéloïde présternale dont le début remonte au mois d'avril 1907, et qui survint à la suite d'un abcès. Une première extirpation chirurgicale fut suivie de récidive ; la tumeur après l'opération réapparut triplée d'étendue et d'épaisseur.

Avant le traitement par le radium, la tumeur a de 4 à 5 centimètres de long sur 1^{cm},5 de large pour 1 centimètre de saillie. *Elle est très dure au palper, et sa base est épaisse dans une assez grande profondeur. On ne parvient nullement à plisser la peau qui la recouvre.* Elle est de teinte érythémateuse.

L'appareil n° 2, recouvert d'un filtre de 6 dixièmes de millimètre de plomb, est appliqué pendant huit heures, une heure chaque jour. Quinze jours après la dernière application, on pouvait constater une diminution de l'épaisseur et de la rougeur de la chéloïde.

Six semaines après, nouvelle application ; même appareil n° 2, avec 5 dixièmes de millimètre de plomb, pendant six heures consécutives, en une séance.

Il y eut encore trois autres applications à cinq semaines d'intervalle les unes des autres ; la première de douze heures consécutives avec l'appareil n° 2 recouvert de 5 dixièmes de millimètre de plomb ; la seconde pendant le même temps avec l'appareil n° 1 et 4 dixièmes de millimètre de plomb ; la troisième avec le même appareil et la même durée, mais avec un écran de 3 dixièmes de millimètre de plomb.

Ces diverses applications n'ont été suivies que d'une très légère desquamation. Après chaque traitement, les tendances au nivellement et à l'assouplissement se sont accentuées. Après la dernière application, la peau a pris un aspect presque normal et à peine distinct de la peau saine environnante. *En la pinçant entre les doigts, on constate le plissement habituel ; il n'y a plus de dureté dans la profondeur.*

Plusieurs fois nous avons obtenu la régression de chéloïdes en employant les gros filtrages (2 millimètres de plomb) et en laissant alors les appareils au contact plusieurs nuits consécutives.

Ces diverses observations non seulement prouvent l'action élective du radium, mais elles indiquent aussi que la régression de la tumeur peut être obtenue au moyen de techniques et d'intensités radio-actives très différentes.

Dans le paragraphe suivant, nous montrerons qu'il y a quelquefois intérêt pratique à agir sur les chéloïdes de façon plus active, plus massive.

Combinaison des propriétés électives et destructives du radium. — Dans la pratique, il est parfois avantageux de combiner les propriétés destructives et électives du radium.

Il est possible, avec le radium, de déterminer une inflammation même assez vive des chéloïdes sans risquer de les voir récidiver ; cela tient non seulement au mécanisme spécial suivant lequel se fait la réparation des tissus mortifiés, mais aussi au filtrage qui est effectué par les premières couches des tissus chéloïdiens. En effet, pendant que celles-ci reçoivent des doses globales intenses, massives, les couches plus profondes ne sont influencées que par les rayons plus pénétrants, qui, ayant filtré en petit nombre, exercent une action plus douce, élective.

Il se produit alors simultanément une double action : destructive dans la portion superficielle de la chéloïde et élective autour de cette région. L'action élective produite sur les cellules qui environnent les régions fortement enflammées explique que ces cellules ne subissent pas l'influence excitatrice nocive que semblerait devoir produire l'inflammation vive de leur voisinage.

Ce sont ces notions qui nous ont conduits à employer assez souvent, surtout pour les malades de province dont le séjour à Paris est court, des méthodes qui utilisent et combinent la double action élective et destructive du radium. Dans bien des cas, nous avons ainsi évité de grandes pertes de temps.

Mais ces procédés ne doivent être employés qu'avec prudence par crainte de l'apparition ultérieure de télangiectasies. Ils ne peuvent être utilisés que pour des chéloïdes assez saillantes, et les doses destructives ne doivent intéresser que les premières épaisseurs des chéloïdes ; la suite du traitement ne se fera que selon le mode électif.

Nous allons passer en revue, parmi nos observations, quelques chéloïdes d'origine différente (cautérisations, brûlures, traumatismes, écrouelles, acnés, etc.).

Chéloïdes de la face antérieure du cou consécutives à l'irritation produite par du coton iodé (pl. IV). — A la suite d'une application, dans la première enfance, de coton iodé imbibé d'eau chaude s'est produite, chez une fillette de douze ans, une phlyctène suivie de la formation d'une croûte, puis peu à peu d'une chéloïde de grande étendue, à la partie antérieure du cou.

La tumeur principalement épaisse à son centre, où elle forme une masse dure dépassant de 6 à 8 millimètres le niveau de la peau, siège au-devant du cartilage cricoïde et s'étend à la partie supérieure du cartilage thyroïde. De la région médiane du cou, partent des prolongements ou traînées chéloïdiennes qui s'étendent sur la région limitée en haut par un plan passant par la partie supérieure du cartilage thyroïde, en bas par le bord supérieur de la poignée du sternum et latéralement par les muscles sterno-cléido-mastoïdiens. L'ensemble forme un placard chéloïdien de grande étendue, comme on peut le voir sur la planche IV.

A la palpation, on constate que l'induration chéloïdienne est assez profonde. La peau ne peut être plissée ; elle est le siège d'érythème et de prurit assez vif.

Le traitement consiste dans l'application de l'appareil n° 3, enveloppé de 6 dixièmes de millimètre de plomb, pendant dix heures en trois jours (deux séances de trois heures, une séance de quatre heures).

Vers la sixième semaine, on constate un affaissement de la chéloïde à son extrémité inférieure gauche ; ailleurs, peu de changement.

Une seconde série est faite alors au centre ; l'appareil n° 3 est appliqué avec 3 dixièmes de millimètre de plomb, pendant vingt heures, à raison de deux heures tous les jours ; sur les côtés, l'appareil n° 4, engainé dans 1 dixième de millimètre de plomb, est placé pendant huit heures à droite et pendant quatre heures à gauche.

Une croûte légère est apparue au centre quinze jours après la dernière application et n'a duré que dix jours.

Six semaines après le début de la deuxième série, on emploie l'appareil n° 2 avec 3 dixièmes de millimètre de plomb, pendant vingt-quatre heures en trois nuits, huit heures par nuit.

Deux autres applications sont faites successivement vingt-quatre heures en deux nuits, à deux mois d'intervalle, l'une avec l'appareil n° 2 recouvert de 1 dixième de millimètre de plomb, l'autre avec l'appareil n° 3, recouvert de 2 dixièmes de millimètre de plomb.

Après chaque série, la tumeur s'affaisse et s'assouplit progressivement. Les deux dernières ont eu surtout pour but de faire disparaître les indurations de profondeur, car le nivellement de la surface était déjà obtenu.

Le point essentiellement intéressant à signaler est la souplesse des tissus ; la peau se laisse parfaitement plisser et, prise entre les doigts, la région traitée ne présente pas d'induration ; mais il est survenu des télangiectasies qui altèrent la valeur du résultat.

Nombreuses chéloïdes de la face, consécutives à des cautérisations destinées à traiter un lupus tuberculeux (fig. 86 et 87). — Une malade atteinte d'un lupus tuberculeux de la joue gauche avait été sans succès traitée par les pointes de feu. Sur plusieurs des places cautérisées, des chéloïdes se produisirent. Plus tard, la photothérapie guérit le lupus, mais non les chéloïdes. Celles-ci forment une série de gros noyaux très durs, séparés les uns des autres et situés à la périphérie de la cicatrice du lupus qu'ils encadrent.

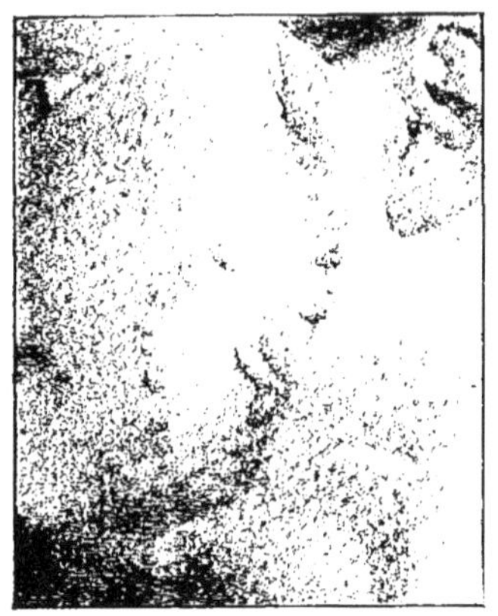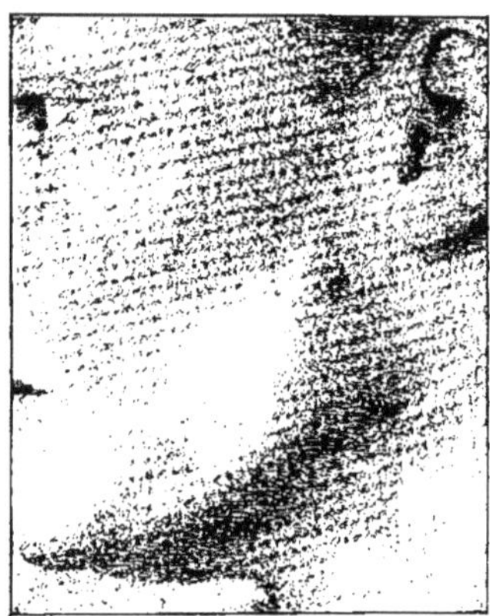

Fig. 86 et 87. — Chéloïdes de la face.

Les appareils n⁰ˢ 6 et 7 sont appliqués pendant trois heures sur chaque chéloïde; une légère réaction inflammatoire se produit.

Trois mois après, les chéloïdes du bord antérieur de la cica-

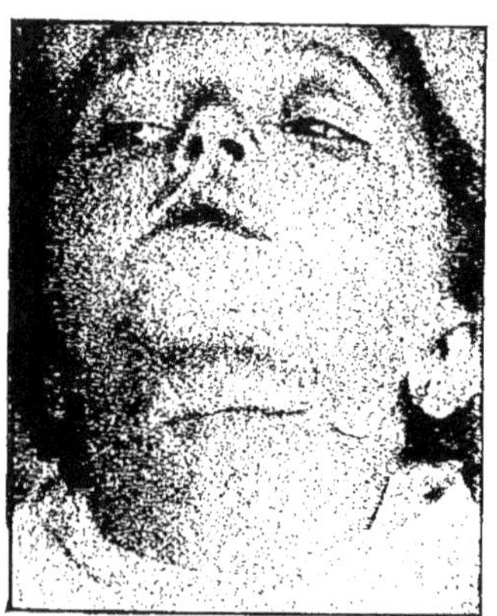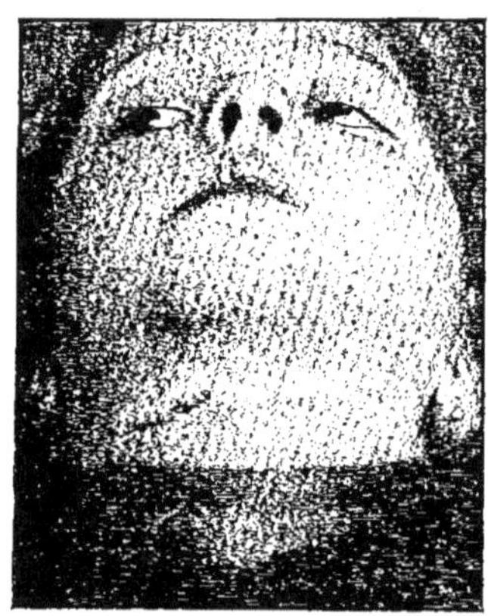

Fig. 88 et 89. — Chéloïdes de la région sous-maxillaire (p. 237).

trice du lupus ont disparu; les autres ont seulement diminué.

Reprise du traitement avec l'appareil n° 6 successivement appliqué pendant deux heures sur chacune des chéloïdes persistantes.

Dès lors la disparition des chéloïdes est complète. Il ne reste plus qu'une surface lisse, uniforme, peu visible. Depuis dix-huit mois que date cette guérison, il ne s'est produit aucune récidive.

Chéloïde de la région sous-maxillaire consécutive à une brûlure (fig. 88 et 89). — Une enfant, âgée de cinq ans, a été brûlée, il y a trois ans, par de la graisse chaude. Il en est résulté une chéloïde large de 1 centimètre, saillante de 8 millimètres Ce gros bourrelet dur, blanchâtre, parsemé de fines arborisations vasculaires, part du sterno-cléido-mastoïdien gauche, s'efface pendant 1 centimètre et reparaît pour traverser la région sous-maxillaire et se continuer jusqu'au sterno-cléido-mastoïdien du côté droit.

Dans une première série de traitement, toute la chéloïde a été traitée place par place par des applications de l'appareil n° 4, six heures sur chaque place. Il en est résulté sur toute la chéloïde un certain degré de nivellement.

Dans une seconde série de traitement, la portion gauche seule a été traitée par l'application de l'appareil n° 5 pendant trois heures, et le nivellement absolu a dès lors été obtenu, comme il est facile de le voir par comparaison avec la portion droite, dont le traitement n'a pas été poursuivi.

Chéloïde douloureuse consécutive à la cautérisation d'un nævus pigmentaire. — Dans la région postéro-externe du bras droit, une malade présentait un petit nævus pigmentaire rentrant dans la catégorie des grains de beauté habituels, lorsque, il y a quatre ans, des pointes de feu destinées à le détruire le transformèrent en chéloïde. Celle-ci augmenta peu à peu de volume.

Quand la malade nous fut confiée, la chéloïde avait 5 à 7 millimètres de saillie et occupait une surface de 2 centimètres carrés.

Elle était particulièrement douloureuse. Depuis deux ans, en effet, cette chéloïde était le siège de douleurs extrêmement vives avec exacerbations diurnes ou nocturnes. Des douleurs de voisinage existaient aussi, s'étendant jusqu'à l'épaule et descendant jusqu'au coude. Aucun soulagement n'avait pu être apporté jusqu'ici à la malade, dont le sommeil était constamment troublé.

C'est du reste la guérison de ces douleurs, bien plus que la petite tumeur elle-même, qui nous est demandée.

L'appareil n° 7, enveloppé de caoutchouc, est appliqué huit heures par jour tous les deux jours.

Après ce premier traitement, il se produit un aplatissement partiel de la chéloïde et une diminution des douleurs.

Deux mois après, seconde série des mêmes applications, qui aboutit au nivellement complet.

Mais comme, six semaines après, les phénomènes douloureux n'ont pas tout à fait disparu et qu'il reste au-dessous du niveau de la peau une partie dure encore, nous employons en une troisième série les rayons surpénétrants isolés.

L'appareil n° 6, avec 1 millimètre de plomb, est laissé à demeure trente-six heures.

L'accalmie est à peu près obtenue, mais, phénomène insolite que nous n'avons constaté que rarement, une réaction très tardive est apparue soixante-dix jours après l'application, réveillant quelques poussées de douleurs.

Quatre mois après, nous pratiquons trois applications de l'appareil n° 7 avec 2 millimètres de plomb, pendant douze heures.

Depuis, un mieux sensible est obtenu dans les phénomènes douloureux, qui ne reparaissent plus que fort rarement et sans aucune acuité.

Énorme chéloïde du cou consécutive à des cicatrices d'écrouelles, récidivée trois fois après trois exérèses chirurgicales. — On sait que la race noire a la peau sujette au processus chéloïdien. La jeune négresse dont voici l'histoire en offre un exemple remarquable :

En 1893, à l'âge de vingt ans, un abcès froid évolua du côté droit du cou, s'ouvrit, et la cicatrice consécutive fut le siège d'une chéloïde.

La tumeur disgracieuse et gênante fut extirpée chirurgicalement.

Cette première ablation fut suivie d'une récidive qui créa une chéloïde double de la première. Celle-ci, encore opérée largement, récidiva de nouveau ; enfin une troisième opération fut pratiquée, suivie, elle aussi, d'un processus chéloïdien extrêmement rapide développé sur la cicatrice et sur tous les points de suture. Si bien que ces accroissements successifs ont déterminé la formation d'une énorme chéloïde de 20 centimètres de long, s'étendant depuis le sterno-cléido-mastoïdien droit jusqu'à la moitié latérale gauche du cou, sur laquelle elle empiète un peu après avoir croisé le cartilage thyroïde.

Dans sa partie postérieure, elle mesure 4 centimètres de large et diminue peu à peu pour ne plus mesurer que 1 centimètre à l'autre extrémité.

Son épaisseur est considérable ; la saillie au-dessus de la peau, dans la portion la plus large en arrière, atteint $2^{cm},5$; elle s'atténue en avant pour ne plus avoir que $0^{cm},5$ vers la ligne médiane du cou. A la partie moyenne de la tumeur principale, au-dessus et au-dessous, existent trois autres chéloïdes, grosses comme un haricot, développées au niveau des points de suture.

Au palper, la tumeur chéloïdienne est extrêmement dure et paraît s'étendre très profondément dans les tissus sous-cutanés. Il s'agit là d'une chéloïde énorme, de dimensions telles qu'il est bien rare d'en rencontrer de semblable dans la race blanche.

Le traitement se compose de deux phases.

La première est destinée à niveler la lésion en agissant à doses fortement destructives. Nous savons, par expérience, que ces inflammations ne sont suivies d'aucune récidive.

Dans la seconde, ce sont les rayons surpénétrants, isolés, employés en « feu croisé », auxquels nous avons eu surtout recours, en agissant sur les tissus même en état d'inflammation réactionnelle.

Première phase : sur chaque place, appareil n° 1, enveloppé de caoutchouc, six heures, par heure, six jours consécutifs. Réaction inflammatoire très vive et douloureuse.

Deuxième phase : commencée six semaines après la première sur les tissus exulcérés. La région postérieure de la chéloïde, quoique bien diminuée déjà, après ce premier traitement, est encore assez épaisse pour que nous ayons pu utiliser notre procédé du « feu croisé », en plaçant pendant vingt heures, au-dessus l'appareil n° 7 et au-dessous l'appareil n° 6, avec 3 dixièmes de millimètre de plomb.

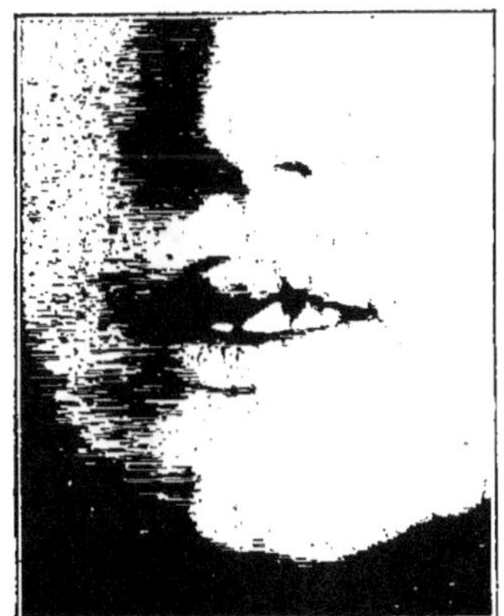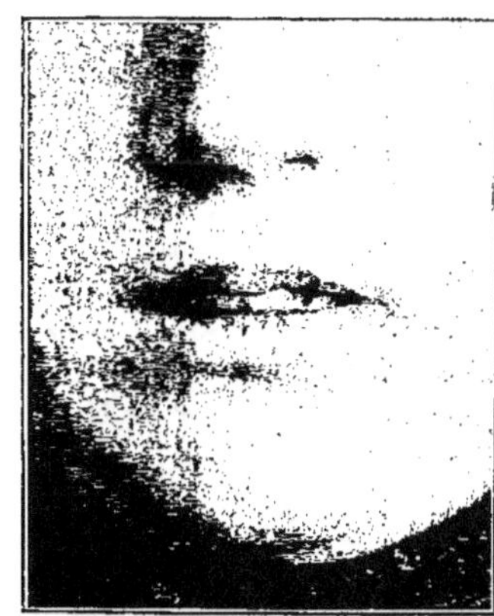

Fig. 90 et 91. — Chéloïde de la muqueuse labiale.

Un mois après ce dernier traitement, nouvelle série reprise encore une fois après un mois de repos.

A ce moment, la malade a été appelée en Amérique, et nous n'avons pu voir la régression habituelle qui se fait progressivement au cours des trois mois qui suivent les applications et se manifeste encore bien des mois après.

Quoi qu'il en soit, quand la malade nous a quittés quatre mois après le début du traitement, les lésions avaient *diminué progressivement de plus des deux tiers, et, au fur et à mesure de la diminution de la saillie, la souplesse des tissus réapparaissait en surface et en profondeur.*

Depuis, nous avons reçu une lettre de la malade qui nous dit être très satisfaite, ses chéloïdes ayant encore beaucoup diminué.

Chéloïde de la muqueuse labiale (fig. 90 et 91). — Il est fort rare d'observer des chéloïdes sur les muqueuses. Les deux seuls cas publiés à notre connaissance, en France, sont l'un de

PLANCHE V.

Acné chéloïdienne (p. 241).

FIG. 1. — Les tumeurs sont assez volumineuses et gênantes pour obliger le malade, qui est ouvrier, à suspendre son travail afin de se soigner.

FIG. 2. — Le nivellement est absolu ; les pustules d'acné n'ont pas reparu. L'induration de profondeur s'est fortement assouplie.

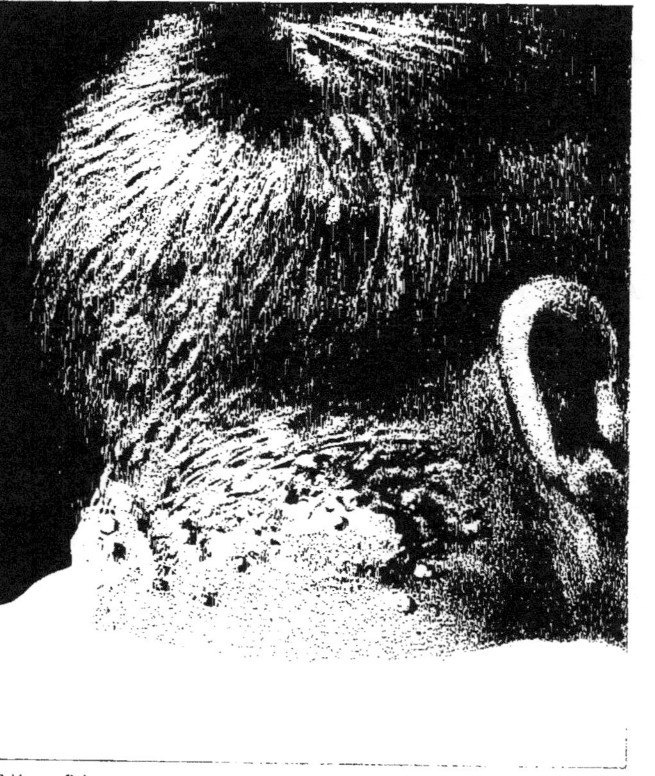

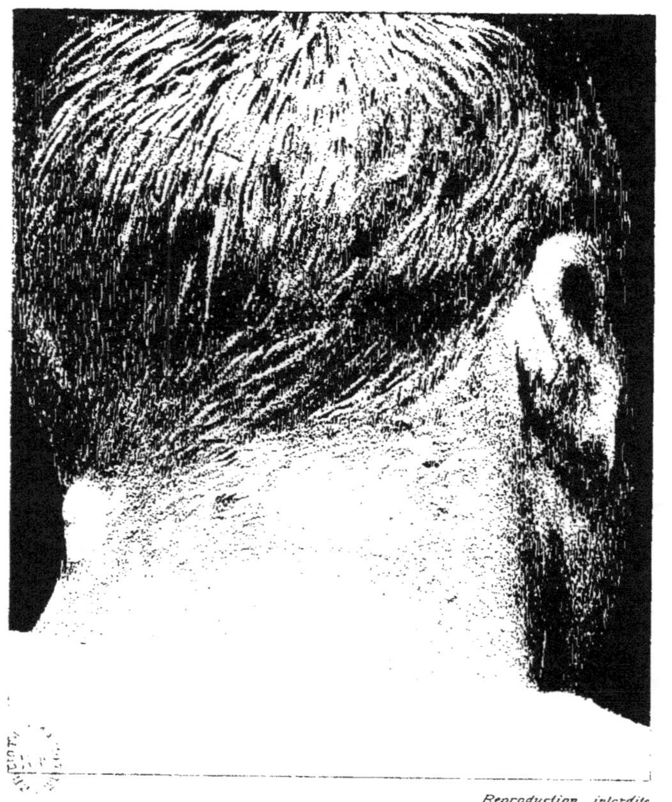

Schlatter, Del.
Fritz, Lith. Delamotte, Imp

ACNÉ CHÉLOÏDIENNE

de Beurmann et Gougerot (1) et l'autre de Jourdanet et Barré (2).

Le 1er février 1908, nous avons été consultés pour une tumeur de la lèvre supérieure survenue un an auparavant à la suite d'un abcès. Cette tumeur est dure, chéloïdienne ; la muqueuse à son niveau est légèrement décolorée. Nous appliquons l'appareil n° 5 à nu pendant deux heures à deux reprises avec un mois d'intervalle. Trois semaines après, cette tumeur avait régressé dans des proportions considérables. Elle s'est d'abord ramollie, puis rétractée ; il n'en reste actuellement plus trace.

Les observations qui vont suivre montrent l'efficacité du radium dans une catégorie d'affections particulièrement rebelles, les acnés chéloïdiennes.

Acné chéloïdienne volumineuse de la nuque (pl. V). — Un ouvrier de quarante-trois ans présente de chaque côté de la nuque une grosse tumeur d'acné chéloïdienne ayant débuté il y a trois ans. Le frottement des vêtements contre les éléments acnéiques et les dimensions des tumeurs le gênent dans son métier.

De nombreuses séances de scarifications ont été faites sans être suivies de modifications durables. Le radium est alors proposé. Pendant quatre heures, on applique l'appareil n° 14 à gauche et, à droite, l'appareil n° 2.

Un mois après, les chéloïdes ont diminué de moitié ; elles sont devenues bien moins douloureuses et moins gênantes. Les éléments ont disparu pour la plupart.

Le traitement est alors repris avec les mêmes appareils appliqués un total de cinq heures réparties en cinq jours; et deux fois encore, à un mois d'intervalle, les mêmes applications sont faites. Malgré ces doses élevées, l'inflammation réactionnelle qui se produit est légère.

Six semaines après la dernière série d'applications, les lésions chéloïdiennes ont totalement disparu. Une année après la fin du traitement, les tumeurs n'ont point reparu; les tissus dans la profondeur sont souples; les surfaces traitées sont plus claires, plus lisses, unies et nacrées que la peau normale.

Cette observation est intéressante à divers titres :

1° *La guérison aussi facile d'une acné chéloïdienne mérite d'arrêter l'attention. Une des raisons du caractère particulièrement rebelle et des récidives de ces lésions est l'apparition constante de nouveaux éléments acnéiques. Or ces éléments n'ont point reparu ;*

2° *Cette observation montre que les tissus chéloïdiens peuvent supporter parfois des doses de radio-activité assez intenses, sans être*

(1) De Beurmann et Gougerot, *Soc. de dermat.*, févr. 1906.
(2) Jourdanet et Barré, Polyclinique du Dr Jacquet à l'hôpital Saint-Antoine

le siège d'inflammations vives. Ces inflammations se réparent vite et n'exercent aucune action excitante, aucun coup de fouet.

Les figures 92 et 93 montrent un autre cas d'acné chéloïdienne en tous points semblable au précédent et qui guérit de la même façon.

II. — BRIDES SCLÉRO-FIBREUSES CICATRICIELLES.

Il est difficile, dans bien des cas, de distinguer les chéloïdes proprement dites des brides fibreuses saillantes et cicatricielles ; cependant la technique est différente en ce sens que, si les tissus nettement

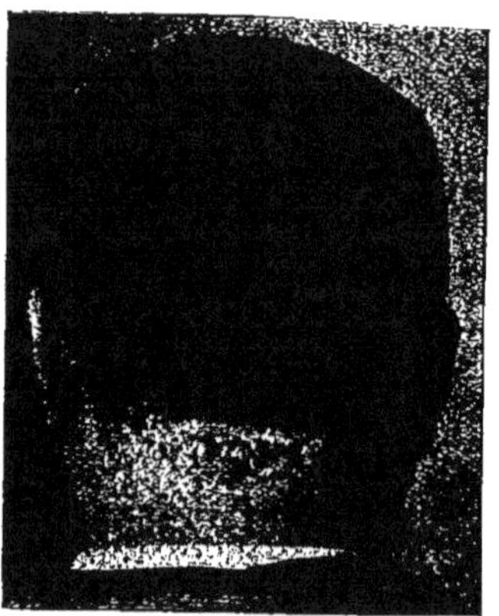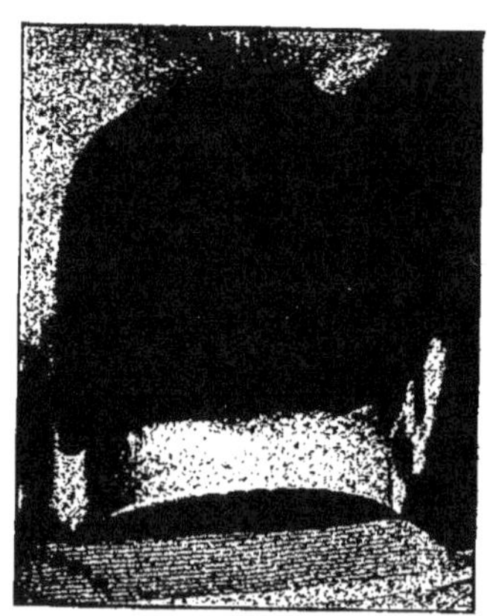

Fig. 92 et 93. — Acné chéloïdienne.

chéloïdiens sont un terrain d'élection vis-à-vis du radium, il n'en est pas de même pour les brides fibro-scléreuses, qui ne peuvent être nivelées qu'après destruction.

Lorsqu'on hésitera sur la nature même des saillies cicatricielles, les doses électives pourront être essayées d'abord et, en cas d'insuccès, on en viendra aux doses destructives.

Mais voici un point sur lequel nous ne saurions trop insister. Notre communication de 1908 à l'Académie a fait croire à tort à quelques confrères que toutes les cicatrices vicieuses pouvaient être soumises au radium.

Les cicatrices « en creux », les brides de très petite largeur et de faible saillie, les brides molles, les bourrelets et déformations de la peau normale, les cicatrices trop étendues, etc., ne rentrent nullement dans le groupe des cicatrices vicieuses qu'on peut irradier.

La seule prétention du radium est de niveler plus ou moins les brides scléro-fibreuses dures, *saillantes*, assez étendues sans l'être trop, et d'agir parfois sur la coloration et les douleurs de certaines cicatrices ; encore faut-il que ces brides offrent une certaine surface, car nous savons à quel point se réduit la valeur radio-active d'un appareil lorsqu'on n'en utilise qu'une très petite portion.

L'action du radium sur ces brides fibreuses rend parfois des services inespérés.

Dans certains cas, non seulement les brides sont nivelées, mais elles s'assouplissent de façon inattendue dans des proportions telles qu'une déformation, une rétraction ont pu être corrigées. *Il est probable que, dans ces cas très favorables, le processus chéloïdien existe dans la bride rétractile pour une grande part.*

Il nous est arrivé plusieurs fois, après avoir refusé de traiter telle cicatrice, de céder aux instances du malade et d'obtenir, à notre surprise, un résultat très supérieur à ce qui pouvait être prévu. Aussi nous conseillons, dans les cas où existent des déformations disgracieuses, de faire l'essai du radium, après avoir averti le malade, bien entendu, de la valeur aléatoire du traitement.

En général, bien qu'il soit nécessaire d'avoir recours aux doses destructives, il faut se garder de les exagérer, car les ulcérations produites sur des brides fibro-scléreuses sont longues à se cicatriser et laissent la porte ouverte aux télangiectasies. Aussi le traitement de ces brides est-il surtout utile lorsque celles-ci gênent un mouvement comme la rotation de la tête, la flexion d'un doigt.

Voici quelques exemples de cas où le radium a pu niveler des brides fibro-scléreuses.

Cicatrices à brides fibreuses suites d'écrouelles (pl. VI). — Une femme âgée de vingt-cinq ans est atteinte à la face d'un lupus érythémateux ; elle présente en même temps au côté gauche du cou, un peu au-dessous de l'angle du maxillaire inférieur, une cicatrice vicieuse de 4 centimètres sur 2, consécutive à une adénopathie suppurée, guérie depuis plusieurs années. Cette surface froncée, très apparente et disgracieuse, est couverte de brides plus ou moins dures ; l'une d'elles au centre semble chéloïdienne.

Le traitement a été fort simple ; une simple application de l'appareil n° 14 sans écran pendant deux heures consécutives a suffi pour obtenir le résultat que montre la figure 2.

Il s'est produit une légère réaction inflammatoire de quinze jours de durée environ ; puis nous avons assisté à la réparation des tissus, à l'affaissement des brides, au nivellement progressif de toute la surface, si bien qu'aucune autre application n'a paru nécessaire.

Le traitement remonte à trois années, et la région est très avantageusement améliorée ; la surface est lisse, unie, un peu plus claire que la peau normale voisine, mais elle n'offre plus l'aspect caractéristique des cicatrices d'écrouelles. Elle n'est le siège d'aucune télangiectasie.

Planche VI.

Nivellement de brides fibreuses cicatricielles consécutives à des écrouelles (p. 243).

Fig. 1. — Le sujet présentait en même temps un lupus des conjonctives et de la face. La cicatrice était formée de dépressions et de brides saillantes.

Fig. 2. — Le nivellement a été obtenu de telle sorte que la cicatrise lisse, unie, qui persiste, n'a plus au même point l'aspect scrofuleux qui affligeait la malade.

WICKHAM ET DEGRAIS.

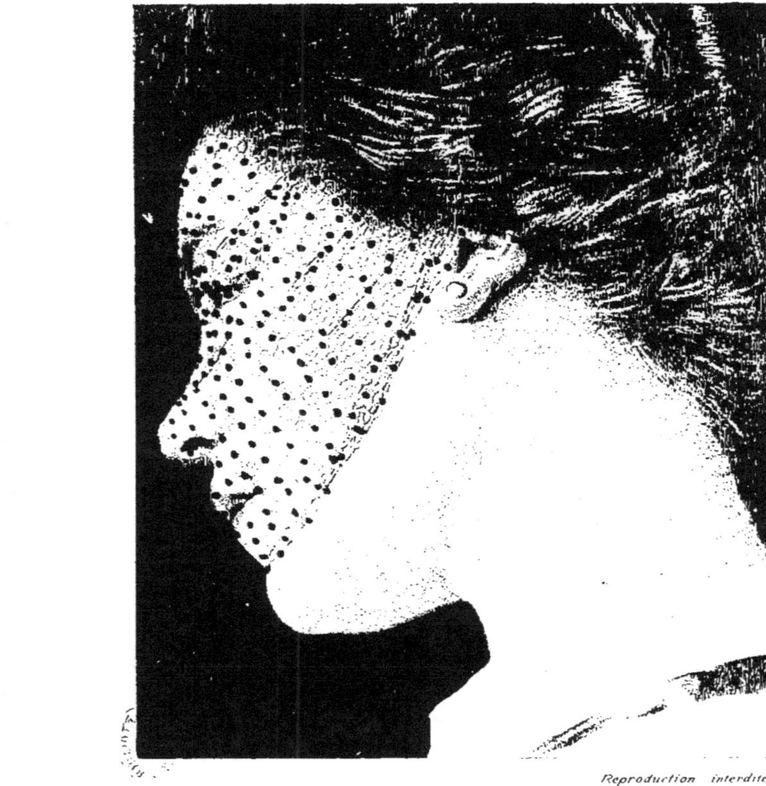

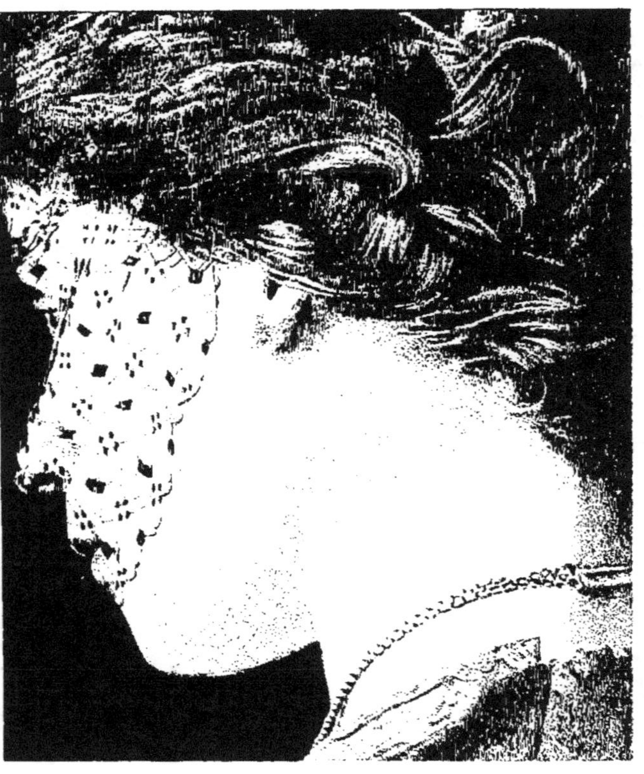

Schlatter, Del.
Fritz. Lith Delamotte, Imp

CICATRICE VICIEUSE
SUITE D'ECROUELLE

Cicatrices à brides fibreuses, suites d'écrouelles (fig. 94 et 95).
— Dans la région massétérine et le long des sterno-cléido-mastoïdiens droit et gauche, une malade âgée de trente-deux ans présente
de nombreuses cicatrices vicieuses consécutives à des adénopathies
ayant suppuré pendant sept ans.

A droite, les lésions offrent plus particulièrement le caractère chéloïdien; elles consistent en renflements durs et blanchâtres.

Le long du sterno-cléido-mastoïdien gauche, c'est une longue bande
formée de tissus scléreux, boursouflés, avec des dépressions et des
saillies, des brides dures et épaisses, de surface fort irrégulière, et

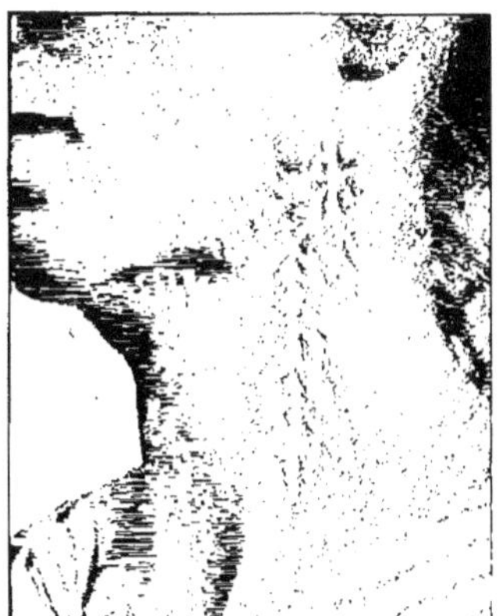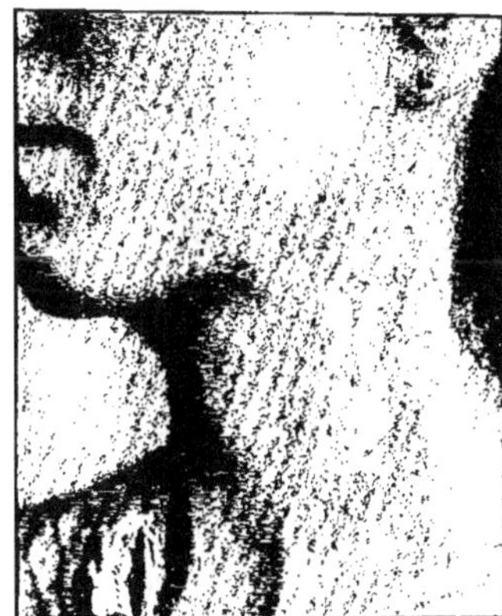

Fig. 94 et 95. — Cicatrices à brides fibreuses, suites d'écrouelles.

laissant nettement apparaître le caractère des lésions strumeuses
qui en ont été la cause.

Autour de ces cicatrices sont apparus de petits nodules lupiques,
qui ont été guéris par la photothérapie.

Toutes ces lésions à droite et à gauche sont traitées avec l'appareil n° 4, enveloppé de caoutchouc, laissé en place quatre heures.

La malade revient nous voir plusieurs mois après. L'aspect de la
région s'est totalement modifié; les chéloïdes ont fondu et disparu;
les brides fibreuses n'existent plus. L'ensemble des lésions n'offre
plus l'aspect de cicatrices d'écrouelles, mais les tissus sont lisses,
unis et plus blanchâtres que la peau normale. Quelques petits points
persistent encore où de nouvelles applications sont faites pendant
deux heures avec l'appareil n° 4. L'état actuel date de trois ans; il se
maintient très satisfaisant.

**Brides cicatricielles, suites de blessure par accident d'automo-
bile.** — Des cicatrices vicieuses (chéloïdes et brides) se sont développées sur les régions temporale, malaire et nasale, à la suite de bles-
sures par accident d'automobile chez un sujet de dix-sept ans.

La cicatrice temporale, assez étendue, siège de chéloïdes et de brides de petites dimensions, forme des traînées et est parcourue de nombreux vaisseaux télangiectasiques, qui lui donnent un aspect érythémateux véritablement turgescent.

La cicatrice nasale est située sur la crête même du nez et se prolonge sur la face latérale gauche. La région malaire est parcourue, elle aussi, de brides fibreuses.

Ces diverses cicatrices sont traitées par l'application pendant trois heures, à trois reprises différentes, chacune à six semaines d'intervalle, des appareils n° 1 pour les régions temporale et malaire, et n° 8 pour la crête nasale; le traitement aboutit au nivellement des saillies.

Il faut considérer dans l'appréciation de ces dosages que ce n'est, pour l'appareil n° 1, qu'une portion de sa surface qui a été utilisée.

Brides fibreuses et chéloïdes du cou et de la main consécutives à une brûlure par l'acide sulfurique (fig. 96 et 97). — Ce cas est peut-être celui où le radium a rendu dans notre groupe des chéloïdes le service le plus marquant. La cicatrice chéloïdienne était particulièrement saillante ; elle s'étendait sur la joue droite, sur la face latérale droite du cou et présentait des brides *telles que la malade ne pouvait tourner la tête à gauche*, et *que les mouvements de déglutition étaient pénibles* du fait de la difficulté que le cartilage thyroïde avait à se mobiliser. *La palpation même légère dans la région du cou réveillait de violentes douleurs.* Le dos de la main droite était couvert de cicatrices rétractiles qui empêchaient la flexion des doigts.

Après une année de traitement, non seulement le nivellement a été obtenu, mais les mouvements de la tête et des doigts sont devenus sensiblement plus souples ; les phénomènes douloureux ont disparu. Il n'y a pas encore de télangiectasies, mais dans ce cas en viendrait-il que le service rendu par l'assouplissement des brides l'emporterait en importance sur un désagrément d'ordre esthétique.

Le traitement a été conduit par séries avec intervalle de deux mois de repos, de cinquante à soixante heures d'application sur chaque place, des appareils n° 1, 2, 3 ou 18 avec 3 millimètres de plomb. Il y a eu, par suite d'accumulation, des phases d'inflammation destructive qui ont obligé à des intervalles de repos parfois un peu plus long.

Brides cicatricielles, suites de brûlures, ayant déterminé la déviation et la déformation des commissures labiales. — Les joues et le menton d'une jeune fille actuellement âgée de quinze ans ont été brûlés à l'âge de trois ans ; ces régions présentent une surface cicatricielle, irrégulière, parsemée de rougeurs diffuses et de télangiectasies. Le menton est le siège de chéloïdes.

Les commissures labiales sont encerclées de chaque côté par deux brides fibro-scléreuses cicatricielles, qui s'accentuent quand l'enfant ouvre la bouche au point de gêner les mouvements et d'enlaidir étrangement le visage.

A titre d'essai, le traitement est d'abord limité à la bride commissurale du côté gauche et à plusieurs placards de télangiectasies en plein milieu des tissus cicatriciels.

L'appareil n° 8 est appliqué pendant trois heures, une heure chaque jour, trois jours consécutifs, sur les divers points de la bride scléreuse.

Deux mois après, on constate un assouplissement manifeste des tissus ; les télangiectasies ont disparu : la région traitée est lisse

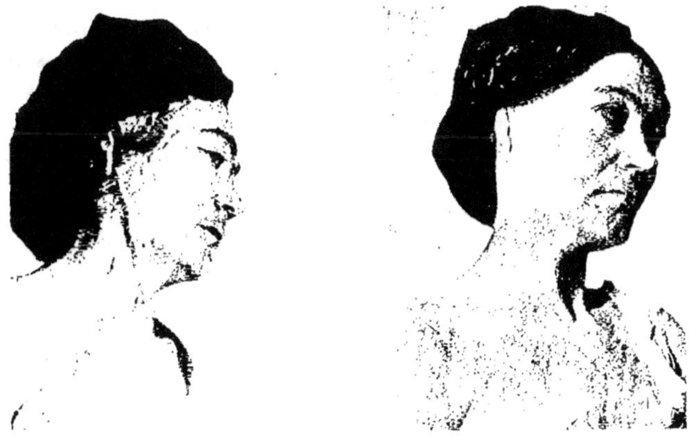

Fig. 96 et 97. — Cicatrice chéloïdienne, suite de brûlure par acide sulfurique,

et blanchâtre. La période de réaction inflammatoire a été relativement courte et peu accentuée.

Ces premiers résultats ayant paru au père de la jeune fille suffisamment encourageants, le traitement est entrepris sur la joue droite dans les mêmes conditions.

Ainsi et suivant le même mode opératoire, les diverses places sont traitées et, deux mois après, le visage de l'enfant a repris un bon aspect général. A la parole les commissures sont moins tirées et déformées ; les tissus sont plus souples.

Six mois après la fin du traitement, les cicatrices sont en meilleur état : elles ne présentent plus de déformations, de saillies, de rougeur ; les tissus sont simplement plus lisses et plus brillants que la peau normale voisine.

Le fait de pouvoir, grâce au radium, assouplir des brides fibreuses rétractiles et déformantes, est particulièrement intéressant. Voilà une jeune fille dont le masque prenait un aspect grimaçant vraiment impressionnant chaque fois qu'elle voulait parler, et le rire lui était impossible. Or le radium est arrivé à modifier la rétraction des commissures au point de rendre à cette malheureuse jeune fille l'existence moins pénible.

Ce fait n'est pas isolé. Récemment le Pr Gaucher a observé avec nous une amélioration, par le radium, d'une déformation de la lèvre supérieure qui laissait voir les dents en un rictus fort laid ; cette déformation chéloïdienne était consécutive à la cicatrisation d'un chancre syphilitique.

CONCLUSIONS. — Nos recherches nous ont permis d'établir que le *radium a une action élective spéciale sur la néoplasie chéloïdienne.* Il en résulte que les chéloïdes de toutes variétés, qu'elles existent isolément ou qu'elles soient accompagnées de tissu fibro-scléreux, comme dans certaines brides fibreuses saillantes cicatricielles, peuvent se résorber et disparaître par simple modification cellulaire, sans qu'il soit besoin de les soumettre à une réaction inflammatoire destructive.

La chéloïde, cette néoplasie si déconcertante par sa résistance habituelle et la facilité de ses récidives après extirpation, peut disparaître, fondre en quelque sorte par un processus curatif, qui ne se révèle extérieurement par rien autre que par cette disparition même.

C'est par le mode de réaction électif qu'il faut traiter les chéloïdes.

Ce principe une fois posé, il faut reconnaître qu'exceptionnellement, dans un but pratique, il y a avantage à pousser les doses jusqu'à déterminer un certain degré d'inflammation destructive.

Que la régression se soit produite avec ou sans phase irritative, le résultat qui domine est non seulement la disparition de la saillie néoplasique, mais l'assouplissement de sa base même, et le fait de pouvoir, une fois le traitement terminé, plisser l'épiderme là où siégeait la chéloïde est caractéristique.

Ce retour à la souplesse en quelque sorte normale peut être très heureusement utilisé dans le cas de rétractions déformantes ; et c'est là un des meilleurs effets du radium que de rendre en partie à une lèvre déformée, rétractée, sa forme primitive.

La disparition des phénomènes congestifs qui fréquemment accompagnent les chéloïdes et la disparition des douleurs dont elles sont le siège sont aussi des résultats appréciables.

Quant aux brides fibro-scléreuses cicatricielles, la destruction est indispensable *lorsque l'élément chéloïdien en est absent.* Aussi les résultats qui les concernent sont-ils moins intéressants et plus aléatoires. On parvient, il est vrai, à niveler ces brides, à assouplir les tissus, mais seulement en partie. Du reste, comme nous l'avons indiqué, il est bien certain que le radium ne peut s'adresser qu'à des variétés spéciales de ces brides, et que toute cicatrice vicieuse ne ressort pas nécessairement du domaine de la radiumthérapie.

Cependant la raison pour laquelle toute bride fibreuse saillante cicatricielle doit être soumise, au moins à titre de tentative, au traitement par le radium est que, souvent, il est impossible d'être assuré que du tissu chéloïdien ne s'est pas combiné au processus scléreux, auquel cas le résultat est certainement favorable.

Le radium peut intervenir dans des conditions toutes différentes. Si une chéloïde siège en une région où la laxité relative des tissus permet une ablation large aidée par un décollement opératoire, on peut associer la chirurgie au radium de la façon suivante :

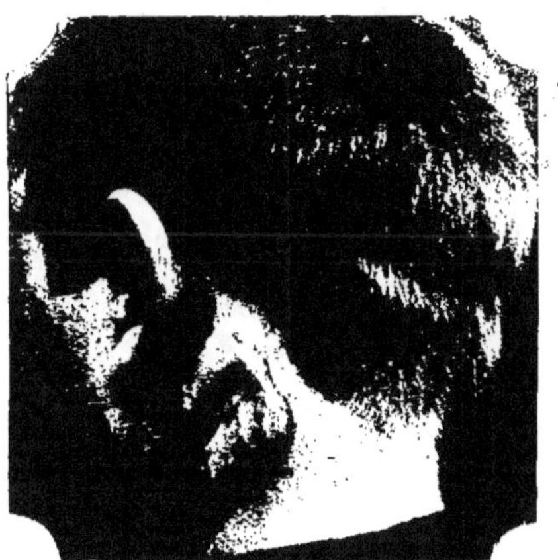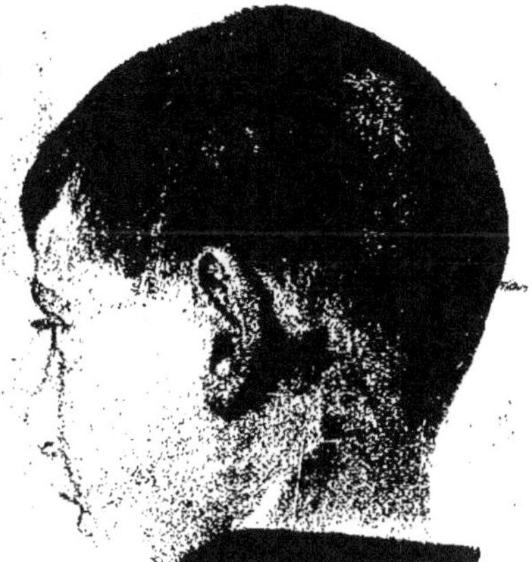

Fig. 98 et 99. — Chéloïde ayant récidivé chaque fois après plusieurs extirpations : opérée puis irradiée, elle n'a plus récidivé.

Irradiation d'abord; trois semaines après, extirpation large; puis sur la cicatrice, irradiation selon le mode électif, comme s'il s'agissait de faire régresser une chéloïde existante.

Les figures 98 et 99 offrent l'exemple d'une telle combinaison, qui fut suivie d'un plein succès. Le Dʳ Péraire, auquel appartient le malade, avait déjà opéré plusieurs fois la tumeur, et chaque fois elle avait récidivé; enfin il nous pria d'intervenir à l'occasion d'une nouvelle tentative d'extirpation qu'il désirait faire ; après extirpation, le traitement au radium fut régulièrement pratiqué et, *depuis deux années, il ne s'est produit aucune récidive.*

On voit en somme les multiples services que le radium peut rendre, et ce chapitre des chéloïdes n'est pas un des moins intéressants dont nous ayons fait l'étude.

III. — ANGIOMES.

NÆVI VASCULAIRES PLANS OU TACHES DE VIN. — TUMEURS ÉRECTILES. — TUMEURS VASCULAIRES SOUS-CUTANÉES ET SOUS-MUQUEUSES.

Lorsque nous avons entrepris l'étude suivie de la radiumthérapie des angiomes, il existait dans la littérature quelques essais isolés, notamment ceux de Danlos, Hartigan, Follard, Ekstein, Strasmann, Zimmern, Rehns.

Ces essais ne concernaient que les nævi plans et consistaient en brûlures de quelques points qui, en se guérissant, laissaient des places décolorées. *Nous verrons que le traitement de ces formes planes de nævi est particulièrement délical et complexe.*

Là où nous avons trouvé le radium d'une efficacité véritablement surprenante, là où son utilité est tout à fait spéciale, c'est dans le traitement des tumeurs angiomateuses érectiles, monstrueuses, et des tumeurs sous-cutanées et sous-muqueuses, et il ne semble pas que des tentatives en série aient été faites à ce sujet ni avec les rayons X, ni avec le radium, avant que nous ayons démontré l'action curative, élective du radium sur ces tumeurs, action qui, d'après l'ensemble de nos recherches, est un des points culminants de la radiumthérapie actuelle.

Notre attention avait été attirée tout d'abord par certains phénomènes de décongestion qui dénotaient de la part de la radio-activité une influence élective sur les vaisseaux capillaires sanguins; c'est ce qui nous a décidés, dès que nos techniques nous l'ont permis et après quelques essais favorables, à étudier d'une façon régulière l'action thérapeutique du radium sur les nævi vasculaires.

Depuis le travail que nous avons lu sur ce sujet à l'Académie de médecine, le 8 octobre 1907, et qui résumait les recherches faites au cours des deux années précédentes, le nombre de nos observations s'est élevé à 700 environ, les plus anciennes remontant à six années.

ÉTUDE HISTOLOGIQUE DE LA RÉGRESSION DES ANGIOMES.

Nous avons fait les études qui vont suivre sur diverses pièces de biopsie, entre autres sur un angiome plan du cuir chevelu.

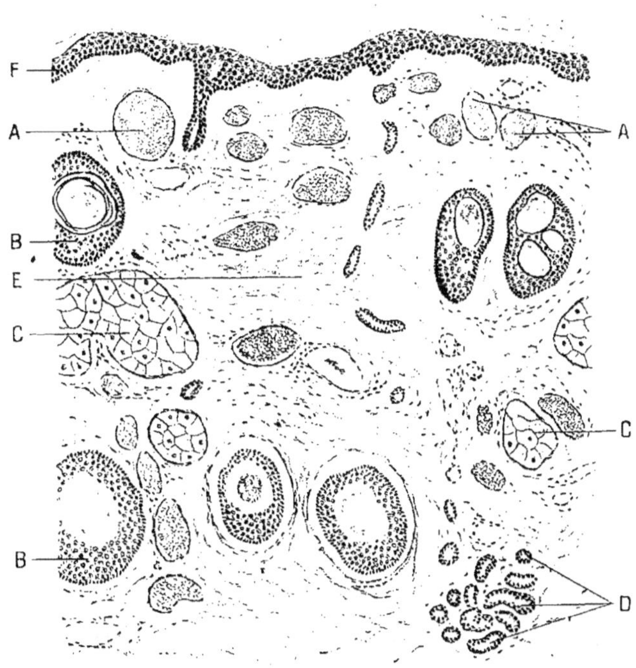

Fig. 100. — Angiome plan du cuir chevelu non irradié (G. = 97 D.).

L'épiderme est normal. Le derme est composé de cellules rares du type des fibroblastes adultes à chromoplasme très peu abondant, à noyaux allongés, séparés par de gros faisceaux conjonctivo-élastiques orientés en tous sens et formant un feutrage épais. Il contient ses éléments ectodermiques habituels (poils et leurs glandes annexes), mais en outre, et c'est là que le tissu est pathologique, un grand nombre de vaisseaux capillaires gorgés de sang et s'infiltrant jusque dans la graisse hypodermique, au milieu des poils et des glandes sébacées et sudoripares.

A, Capillaires de fort diamètre à endothélium plat rempli d'hématies tassées les unes contre les autres : B, poils sectionnés perpendiculairement; C, glandes sébacées; D, glomérule sudoripare; E, chorion riche en collagène, pauvre en éléments cellulaires : F, épiderme normal.

Une partie de cet angiome avait été traitée et guérie par la réaction selon le mode électif; le reste était resté intact.

Nos préparations ont porté d'abord sur la portion d'angiome non traitée, puis *sur la région guérie et enfin sur une zone voisine de celle*

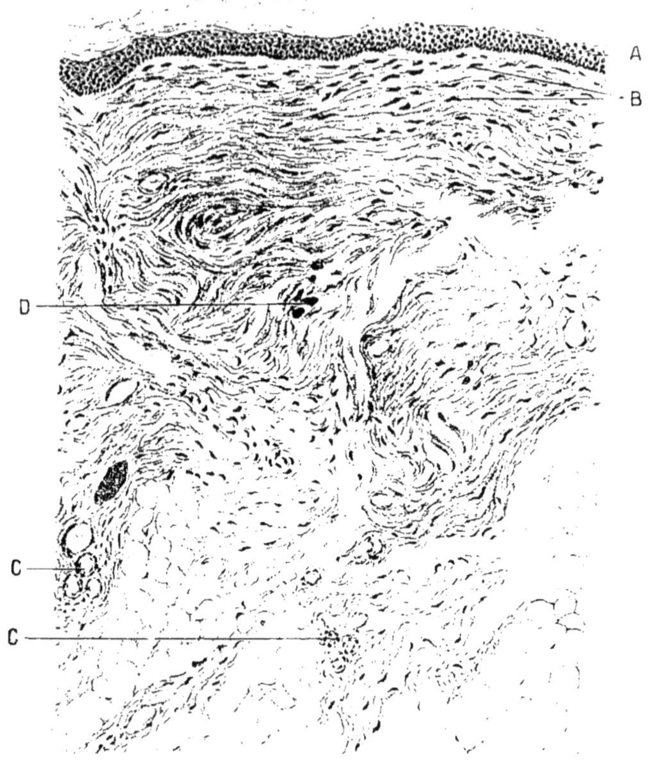

Fig. 101. — Angiome plan traité par le radium selon le mode de réaction électif
et arrivé à guérison sans phase inflammatoire (décoloration complète)
(G. = 120 D.).

Cette figure doit être comparée à la précédente.

La coupe a été dissociée légèrement par le rasoir, ce qui a provoqué en haut et
à droite de la figure la bande claire sinueuse qu'on y aperçoit.

L'épiderme a son épaisseur normale et sa texture habituelle, mais il est dépourvu
de saillies interpapillaires. Le derme est composé d'un tissu conjonctif riche en
cellules du type des fibroblastes adultes, rangées pour la plupart parallèlement
à l'épiderme, séparées par des faisceaux de fibres conjonctives et élastiques régulièrement disposées entre elles.

Les vaisseaux capillaires y sont rares et étroits. Ils ont presque totalement
disparu. Les poils et les glandes sébacées n'existent plus ; seuls quelques vestiges
de glandes sudoripares en métaplasie persistent encore dans la partie inférieure
de la coupe.

Au centre de la figure, en D, se remarque un groupe de quelques volumineuses
cellules conjonctives embryonnaires étoilées, n'ayant pas encore subi leur transformation en fibroblastes adultes. Les papilles du derme ont disparu.

A, Épiderme reposant sur une basale à peine ondulée; B, zone sous-épidermique
où les cellules sont abondantes et régulièrement rangées en strates parallèles
entre elles et à l'épiderme; C, vestiges de glandes sudoripares en état de métaplasie précédant leur disparition; D, groupe de cellules conjonctives étoilées
n'ayant pas encore achevé leur évolution en fibroblastes adultes.

région, où nous avons trouvé, en raison de la diffusion latérale des rayons, *des modifications de transition* (1).

1° **Angiome non irradié** (fig. 100). — La texture de l'angiome avant le traitement est la suivante : sous un épiderme normal, le derme est constitué par des cellules conjonctives adultes rares, éparses sans ordre, sécrétant entre elles des fibrilles de collagène et d'élastine en faisceaux épais. Il contient ses dérivés ectodermiques habituels, des nerfs et des muscles horripilateurs ; mais en outre on y trouve de nombreux capillaires rapprochés les uns des autres, disposés en plusieurs couches depuis l'épiderme jusque dans la graisse hypodermique et s'infiltrant au milieu des glandes sébacées et sudoripares. Ces vaisseaux, formés d'une adventice très ténue supportant un endothélium à éléments plats, sont gorgés de sang, distendus par une circulation très intense, comme le prouvent leur section et leur fort diamètre. Les globules rouges y sont tassés. On y trouve de très rares éléments leucocytaires.

2° **Angiome irradié et guéri** (fig. 101). — Si nous examinons par comparaison la partie guérie, ce qui frappe tout d'abord, c'est l'uniformité d'aspect de la préparation.

Sous un épiderme aminci, on trouve un derme sans papilles et dont les éléments différenciés ont disparu ; poils, glandes, muscles, nerfs ont fait place à un tissu coloré en rose par l'éosine, stratifié assez régulièrement par des rangées de cellules allongées parallèlement à l'épiderme, avec çà et là quelques fentes claires. En outre, et c'est là le point essentiel, les nombreux capillaires, gorgés de sang, n'existent plus. Il en persiste quelques vestiges sous la forme de rares vaisseaux réduits à l'état de fentes étroites et dont la lumière est festonnée par un endothélium à cellules saillantes pourvues d'un gros noyau. Presque vides de sang, ces fentes contiennent quelques polynucléaires. On trouve aussi quelques vaisseaux à structure embryonnaire qui pourront être, sans doute, le point de départ de télangiectasies tardives. Au grossissement de la figure 101, on constate déjà que le tissu chorial est beaucoup plus riche en cellules conjonctives que celui de la peau normale ou du derme de l'angiome avant

---

(1) Nous devons ce chapitre à la collaboration du Dr Gaud ; les conclusions qu'il comporte ont déjà été formulées au Congrès international de physiothérapie tenu à Bruxelles en septembre 1910. Nous faisions alors remarquer que l'étude histologique de la régression des angiomes par le radium n'avait pas encore été faite. La note que Dominici et Barcat avaient publiée à ce sujet en 1908 au cours du rapport fait à l'Académie de médecine par les Drs Fournier et Hallopeau à propos de notre communication d'octobre 1907 sur le traitement des angiomes par le radium n'était qu'une appréciation, très juste d'ailleurs, basée non sur des préparations histologiques, mais sur la connaissance que ces auteurs avaient de la régression des tissus en général sous l'influence du radium. « Il serait, disaient-ils, extraordinaire que les nævi échappent à la loi à laquelle sont assujetties les autres tumeurs. » Depuis, par erreur, la note a été reproduite par d'autres auteurs, comme étant la description de documents histologiques.

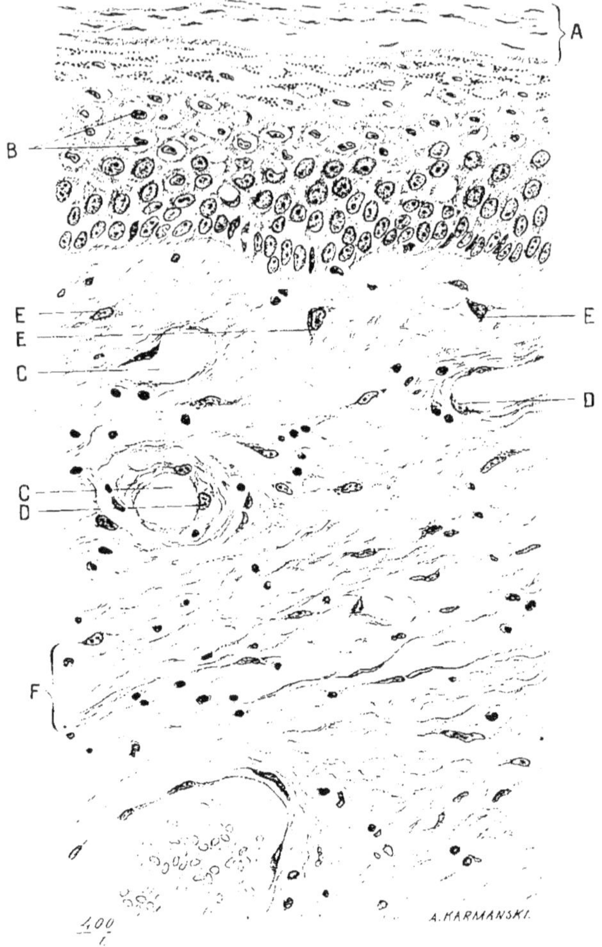

Fig. 102. — Angiome plan du cuir chevelu en voie de transformation
sous l'influence du radium (G. = 400 D.).

Zone ayant été moins influencée que celle représentée figure 101.

L'épiderme a subi des altérations nettes.

La couche génératrice de Malpighi repose sur une basale rectiligne, mais ses
éléments ont leur ordination et leur forme habituelles.

Les cellules à épines dans la profondeur du *stratum granulosum* ont leur morphologie habituelle, sauf peut-être que leurs dimensions sont un peu plus fortes
que la normale. Mais celles de la superficie de cette zone ont un noyau atrophié,
hypercoloré, en pycnose, entouré d'une large vacuole, le protoplasme étant réduit
à une mince bandelette périphérique, avoisinant les filaments exoplastiques
d'union. Les noyaux des cellules à éléidine sont modifiés de la même façon.

La couche cornée est en parakératose, c'est-à-dire qu'elle est constituée par des
cellules aplaties en kératinisation totale, mais ayant conservé un noyau colorable.

Le derme très riche en cellules du type lympho-conjonctif jeune est sillonné de
fibrilles de collagène et d'élastine très grêles et peu abondantes. Les cellules
conjonctives sont pour la plupart étoilées, à chromoplasme abondant, s'interanas

traitement et que celles-ci affectent une ordination régulière à peu près parallèle à l'épiderme, surtout à son voisinage.

A un plus fort grossissement, on peut se rendre compte que le type de ces cellules est celui de fibroblastes adultes, à noyau grêle effilé entouré d'une très mince bordure protoplasmique.

Le collagène et l'élastine, ainsi qu'on peut s'en rendre compte par les méthodes appropriées, paraissent élaborés comme dans un derme normal en faisceaux parallèles peu volumineux cohérents et disposés entre les éléments cellulaires. En outre, par endroits, surtout au voisinage des vestiges capillaires, se présente dans le champ microscopique une belle et volumineuse cellule conjonctive de type embryonnaire, étoilée, à nombreux prolongements protoplasmiques effilés, à gros noyau excentrique. C'est le reliquat d'une période de transition. L'épiderme est réduit à quatre ou cinq couches de cellules, en général un peu plus volumineuses que celles de l'épiderme normal (radiumdermite atrophique) ; sa couche génératrice repose sur une basale rectiligne.

Les poils, les glandes ont disparu, ou sont en métaplasie épidermique, transformation qui précède leur disparition.

Ce tissu de remplacement diffère à la fois et de *la peau normale* et *d'une cicatrice banale post-inflammatoire :*

1° *De la peau normale, par l'amincissement de son épiderme, la dépapillation du derme, sa richesse plus grande en cellules, l'ordination de celles-ci en rangées parallèles à l'épiderme, la rareté des vaisseaux, la disparition des phanères et de leurs accessoires :*

2° *D'une cicatrice post-inflammatoire par l'absence de vascularité, d'îlots de cellules plasmatiques ou embryonnaires, par la régularité et le faible volume des faisceaux conjonctifs, l'absence de nœuds de sclérose massive en forme de tourbillons, enfin par sa richesse en fibroblastes.*

3° **Zone intermédiaire** (fig. 102 et 103). — Comment s'est fait le passage entre ces deux aspects si différents d'une même affection. L'étude des coupes pratiquées dans la zone contiguë à la région guérie va nous l'apprendre.

Considérons la figure 102. Si nous la comparons à la figure 100, de prime abord nous y retrouvons les éléments qui donnaient à la

tomosant entre elles ; leur noyau est globuleux. Quelques lymphocytes et plasmastzellen épars çà et là. Les capillaires, moins nombreux que dans la figure 100. à peu près vides de sang, sont en voie de transformation. Leurs cellules endothéliales se muent en éléments conjonctifs jeunes, étoilés, à chromoplasme abondant du même type que la plupart des autres cellules du derme.

A, Couche cornée en parakératose ; B, région superficielle du corps muqueux à éléments modifiés (vacuolisation périnucléaire du protoplasme et noyaux pycnotiques) ; C, un des capillaires constitutifs de l'angiome, rétréci et en voie de transformation ; D, cellule endothéliale en métaplasie conjonctive ; E, volumineuse cellule conjonctive étoilée du type embryonnaire ; F, zone où les cellules étoilées se muent en fibroblastes jeunes s'interanastomosant.

première sa caractéristique, c'est-à-dire des capillaires en grand nombre dans une peau normale; mais, si nous y regardons de plus près, nous nous apercevons que tout y est modifié ou en voie de transformation.

Déjà au faible grossissement (fig. 103) nous voyons bien que les faisceaux conjonctifs sont plus grêles, le tissu moins serré d'une façon générale, les capillaires moins nombreux et surtout moins dilatés, les phanères et leurs dérivés atrophiés; mais c'est au fort grossissement (fig. 102) que l'étude devient intéressante, en nous montrant de façon précise l'évolution de tous ces éléments vers la structure de la figure 101.

Les capillaires néoformés sont encore nombreux, mais ils sont modifiés dans leur structure, et ces modifications portent sur l'endothélium et sur le périthélium.

Le noyau des cellules endothéliales est devenu globuleux, saillant, cependant que leur protoplasma plus abondant s'effilait en prolongements dendritiques anastomosés avec ceux des cellules endothéliales voisines et avec les éléments conjonctifs périvasculaires.

De plate et polygonale, la cellule endothéliale est devenue une cellule conjonctive étoilée.

Quant au périthélium, il s'hyperplasie. Il est constitué alors par de nombreuses cellules fusiformes à gros noyau encerclant la lumière rétrécie du capillaire en transformation d'un manchon cellulaire régulier. La section de ces vaisseaux n'est plus circulaire ; elle est devenue vaguement polygonale ou elliptique. Leur lumière est très rétrécie, souvent réduite à une fente.

Leur contenu est réduit à quelques globules rouges et à un assez grand nombre de leucocytes, dont quelques-uns en diapédèse. La circulation y est ralentie.

Quant au *tissu conjonctif intervasculaire*, il est différent de celui des deux régions étudiées précédemment et par sa structure générale, et par le nombre et la forme des éléments cellulaires qu'on y trouve. Sa texture est lâche, déliée, parce que les éléments figurés d'élaboration cellulaire, collagène et élastine, y sont en petite quantité, et sous la forme de fibrilles extrêmement ténues et flexueuses.

Les cellules conjonctives y sont nombreuses, riches en protoplasme, leur noyau est oblong et volumineux, leur forme tantôt fuselée, tantôt étoilée avec dendrites effilées qui s'interanastomosent.

Par endroits, on trouve quelques amas de cellules plasmatiques et d'éléments lymphatiques du sang mobilisés surtout aux environs des vaisseaux.

A mesure qu'on se rapproche de la zone guérie, l'hyperplasie périvasculaire augmente aux dépens de la lumière des vaisseaux qui se rétrécit ainsi de plus en plus.

Les *poils* et les *glandes sudoripares* et *sébacées* sont en pleine modification suivant le processus que nous avons décrit au chapitre de la réaction des tissus normaux sous l'influence des radiations (atrophie, métaplasie épithéliale, disparition).

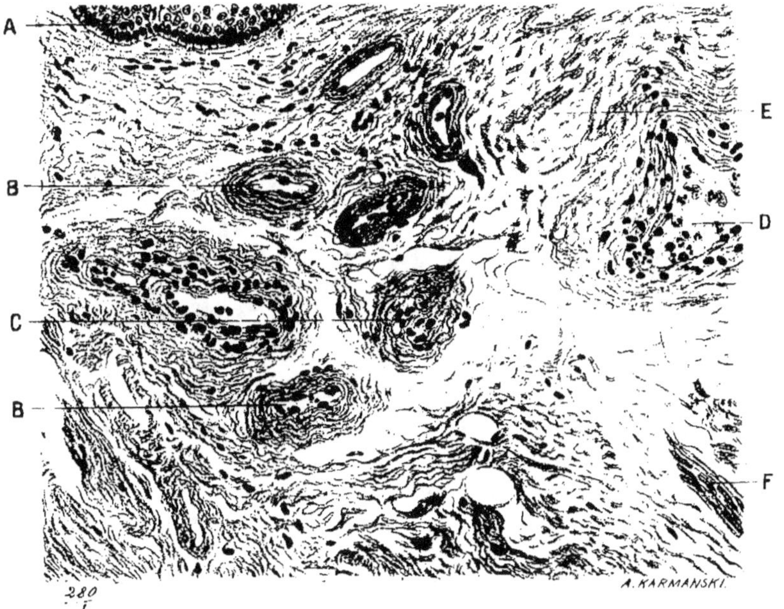

Fig. 103. — Angiome plan en voie de transformation après traitement
par le radium (G. = 280 D.)

Cette figure représente une étape déjà avancée vers la guérison. Les capillaires pathologiques sont en petit nombre et extrêmement étroits.

On voit très nettement dans cette figure comment ces vaisseaux se rétrécissent peu à peu au point de disparaître. Ils sont encerclés d'un manchon d'éléments cellulaires conjonctifs abondants. Les leucocytes sont en grand nombre dans les vaisseaux, mais leur diapédèse est très discrète. Les cellules de l'endothélium vasculaire sont presque partout transformées en fibroblastes jeunes. Le tissu conjonctif intervasculaire est grêle.

A, Petite portion d'épiderme visible sur la coupe ;

B, Capillaires extrêmement rétrécis et dont la lumière est réduite à l'état de fente ;

C, Groupe de cellules du type fibroblaste jeune représentant le vestige d'un ancien capillaire ;

D, Gros capillaire en transformation, mais encore plein de sang, contenant de nombreux leucocytes ;

E, Tissu conjonctif intervasculaire grêle :

F, Muscle lisse du derme.

Ces coupes concernent la forme plane du nævus vasculaire. Quant aux formes tubéreuses, nos préparations nous ont montré des modifications dues à l'irradiation en général de même ordre (Voy. p. 259).

L'épiderme, lui aussi, est modifié dans ses éléments, dont quelques-uns présentent un anneau vacuolaire périnucléaire très net.

En résumé, cet angiome plan, sous l'influence du radium utilisé à dose non caustique, se modifie d'une façon en quelque sorte *évolutive*.

Il n'y a pas à proprement parler destruction directe et immédiate des éléments néoformés qui constituent la tumeur, en l'espèce, des capillaires.

Il y a métaplasie para-embryonnaire du tissu vasculo-connectif avec hyperplasie de ses éléments : le processus consiste essentiellement en une sorte de rajeunissement du tissu.

Les produits d'élaboration cellulaire, collagène et élastine, se raréfient ; les parois vasculaires prennent part à ce processus : leurs éléments se transforment en fibroblastes jeunes, qui en se multipliant envahissent la lumière du vaisseau, qui finit peu à peu par disparaître.

Ce tissu jeune va suivre son évolution normale, devenir adulte ; les cellules étoilées s'effileront, perdront leurs prolongements, s'appauvriront en chromoplasme, cependant que seront élaborés en plus grande abondance le collagène et l'élastine. Ainsi arrivera à se constituer peu à peu le tissu de réfection que nous avons décrit.

Angiomes tubéreux. — Nous avons soumis à une analyse histologique identique plusieurs *angiomes saillants*, dont l'exérèse fut faite après un traitement assez intense pour réduire à des proportions insignifiantes l'hémorragie opératoire. Les modifications y sont du même ordre, et les phénomènes de métaplasie sont très nets dans la région sous-épidermique. Les capillaires profonds, groupés en sortes de glomérules, présentaient un rétrécissement de leur lumière, allant jusqu'à l'oblitération complète. Le tissu conjonctif est en hyperplasie. Les transformations paraissent plus accusées, plus complètes au centre de la tumeur, probablement grâce à l'accumulation des rayons due à la méthode du «feu croisé» qui avait été employée dans le traitement des angiomes soumis à notre étude.

Ainsi donc, action élective due à la sensibilité spéciale des tissus angiomateux, c'est-à-dire décoloration et nivellement des nævi, sans réaction inflammatoire destructive, tels sont les résultats auxquels peut aboutir l'action du radium sur les angiomes.

Nous divisons les angiomes, au point de vue de leur traitement par le radium, en quatre groupes principaux :

1° *Les nævi vasculaires plans, dénommés communément taches de vin :*

2° *Les angiomes érectiles :*

3° *Les tumeurs angiomateuses sous-cutanées et sous-muqueuses :*

4° *Les formes mixtes, monstrueuses, disséminées.*

PREMIER GROUPE. — NÆVI VASCULAIRES PLANS, OU TACHES DE VIN PROPREMENT DITES.

Dans cette variété où l'on rencontre fréquemment des nævi assez pâles et faciles à dissimuler, la préoccupation dominante doit porter sur l'esthétique définitive qu'offrent les surfaces traitées après leur décoloration.

Or, comme ces tissus subissent certaines modifications, même encore après plusieurs mois d'une stabilité d'apparence parfaite, on ne doit juger des résultats obtenus qu'après un temps d'observation suffisamment long.

En effet, à côté de cas où la décoloration s'est faite et maintenue de façon très satisfaisante, il en est d'autres ou des pigmentations s'établissent rapidement et sont lentes à disparaître : parfois ce sont des télangiectasies qui surviennent tardivement.

Ces inconvénients intéressent spécialement les nævi pâles, car, lorsque la coloration est fort accentuée et constitue une infirmité disgracieuse impossible à dissimuler, le résultat, viendrait-il même à perdre une part de ses qualités premières, est encore heureux pour le malade : la décoloration dont il bénéficie le délivre de l'infirmité dont il souffrait auparavant. Par des artifices simples de toilette, il pourrait, le cas échéant, aisément dissimuler les irrégularités qui se seraient produites.

S'il ne s'agissait que de décolorer un point d'un nævus plan, le but serait assez facile à atteindre ; en effet, la moindre inflammation, un bouton d'acné, un furoncle, une plaie accidentelle peuvent modifier et blanchir plus ou moins la surface correspondante d'un nævus, et même les divers caustiques habituels peuvent produire des points de décoloration. *Mais il ne suffit pas d'obtenir un point blanc, l'essentiel est de savoir si ce point, une fois blanchi, ne l'est pas trop, et s'il ne prendra pas quelque aspect cicatriciel.* Une petite surface décolorée peut paraître satisfaisante, alors qu'une surface très étendue, décolorée de même façon, blanche, lisse, unie, apparaîtra comme une tare sur la joue d'une jeune fille qui en viendra très certainement à regretter son angiome. Il importe aussi que toutes les places traitées se joignent parfaitement, de telle sorte que le résultat définitif ne soit point une bigarrure, un bariolage, mais une surface de décoloration égale et homogène.

Il importe enfin de savoir si cette décoloration ne sera pas plus tard le siège de télangiectasies.

Les techniques seront dirigées dans le but d'éviter toute réaction inflammatoire. — C'est là un principe absolu dont il ne faut jamais se départir sous peine de voir apparaître des télangiectasies con-

Nævus vasculaire plan superficiel (p. 261).

Fig. 1. — Ce nævus est de variété télangiectasique. Quelques éléments sous le maxillaire sont surélevés ; ailleurs le nævus est tout à fait plan.

Fig. 2. — Les petites veinules qu'on observe sous le maxillaire sont le reliquat du nævus et ne sont point des télangiectasies d'apparition ultérieure.

Le groupe de télangiectasies situé à la partie inférieure du cou n'a pas été soumis au radium : les éléments se sont néanmoins modifiés, probablement par action de voisinage.

Il est apparu depuis quelques télangiectasies de nouvelle formation, mais en petit nombre.

WICKHAM ET DEGRAIS.

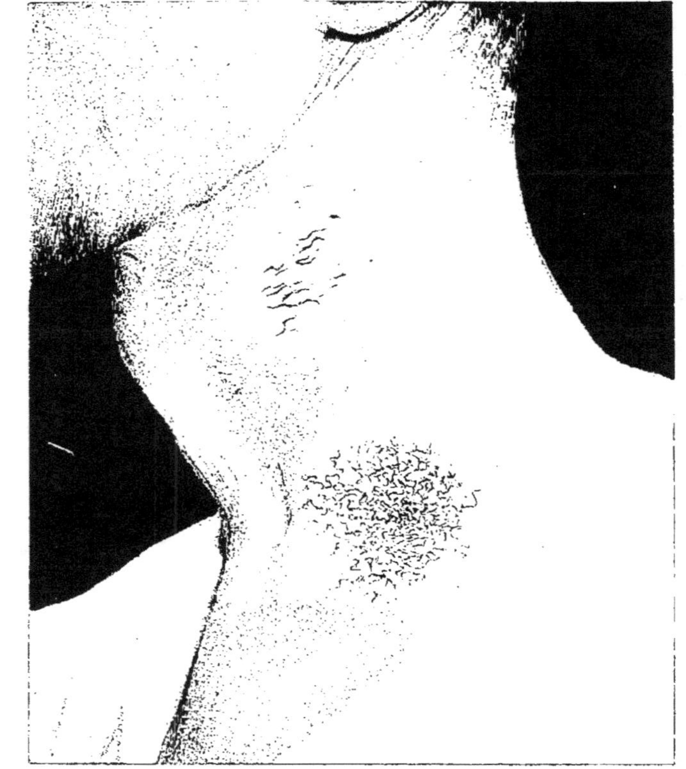
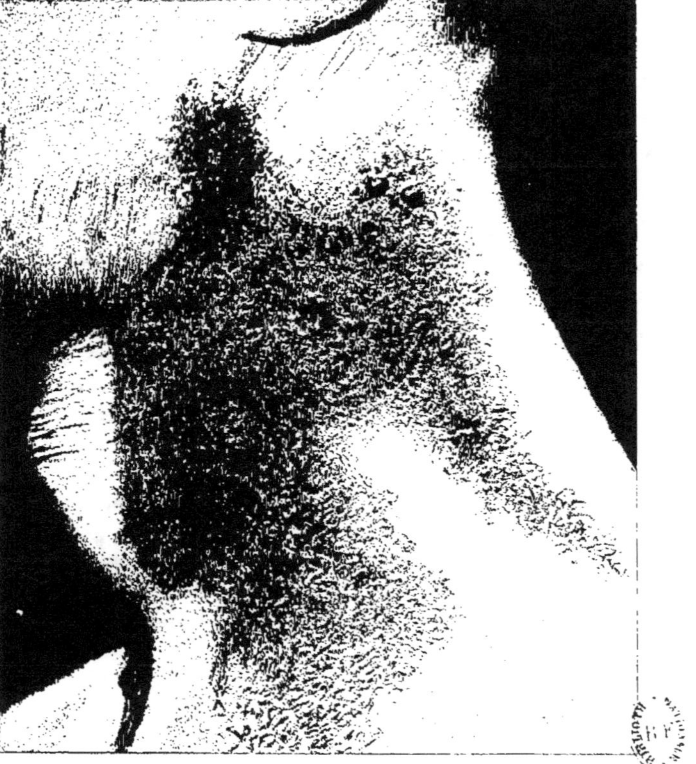

Schlatter, Del.
Fritz, Lith. Delamotte, Imp.

Reproduction interdite

NŒVUS VASCULAIRE PLAN SUPERFICIEL

fluentes. Même lorsque la décoloration a été obtenue sans qu'on ait déterminé de réaction inflammatoire, il peut se produire quelques télangiectasies: mais celles-ci sont en petit nombre et la plupart du temps négligeables.

Les nævi plans offrent des uns aux autres de très grandes différences de résistance ; aussi, comme on ne peut prévoir le degré de cette résistance, convient-il de traiter d'abord une place à titre d'essai en employant toujours des doses inférieures à celles jugées nécessaires ; et, si la décoloration se fait facilement, on entreprendra le reste du traitement : si au contraire il y a résistance et qu'il faille produire, pour obtenir un résultat, un certain degré d'inflammation, on n'entreprendra dès lors l'ensemble du traitement que sur le désir formel du sujet après l'avoir dûment averti des conséquences possibles.

Pour juger du degré de sensibilité du nævus, il faut attendre au moins deux mois après l'irradiation.

Notre méthode d'irradiation a pour but d'agir surtout avec les rayons de faible et de moyenne pénétration. L'expérience nous a montré que les rayons surpénétrants filtrés purs donnaient des résultats moins bons.

Nous utilisons des toiles radifères d'activité faible 30 000 ou 50 000.

Ces toiles étant peu coûteuses peuvent avoir une assez grande surface, ce qui est un avantage. De plus elles émettent précisément une majorité de rayons de faible pénétration.

Après avoir parfaitement décalqué la place et protégé la peau normale, la toile est appliquée simplement recouverte de vingt feuilles de papier noir.

Nous considérons que cinq heures pour la toile 50 000 (appareil n° 19), réparties en deux, trois ou cinq séances, une chaque jour, est une durée suffisante qu'il ne faut pas dépasser, et, lorsqu'il s'agit d'un premier essai, nous réduisons l'application à trois ou quatre heures. Nous varions les doses selon la coloration du nævus.

Après deux mois ou même trois mois d'observation, nous recommençons une nouvelle série. En général, trois ou cinq séries suffisent.

Il ne faut pas employer pour les séries successives et ultérieures les mêmes doses que pour les premières : négliger cette notion importante, c'est courir le risque de réactions inflammatoires en raison de l'accumulation produite.

Les doses et les indications opératoires varient suivant les nævi, l'âge des sujets ou le siège des lésions.

Les enfants sont plus sensibles que les adultes. Les nævi du tronc et des membres, par exemple, semblent parfois opposer au traitement une résistance assez grande et être moins dociles au radium que les angiomes du visage.

Quand les nævi siègent aux muqueuses, des doses légères et fréquemment répétées obtiennent de faciles décolorations.

Grâce à la commodité de l'instrumentation, on peut atteindre et irradier certains sièges difficilement accessibles, surtout chez les enfants, comme les paupières, les narines, les gencives, etc.

Nous n'avons eu en vue jusqu'ici que les nævi vierges de toute autre tentative thérapeutique ; mais nombreux sont les cas où l'électrolyse et les cautérisations ont été antérieurement pratiquées. Or les cicatrices que laissent fréquemment ces opérations gênent la *radiumthérapie*.

En effet, la surface des appareils doit forcément recouvrir l'ensemble des nævi, aussi bien les cicatrices que les régions non décolorées. Théoriquement, il ne faudrait agir que sur ces dernières, ce qui est impossible. Dès lors les tissus de nouvelle formation sont moins unis ; toutefois, nous avons fréquemment observé, après le traitement par le radium, un certain nivellement, une diminution des irrégularités de surface, une amélioration notable des cicatrices elles-mêmes, dues en grande partie à l'action du radium sur les tissus de sclérose (Voy. *Chéloïdes*).

Telles sont les indications générales que comporte la radiumthérapie des nævi plans.

Les deux cas illustrés planche VII et figure 104 offrent l'exemple des résultats qu'on peut obtenir. Dans le second cas (fig. 104), la coloration était très foncée, et le nævus infiltrait la joue, intéressant jusqu'à la muqueuse jugale. Aucune décoloration ne se faisait à la pression du doigt.

Le cas était de ceux considérés jusqu'à ce jour comme absolument incurables.

Le résultat est très satisfaisant ; la surface est maintenant d'un rose clair sans bigarrure. L'oreille a été laissée colorée à titre de témoin. La décoloration s'est faite entièrement par la méthode précitée (toile n° 19, vingt feuilles de papier, cinq heures par place à chaque série ; deux mois d'intervalle entre les séries). Selon notre coutume, nous n'avons en aucun point cherché à « blanchir ». La décoloration complète dans toute l'acception du mot aboutit en effet à un résultat inesthétique.

C'est par décolorations légères, successives et graduelles, qu'il faut agir. Quand, au total après plusieurs séries, la décoloration est assez marquée, il faut en rester là et attendre cinq à six mois, car ce qui reste de coloration peut diminuer par la suite.

On voit, par ce qui précède, combien le traitement des nævi vasculaires plans par le radium est délicat et complexe ; nulle part une longue expérience n'est plus utile et indispensable. C'est grâce à elle qu'on saura choisir les nævi à traiter et utiliser dans les cas difficiles les combinaisons thérapeutiques telles que nous le faisons souvent avec

*la neige caustique et l'électrolyse, et depuis quelque temps avec la
lampe de Kromayer (de Nobele).*

En raison même des difficultés de thérapeutique qu'il présente,
ce groupe de nævi a une place nettement à part dans l'ensemble des
angiomes. Pour les autres groupes, les résultats sont constamment
favorables, par cela même que, la lésion étant beaucoup plus dis-

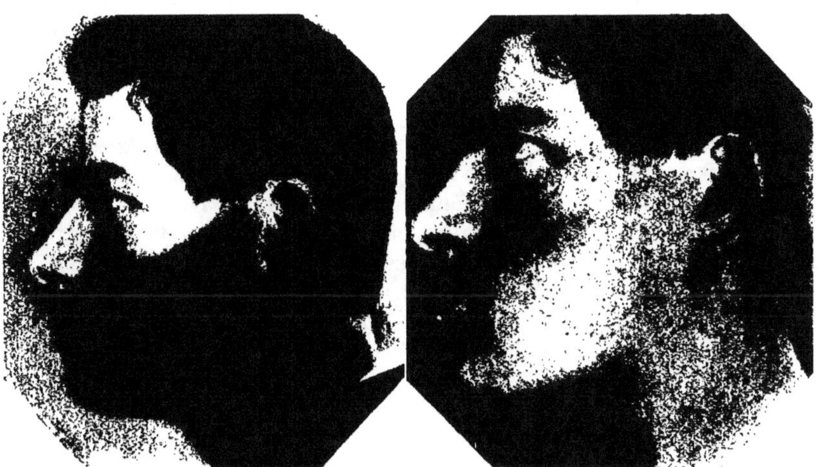

Fig. 104.—- Nævus vasculaire plan, très foncé en couleur, infiltrant l'épaisseur
de la joue.

La décoloration a été obtenue graduellement à la suite de plusieurs séries d'applications de cinq heures d'une toile d'activité 50 000 (appareil n° 19). A aucun
moment il ne s'est produit d'inflammation des tissus.

gracieuse et défigurante, l'esthétique du résultat final ne réclame pas,
pour donner satisfaction, une aussi complète perfection.

DEUXIÈME GROUPE. — NÆVI VASCULAIRES ÉRECTILES.

Dans ce deuxième groupe des angiomes, nous décrirons, d'après
les techniques et les doses qui leur sont spéciales :

I. *Des angiomes légèrement surélevés, de consistance pâteuse, plus
ou moins colorés, à tissus plus ou moins sclérosés ;* angiomes qu'on
peut traiter énergiquement, sans crainte de produire dans une certaine mesure une destruction inflammatoire ;

II. *Des angiomes pulsatiles en nappe diffuse, fluctuants,* pour
lesquels il faut bien se garder de la moindre irritation ;

III. *Des angiomes tubéreux, qui se gonflent aux efforts, bien
délimités et non pulsatiles :* assez voisins des précédents comme indications thérapeutiques :

IV. *Des angiomes des muqueuses:*

V. *Enfin des angiomes de dimensions considérables*, qui rentreraient volontiers dans les groupes précédents, mais que nous réunissons à part parce que, jusqu'à présent, aucune autre méthode que l'emploi du radium ne peut compter à son actif une série de guérisons aussi complètes et aussi nombreuses. Ces angiomes étaient classés, avant nos recherches, parmi les lésions incurables.

Dans chacune de ces divisions, nous nous contenterons de choisir dans notre collection de faits quelques cas types. On comprendra qu'entre ces groupes il n'y a pas de démarcation tranchée, et qu'ils se rejoignent par toute une série d'intermédiaires.

I. **Angiomes légèrement surélevés, de consistance pâteuse, ni pulsatiles ni fluctuants**. — Ces angiomes, bien que développés extérieurement, ont une consistance pâteuse, parfois même scléreuse ; ils ne présentent pas de points fluctuants.

On ne peut les réduire par la pression, et les efforts n'augmentent pas leur volume. Il n'est donc pas indispensable, comme pour les tumeurs érectiles, de recourir aux méthodes qui agissent dans la profondeur sans enflammer la surface ; les traitements en sont facilités. La destruction de leur portion saillante n'entraîne aucun risque ; on n'a pas à craindre d'hémorragie.

Une des raisons qui expliquent la facilité de guérison de la plupart des cas de cette catégorie est que leur base d'implantation est en général superficielle.

On ne peut définir de limite précise à cette variété d'angiomes. Entre les cas à peine surélevés et ceux où le mamelonnement est assez prononcé, existe toute une série d'intermédiaires qui forment transition entre les nævi plans et les tumeurs franchement érectiles. Mais, pour peu qu'ils soient surélevés, les angiomes sont particulièrement justiciables du radium.

Les uns, bien que surélevés, auront une surface plane ; d'autres auront une surface mamelonnée, frambœsoïde, et ces inégalités pourront varier du volume d'un grain de millet à celui d'une noix.

Les durées d'application et les doses devront être mesurées selon l'épaisseur, la dureté et la surélévation des angiomes.

Bien que ces lésions soient très dociles à l'irradiation, on rencontre dans ce groupe, à côté de guérisons faciles, des résistances inattendues.

Les dosages sont en général plus élevés que ceux qui ont été indiqués pour le groupe précédent. L'appareil n° 1 peut être laissé à demeure d'une à deux heures sans écran. Pour ces angiomes, sauf exception, il n'est besoin ni de filtrages, ni d'applications fréquemment répétées ; les radio-activités d'action nette, franche et intensive, seront préférables.

Les résultats obtenus sont l'effacement des saillies et la décoloration. Dans les cas légèrement surélevés, si les doses n'ont pas été trop accentuées, la réparation est assez voisine de l'état normal.

Dans les formes à mamelonnements épais, durs, scléreux, de couleur très foncée, il reste parfois, après le nivellement, des bordures un peu roses et des centres légèrement violacés.

Voici quatre cas qui offrent chacun un intérêt différent.

Nævus plan surélevé de 3 à 6 millimètres, à surface mamelonnée, chez un adulte. — L'observation suivante offre l'exemple d'un résultat facilement obtenu chez un ouvrier typographe âgé de trente-cinq ans, qui nous fut adressé par le Dr Brocq en février 1907.

Le malade avait été soumis à l'électrolyse avant que le Dr Brocq ait eu à s'occuper de lui, et les lignes blanches cicatricielles qui traversent le nævus sont le résultat d'une première et unique tentative. Le malade, ayant beaucoup souffert de cette opération, avait énergiquement refusé de poursuivre le traitement.

Son nævus, mamelonné, framboesoïde, était de coloration violet foncé et surélevé selon les places de 3 à 6 millimètres.

Limités par le temps (le malade ne pouvant disposer que de trois semaines), nous avons dû utiliser d'emblée des doses fortes, calculées de façon à produire une modification suffisante une fois pour toutes.

L'appareil n° 1 fut appliqué quatre fois une demi-heure et trois fois une heure (soit au total cinq heures), espacées au cours de dix-neuf jours.

Cette dose, très énergique en totalité, était atténuée par son espacement en dix-neuf jours. La même dose, en cinq jours, eût été beaucoup trop forte. Nous avons tenu compte du caractère scléreux de ce nævus, qui nous autorisait à une action plus intense. La réaction fut assez vive, mais fort peu douloureuse. Une érosion recouverte d'une croûte se produisit.

Lorsque le malade nous quitta, trois semaines après la fin des applications, la croûte était sèche, solidement adhérente aux tissus sous-jacents. Peu après, il nous écrivit que la croûte était tombée et que la tache n'existait plus. Elle était, disait-il, remplacée par une surface normale.

Actuellement, quatre ans après, les tissus n'offrent nulle part l'aspect de cicatrice : une légère teinte rosée persiste seule qui se perd en quelque sorte dans la coloration générale du visage assez accentuée chez ce malade.

Nævus avec des cicatrices consécutives à l'électrolyse (pl. VIII). — Lors de notre communication à l'Académie de médecine en 1907 sur le traitement des angiomes par le radium, nous avions présenté ce cas avant son traitement comme un type facile à guérir et très favorable. La suite n'a prouvé qu'en partie la justesse de nos prévisions, car la résistance de cette lésion fut au contraire grande et inattendue.

La malade, âgée de dix-huit ans, présentait sur la moitié droite de

Nævus avec cicatrices consécutives à l'électrolyse (p. 265).

Fig. 1. — Les dépressions et les saillies jaunâtres qu'on distingue sur le fond violacé du nævus ont été produites par des opérations d'électrolyse infructueuses.

Fig. 2. — Les résultats se sont très bien maintenus ; il ne s'est produit, depuis cinq ans, aucune altération du tissu de réfection.

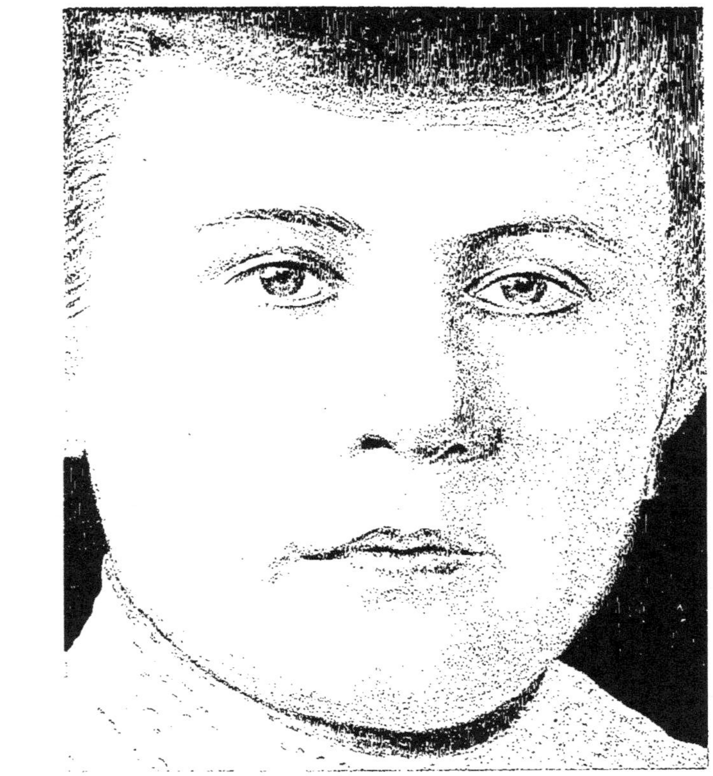
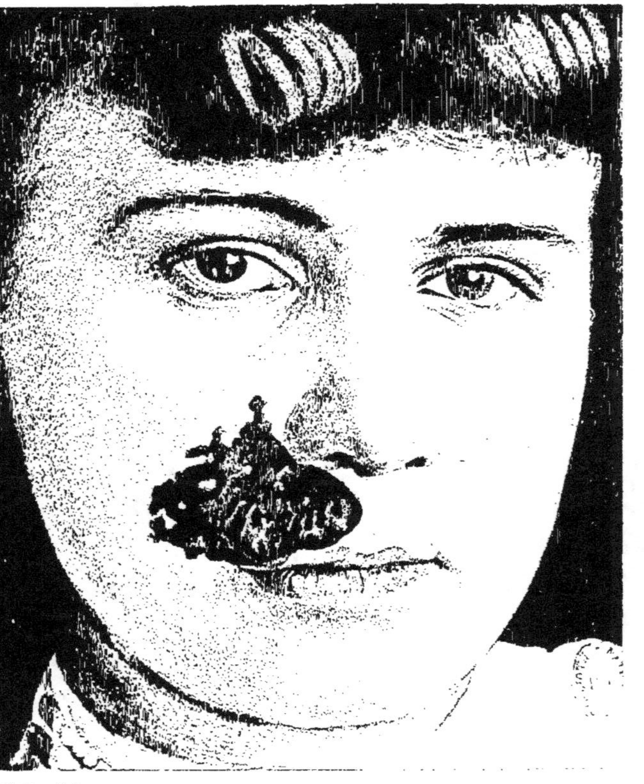

Schlatter, Del.
Fritz, Lith. Delamotte, Imp

la lèvre supérieure, avec extension vers le sillon naso-génien et vers
la joue, un nævus surélevé à surface très irrégulière. Les contours du
côté de la joue étaient très découpés, assez difficiles à bien circonscrire. La superficie dépassait celle d'une pièce de 5 francs. La coloration était rouge sombre, lie de vin, et la saillie variait selon les
places de 4 à 6 millimètres.

L'inégalité de la surface était accentuée par la présence de stries
jaunâtres, dures, légèrement saillantes, comme s'il s'agissait de
brides fibro-scléreuses, et vers la bordure jugale par la présence de
cicatrices blanches déprimées. Ces brides et cicatrices étaient le
reliquat d'opérations d'électrolyse.

Contrairement à ce qu'on eût été en droit de présumer, l'électrolyse dans ce cas n'avait nullement réussi, et, après plusieurs séances,
il avait fallu renoncer à ce mode de traitement, fort douloureux du
reste, et dont la jeune fille avait gardé un désagréable souvenir.

Nous n'avions pas encore, en octobre 1907, reconnu l'inconvénient, la gêne, qui résultent pour la radiumthérapie des modifications scléreuses consécutives aux interventions électrolytiques.
Aujourd'hui, mieux avertis, nous aurions employé d'emblée des
radio-activités énergiques. Comptant sur une régression facile, nous
avons au contraire commencé le traitement avec des doses relativement faibles. Les appareils n⁰ˢ 4 et 7 furent appliqués par heure,
trois heures en cinq jours, réparties sur les différents points du
nævus. Contre notre attente, ce premier traitement fut suivi de peu
d'effet. Une seconde série d'applications fut alors décidée avec
l'appareil n° 2 appliqué quatre heures en quatre jours. Après une
réaction assez vive et une amélioration très sensible, la réparation
laissa cependant encore des tissus colorés. Il fallut recommencer
une troisième fois. L'appareil n° 1 fut appliqué trois heures en trois
jours.

Dès lors, après une réaction inflammatoire qui dura un mois, les
résultats souhaités furent obtenus. La guérison date de cinq ans,
et la surface de réparation est une des plus belles que nous ayons
obtenues. Elle est lisse et unie et n'est le siège d'aucune télangiectasie
consécutive. Quant aux cicatrices d'électrolyse, très diminuées
mais encore visibles, seules elles déparent la netteté des tissus de
réparation.

**Tumeur angiomateuse de la paupière supérieure récidivée
après ablation chirurgicale** (fig. 105 et 106). — Il s'agit ici d'une
tumeur primitivement érectile et fluctuante, mais devenue scléreuse
par suite d'interventions diverses (extirpation chirurgicale et pointes
d'électro-cautère).

Chez un bébé de deux ans, existait une tumeur saillante de
12 millimètres et mesurant 2ᶜᵐ,5 de haut en bas.

Elle occupait les trois quarts externes de la paupière supérieure en la surplombant de telle sorte que la vue était gênée de ce côté. Sa coloration était jaunâtre, par places légèrement lie de vin. De consistance pâteuse, cette tumeur donnait la sensation de tissus en partie sclérosés. La pression ne parvenait pas à vider la tumeur ; sa surface était parsemée de cicatrices arrondies, légèrement déprimées. Une bande cicatricielle la traversait d'un côté à l'autre.

Ces différentes cicatrices et la consistance scléreuse résultaient de diverses tentatives thérapeutiques. Une extirpation totale avait été faite par un chirurgien fort habile, et pourtant l'opération, pratiquée lorsque la tumeur avait la grosseur d'une noix, fut suivie de récidive avec augmentation progressive du volume de l'angiome.

Des séances d'électrolyse faites alors à l'hôpital Trousseau n'amenèrent pas grand changement. Enfin l'enfant fut confiée aux soins du D\u02b3 Jacquet en janvier 1907, à l'hôpital Saint-Antoine. Dès lors, grâce à des galvano-cautérisations pratiquées tous les mois, ou tous les deux mois, l'évolution progressive s'arrêta, et la décoloration fut obtenue dans une certaine mesure. Mais comme, après seize mois, les progrès étaient fort lents et que les séances étaient douloureuses, le D\u02b3 Jacquet pensa au radium et nous adressa l'enfant. A ce moment, 1\u1d49\u02b3 juin 1908, la tumeur se présentait à la radiumthérapie dans des conditions tout à fait défavorables. Il était difficile de prévoir l'action des rayons sur des tissus sclérosés et parsemés de cicatrices. Heureusement le siège de la tumeur se prêtait assez bien à la méthode du « feu croisé ». En plaçant les appareils n\u1d52\u02e2 6 et 7 avec écran de 8 centièmes de millimètre d'aluminium en vis-à-vis au-dessus et au-dessous de la tumeur, il était possible, avec des durées d'application relativement courtes, d'agir à la fois à la surface par les rayons de moyenne pénétration et dans la profondeur par l'accumulation et le croisement des rayons très pénétrants.

Une première série d'applications eut lieu du 1\u1d49\u02b3 au 5 juin. Chaque jour, huit places étaient traitées, deux par deux, pendant une demiheure. Il se forma une croûte sèche, qui tomba d'elle-même un mois après. La tumeur se réduisit très vite, et, le 17 juillet, elle n'avait plus que 7 millimètres de saillie. Le 12 août, nouvelle série semblable à la première. Le 17 septembre, la tumeur n'avait plus que 5 millimètres d'épaisseur. Une nouvelle série fut instituée. Depuis le 1\u1d49\u02b3 octobre, la lésion est dans l'état où la représente la figure 106.

L'œil est dégagé ; la paupière n'est plus que légèrement abaissée. La région est très sensiblement aplanie et décolorée ; elle conserve les traces cicatricielles qui ont résulté des traumatismes antérieurs.

Aujourd'hui, trois ans après le début du traitement, on n'observe aucune tendance à la récidive. Une chute de l'enfant sur la tumeur fut suivie d'une large ecchymose ; nous pensions qu'une récidive allait en résulter, mais cette ecchymose disparut et se comporta comme à l'ordinaire, ne modifiant en rien la régression progressive dont la tumeur était alors le siège.

Angiome de la paupière inférieure (pl. XI, 3 et 4). — Un bébé de dix mois nous est adressé par le Dr Apert pour un nævus très coloré qui occupe la moitié externe de la paupière inférieure de l'œil gauche et intéresse le bord ciliaire ; la tumeur est pâteuse, non érectile.

Les séances sont ici de courtes durées, mais fréquemment répétées.

La durée totale a été de deux heures, fractionnées par dix minutes, avec les appareils n°s 7 et 8. Un mois après cette première série de traitement, le nævus a diminué d'un quart.

La seconde série, faite trois mois après, consiste en six applications de dix minutes chacune.

Quatre mois après le début du traitement, l'enfant présente en

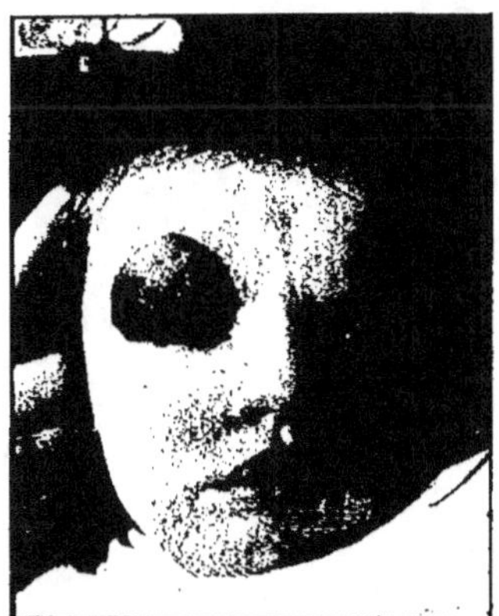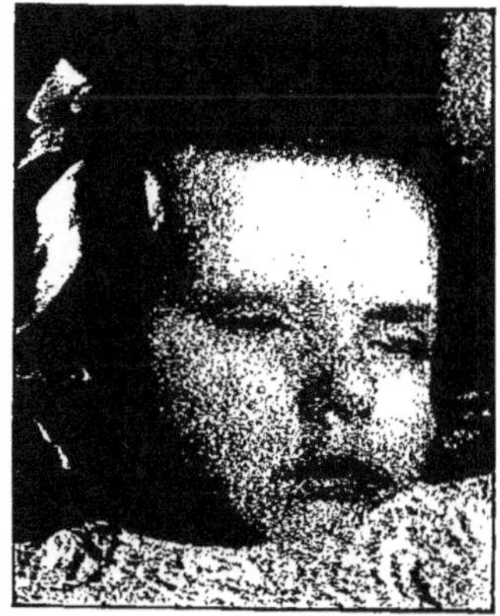

Fig. 105 et 106. — Tumeur angiomateuse de la paupière supérieure récidivée après ablation chirurgicale (p. 267).

cette région une surface plane, lisse, unie, un peu trop décolorée. L'œil n'a été nullement impressionné, il n'y a pas de rétraction, et l'état se maintient ainsi depuis plus de trois ans.

II. Nappes angiomateuses, fluctuantes et pulsatiles. — Ces angiomes doivent être modifiés selon le mode de réaction électif, soit qu'on s'adresse aux intensités élevées, mais appliquées en courtes durées et fréquemment répétées, soit qu'on emploie des rayonnements filtrés à travers 1 à 5 dixièmes de millimètre de plomb.

Nous donnerons de cette forme de tumeur angiomateuse deux exemples typiques, l'un siégeant à la face, l'autre sur le bras.

Angiome sous-auriculaire, intéressant le lobule de l'oreille, très coloré, boursouflé au centre, de consistance molle, fluctuant, animé de battements, chez un bébé de six mois (pl. IX). — Ce cas est un des

Planche IX.

Nappe vasculaire fluctuante (p. 269).

Fig. 1. — Aux cris et aux efforts, l'angiome se gonflait et était animé de battements visibles à distance.

Le lobule de l'oreille était doublé de volume. A la pression, la tumeur était en partie réductible.

Fig. 2. — Il n'y a plus le moindre battement. Le lobule a repris son aspect normal. Les tissus de réparation ont une très belle apparence et se sont conservés tels depuis lors.

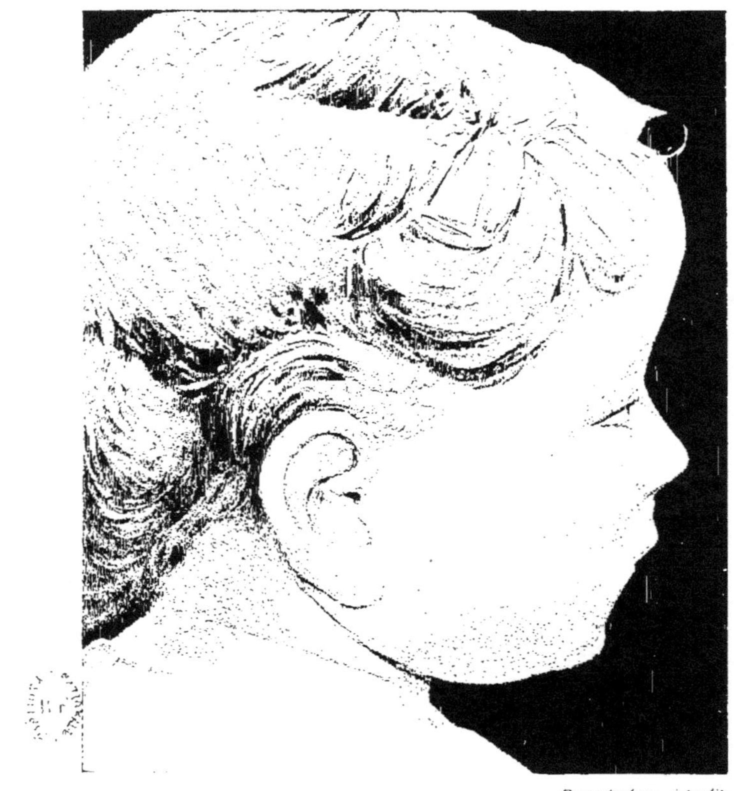

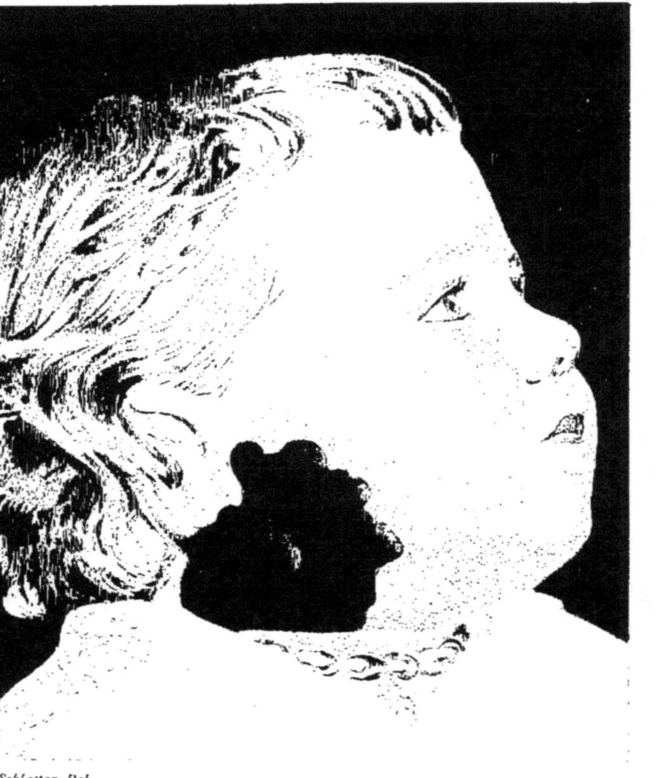

TUMEUR VASCULAIRE
BOURSOUFLÉE

Tumeur vasculaire érectile (p. 78 et 274).

Fig. 1. — La tumeur était molle et fluctuante au repos ; dure, tendue, augmentée de volume aux cris et aux efforts.

On ne pouvait, par la pression, la diminuer suffisamment pour se rendre compte de l'état de la région frontale sous-jacente ; c'est la première tumeur sur laquelle nous avons établi la méthode du « feu croisé ».

Fig. 2. — La surface est maintenant absolument plane, nivelée ; elle n'a point le caractère cicatriciel qu'indique la photographie aquarellée.

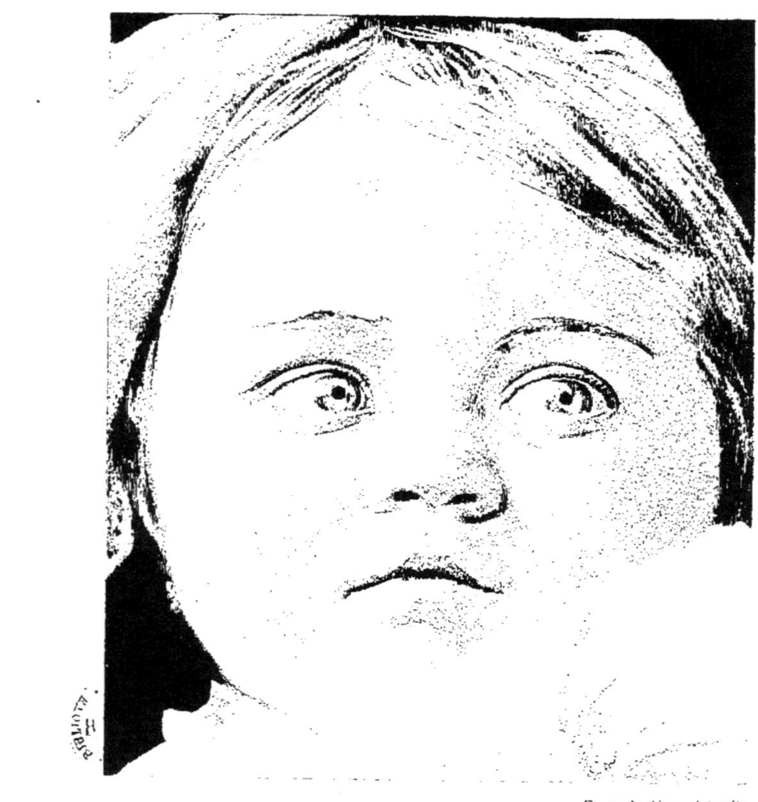

Schlatter, Del.
Fritz, Lith. Delamotte, Imp.

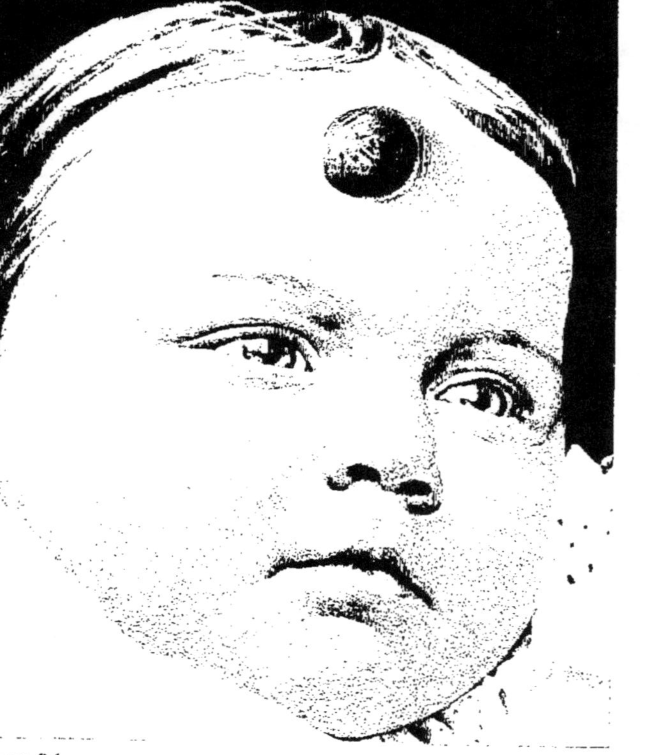

Reproduction interdite

TUMEUR VASCULAIRE
ERECTILE

nous pouvions prévoir. Il nous a permis d'espérer beaucoup en des cas analogues considérés jusqu'ici comme pratiquement incurables.

Le traitement date de cinq ans et la surface a conservé sa belle apparence.

Nappe angiomateuse boursouflée (fig. 107 et 108). — Un nævus vasculaire occupe la moitié inférieure de l'avant-bras d'un bébé de cinq mois. Ce nævus forme une nappe boursouflée qui intéresse les deux tiers du pourtour de l'avant-bras et s'arrête au poignet par un gros bourrelet; sur un fond lie de vin foncé se détache un piqueté de petits points rouges conglomérés. La consistance est molle, un peu pâteuse. En prenant dans la main les deux poignets, on se rend

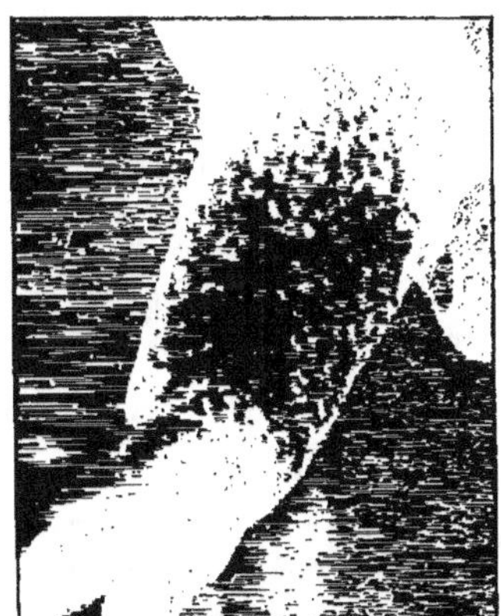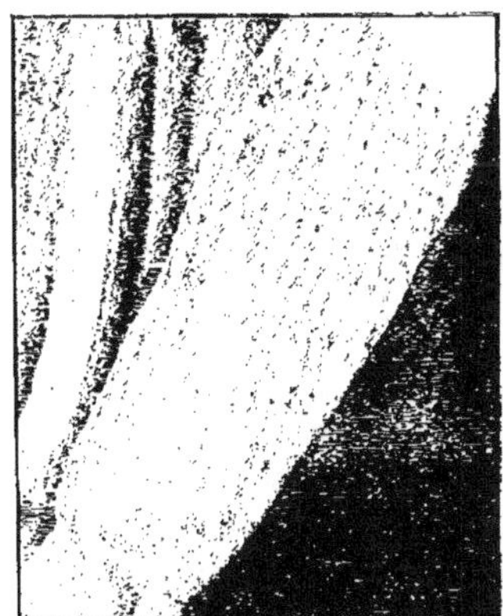

Fig. 107 et 108. — Nappe angiomateuse boursouflée.

très nettement compte de l'augmentation de volume et de chaleur produit par l'angiome, et on a la sensation d'une nappe fluctuante. Lorsque l'enfant s'agite et crie, la masse devient dure et augmente de volume; elle est alors pulsatile.

Le traitement est urgent, car la tumeur est en pleine voie de développement, et c'est précisément ce qui a inquiété la mère et l'a conduite à consulter le Dr Cottu, qui à son tour nous a confié le traitement.

La surface étant arrondie et assez étendue, nos toiles radifères de grandes dimensions sont tout indiquées, et leur souplesse permet l'enveloppement du nævus.

Deux toiles sont superposées: l'une d'activité globale 20000, l'autre d'activité 10000; la durée d'application est de onze heures, réparties à peu près également en cinq jours.

Une lame d'aluminium de 0^{mm},01 est interposée.

Un mois après, on constate l'arrêt de l'extension de la tumeur, la diminution de son volume et la décoloration de sa surface.

Une seconde série d'applications semblables est suivie, elle aussi, d'une amélioration très accentuée. Trois mois après, les tissus avaient une excellente apparence ; ces diverses modifications ont eu lieu sans inflammation de la surface.

Cette observation montre l'usage qu'en certains cas on peut faire des toiles radifères souples et l'utilité qu'elles offrent même lorsqu'elles sont de faible radio-activité; elle montre que, même pour le traitement de surfaces très étendues, on peut très commodément utiliser le radium.

III. Tumeurs angiomateuses, érectiles, saillantes, tubéreuses. — C'est pour le traitement de ces tumeurs que notre méthode du « feu croisé » trouve son emploi le plus fréquent. Nous avons donné page 78, pour expliquer la pratique « du feu croisé », la première de nos observations. Nous rappellerons que le cas dont il s'agit a été la base de notre communication à l'Académie (8 octobre 1907); les faits qu'elle nous a permis de constater ont eu pour nous la valeur d'une véritable révélation. C'est alors que nous avons décidément réalisé et compris l'*action spécifique élective du radium* que nos résultats antérieurs nous avaient fait pressentir (Voy. pl. X), car la guérison s'est faite par simple fonte progressive et régulière sans réactions inflammatoires.

Depuis, beaucoup d'autres cas du même ordre ont été traités, et toujours, d'une façon mathématique en quelque sorte, la régression et la fonte des tumeurs se sont produites, venant apporter chaque fois la confirmation de l'action vraiment très remarquable du radium.

Angiome du cuir chevelu (pl. XII, fig. 1 et 2). — Chez un bébé de six mois, on constate une petite tumeur angiomateuse violacée pulsatile, siégeant au sommet de la tête et ayant les dimensions d'une grosse cerise.

Au cours d'une leçon à sa polyclinique de l'hôpital Saint-Louis, M. Gaucher, en présentant cet angiome avant tout traitement, insista sur les caractères souvent malins des nævi de cette région, considérant comme zone dangereuse celle qui est située au-dessus d'un plan horizontal passant par les sourcils.

Trois mois après les applications du radium, l'enfant, guéri de son angiome, fut de nouveau présenté aux élèves. A la place de la tumeur, il n'existait plus qu'une surface, très légèrement rosée.

Le traitement avait consisté dans l'application tous les deux jours des appareils n°ˢ 7 et 8, pendant dix minutes, sur deux places en vis-à-vis, et le même temps sur deux autres places.

Après cinq séances, il y eut un repos d'un mois, et la diminution fut si notable qu'il suffit ensuite d'applications répétées trois fois tous les huit jours pour compléter le traitement.

Angiome saillant développé à l'extrémité même du nez. — Un
enfant de deux ans présente à la pointe du nez un angiome saillant,
violacé, qui le défigure étrangement. Cet angiome double la longueur
du lobule nasal; il est assez dur et tendu.

L'appareil n° 9 est appliqué directement trois jours consécutifs
pendant une heure. Un mois après, le volume de la tumeur est diminué de moitié.

Le même appareil est alors employé de nouveau comme à la première série. Un mois après encore, c'est l'appareil n° 7 qui est appliqué.

Au sixième mois du début du traitement, le nez a repris sa forme

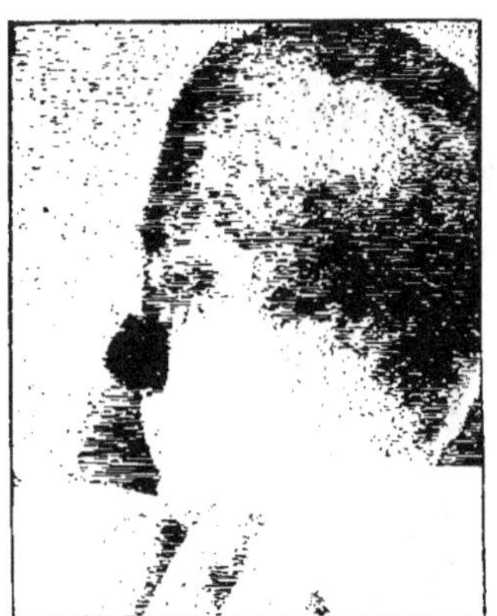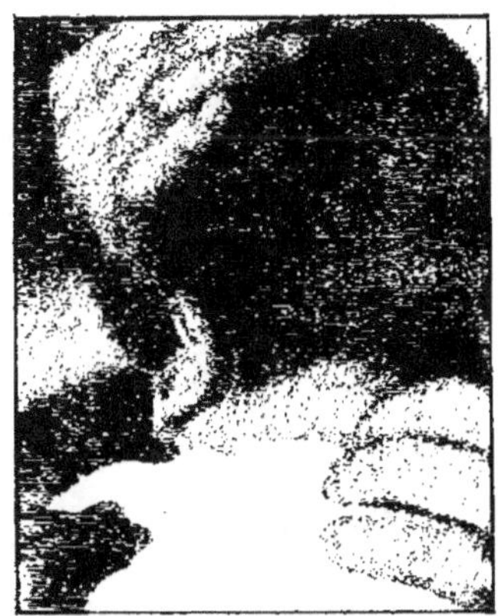

Fig. 109 et 110. — Angiome pulsatile du lobule de l'oreille.

normale ; mais la peau est un peu plus blanchâtre. Nous avons traité
et guéri douze cas analogues. Le siège au lobule du nez est assez
fréquent.

Angiome pulsatile du lobule de l'oreille (fig. 109 et 110). — Un
bébé de trois mois, traité par le Dr Müller, présente, au lobule de
l'oreille gauche, une tumeur angiomateuse pulsatile. Le lobule est
hypertrophié dans toutes ses dimensions, dévié de son axe normal,
plié en quelque sorte. Cette déformation est due à la longueur exces-
sive du lobule angiomateux, qui, au contact des régions sur lesquelles
il s'appuyait, a pris en se développant une forme angulaire, se relevant à angle droit à son extrémité. Le sillon rétro-auriculaire, dans
sa partie inférieure, est occupé par un gros bourrelet vasculaire.
L'angiome est en voie d'extension vers la partie supérieure, où par
une teinte violet pâle se marque la transition entre le lobule angiomateux et le reste de l'oreille. Il est animé de battements nettement
perceptibles et se gonfle aux cris de l'enfant.

L'extrémité inférieure de l'angiome était coiffée d'une grosse croûte sanguinolente, qui témoignait d'hémorragies récentes ; à plusieurs reprises, du reste, celles-ci ont été assez abondantes.

Le traitement par la méthode du « feu croisé » sans écran est ici tout indiqué. Tandis que la face antérieure permettait l'application en trois places de l'appareil n° 5, la face postérieure était traitée avec l'appareil n° 6. Pendant dix jours consécutifs, chaque place fut irradiée pendant quinze minutes.

Cinq semaines après la fin du traitement, le lobule avait repris son aspect normal. La réaction a été assez vive, et cependant il ne s'est plus jamais produit d'hémorragie.

La régression extrêmement rapide et la guérison vraiment surprenante des angiomes de l'oreille chez les bébés permettent de consi-

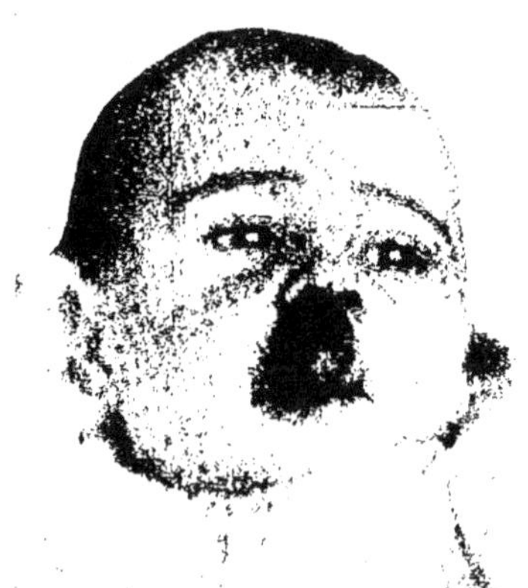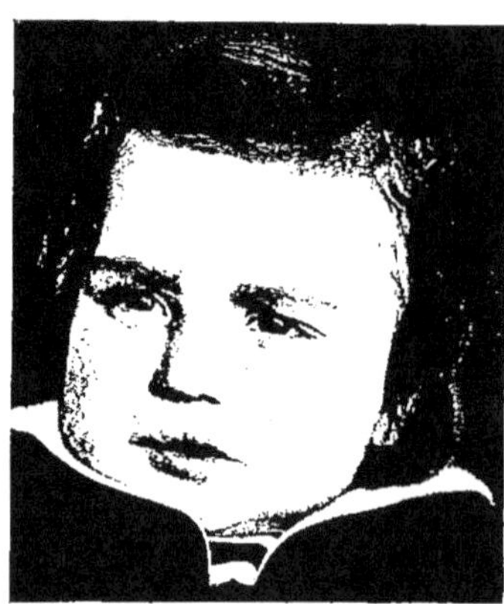

Fig. 111 et 112. — Tumeur angiomateuse de la lèvre (Voy. la fig. 13, qui montre la lèvre en traitement). L'angiome obstrue le nez et gêne l'alimentation. La guérison est représentée deux ans après.

dérer cette région comme particulièrement favorable au traitement par le radium.

Angiome de la lèvre supérieure très volumineux, érectile et pulsatile (fig. 111 et 112; fig. 13). — Un bébé de cinq mois nous est adressé porteur d'une énorme tumeur vasculaire de la lèvre supérieure qui pénètre dans les narines et gêne la respiration. Cette tumeur est très colorée, et sa surface est recouverte, sur presque toute son étendue, de grosses croûtes résultant de traitements dermatologiques antérieurs : la région prêtant à la méthode du « feu croisé », deux appareils n°s 5 et 6 sont appliqués avec 1 millimètre de plomb, l'un au-dessus, l'autre au-dessous de la lèvre. On profite du sommeil de l'enfant pour pratiquer ces applications, ce qui montre, de toute évidence, combien celles-ci sont faciles, commodes et bien tolérées. La figure 13, au chapitre de la technique du « feu croisé », se rapporte précisément à cet enfant. Après guérison, il ne reste que peu de traces; la lèvre est actuellement, depuis deux ans que le traitement est terminé, à peu près normale. Les deux appareils précités ont été appliqués cinq heures en dix jours pour une série; il y eut quatre séries avec deux mois d'intervalle de repos.

Ce groupe d'angiomes nous a fourni le plus grand nombre de cas; bien que fort intéressant pour la radiumthérapie, il l'est cependant peut-être moins que les autres, car l'électrolyse d'une part, les rayons X de leur côté guérissent aussi ces lésions, que nous considérons comme petites et insignifiantes à côté des cas monstrueux dont nous nous occuperons dans un prochain paragraphe. Cependant certains avantages demeurent à l'actif du radium, tels que : le caractère indolore des applications vis-à-vis de l'électrolyse et l'absence de tout matériel impressionnant, ainsi que la commodité opératoire vis-à-vis des rayons X, qualités qui ne sont pas à dédaigner, puisqu'il s'agit le plus souvent d'enfants en bas âge.

IV. Angiomes des muqueuses. — Certains angiomes des muqueuses régressent avec facilité; en voici plusieurs exemples :

Angiome érectile de la lèvre inférieure (pl. XI) (malade du Dr Ertzbischoff). — Un bébé de trois mois et demi présente à la lèvre inférieure, près de la commissure gauche, du côté peau et du côté muqueuse, un angiome saillant qui gonfle cette portion de la lèvre et intéresse par infiltration la totalité des tissus.

L'ensemble de la tumeur a le volume d'une petite noix. Une profonde ulcération, vers le quart externe et surtout du côté de la muqueuse, fend toute cette tumeur en coup de hache. A plusieurs reprises, il y a eu hémorragie; la coloration est lie de vin foncé, avec un fond rouge sombre. La région se prête à la méthode du « feu croisé ».

Nous appliquons les deux appareils n°s 5 et 6 simultanément, l'un en dehors, l'autre en dedans, enveloppés d'une lame d'aluminium de 0^{mm},02 et de toile caoutchoutée. Les applications se font en trois séries composées chacune, au cours d'un mois de six séances, de vingt minutes à un jour d'intervalle.

L'ensemble du traitement a duré huit mois. Aujourd'hui, cinq ans et demi après, la lèvre paraît à peu près normale aussi bien à l'extérieur qu'à l'intérieur. Il persiste une légère dépression correspondant à la crevasse initiale. La peau est décolorée et reste un peu plus claire que normalement. La muqueuse est demeurée un peu plus rouge; mais il n'existe plus de gonflement, et à la palpation on ne sent guère de consistance molle spéciale dans cette région.

Ce résultat très remarquable s'est trouvé confirmé par plusieurs autres cas. Chez les bébés, les angiomes des muqueuses régressent avec facili té, et il n'est nul besoin de recourir à de fortes doses.

Angiome de la lèvre (p. 277).

Fig. 1. — L'angiome saillant intéressait l'entière épaisseur de la lèvre et proéminait du côté de la muqueuse autant qu'à l'extérieur.

Fig. 2. — La cicatrice qui reste est à peine visible et s'est encore atténuée depuis. Ce cas date de cinq ans et demi.

Angiome érectile de la paupière inférieure (p. 269).

Fig. 3 et 4. — L'angiome intéresse le rebord ciliaire même; après le traitement, il ne s'est produit aucune rétraction de la paupière. Ce cas date de quatre ans et demi.

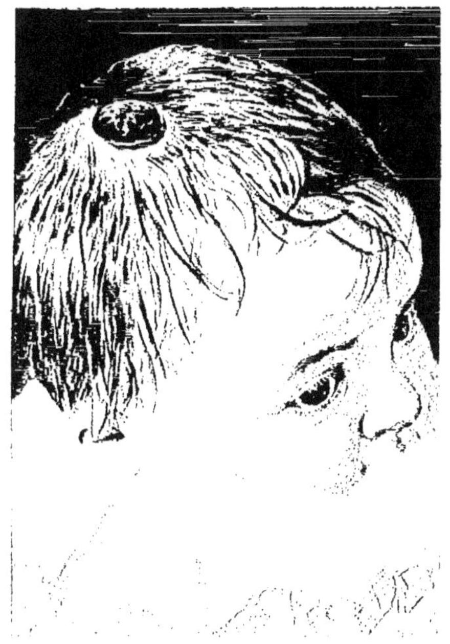
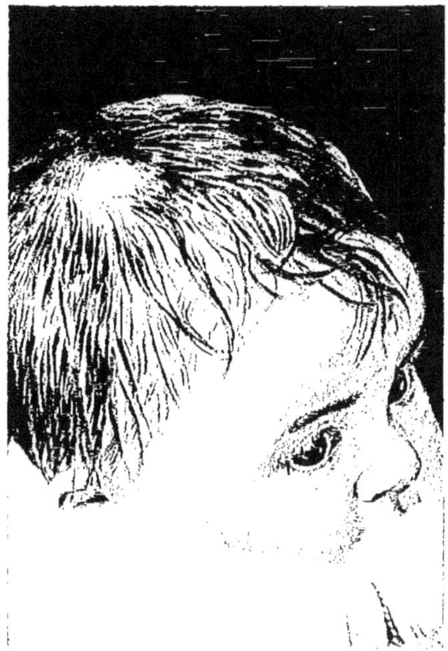

TUMEUR ANGIOMATEUSE

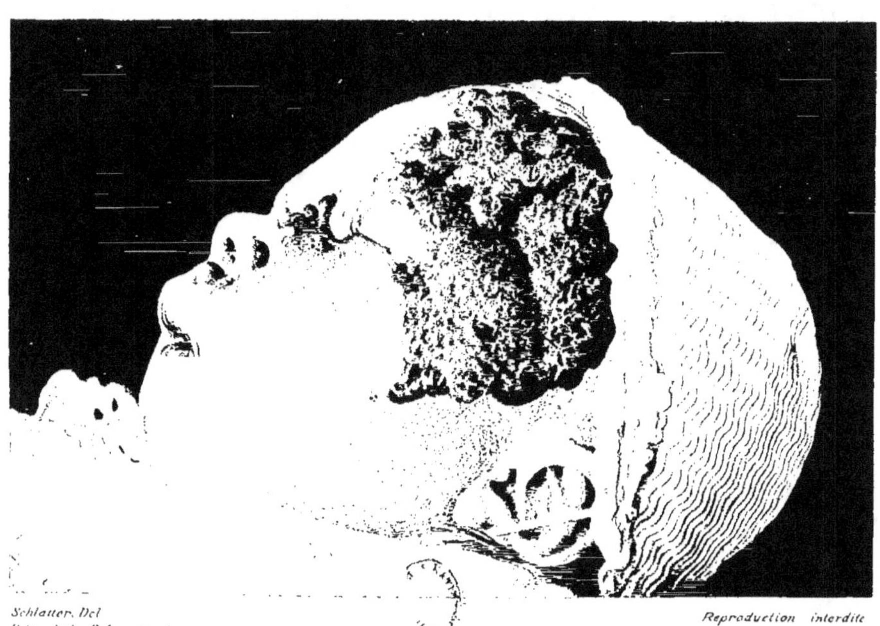

TUMEUR ANGIOMATEUSE

Tumeur angiomateuse de la lèvre (fig. 113 et 114). — Une enfant
âgée de trois ans présente une grosse tumeur angiomateuse de la
moitié gauche de la lèvre inférieure.

Le poids de la tumeur empêche l'enfant de fermer la bouche et son
volume est tel que la moitié gauche de la lèvre est repoussée en
avant, formant une sorte de bec latéral.

La région cutanée du menton, située au-dessous de la commissure
gauche, est augmentée de volume et parcourue par de gros vaisseaux
veineux.

Si on éverse la lèvre, on constate que sa face muqueuse est de
couleur violet foncé et que sa surface est le siège de nombreuses
dilatations vasculaires; mais la tumeur n'est pas limitée à la lèvre;

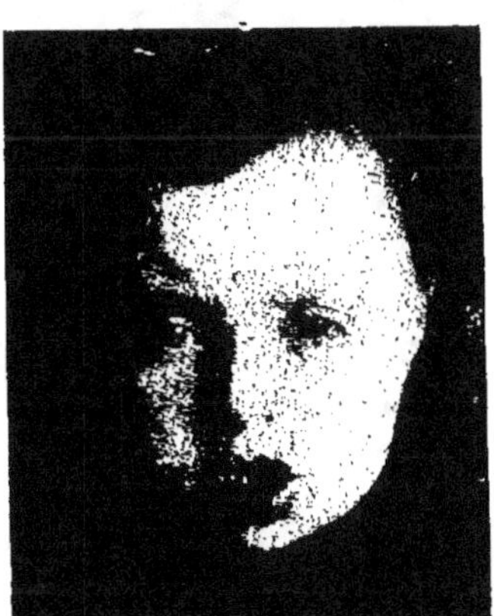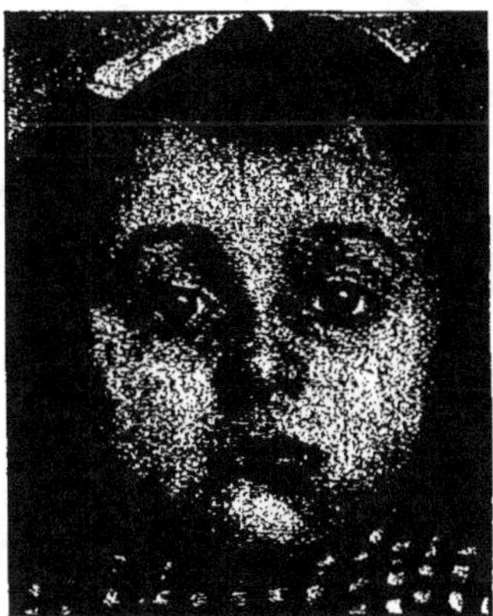

Fig. 113 et 114. — Tumeur angiomateuse de la lèvre.

elle se continue avec une grosse masse angiomateuse occupant la
face interne de la joue dans toute sa largeur.

Il s'agit d'une vaste tumeur vasculaire qui n'a pas paru justiciable
de la chirurgie et pour laquelle l'électrolyse, faite pendant un an à
l'hôpital des Enfants-Malades, n'a donné aucun résultat.

Le traitement par le radium n'a pu être poursuivi avec toute
l'activité et la méthode nécessaires, car la mère nourrissant un jeune
bébé n'amenait l'enfant malade que fort irrégulièrement.

L'appareil n° 17, enveloppé de 1 dixième de millimètre de plomb, est
appliqué pendant deux heures sur la face cutanée ; sur la muqueuse,
l'appareil n° 7, entouré de $0^{mm},4$ d'aluminium, est appliqué dix minutes sur quatre places opposées à l'appareil placé sur la peau.

Dans l'espace d'un mois, à intervalles irréguliers, ces applications
sont renouvelées neuf fois. L'enfant revient nous voir trois semaines
après la dernière application, et nous constatons une diminution
très notable de la lèvre. Le traitement est alors repris d'après le

même principe et, deux mois après, l'enfant peut garder la bouche fermée, comme le montre la figure 114.

3° Les figures 115 et 116 montrent une *énorme tumeur de la muqueuse jugale et labiale, véritable monstruosité*, et par sa coloration très foncée et par ses dimensions. Le résultat représenté a été obtenu après cinq séries de l'application des appareils n°s 4 et 5 en « feu croisé » (avec 1 millimètre de plomb), six heures en dix jours pour chaque série. La tumeur est aux trois quarts décolorée et diminuée. L'enfant peut désormais fermer aisément la bouche et s'alimenter sans gêne, alors que sa tumeur lui constituait une véritable infirmité.

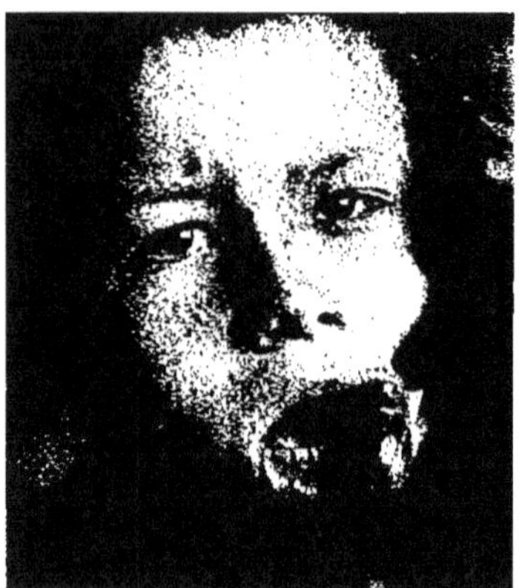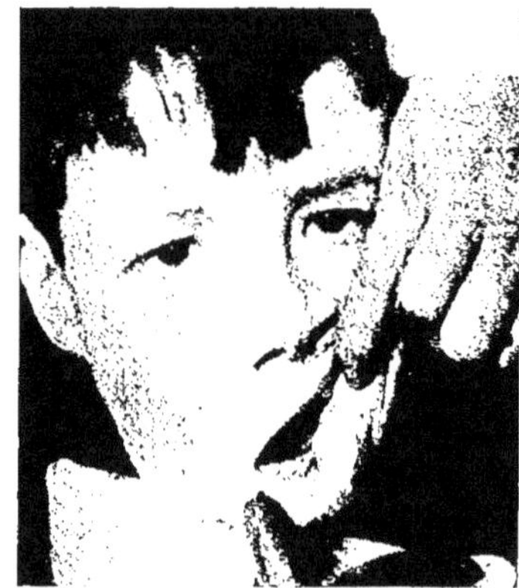

Fig. 115 et 116. — Énorme tumeur angiomateuse de la face interne de la joue. Décoloration et diminution des trois quarts de la tumeur.

Nous avons eu à traiter avec résultat analogue une *langue entièrement envahie par un angiome*. Le volume de la langue était doublé par l'angiome, et l'infirmité était là aussi grande que dans le cas précédent.

Nous avons obtenu aussi un excellent résultat sur un *angiome de la luette*. Par des applications courtes après cocaïnisation, la luette a repris sa forme normale.

L'observation que nous donnons à part, page 291 (Voy. fig. 122, 123 et 124), sera un exemple remarquable de l'utilité du radium dans les angiomes des muqueuses.

V. **Angiomes de dimensions énormes constituant de véritables difformités monstrueuses**. — *C'est dans ce groupe d'angiomes et les suivants que l'action du radium marque au maximum son utilité et sa supériorité, car nulle part dans la littérature il n'a encore été fait mention de guérisons semblables à l'actif de quelque autre méthode.*

Angiome saillant recouvrant la moitié de la tête. — La planche XII montre bien quelle était la lésion; nous n'avons reproduit ce cas que pour permettre la comparaison entre une place traitée et les parties non traitées. C'est l'appareil n° 1 qui a été employé; il a été appliqué sur la partie jugale de la tumeur, qui en ce point était plutôt plus épaisse qu'à la tempe. Or on distingue fort bien sur notre figure l'aire arrondie correspondant à l'appareil rond qui fut employé et où la tumeur a disparu.

Tumeur occupant la moitié de la face (pl. XIII) (malade du Dʳ Delporte). — Un bébé de trois mois présente un aspect véritablement monstrueux. Presque toute la région pariétale et toute la région temporale avec le tiers externe des paupières supérieure et inférieure, la région de l'apophyse zygomatique, la région parotidienne et la moitié inférieure de l'oreille sont couvertes par une masse angiomateuse ayant, par places, jusqu'à 1 centimètre d'épaisseur.

Le lobule de l'oreille est perdu dans cette masse angiomateuse.

La consistance de cette volumineuse tumeur est molle, fluctuante par places, indiquant nettement qu'il s'agit d'une énorme nappe sanguine, reposant sur le plan osseux sous-jacent; sa surface est irrégulière et sa coloration violet-lilas foncé.

La joue est parsemée de petits nævi surélevés. Toute la lèvre inférieure est coiffée d'une grosse tumeur angiomateuse.

La région médiane du cou, située entre le cartilage thyroïde et la partie supérieure du sternum, est le siège d'une nappe violacée légèrement boursouflée.

Chacune de ces tumeurs est fluctuante et de même teinte que la tumeur principale, *et toutes sont en voie d'extension.*

L'enfant paraît souffrir de l'existence et de l'accroissement de ces malformations. *Il est chétif, malingre et se développe mal.*

Le traitement procède par séries successives d'applications de dix ou de quinze minutes répétées sur chaque place, tous les huit jours, pendant deux mois. Ces applications sont faibles dans le but d'obtenir une diminution lentement progressive de la tumeur, en évitant dans la mesure du possible, des réactions vives qui pourraient être suivies d'hémorragies.

Les appareils employés ont été, suivant les régions, les appareils nᵒˢ 1 et 3 (dix minutes) et 5, 8, 12 et 13 (quinze minutes). Les résultats furent plus rapides que nous ne le pensions, et c'est avec une facilité vraiment surprenante que ces tumeurs se sont affaissées.

Après trois mois de repos, nous constatons une tendance très accentuée au nivellement et à la décoloration du nævus.

Le traitement est alors poursuivi avec les appareils nᵒˢ 16 et 17 sans écran pour certaines places et l'appareil n° 1, enveloppé de 2 dixièmes de millimètre de plomb, pour la région parotidienne.

Tumeur du cuir chevelu (p. 274).

Fig. 1 et 2. — L'angiome a guéri très facilement. Le centre de la région où siégeait l'angiome est resté légèrement rosé, mais il n'y a plus de saillie. Cette surface était glabre avant tout traitement.

Tumeur angiomateuse (p. 281).

Fig. 3. — La photographie a été prise avant la fin du traitement pour permettre de comparer la place traitée avec les parties non encore soumises au radium.

On constate sur la joue une surface arrondie rose qui reproduit assez exactement la forme de l'appareil employé. Cette place était avant le traitement plutôt plus colorée et saillante que les autres.

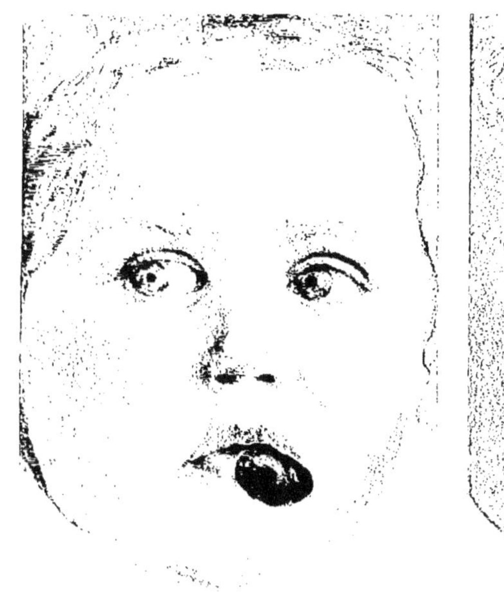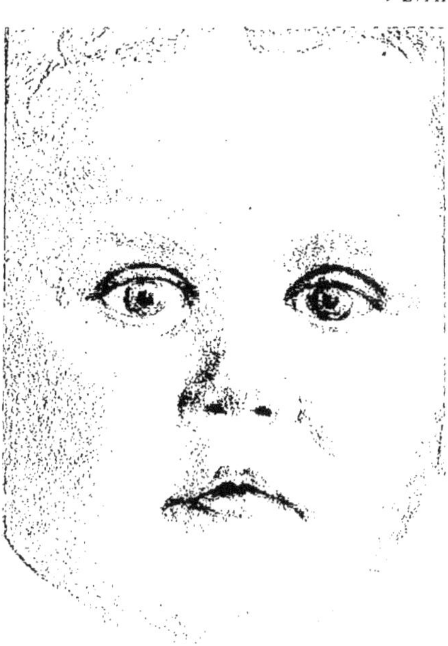

ANGIOME SAILLANT

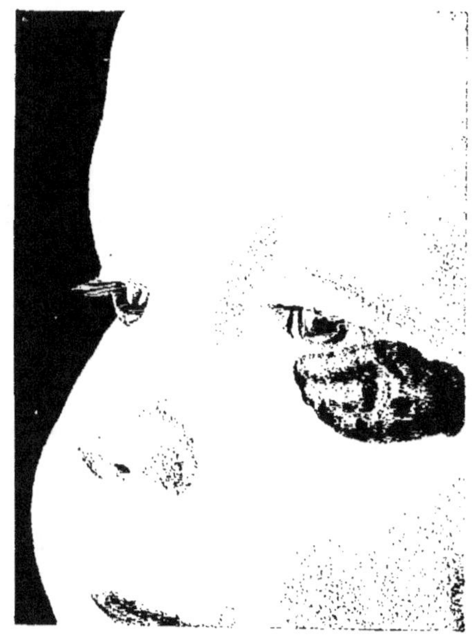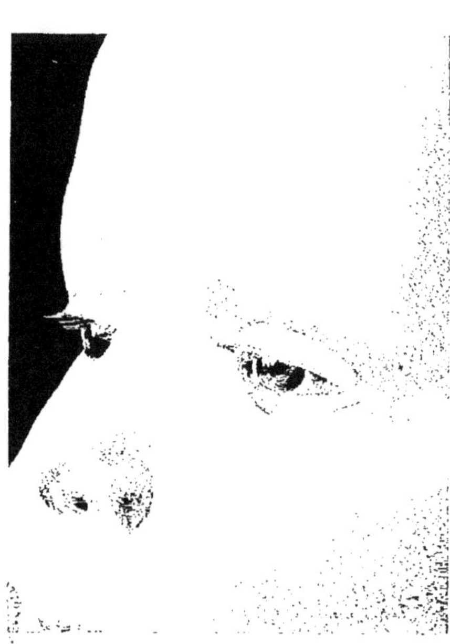

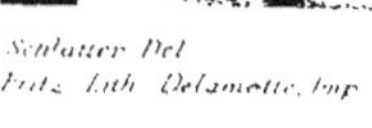

ANGIOME SAILLANT

Pendant cinq mois, il est fait une heure d'application chaque semaine.

Après cette deuxième période de traitement, nous avons obtenu le résultat indiqué à la figure 2 de la planche XIII.

L'angiome qu'avait cet enfant n'était justiciable d'aucune des thérapeutiques habituellement employées. La tumeur avait une marche envahissante, et il fallait se hâter, car la santé de l'enfant était très précaire. Grâce à l'action élective du radium et à une instrumentation puissante et bien dosée, il nous a été permis d'arrêter le processus d'envahissement, de le modifier assez complètement pour ne plus laisser subsister que quelques vestiges relativement insignifiants des lésions anciennes, vestiges qui d'ailleurs s'atténuent au fur et à mesure que l'enfant se développe. *Mais un point intéres-*

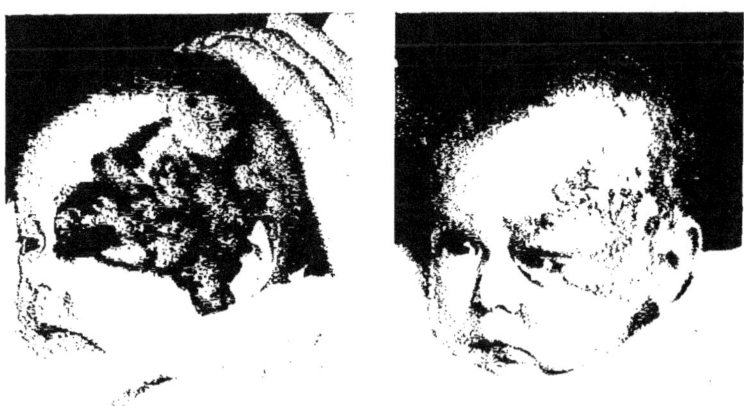

Fig. 117 et 118. — Angiome très étendu : résultat au troisième mois du début du traitement. L'œil est déjà dégagé et peut s'ouvrir.

sant à signaler est le relèvement du mauvais état général du bébé pendant les applications du radium et la régression des tumeurs.

Ce bébé, qui avant le traitement était difficile à élever, s'alimentait mal, avait des nuits pénibles, n'a souffert en rien des nombreux déplacements nécessités par le traitement. Habitant la province, hors des communications faciles, il a supporté fort bien, même pendant l'hiver, le surcroît de fatigue qui lui était imposé. La mère a signalé une vitalité plus grande de son enfant, un retour marqué vers l'appétit et l'excellence du sommeil. De fait, pendant les dix mois que nous avons traité ce bébé, nous avons assisté à son rapide et progressif développement.

Nous avons une vingtaine de cas analogues, et dans chacun d'eux nous avons obtenu des résultats très satisfaisants. Dans un cas, les tissus angiomateux étaient jaunâtres, striés de traînées lie de vin et

PLANCHE XIII.

Tumeur angiomateuse érectile (p. 281).

FIG. 1. — L'angiome était saillant et formait une énorme masse pâteuse et épaisse.

FIG. 2. — Au fur et à mesure de la diminution de l'angiome, l'enfant, qui avait un mauvais état général, s'est manifestement mieux développé.

Sur la surface, il est resté un assez grand nombre de petites taches rosées ; mais il n'y a plus, en aucun point, de saillie. D'autres angiomes existaient sur la joue, dans la bouche, sur le cou, qui ont parfaitement régressé par l'irradiation.

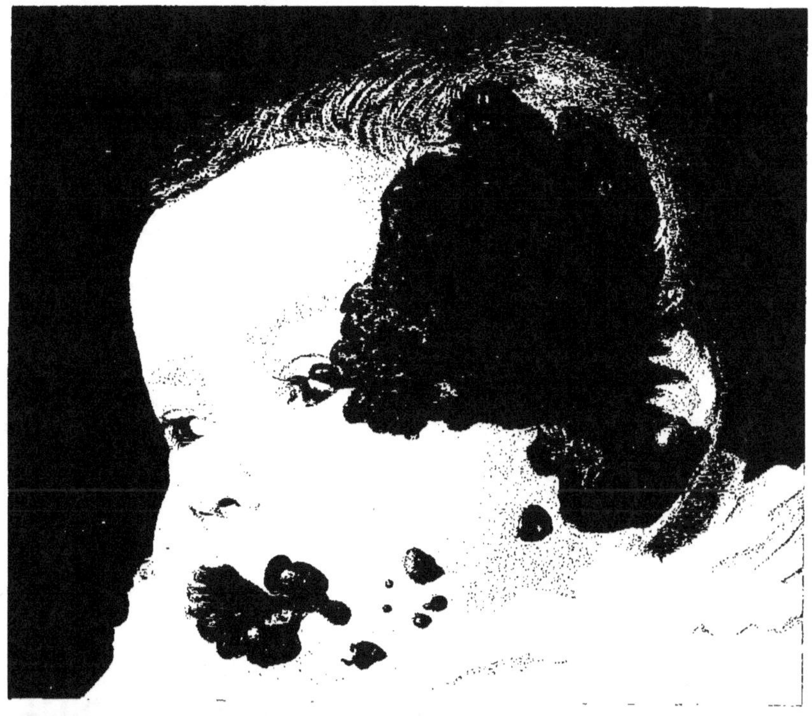

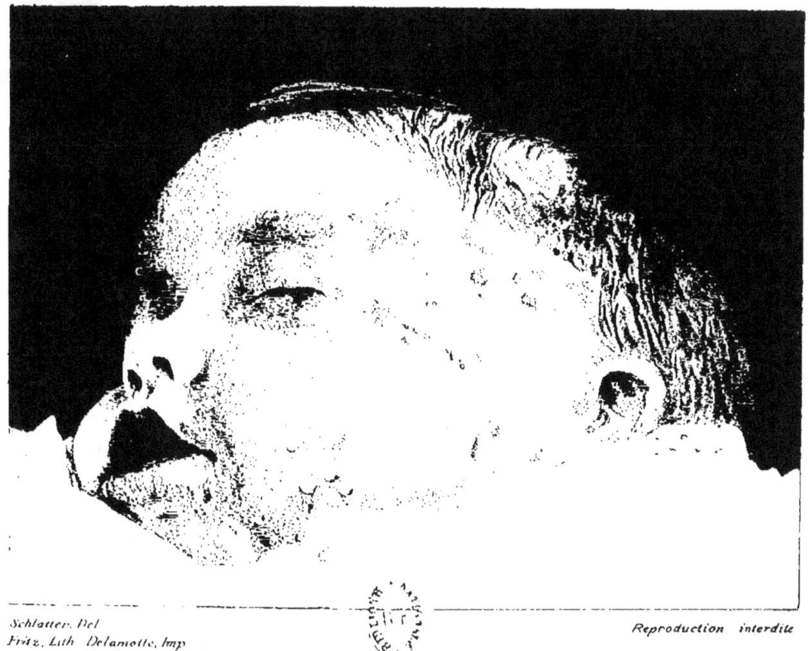

TUMEUR ANGIOMATEUSE ÉRECTILE

avaient une consistance pâteuse. Ils recouvraient toute la moitié du
cuir chevelu, du front, descendaient sur l'œil droit, qu'ils fermaient.
D'autres angiomes sur le nez, la joue, s'ajoutaient à cette défigu-
ration. Il s'agissait de l'enfant d'un confrère qui désespérait de jamais
voir son malheureux enfant en état de participer à la vie commune.
Actuellement, après deux ans de traitement, tout est aplati; l'état
monstrueux a disparu ; il ne subsiste qu'un état brillant et cicatriciel de toute la surface.

Les figures 117 et 118 représentent un autre cas en cours de traitement où déjà, après trois mois, nous avons obtenu le dégagement de
la région de l'œil, au point que l'enfant, qui ne pouvait absolument
pas voir de ce côté, a maintenant la vision normale.

Tumeurs angiomateuses nombreuses et saillantes chez un adulte
(pl. XIV) (malade du Dr Macaigne). — Un homme de cinquante-
cinq ans présente sur les trois quarts de la joue droite, la paupière
inférieure et la moitié droite de la lèvre supérieure, une succession
de gros bourrelets angiomateux violet foncé formant des bandes ver-
miculaires qui circonscrivent en certaines places de petits espaces
de peau saine.

Leur saillie varie suivant les places de 6 à 15 millimètres, et leur
consistance n'est pas partout égale. Dans la partie inférieure de la
joue, existe une grosse masse de 5 centimètres de diamètre, mamelonnée, facilement dépressible et plutôt fluctuante.

Partant de l'angle externe de l'œil et aboutissant à la lèvre, existent
quatre bandes angiomateuses érectiles. Les deux supérieures ont
une consistance pâteuse, sclérosée; leur base a une large surface
d'implantation; les deux inférieures présentent un centre ombi-
liqué.

La tumeur de la lèvre supérieure qui recouvre en partie la lèvre
inférieure est plus dure que les autres, parce qu'elle a subi autrefois
un traitement par l'électrolyse; celle-ci a diminué le volume de la
lèvre, qui auparavant pendait davantage, et elle en a atténué en
partie la couleur.

Ces angiomes sont, chez les adultes, beaucoup plus résistants que
chez les enfants. Il s'agit, en effet, chez eux, de véritables tumeurs
organisées, et la guérison ne peut être obtenue qu'à condition de
combiner aux effets spécifiques du radium ses propriétés destructives. On n'a pas à craindre d'hémorragies, et les doses massives
sont de mise au moins au début du traitement pour obtenir le
nivellement des tumeurs sans trop perdre de temps.

L'appareil n° 1 est employé quatre heures en trois jours consécutifs
sur la lèvre et la moitié inférieure de la joue. Malgré cette dose
forte, la réaction est légère. Un mois après l'application, il y a
affaissement et décoloration partielle, mais les résultats sont

Tumeur angiomateuse (p. 285).

Fig. 1. — Les bandes angiomateuses serpentines étaient saillantes et dures; la palpation ne donnait nullement la sensation de fluctuation et ne déterminait aucune diminution de volume, sauf à la partie inférieure de la joue.

Fig. 2. — La bordure des bandes angiomateuses est restée légèrement rose. La place sous-narinaire n'a pas été traitée.

WICKHAM ET DEGRAIS.

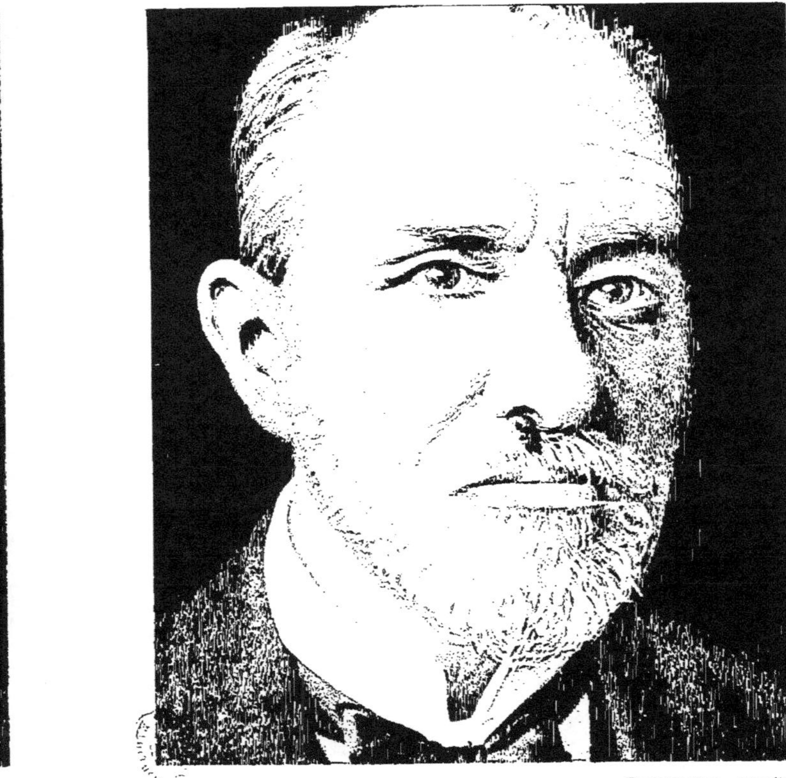

Schlatter, Del.
Fritz, Lith. Delamotte, Imp

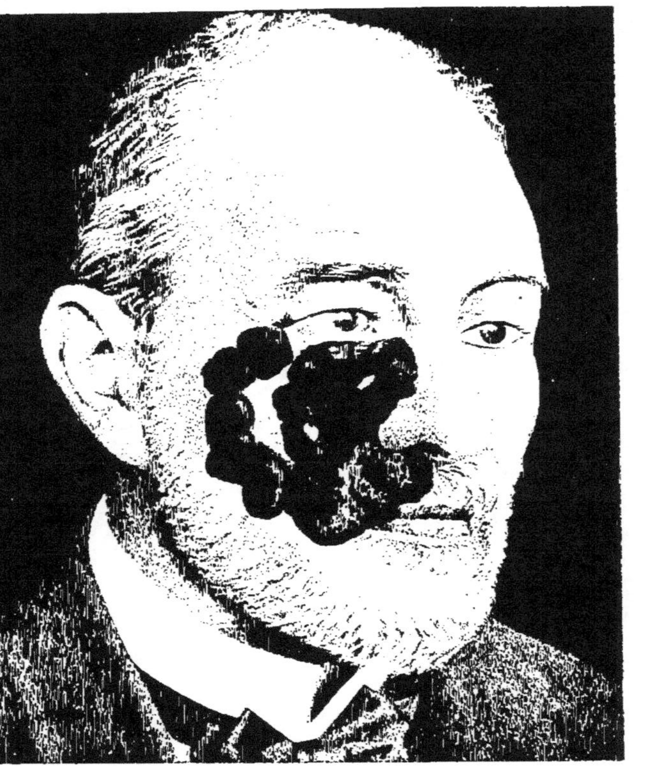

TUMEUR ANGIOMATEUSE SERPENTINE

insuffisants. Sur les régions supérieures de l'angiome, au-dessous
de l'angle externe de l'œil, l'appareil n° 14 est placé pendant quatre
heures en deux jours. Deux mois après cette première série, les
lésions sont nivelées dans leur ensemble et permettent de nouvelles
applications de l'appareil n° 1, pendant deux heures consécutives.
Il y eut encore plusieurs séries d'applications pour parfaire et
toucher tous les points dont le nivellement tardait à s'effectuer.
Actuellement, sauf un point qui reste à traiter sous le nez, la
décoloration est à peu près complète; les tissus de nouvelle formation sont lisses, unis, un peu plus clairs et nacrés que la peau
normale. Au centre et à la périphérie des régions où étaient les
tumeurs, il subsiste un liséré rose.

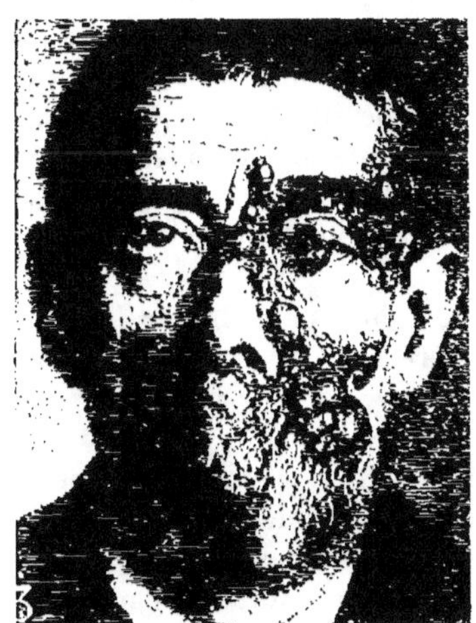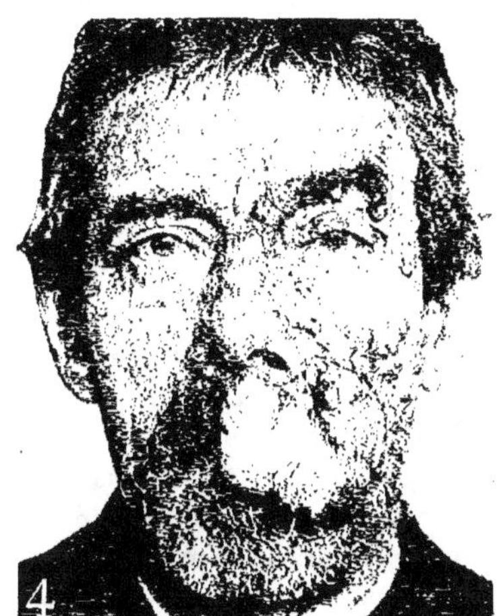

Fig. 119. — Énorme tumeur développée dans la cavité buccale. La régression
et la décoloration obtenues ont été accompagnées de transformation scléreuse,
qui permet d'envisager l'extirpation chirurgicale, alors qu'auparavant la tumeur
était considérée comme inopérable.

*En résumé, l'amélioration est telle que le sujet n'est plus recon-
naissable.* Exerçant le métier de voyageur de commerce, il s'amuse
à déconcerter les gens qui, dans les hôtels, le connaissent depuis un
grand nombre d'années.

La figure 119 représente une *tumeur de volume extraordinaire*;
la masse angiomateuse pendait de la lèvre à 2 centimètres plus bas
que le menton. Le malade, pour manger, devait relever cette masse.
Dans la cavité buccale existait aussi un angiome très épais attenant
à la joue.

Après deux ans de traitement, nous avons obtenu non seulement
une réduction de volume très sensible et une décoloration presque

complète, car ce qui reste est très pâle, mais aussi les tissus, de mous
et fluctuants qu'ils étaient, sont devenus scléreux.

Une biopsie faite récemment pour étude histologique n'a pas donné
d'hémorragie ; *dès lors nous avons récemment introduit un tube dans
la masse même pour activer la régression.*

L'intérêt de cette observation réside dans ce fait que la tumeur,
qui n'était pas opérable, l'est actuellement devenue par suite
de la transformation scléreuse des tissus.

TROISIÈME GROUPE. — TUMEURS VASCULAIRES ANGIO-MATEUSES PROFONDES, SOUS-CUTANÉES ET SOUS-MUQUEUSES.

L'action du radium sur cette variété de tumeurs est fort intéressante ; elle relève à la fois du grand pouvoir de pénétration des
rayons et des techniques qui permettent l'action en profondeur sans
qu'il se produise d'irritation à la surface des tissus.

Nous avons traité environ 40 cas de tumeurs sous-cutanées et sous-
muqueuses avec ou sans participation de la peau ou de la muqueuse.

Nous ne parlerons ici que des cas où la tumeur siégeait nettement
dans la profondeur.

Voici un exemple typique de ce que le radium peut obtenir (fig. 120).
Il s'agit d'un enfant de deux ans qui présentait à droite une *tumeur
sous-cutanée intrajugale très volumineuse; la joue pendait et défi-
gurait la physionomie de l'enfant.*

L'appareil n° 1, recouvert de 1 millimètre de plomb, fut laissé en
place soixante heures en cinq nuits d'application. En même temps,
soir et matin, des applications étaient faites dans la cavité buccale
pour attaquer l'angiome en dedans. Les séries furent séparées par
un intervalle de deux mois environ. A la suite de chaque série, après
le temps nécessaire à la digestion des doses absorbées, la tumeur
diminuait de volume. Les doses étaient combinées de façon à éviter
toute irritation de la peau normale qui eût pu, dans la suite, produire
quelques télangiectasies.

Après trois séries, les résultats étaient à peu près ceux indiqués
à la figure 121. Cette photographie n'a été prise que longtemps après,
pour montrer la persistance de la régression.

Dans nombre d'autres cas, nous avons eu des résultats absolument
semblables et calqués en quelque sorte les uns sur les autres, en
sorte qu'il serait inutile de relater l'histoire de chacun d'eux.

Nous nous limiterons aux observations suivantes :

Dans un cas d'*asymétrie faciale consistant en un développement
volumineux de la joue droite*, chez une jeune fille de quinze ans,
la joue est augmentée dans toute sa surface depuis l'apophyse
zygomatique jusqu'au bord inférieur de la branche horizontale du
maxillaire inférieur. Sous diverses influences, chaud ou froid,

agitation, le volume de la tumeur est sujet à des variations d'ordre congestif.

Près de la commissure labiale droite existe une zone bleutée parcourue par une grosse veine. La face muqueuse de la joue présente une tuméfaction fluctuante. Au palper, on a la sensation d'une tumeur mollasse qui en partie se vide sous la pression. Cette lésion, qui a débuté chez cette jeune fille dès la naissance, s'est accrue peu à peu et est maintenant encore en voie de développement. Il s'agit d'un vaste angiome développé dans l'épaisseur même de la joue.

Le médecin traitant, estimant qu'il n'existe aucun autre traitement qui puisse être proposé avec avantage, nous adresse sa jeune malade dans l'espoir que le radium pourra être utilisé.

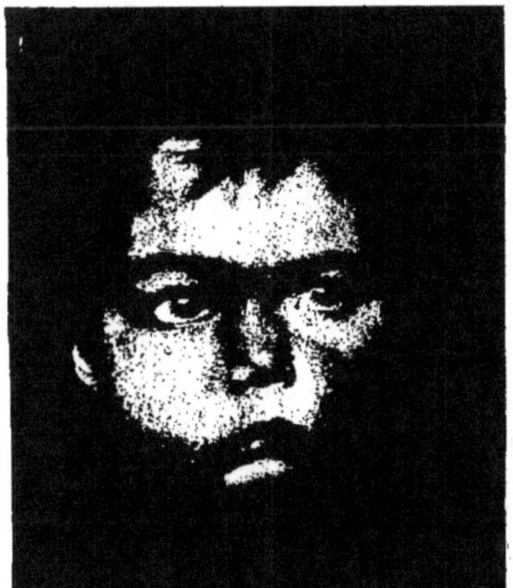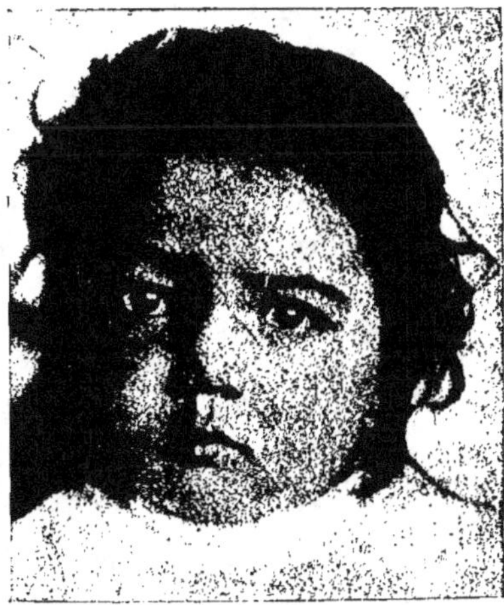

Fig. 120 et 121. — Tumeur angiomateuse sous-cutanée sans participation de la peau. La saillie défigure l'enfant. La guérison a été obtenue en six mois.

Cette tumeur diffère de celles que nous avons traitées jusqu'ici; mais, comme nous sommes parvenus déjà dans plusieurs cas à faire disparaître des tumeurs vasculaires sous-cutanées, et comme la région se prête admirablement au « feu croisé », nous acceptons de tenter les effets du radium, certains en tout cas de ne produire aucun mal en employant des doses non irritantes pour la peau.

Le traitement, commencé en mai 1908, s'est fait en plusieurs séries. Du 11 au 26 mai, l'appareil n° 1, engainé de 5 dixièmes de millimètre de plomb, est appliqué sur la face cutanée, une demi-heure chaque jour; sur la muqueuse jugale, pendant le même temps, on place l'appareil n° 6 engainé dans 1 millimètre de plomb.

Du 22 au 29 juillet, extérieurement l'appareil n° 1 engainé dans 3 millimètres de plomb est appliqué au cours de chaque nuit, environ douze heures consécutives. A l'intérieur, l'appareil n° 4 avec 1 millimètre de plomb est employé pendant une heure chaque jour.

Au cours d'octobre et de novembre on constate non seulement l'arrêt de l'accroissement, mais aussi la diminution du volume de la tumeur ainsi qu'une atténuation très marquée des phénomènes congestifs. Au toucher, la sensation de masse pâteuse fait place à une sensation de plus grande souplesse.

Actuellement, cinq ans après le début du traitement, l'asymétrie a nettement disparu; le radium a donc apporté dans ce cas jugé auparavant comme absolument incurable un résultat fort remarquable.

L'observation (fig. 122) que nous donnons à part, offre l'exemple **d'angiomes sous-cutanés** guéris de la même façon.

Au-devant du tragus, région où se rencontre assez souvent des angiomes développés sous la peau, nous avons chaque fois obtenu les mêmes résultats.

L'un de ces cas, suivi par le Dr Robineau, en a été un exemple particulièrement remarquable par la rapidité de sa régression, et ce chirurgien distingué nous répétait récemment que lorsqu'il nous adressa cet enfant, il s'agissait manifestement d'une forme d'angiome inopérable.

Nous en signalerons un *énorme angiome de l'épaule* qui régressa très rapidement. Il s'agissait d'une tumeur qui infiltrait chez un jeune enfant une grande portion de la région cervico-scapulaire.

Les angiomes, plus profondément situés encore, peuvent être traités s'ils sont placés dans des voies naturelles où le radium peut être conduit au moyen de sondes.

Dans quelques cas il peut y avoir avantage à débrider *et à introduire un tube dans la tumeur angiomateuse,* si une hémorragie trop abondante peut être évitée. Du reste, le danger d'hémorragies peut être souvent évité par une technique chirurgicale qui permet l'introduction rapide du tube ; il ne s'agit pas ici des dangers qui résulteraient de la durée nécessaire à une extirpation totale.

En résumé, le fait de pouvoir traiter des angiomes situés franchement loin de la peau et des muqueuses, le fait de pouvoir arrêter et guérir des monstruosités comme celles que nous avons décrites, consacre le radium comme le moyen thérapeutique d'élection; mais l'observation que nous rapportons au paragraphe suivant est encore plus décisive.

QUATRIÈME GROUPE. — ANGIOMES DE FORMES MULTIPLES ET MONSTRUEUSES RÉUNIS CHEZ UN MÊME SUJET.

Pour terminer et montrer jusqu'où peut atteindre l'utilité du radium, nous avons voulu donner une place à part à l'observation suivante ; elle représente au maximum ce que nous avons fréquemment rencontré, c'est-à-dire la réunion chez un même sujet d'angiomes de diverses formes.

Nous présentons cette observation comme le fait dominant et capital de notre chapitre de la radiumthérapie appliquée aux angiomes.

Ceux qui ont vu le bébé avant le traitement ne peuvent absolument pas croire que c'est le même enfant qu'on leur présente maintenant. En une année, la modification a été absolue et radicale, et actuellement, quatre ans après, le résultat s'est maintenu en tous points excellent.

Avant, c'était un bébé dont l'existence était sérieusement compromise. Il ne pouvait respirer par le nez ; il ne pouvait téter ; l'ouïe, la vue du côté droit étaient supprimées ; *il était chétif, malingre, de très misérable apparence et s'affaiblissait graduellement.* De plus, ce petit être était d'une laideur repoussante, monstrueuse (Voy. fig. 122, 123 et 124).

Après une année de traitement par le radium, la transformation était complète ; il n'était plus question de craintes pour sa santé générale, et la plupart des orifices obstrués par les angiomes s'étaient dégagés et avaient repris leurs fonctions. L'enfant, dès lors, s'est développé normalement, et aujourd'hui, près de quatre ans après le début du traitement, son apparence est normale.

Voici l'histoire en quelques mots :

Chez un bébé de huit mois qui nous est adressé par le Dr Boutin en octobre 1907, *l'œil droit est complètement clos* ; l'existence d'une tumeur vasculaire orbitaire repousse en avant, en bas et en dehors le globe oculaire. *Les deux paupières, épaissies par un angiome qui les infiltre, sont complètement tendues et fermées.* A leur niveau, la peau est sillonnée de veines très apparentes. Lorsqu'on écarte les paupières, *on fait sortir une masse angiomateuse érectile exubérante* qu'il faut rentrer avec les doigts pour permettre aux paupières de reprendre leur position première. La joue, près du sillon naso-génien, présente deux placards vasculaires. La pointe du nez est déformée par une tumeur vasculaire saillante, et la région médiane de la lèvre supérieure est comblée par un angiome violacé de 8 millimètres de saillie, *qui pénètre dans les narines et les obstrue.*

La lèvre inférieure est le siège, d'une commissure à l'autre, *d'une grosse tumeur rouge violet de surface irrégulière, qui triple son volume, la retourne et la fait pendre vers le menton.*

La face interne de la joue droite présente un vaste angiome saillant, que le bébé pince entre ses maxillaires, ce qui détermine des hémorragies. Cet angiome fait suite à celui de la lèvre.

Sous le menton est un angiome érectile, siège aussi de fréquentes hémorragies.

A la région sus-hyoïdienne médiane existe un *large angiome sous-cutané,* qui gêne les mouvements du cou.

Au-devant de l'oreille est une grosse tumeur qui présente au centre une surface surélevée, bombée de $2^{cm},5$ de saillie. Cette tumeur est en grande partie sous-cutanée.

Le conduit auriculaire est bouché par plusieurs tumeurs vasculaires et le sillon rétro-auriculaire présente un gros bourrelet angiomateux violet.

On conçoit, d'après cette description, en présence de quelles difficultés matérielles nous nous sommes trouvés, et nous devons reconnaître que le résultat du traitement dont nous allons maintenant parler n'aurait pu être aussi beau si la mère de ce bébé n'avait montré un exemple remarquable d'énergie, de patience, de sollicitude et d'intelligence médicale. Grâce à elle, les soins les plus minutieux et les plus délicats, comme l'introduction et le maintien des appareils sous les paupières, ont pu être pratiqués suffisamment longtemps et suivis d'excellents résultats.

En octobre et novembre, la plupart des lésions sont traitées par les appareils n°s 6, 7, 8, laissés chaque jour un temps inférieur à celui qui déterminerait de l'inflammation. Il s'agit, par conséquent, d'applications très courtes de cinq à quinze minutes et fréquemment répétées.

En janvier 1908 on peut constater déjà une notable amélioration des régions næviques, et le traitement est poursuivi dans les mêmes conditions.

Les muqueuses sont plus difficiles à traiter de façon régulière. Les applications y sont subordonnées au sommeil de l'enfant; on profite de toute occasion pour agir de suite, ne serait-ce qu'une minute, avec l'appareil n° 13, soit sur la muqueuse nasale, soit sur les conjonctives, en entr'ouvrant légèrement les paupières. Sur la muqueuse jugale, nous avons employé l'appareil n° 7 recouvert d'écrans de $0^{mm},04$ à $0^{mm},08$ d'aluminium.

Au cours des cinq premiers mois de l'année 1908, nous avons assisté à l'évolution régressive et à la décoloration de la plupart de ces angiomes. Le nez, le conduit auriculaire ont repris leur forme et se sont désobstrués. En juillet, les nævi sont décolorés et sont pour la plupart nivelés. La lèvre inférieure a subi une grande transformation. Elle est encore épaissie et dépasse la lèvre supérieure, mais n'est plus pendante. L'angiome de la muqueuse jugale a régressé très facilement.

Le traitement des conjonctives a été particulièrement délicat.

Dès qu'on entr'ouvrait les paupières, la muqueuse angiomateuse débordait, et c'est sur ces points que pendant le sommeil des appa-

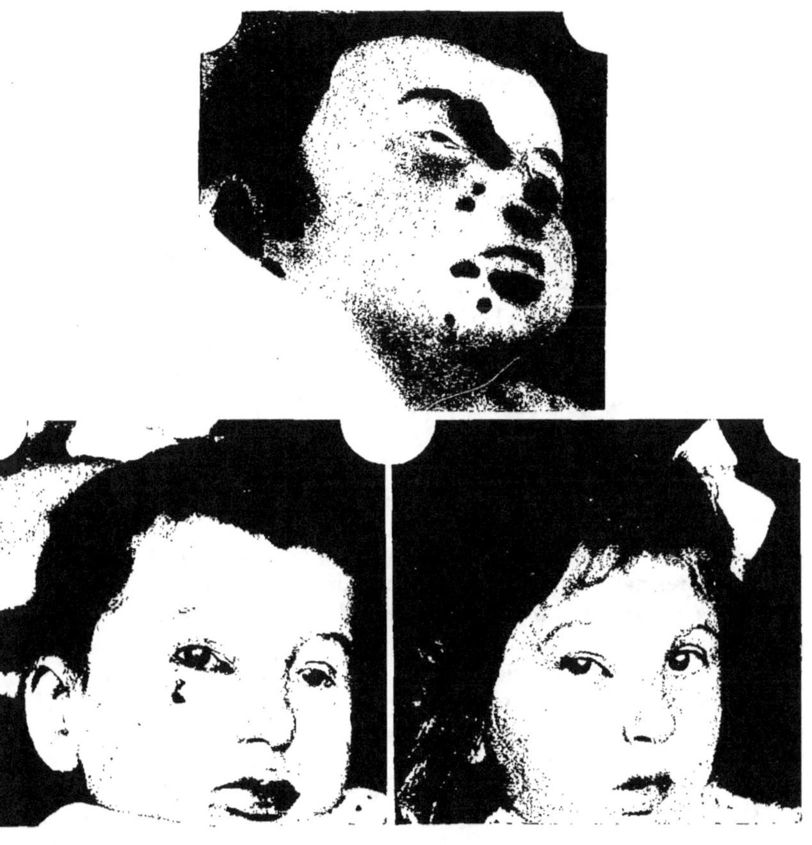

Fig. 122, 123 et 124. — Angiomes saillants multiples de la face et des muqueuses buccale, nasale et conjonctivale; la photographie n'indique pas les masses sous-cutanées qui infiltraient divers points du visage (paupières, nez, joue); le nez était complètement obstrué et la bouche l'était à moitié. La figure 123 montre l'état un an après; et la figure 124 l'état trois ans après.

reils pouvaient être appliqués, mais chaque fois un temps très court. Ces applications, combinant leurs effets à ceux produits à travers les paupières par applications sur leur face externe, parvinrent à réduire les tissus conjonctivaux bourgeonnants et débordants. On put alors mieux ouvrir les paupières, sans toutefois parvenir à les retourner. Mais l'appareil n° 13 fut glissé délicatement, d'abord sur la caroncule, puis peu à peu sur la plupart des autres régions de la conjonctive. Sur la face externe des paupières nous avons agi avec l'appareil n° 4 engainé de $0^{mm},1$ de plomb et laissé quatre heures. Progressivement la décongestion, le dégonflement se produisirent, si bien qu'une année après le globe oculaire reprenait sa forme et que le bébé ouvrait de lui-même ses paupières et améliorait peu à peu sa vision de ce côté.

Au début, l'œil non exercé et paresseux ne participait pas à la vision ; il y avait un strabisme très marqué ; peu à peu, à l'usage, le strabisme a diminué, et le Dr Sauvineau consulté a déclaré que la vision pourrait devenir normale.

Le résultat est vraiment fort remarquable ; il ne reste que très peu de vestiges des angiomes et du traitement ; il n'y a pas de télangiectasies.

Or il ne s'agit point là d'un fait isolé, nous l'avons choisi comme type. Nous appelons particulièrement l'attention sur de tels faits. Il suffit d'avoir constaté l'extrême surprise des confrères et le degré de reconnaissance des parents pour comprendre la valeur des services rendus par le radium dans ces formes considérées, avant nos recherches, comme absolument incurables.

CONSIDÉRATIONS GÉNÉRALES.

Nous ne reviendrons pas sur ce que nous avons dit de la nécessité de séparer nettement, au point de vue de la valeur des résultats, *les nævi vasculaires plans superficiels de toutes les autres formes d'angiomes.*

Le traitement de ces dernières par le radium donne pour ainsi dire toujours satisfaction à un degré quelconque, tandis qu'il n'en est pas de même pour le traitement des nævi superficiels. La question est ici particulièrement délicate, *puisqu'il s'agit d'aboutir à la perfection esthétique et qu'aucun moyen ne saura jamais prétendre à un tel résultat.* Aussi bien, malgré certaines décolorations tout à fait satisfaisantes que nous avons obtenues dans les nævi superficiels par l'emploi seul du radium sans aboutir ni à la production de télangiectasies, ni à un aspect de tissu cicatriciel, notre expérience nous a conduits à être très circonspects dans le choix des cas à traiter et à rechercher les divers autres procédés opératoires qui viennent apporter leur appoint dans tels ou tels cas pour aboutir à des résultats meilleurs.

L'électrolyse, dans les formes étoilées et de petites dimensions, est fort utile. La neige carbonique ne nous a pas donné de résultats satisfaisants ; avec ce caustique, les places sont trop décolorées, trop blanchies, et la bigarrure est difficile à éviter ; aussi nous ne l'employons que, lorsqu'après le traitement par le radium, il ne reste que quelques points isolés.

La lampe de Kromayer, d'après l'expérience de M. de Nobele, a donné de beaux résultats; nous l'employons en ce moment soit isolément dans les cas qui nous paraissent défavorables au radium, soit en combinaison. Les rayons X nous paraissent jusqu'ici plus difficiles à employer que le radium dans ces formes planes d'angiomes superficiels. L'air chaud peut être considéré comme un moyen utile dans certains cas, malgré l'inconvénient qu'il a de produire de la douleur et des tissus de réfection d'aspect quelque peu cicatriciel, ce qu'il faut avant tout éviter.

Pour l'ensemble des autres variétés d'angiomes, il y a des distinctions à faire et trois divisions à reconnaître; elles concernent :

1° *Les angiomes des membres et du tronc*, pour lesquels la chirurgie, à défaut du radium, peut être utilement employée, la chirurgie ayant l'avantage de la rapidité, d'autant plus que dans ces régions s'il reste une cicatrice, celle-ci a moins d'importance ;

2° *Les petits angiomes érectiles de la face*. Ceux-ci sont très facilement réductibles, non seulement par le radium, mais par les rayons X, l'électrolyse, l'électrocautère, etc. ;

3° *Enfin les grands angiomes monstrueux; les angiomes situés en des régions difficilement accessibles, les tumeurs vasculaires profondément situées sous-cutanées et sous-muqueuses, tous angiomes qui étaient considérés comme incurables avant que le radium ne soit intervenu*, et qui ne sont encore, à l'heure actuelle, justiciables d'aucun des autres traitements.

Dans ce dernier groupe, les résultats obtenus avec le radium sont en tous points remarquables et créent à cet agent thérapeutique une place à part.

Récemment, lors d'une séance consacrée au traitement des angiomes à la Société française de radiologie, il fut annoncé à l'actif des rayons X des guérisons de date relativement récente et au nombre d'une quarantaine environ, d'angiomes érectiles de petites dimensions. Cette séance eut le mérite de rappeler, comme nous l'avions dit dans notre première édition, que le radium ne devait pas être considéré comme le traitement exclusif des angiomes.

Mais, si on compare les deux méthodes, on remarque que les conclusions qui légitiment l'emploi du radium se placent sur une base différente, *puisqu'elles ont trait, entre nos mains du moins, à plus de 700 cas dont le traitement s'est échelonné au cours des six dernières années*. Nous ne saurions trop répéter combien, en matière de nævus vasculaire, où le caractère esthétique des résultats joue le principal rôle, la consécration du nombre et du temps est nécessaire. L'apparition des télangiectasies qui peut se faire jusqu'à deux années après l'irradiation est une pierre d'achoppement qu'il ne faut jamais perdre de vue.

De plus, les résultats obtenus par le radium ne se sont point limités aux tumeurs érectiles de petites dimensions. Ils comportent toutes les formes d'angiomes, notamment les angiomes des muqueuses difficilement accessibles, des angiomes profonds sous-cutanés, des nævi vasculaires plans de grande étendue et profondément infiltrés, des formes angiomateuses de dimensions monstrueuses. Or, il n'existe à ce jour aucun autre moyen qui puisse tabler sur un champ d'observations aussi étendu. Les rayons X, sans nul doute, suivront la voie qui est ouverte et fort heureusement, car deux moyens valent mieux qu'un et peuvent trouver chacun des indications spéciales.

Il serait en effet contraire à tout esprit scientifique de limiter une thérapeutique à un seul et même agent, et, dans les divers domaines où nous avons employé le radium, nous avons toujours discuté et recherché avec soin l'utilité des autres moyens thérapeutiques, soit employés seuls, soit combinés. Quels que soient les résultats obtenus par une méthode, il y a toujours, d'une façon quelconque, un mieux à réaliser.

Telle est la direction générale que nous avons toujours enseignée et dans laquelle nous avons conduit nos recherches depuis six années. Nous tenions à le rappeler ici à propos de la séance précitée de la Société de radiothérapie, au cours de laquelle il ne fut fait mention ni de nos travaux précurseurs, ni de la longue série de nos résultats, et où on sembla attribuer aux radiumthérapeutes la prétention de posséder le seul moyen de traitement des angiomes.

Quoi qu'il en soit et quels que soient les progrès qu'accompliront les autres agents thérapeutiques, on ne pourra refuser au radium le mérite d'avoir montré la voie, et cet agent conservera toujours ces qualités précieuses : l'indolence du traitement et la commodité du manuel opératoire, — qualités si utiles en cette matière où il s'agit le plus souvent d'enfants en bas âge et turbulents — enfin le grand pouvoir de pénétration des rayons et la possibilité aux petits appareils d'aller porter la radio-activité en des régions éloignées, — qualités qui permettent le traitement des angiomes profondément situés, et difficilement accessibles.

IV. — NÆVI PIGMENTAIRES.

Nos premiers essais de radiumthérapie sur les nævi pigmentaires
(1905) ont tout d'abord été peu satisfaisants. Nous avons traité
« un grain de beauté » plan et de petites dimensions qui, après
disparition complète à la suite d'une réaction radiumthérapique assez vive, est réapparu quelques mois plus tard ; puis ce
fut un nævus pigmentaire lobulé, également de faibles dimensions,
qui s'atténua avec beaucoup de lenteur et ne se décolora que très
légèrement. Ces premières tentatives nous ont fait dire (1) tout
d'abord que le radium exerce une action peu efficace sur les nævi
pigmentaires ; mais l'insuccès pouvait être dû au manuel opératoire, et dans la suite, en employant en effet des doses plus élevées
sur des nævi de plus grandes dimensions, nous avons pu constater
que le radium était capable de rendre des services dans le traitement
de quelques-unes de ces malformations cutanées.

Nos observations nous ont conduits à reconnaître que les nævi
pigmentaires n'étaient pas terrain d'élection vis-à-vis du radium, car,
pour obtenir leur disparition, il est indispensable que les couches
pigmentaires soient désorganisées par réaction selon le mode inflammatoire.

Le Dr Abbe (de New-York), dont l'autorité est grande en matière
de radiumthérapie, estime que les nævi pigmentaires sont justiciables de « l'action spécifique » du radium et, à l'appui de cette
opinion, il cite l'observation d'un cas où le nævus fut remplacé par
des tissus analogues à de la peau normale ; mais on lit dans cette
observation qu'après les applications de radium il se produisit une
forte réaction avec phlyctène (*Sharp reaction with blistering*).

D'après notre interprétation des diverses réactions dues à l'influence des rayons (Voy. p. 96), nous pensons que le terme de « spécificité » n'est pas ici justement employé.

Mais, bien entendu, non-spécificité ne veut pas dire inefficacité.
La destruction est, en radiumthérapie, un moyen de guérir, et c'est
ainsi que le radium peut être appliqué aux nævi pigmentaires ;
seulement comme toute destruction, quand il s'agit de tissu à
texture cutanée, peut produire des cicatrices à télangiectasies et
qu'en matière de nævi pigmentaires l'esthétique des résultats doit

(1) *Annales de dermatologie,* oct. 1905.

PLANCHE XV.

Nævus pigmentaire (p. 301).

FIG. 1. — Le nævus était légèrement saillant et de surface chagrinée, de consistance pâteuse.

FIG. 2. — La surface est après le traitement unie et lisse ; elle s'est maintenue dans cet état depuis une année.

Tumeur pigmentaire (p. 299).

FIG. 3. — La tumeur est extrêmement saillante et mamelonnée.

FIG. 4. — Le nivellement obtenu s'est conservé depuis quatre ans. Il reste un peu de pigmentation par places et une décoloration trop marquée en d'autres.

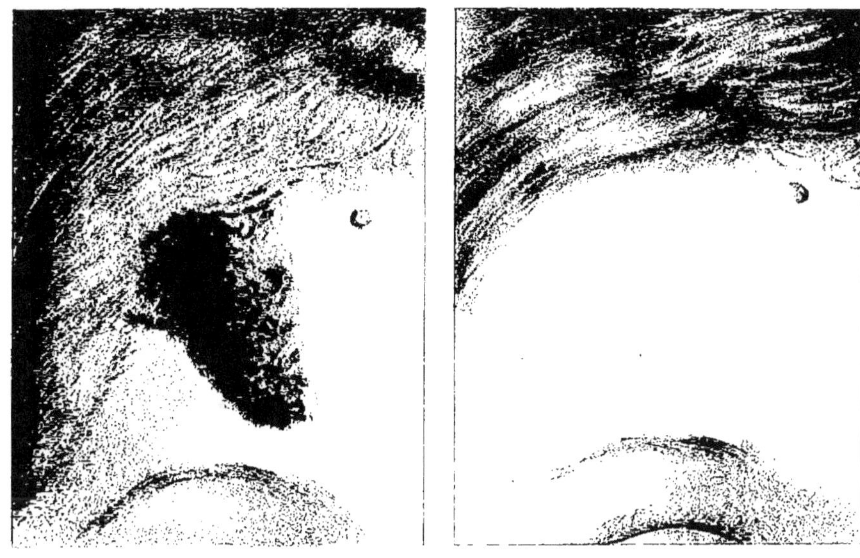

NŒVUS PIGMENTAIRE

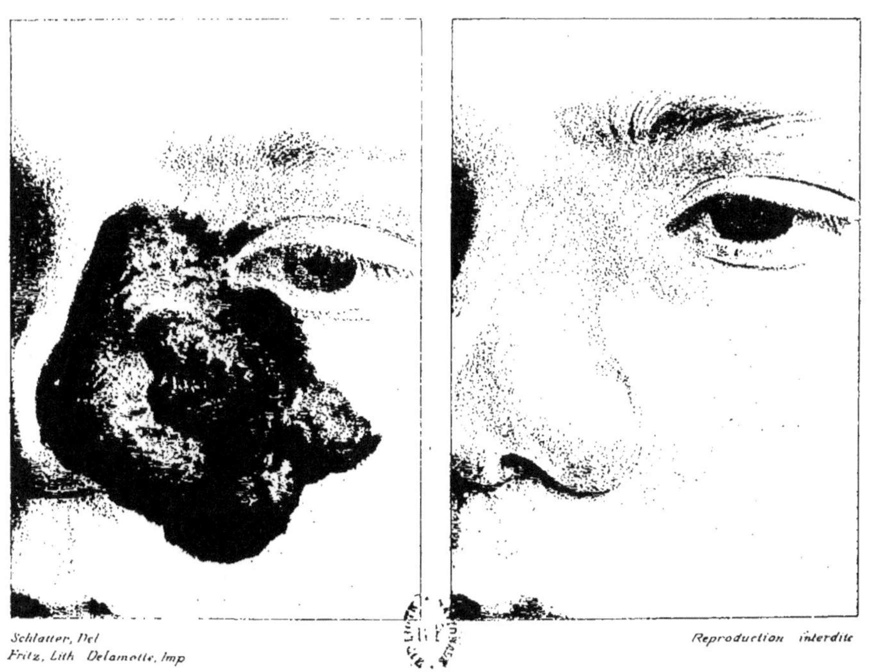

NŒVUS PIGMENTAIRE

être la principale préoccupation thérapeutique, il est clair que le radium ne peut et ne doit s'adresser qu'à certaines formes spéciales de ces nævi.

Les tumeurs saillantes pigmentaires, par exemple, seront tout à fait indiquées pour la radiumthérapie.

En effet, dans de tels cas, même si les résultats ne sont pas aussi satisfaisants qu'on le souhaiterait, le sujet retirera du traitement un bénéfice fort appréciable.

Tumeur pigmentaire. — La figure 3 de la planche XV reproduit une tumeur pigmentaire énorme et véritablement monstrueuse, développée sur une enfant de onze ans. Sa masse remplissait non seulement toute la concavité naso-génienne, mais surplombait encore le nez de 1 centimètre environ. De surface bosselée, de coloration brun jaunâtre, légèrement verdâtre en certains endroits, cette tumeur donnait au visage un aspect repoussant.

L'appareil n° 14 est appliqué pendant cinq heures réparties en trois jours sur chaque place. Il se produit une réaction ulcéreuse qui met deux mois à se cicatriser et diminue le volume de la tumeur de moitié.

L'appareil n° 3 est ensuite appliqué sept heures en trois jours ; la réaction est très forte, mais se termine assez vite. En attendant que les tissus de réparation aient pris une certaine stabilité, les divers points de la périphérie, incomplètement traités jusqu'alors, sont soumis eux aussi aux doses destructives.

Nous appliquons sur les lésions de la narine l'appareil n° 14 pendant quatre heures réparties en deux jours.

L'enfant revient nous voir trois mois après la fin de ce traitement. La tumeur a complètement disparu ; la narine gauche a repris à peu près son volume normal ; la surface est nivelée. La coloration qui reste est très légère, un peu café au lait ; il existe en deux points un tissu cicatriciel blanchâtre.

Le traitement date de plus de cinq ans et demi, et la pigmentation ne s'est pas reproduite. Les tissus sont parfaitement souples, et nulle part il n'y a de rétraction, pas plus du côté de la narine que du côté de la paupière inférieure. Il est facile de retrouver là les qualités spéciales des tissus de réfection consécutifs à la destruction radium-thérapique.

De tels résultats peuvent donc être considérés comme extrêmement favorables.

Nous avons eu à traiter plusieurs nævi pigmentaires qui formaient tumeurs, et chaque fois le bénéfice du traitement a été évident.

Lorsque ces masses næviques sont de consistance dure, fibromateuse, la guérison est plus facile et plus rapide.

Entre les deux variétés extrêmes de nævi, nævi plats, superficiels, peu colorés et nævi saillants très colorés, il existe une série de formes intermédiaires, parmi lesquelles il faudra savoir juger et choisir les cas justiciables de la radiumthérapie.

L'existence d'un développement pilaire plus ou moins accentué devra influer sur le choix.

Action dépilante. — Si le radium, en effet, parvient à niveler les saillies et à décolorer pour une part la pigmentation, il agit très sûrement aussi sur les glandes pilo-sébacées.

En sorte qu'un nævus pigmentaire superficiel et peu coloré, de ceux que nous abandonnerions volontiers s'il ne s'agissait que de combattre la pigmentation, doit être lui aussi traité s'il est le siège d'un développement pilaire marqué. C'est le cas de l'observation suivante :

Un bébé de deux ans et demi présente sur la région temporale droite un *nævus pigmentaire et pilaire superficiel et non saillant, de forme ronde, mesurant 4 centimètres de diamètre.* Sa teinte est claire, et il est couvert de *cheveux* fins de 5 à 6 centimètres de longueur.

L'appareil n° 1 est appliqué, enveloppé de 1 centième d'aluminium, pendant quatre jours, une heure par jour ; puis il est enveloppé de 1 millimètre de plomb, pendant deux jours, une heure chaque jour.

Le but a été d'abord d'agir surtout sur la pigmentation et ensuite, en utilisant les rayonnements surpénétrants, d'agir dans la profondeur des glandes pilo-sébacées. Le résultat a parfaitement répondu à notre attente. Les poils n'ont jamais reparu, et le cas remonte à douze mois ; la surface de réflection qui s'est produite après une réaction assez vive est lisse, brillante, un peu trop décolorée, est le siège de quelques télangiectasies.

Nævi pigmentaires et pilaires de consistance pâteuse à surface chagrinée. — On rencontre fréquemment des cas légèrement surélevés, de consistance un peu pâteuse, de surface chagrinée verruqueuse, assez colorée et recouverte de poils. Ces nævi sont parfaitement justiciables du radium, mais si on peut promettre leur nivellement et la destruction des poils, il faut être plus réservé en ce qui concerne la décoloration absolue et l'esthétique suffisante des tissus de réparation ; celles-ci peuvent être assurées dans une large mesure, mais souvent aussi après traitement la surface est trop claire, nacrée ou marbrée ; ou bien, après un certain temps, la pigmentation récidive.

Il est vrai que la récidive, dans la très grande majorité des cas, n'est qu'un simple retour d'une légère teinte café au lait ; aussi le bénéfice du traitement reste-t-il le plus souvent bien acquis, même en ce qui concerne la dépigmentation.

Il arrive que la décoloration soit complète, comme le montre le fait suivant :

Un enfant présente un nævus pigmentaire situé sur la moitié

droite du front (pl. XV, fig. 1 et 2). Ce nævus réunit les diverses conditions qui nous paraissent favorables à l'emploi du radium. Coloration assez foncée, dimensions suffisantes atteignant environ 6 à 8 centimètres carrés (les petits nævi sont plus difficiles à traiter) ; saillie de 3 à 4 millimètres, surface irrégulière, légèrement verruqueuse, léger duvet.

Après une réaction inflammatoire exulcérative, suffisamment accentuée, les tissus de réparation ont produit une surface unie, dépilée et de niveau avec la peau.

Cette surface, durant les premiers mois, est un peu trop claire, d'aspect trop cicatriciel ; mais peu à peu, avec le temps, les teintes se sont fondues, et maintenant, trois ans après le traitement, la surface de guérison s'est maintenue peu différente de la peau anormale.

Le traitement a consisté en trois applications sans écran de l'appareil n° 1 à une semaine d'intervalle : la première de trente minutes, les deux suivantes d'une heure et demie chacune.

Dans les faits suivants qui ont trait à des nævi tout à fait semblables, la pigmentation est revenue six mois après la fin du traitement, mais seulement en partie.

Une fillette de dix ans présente un nævus pigmentaire de la face externe de l'avant-bras droit au niveau de la partie moyenne. Ce nævus, de couleur marron foncé, est assez épais, saillant de 3 millimètres et de surface granuleuse. Il mesure environ 5 centimètres de largeur, 3 ou 4 de longueur ; il était autrefois recouvert de p ils. Un traitement pratiqué par les rayons X a amené la chute définitive de ces poils, mais la pigmentation, la consistance pâteuse, la saillie, l'aspect général du nævus n'ont été en aucune façon modifiés.

L'appareil n° 1 est appliqué par demi-heure tous les jours pendant dix jours. Une réaction inflammatoire assez vive s'ensuit, qui demande six semaines pour se réparer entièrement.

La fillette est revue six mois après ; les résultats sont les suivants : nivellement, surface lisse et unie, décoloration, souplesse normale des tissus et diminution de la superficie.

Malheureusement, cinq ou six mois après, nous apprenons que la pigmentation est réapparue. Une nouvelle série de deux heures d'applications est faite avec l'appareil n° 2. Voici les résultats actuels, huit mois après la fin de cette deuxième série.

La surface nævique n'a pas la teinte normale ; elle est légèrement café au lait et présente quelques petits éléments de télangiectasie. Les bords se sont rétractés et la superficie est diminuée, mais sans qu'il y ait la moindre bride, le plus petit plissement à la périphérie. Les tissus sont souples et ont perdu le caractère pâteux qu'ils avaient primitivement ; la surface est lisse. En somme, le bénéfice du traitement est évident, bien qu'incomplet.

La récidive, apparue six mois après le traitement, montre combien il faut être réservé avant de présenter aux sociétés, comme guéris, des nævi pigmentaires blanchis par le radium.

Comme le nævus dont nous venons de parler siégeait à l'avant-bras sur des tissus très souples et tout à fait lâches on aurait pu penser à l'exérèse chirurgicale ; c'eût été, à notre avis, une mauvaise ligne de conduite, car la surface à enlever était trop étendue, et la cicatrice post-opératoire aurait produit une rétraction d'esthétique inférieure à celle que nous avons obtenue.

Voici maintenant un cas de nævus pigmentaire de très grande étendue. Ce nævus s'étend en hauteur de la branche horizontale du maxillaire à la région temporale et mesure 10 centimètres de long ; en largeur, il commence à 1 centimètre en avant de l'oreille et va jusqu'à l'apophyse malaire, mesurant 7 centimètres à sa partie supérieure et diminuant un peu à sa partie inférieure.

Sa saillie dépasse environ de *2 millimètres le niveau de la peau* ; il est de consistance *très ferme*, recouvert de *poils très serrés et très durs* et présente une *teinte brun foncé*. L'appareil n° 1 est appliqué six heures sur autant de places qu'il en faut pour couvrir le nævus ; les petits points intercalaires sont traités par dix heures avec les appareils n⁰ˢ 7 et 8. La réaction se produit quinze jours après la première application, et c'est au bout de trois mois que le nævus est nivelé, dépilé et en partie décoloré. La peau est souple, alors qu'avant le traitement *elle avait la rudesse du cuir*.

La surface de réparation, sans être positivement cicatricielle, est lisse, brillante et légèrement pigmentée.

Nævi pigmentaires dits « grains de beauté ». — Nous avons dit que les formes dénommées « grains de beauté » nous avaient causé, au début de nos recherches, quelque déception et nous avaient conduits à des conclusions en partie inexactes sur les nævi pigmentaires.

Les circonstances nous avaient fait débuter par ces petits éléments ; or nous ne savions pas alors l'importance considérable que joue, dans la technique, *la notion de la surface utilisée d'un appareil.*

Même avec du radium pur, un appareil de petite surface a relativement une action faible, et celle-ci doit être compensée par la longue durée de l'application. A cette condition seule, on peut obtenir une destruction, mais, même alors, les grains plats superficiels dits taches de rousseur, récidivent souvent ; aussi le radium ne doit pas leur être appliqué.

Au contraire, pour les grains surélevés, épais, colorés et recouverts de poils, le traitement est très favorable ; car même s'il y a en partie récidive de la pigmentation, le nivellement et la dépilation sont des résultats appréciables.

Parfois il ne revient aucune pigmentation, comme dans les faits suivants :

Une malade présente un *nævus pigmentaire et pilaire* de la joue droite de la catégorie des gros grains de beauté.

Il est surélevé de 3 millimètres, de coloration noirâtre et parsemé de poils épais. L'appareil n° 8, qui le recouvre à peu près entièrement, est appliqué à nu onze heures au cours de dix-huit jours, par séances d'une heure.

Après une réaction inflammatoire assez longue à guérir (six semaines environ), les résultats ont été le nivellement, la dépigmentation, la dépilation, et ces résultats se sont maintenus depuis quatre ans.

Une dame de cinquante ans vient nous trouver pour un gros *grain de beauté pigmentaire* et pilaire mesurant 1 centimètre de diamètre et dépassant la peau de *5 à 6 millimètres*. Sa teinte est noirâtre et sa surface recouverte de nombreux poils.

L'appareil n° 7 est appliqué neuf heures en trois jours ; un mois après, nous constatons une grande diminution de volume ; la coloration a disparu ; seuls quelques poils résistent.

Trois mois après, nous appliquons l'appareil n° 7, pendant quatre heures, pour faire disparaître une légère surélévation qui subsiste encore et une légère teinte pigmentaire qui est réapparue.

Depuis ce dernier traitement, la lésion a totalement disparu.

Les doses destructives qu'il faut utiliser en ayant soin de ne pas les exagérer peuvent provenir d'un rayonnement soit de faible pénétration, soit de plus grande pénétration isolé par filtrage.

Dans le premier cas, par exemple, deux heures de l'appareil n° 1 appliqué à nu, si on utilise toute sa surface, suffiront pour une première série thérapeutique. Deux mois après, il faudra probablement faire une seconde série d'applications, mais d'une heure seulement.

Les nævi très épais et tapissés de gros poils nombreux seront mieux traités par des filtres de 1 dixième à 3 dixièmes de millimètre de plomb. On utilisera parfois avec avantage la combinaison de ces deux méthodes.

Lorsqu'on aura à traiter de petits éléments pigmentaires (grains de beauté saillants), il faudra tenir grand compte de la « notion de surface » et augmenter les durées d'application en proportion de la diminution de l'intensité radio-active ; un petit appareil devra être laissé à demeure un temps relativement long. Ici encore on le voit et nous le répétons à dessein, c'est aux filtres moyens de 1 dixième de millimètre que nous nous adressons ; depuis que les filtres métalliques sont entrés dans l'usage courant, nous avons fait nôtre cette pratique de l'emploi des filtres de 1 dixième de millimètre de plomb, en les utilisant dès les premières heures et en enseignant leur emploi dans notre service pour les lésions cutanées qui ont besoin d'être irradiées à une certaine profondeur.

La radiumthérapie appliquée aux nævi pigmentaires a un rôle restreint, limité à la dépilation, au nivellement des saillies, à la décoloration plus ou moins accentuée. Toutefois ces résultats semblent la placer au premier rang par comparaison avec ceux obtenus par les autres moyens de traitement, qui sont d'ailleurs fort peu satisfaisants. Elle rend service là où nous étions, sauf pour la dépilation et l'extirpation chirurgicale des petits nævi hypertrophiés, pour ainsi dire désarmés.

Nous possédons l'observation de plusieurs cas où l'emploi des rayons X entre les mains les plus autorisées n'avait abouti qu'à la dépilation, tandis que l'amélioration a été plus accentuée avec le radium.

Un enfant de quatre ans nous est adressé par le Dr Brocq. Il avait été traité par les rayons X (vingt-trois séances), dans les meilleures conditions possibles, pour un nævus pigmentaire et pilaire de la joue gauche. Ce nævus couvrait un espace d'environ 16 centimètres carrés et présentait deux parties distinctes : une centrale, saillante de 5 à 6 millimètres, et très colorée ; une périphérique, superficielle, peu colorée, de niveau avec la peau voisine. Le résultat du traitement fut la dépilation, mais la saillie et la pigmentation ne s'étaient pas modifiées. La radiumthérapie est alors appliquée.

La totalité du nævus est traitée par l'appareil n° 1 pendant deux heures fractionnées en parties égales au cours de six jours. Au centre, sur la partie épaisse saillante, nous appliquons par surcroît l'appareil n° 8 pendant trois heures.

La réaction qui suivit fut assez vive, surtout au centre, où la réparation ne fut complète qu'au bout de deux mois.

L'enfant est revu six mois après ; la tumeur du centre a disparu et le nivellement est parfait, de plus la décoloration est presque complète. Il s'est développé une surface rouge angiomateuse sur un des points de bordure de la partie centrale. Ce point rouge disparaît par l'application de l'appareil n° 7, pendant trois heures, une heure par jour.

Une année après, l'enfant nous est ramené ; la pigmentation est revenue en partie, car la surface, au centre, présente une légère teinte brunâtre ; mais le nivellement s'est parfaitement maintenu. Malgré ce léger retour, le bénéfice retiré de l'emploi du radium a été, dans ce cas, appréciable.

En résumé, le radium convient donc spécialement : *aux formes pilaires, aux formes très colorées, épaisses, à surface chagrinée et aux tumeurs pigmentaires.*

Les nævi plans, peu colorés, apilaires, les nævi de grande étendue ou formés d'éléments disséminés, les nævi de très petite étendue, ne bénéficient pas de l'action du radium.

On ne doit se prononcer sur la valeur d'un résultat qu'une année au moins après la fin des irradiations. Une place blanchie qui semble tout d'abord permettre la présentation du malade à une société médicale, comme exemple d'un beau résultat, peut fort bien, une année après être profondément altérée.

V. — TUBERCULOSE CUTANÉE, MUQUEUSE, OSSEUSE, GANGLIONNAIRE ET ARTICULAIRE.

Dès les premiers essais de thérapeutique par le radium on songea au lupus. Il était tout indiqué de rechercher ce que pourraient obtenir les radiations nouvelles sur des lésions aussi ingrates à traiter, et bientôt MM. Danlos, Blandamour, Follard, Davidson, Shober annoncèrent des résultats favorables.

Nos premières recherches, elles aussi, ont abouti à des conclusions positives; des ulcérations lupiques, des lupus exubérants s'étaient, après irradiations successives, favorablement cicatrisés. Mais avec le temps les échecs sont venus, les récidives se sont multipliées, aussi avons-nous appris en matière de lupus à être plus circonspects dans nos conclusions.

Il existe vis-à-vis du radium de grandes différences de résistance d'une forme de tuberculose à une autre et même d'un cas à un autre.

Au cours de ces six dernières années, nous avons soumis à l'irradiation environ 200 malades ; il nous sera donc permis de baser notre opinion sur un temps d'observation suffisamment long et sur un assez grand nombre de cas, embrassant au total la plupart des diverses variétés de tuberculose locale.

Il est tout d'abord un premier point important à solutionner : *ces tissus pathologiques sont-ils ou non justiciables du mode de réaction dit électif?*

Les uns le sont en effet, tandis que d'autres ont besoin, pour régresser et disparaître, d'être traités selon le mode de réaction inflammatoire.

Voici une expérience qui démontre que ces tissus n'ont pas tous, vis-à-vis du radium, une réceptivité semblable. Sur une plaque de lupus vulgaire au-dessous de laquelle est une masse ganglionnaire, nous appliquons l'appareil n° 1 recouvert de 2 millimètres de plomb et laissons durer le contact soixante heures, dose inférieure à celle qui serait susceptible de produire de l'irritation de surface. Les ganglions peu à peu diminuent de volume, tandis que le lupus reste indifférent. Six semaines après, une nouvelle tentative est faite avec les mêmes résultats. La masse ganglionnaire a disparu entièrement, le lupus a résisté ; peut-être présente-t-il simplement moins de rougeur, moins de congestion inflammatoire qu'avant le traitement.

A cette expérience on pouvait objecter que les rayons utilisés étaient trop pénétrants et qu'ils avaient pu traverser la plaque lupique superficielle sans l'intéresser suffisamment; aussi y avait-il lieu de la reprendre sous une autre forme en employant des rayons de moindre pénétration.

Nous avons alors appliqué le même appareil n° 1 recouvert de 1 dixième de millimètre de plomb, pendant deux heures seulement, *de façon à ne produire aucune irritation de la surface*; après huit jours, la même application fut renouvelée.

Il se produisit après cinq semaines de repos une légère décongestion de l'ensemble de la plaque, mais les nodules lupiques qui la composaient étaient peu modifiés; en déprimant la plaque avec une lame de verre, on les retrouvait aisément. Le traitement fut continué sans aboutir à un meilleur résultat.

Nous avons ainsi passé en revue diverses variétés de lésions tuberculeuses en les irradiant avec des doses limites au-dessus desquelles il se serait produit de l'irritation, et nous avons abouti aux conclusions suivantes :

Les ganglions tuberculeux sont en général assez bon terrain électif vis-à-vis du radium. On obtient leur régression avec une rapidité parfois surprenante (Voy. p. 315), surtout lorsqu'on a affaire à ces congestions sous-maxillaires et cervicales qui se développent en poussées subaiguës.

Les petits ganglions isolés, durs, ceux de la polyadénopathie infantile sont eux aussi relativement sensibles, mais ils le sont beaucoup moins.

Les congestions qui accompagnent certaines infiltrations tuberculeuses sont de même assez sensibles à l'irradiation.

Le lupus érythémateux est plus ou moins résistant selon sa variété; le lupus aberrant, superficiel, l'est moins que le lupus érythémateux fixe, à développement lent.

Le lupus *exedens*, ulcéreux, en raison de la congestion qui l'accompagne souvent, semble parfois quelque peu sensible; mais en réalité le nodule lupique infiltré dans les tissus ulcérés est particulièrement résistant.

Ces données sont fort utiles à connaître, car elles permettent de régler le choix des techniques, et, selon le plus ou moins de réceptivité des tissus, il faudra agir avec des doses plus ou moins fortes, les unes plus ou moins destructives, les autres purement électives.

D'autre part, selon que la lésion sera tout à fait superficielle ou infiltrée dans le derme, il conviendra, pour produire ces diverses réactions, destructives ou électives, d'avoir recours à des rayonnements composés en majorité soit de rayons de faible pénétration, soit de rayons de plus grande pénétration.

C'est ainsi que, pour une infiltration diffuse avec congestion périnodulaire, un engorgement ganglionnaire, la régression sera obtenue par des doses électives.

C'est ainsi que pour un lupus des muqueuses, pour un lupus érythémateux, lésions très superficielles, il faudra agir avec les rayons de moindre pénétration et ne déterminer qu'une irritation désorganisatrice légère. Le lupus érythémateux fixe devra être détruit plus complètement.

Pour une plaque de lupus vulgaire et pour des nodules lupiques isolés, étant donné leur résistance et la profondeur à laquelle ces éléments sont implantés, il faudra non seulement recourir à un certain degré de destruction, mais déterminer cette destruction à l'aide de rayonnements filtrés à travers des écrans de 1 dixième à 3 dixièmes de millimètre de plomb.

L'ensemble de cette pratique relève de la classification que nous avons adoptée des filtres en trois catégories et de ce que nous avons toujours enseigné dans notre service depuis l'emploi des filtres métalliques, à savoir que, pour les tissus cutanés superficiels, il vaut mieux se servir des appareils à nu ou recouverts de filtres légers, tandis que, pour les tissus cutanés plus profondément infiltrés, ce sont les filtres moyens qui conviennent. Quelques auteurs ont tendance à considérer l'emploi de ces filtres moyens en dermatologie comme une méthode spéciale; nous pensons qu'il s'agit simplement de l'application à des cas particuliers des règles générales que nous avons posées.

Tels sont les principes qui ont réglé notre pratique courante dans l'application du radium aux maladies de la peau. Le traitement du lupus n'échappe pas à ces règles.

Au cours des chapitres suivants, qui s'occuperont de dermatologie, nous ne reviendrons pas sur ces questions de technique ; elles les intéressent et les concernent au même degré que la tuberculose cutanée.

Nous allons passer en revue les diverses variétés de tuberculose locale que nous avons soumises à l'influence du radium.

Nodules lupiques intradermiques disséminés. — L'emploi du radium n'est ici ni pratique ni efficace. Dans les cas où, pour faire l'étude de ce traitement, nous avons cherché à obtenir un résultat sur un nodule isolé, il a fallu employer des appareils très puissants (sel pur) en raison de la petitesse de la surface à traiter, interposer un écran de 1 dixième de millimètre de plomb et laisser le contact cent heures pour aboutir à une destruction suffisante, et il est arrivé que, même après une cicatrisation d'apparence parfaite, le nodule a réapparu. Il n'est pas douteux que le meilleur traitement et le plus simple soit la destruction des nodules à l'électrocautère.

Nodules lupiques conglomérés en plaque sèche, non ulcérée ni bourgeonnante. — Pour ces plaques lupiques, le plus souvent légèrement saillantes, on peut utiliser le traitement que nous venons d'indiquer, mais avec une durée d'application d'autant moins longue qu'une plus grande surface d'appareil sera utilisée. La cicatrice doit être surveillée avec soin, car les nodules de récidive réapparaissent le plus souvent ; ils doivent être, au fur et à mesure, détruits par l'électrocautère.

Il est plus rapide de racler énergiquement toute la partie molle de ces plaques et d'agir ensuite avec le radium. Les cicatrices obtenues par la finsenthérapie sont plus esthétiques, mais cette méthode astreint les malades à un traitement d'une très longue durée.

Ulcérations lupiques. — Le traitement qui consiste à employer des doses inflammatoires est celui qui convient le mieux. Mais il y a des exceptions dont voici un exemple.

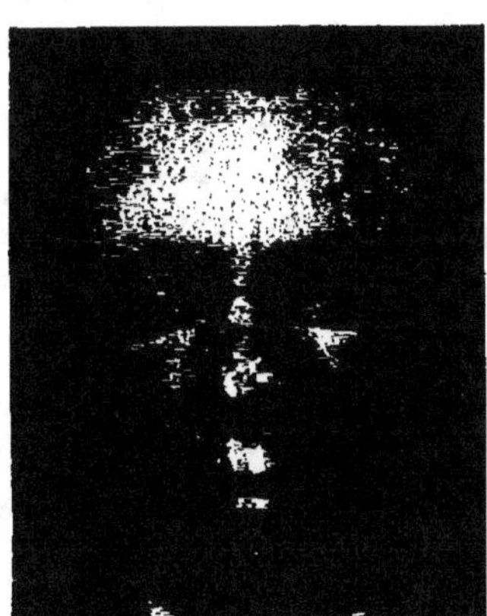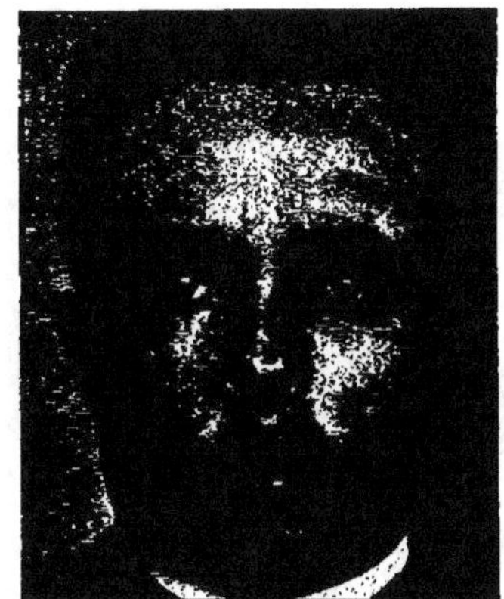

Fig. 125 et 126. — Lupus tuberculeux.

Un jeune homme âgé de vingt-six ans était atteint d'un lupus tuberculeux ayant envahi presque toute la face, surtout les joues et le nez. Ce lupus datait de onze ans et avait été traité à plusieurs reprises, sans résultat bien appréciable, par des curettages et des pointes de feu.

Le malade présentait, lorsqu'il vint nous consulter, une série d'ulcérations tuberculeuses, de gros tubercules ulcéro-croûteux agglomérés et de petits lupomes enchâssés dans des surfaces cicatricielles. Les tissus étaient dans leur ensemble très fortement congestionnés.

La plupart des lésions, notamment celles des joues et du nez, furent traitées par notre appareil n° 1 appliqué sans écran deux heures sur chaque place. Une réaction très vive en fut la conséquence, et sur le nez l'inflammation fut longue à s'atténuer.

Quelques mois après, les lésions étaient remplacées par des cicatrices de bonne apparence, lisses, non déprimées et très satisfaisantes. Cependant il restait quelques éléments en activité au niveau de la racine du nez, de l'angle interne des deux yeux, de la région malaire gauche et de l'aile gauche du nez, pour lesquels des doses semblables furent employées avec des appareils de dimensions appropriées aux régions.

Le malade, plusieurs mois après, était en excellent état, mais quelques nodules lupiques étaient réapparus en pleine cicatrice; ils furent alors détruits à l'électrocautère, puis traités au radium.

Aujourd'hui, quatre années après le traitement, l'état local s'est maintenu en parfait état. Le malade a engraissé et a repris bonne mine (Voy. fig. 125 et 126).

Lupus bourgeonnant. — Une jeune femme de vingt-cinq ans, malade du Dr Lacapère, présente à l'extrémité du nez un énorme

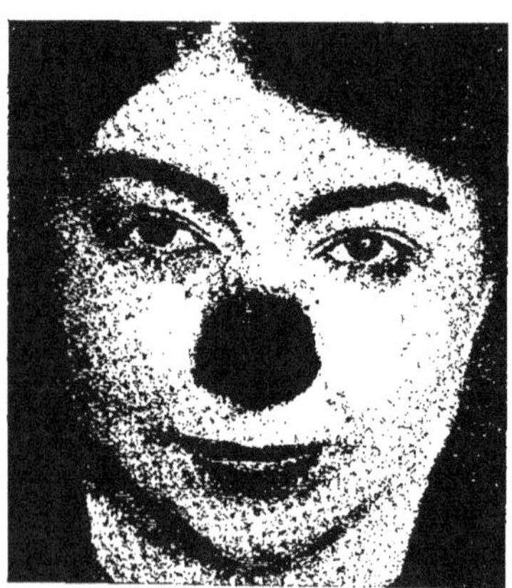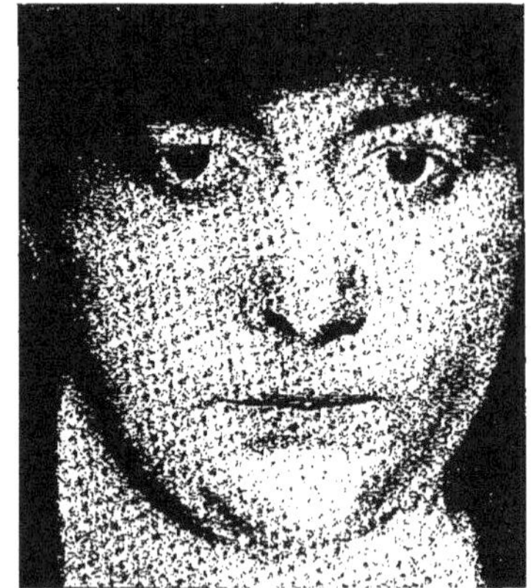

Fig. 127 et 128. — Lupus exubérant du lobule du nez cicatrisé par le radium. Les nodules de récidive sont poursuivis à l'électrocautère. Malade traité en collaboration avec M. Lacapère.

bourgeon qui en dépasse de 1 centimètre la ligne normale et recouvre vers sa base les ailes et la moitié inférieure du nez (fig. 127).

Quelques nodules lupiques, sont disséminés dans la peau environnante.

Nous employons l'appareil n° 6 sans filtre d'abord, et nous l'appliquons en quatre places différentes pendant trois heures. Il se produit une destruction assez rapide des parties les plus exubérantes; après un mois, lorsque l'inflammation est atténuée, de nouvelles applications sont faites avec le même appareil, mais recouvert de 1 dixième de millimètre de plomb et laissé sur chaque place quatre heures.

A la fin de la deuxième période de repos, le nez avait repris sa forme à peu près normale ; il ne restait qu'une rougeur diffuse.

Une troisième série semblable détermine une violente irritation, qui aboutit, après deux mois, à une cicatrisation complète.

Quelques nodules de récidive apparaissent dans la cicatrice ; ils sont détruits au fur et à mesure à l'électrocautère. Actuellement, depuis six mois, les poussées de nodules de nouvelle formation paraissent arrêtées, et, comme le montre la figure 128, le résultat est au total très remarquable.

Le nez a repris à peu près sa forme ; à son extrémité, il est un peu plus blanc et plus lisse qu'à l'état normal.

Lupus verruqueux. — Pour cette forme de lupus, il faut employer les mêmes procédés que ceux que nous venons de décrire pour le lupus bourgeonnant, mais en agissant plus fortement et en augmentant les durées d'une heure au moins.

Ici encore, une fois la cicatrice obtenue, les nodules lupiques qui réapparaissent doivent être pourchassés, détruits à l'électrocautère.

Il va sans dire que, pour le lupus verruqueux, comme pour le lupus bourgeonnant, le curettage, suivi immédiatement de l'application du radium, raccourcira la durée du traitement.

Lupus érythémateux fixe. — Dans cette forme de tuberculose si tenace, contre laquelle nous ne possédons guère de moyen nettement efficace, le radium nous a donné un certain nombre de résultats très satisfaisants. Ceux-ci ne peuvent être obtenus qu'à condition d'avoir recours à des doses relativement assez fortes (par exemple six heures de l'appareil n° 1 avec 1 dixième de millimètre de plomb), et surtout de dépasser très largement les bords. C'est là une nécessité sur laquelle nous ne saurions trop insister.

En effet, les récidives ou les poussées nouvelles se sont toujours faites à la périphérie des cicatrices de l'aire traitée. Il est bon d'avertir le malade de ces complications, dont le début se manifeste par un léger prurit, et qui doivent être traitées le plus tôt possible.

En général, nous détruisons à l'aide de l'électrocautère, pour les traiter ensuite au radium, les points qui semblent menacés d'une récidive lorsqu'ils sont de petites dimensions.

L'emploi des doses fortes est un inconvénient, parce que celles-ci laissent après la réaction inflammatoire des cicatrices assez belles d'abord, mais qui plus tard risquent de perdre leurs qualités en se couvrant de quelques télangiectasies et aussi parce que ces cicatrices sont parfois trop blanches, lisses et brillantes et ne satisfont pas toujours les malades, qui, ignorant la gravité de leur lésion, ne considèrent que l'esthétique.

Quoi qu'il en soit, les résultats sont souvent très favorables.

Une malade, âgée de trente-quatre ans, nous est adressée par le Dr de Beurmann pour un lupus érythémateux du nez et des oreilles datant de sept ans et ayant succédé à des engelures. Les scarifications et d'autres traitements n'avaient donné aucun résultat.

Nous appliquons sur chaque place l'appareil n° 6 pendant deux heures, et un mois après, durant le même temps, l'appareil n° 15. Après la réaction inflammatoire, le lupus érythémateux a fait place à une surface cicatricielle de guérison.

Une autre malade, âgée de vingt-deux ans, est atteinte d'un lupus érythémateux fixe de la moitié externe du sourcil gauche. A la périphérie de la cicatrice obtenue par le radium surviennent quelques points de récidive. Ils sont détruits à l'électrocautère, puis soumis au radium, et depuis la cicatrice a conservé sa stabilité.

Une jeune fille a plusieurs placards de lupus érythémateux fixe des joues et du nez ; elle a été traitée par le radium du 2 au 14 novembre 1906 par une méthode différente de chaque côté du visage. Sur la joue gauche et sur le nez, nous avons appliqué pendant dix heures l'appareil n° 4 ; sur la joue droite, nous avons employé les *injections intradermiques d'eau radifère*. Le nombre d'injections a été de dix; la solution contenait 1 milligramme de bromure de radium pur pour 1 litre d'eau : chaque centimètre cube contenait donc un millionième de radium pur. La quantité injectée était chaque fois de VIII à X gouttes.

Voici les résultats que nous avons obtenus :

A gauche, il y a eu une réaction très vive avec destruction des tissus, puis évolution du processus de réparation. Le 16 janvier, la cicatrice était très belle, mais le 22 juin une récidive survenait à la périphérie des lésions. Sur la joue droite, il n'y a pas eu de réaction visible, mais une atténuation, puis une disparition de l'érythème des plaques lupiques, qui fut remplacé par une teinte blanchâtre cicatricielle. Le 22 juin, lorsque nous avons revu la malade, la guérison s'était bien maintenue à droite, tandis qu'à gauche il y avait récidive.

Cette apparente supériorité des injections n'a pas été jusqu'ici confirmée par d'autres résultats analogues.

Lupus des muqueuses. — Le traitement du lupus des muqueuses par le radium mérite d'être pris en sérieuse considération.

Les muqueuses, surtout les conjonctives, sont difficilement accessibles aux moyens de traitement habituels.

Les appareils à radium, au contraire, et c'est là qu'ils trouvent un de leurs principaux avantages, peuvent s'adapter aux diverses formes des parties malades ; de plus, le radium agit ici favorablement par ses propriétés décongestives. Aussi, dans plusieurs cas de lupus tuberculeux de la conjonctive, nous avons pu, grâce à ce double avantage matériel et biologique, obtenir des résultats satisfaisants, et cela même parfois malgré l'emploi de doses assez faibles. D'ailleurs il importe de faire des applications de courte durée, car les muqueuses ne doivent pas être trop irritées, et la région, du reste, ne tolérerait pas d'applications prolongées. Ce sont des appareils de forme plate, comme le n° 13 de notre tableau, contenant du radium pur, qui conviennent pour les conjonctives ;

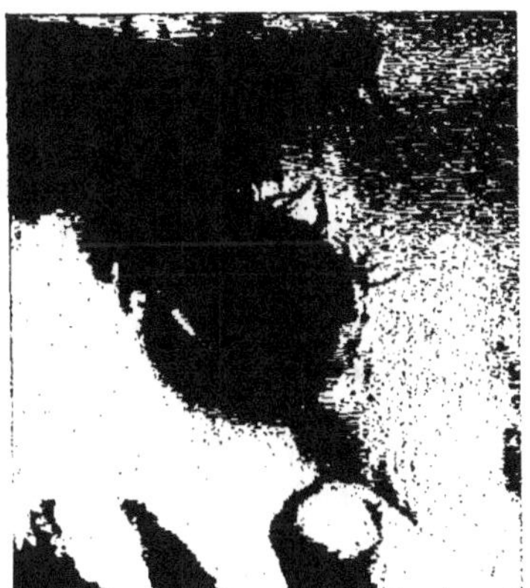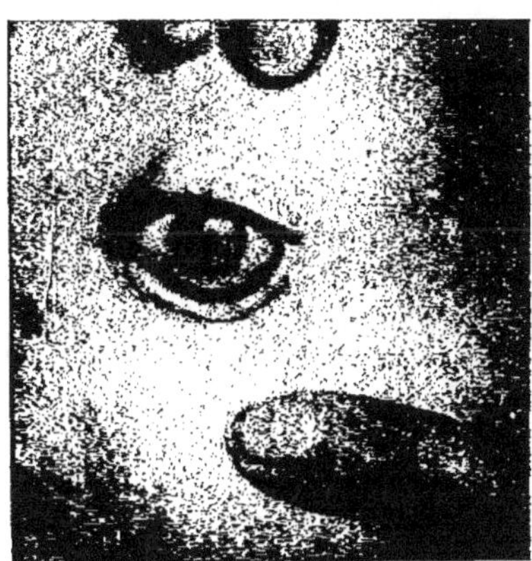

Fig. 129 et 130. — Lupus tuberculeux de la conjonctive guéri par le radium.
Pas de récidives depuis deux ans.

les applications devront être courtes et fréquemment répétées (Voy. fig. 129 et 130).

Chez un de nos malades, âgé de dix-huit ans, traité dans le service du Dr de Beurmann pour un lupus des conjonctives palpébrales supérieure et inférieure, une demi-heure d'application au total a suffi pour amener la guérison. L'appareil n° 13, pendant trois jours de suite, a été appliqué recouvert de caoutchouc dix minutes, sur trois places de la paupière supérieure et sur deux places de la paupière inférieure.

Il s'est produit consécutivement une légère inflammation de la conjonctive, puis ensuite une sédation très marquée et une grande amélioration du gonflement palpébral, qui existait avant.

Trois semaines après, nous avons fait une deuxième série d'applications semblable à la première ; la guérison obtenue alors se maintient depuis trois ans.

La malade qui est représentée sur la planche XX avait à la fois une cicatrice d'écrouelle que le radium est parvenu à niveler et un lupus érythémateux de la paupière inférieure, avec inflammation chronique de la conjonctive. Ce lupus fut traité avec le même appareil et pendant le même temps que pour l'observation précédente. La guérison de la conjonctive, facilement obtenue, se maintient depuis trois ans et demi.

Nous possédons aussi plusieurs cas de guérison de lupus de la muqueuse buccale et du pharynx.

Ces observations ont été corroborées par d'autres en nombre suffisant pour nous permettre d'avancer que le radium paraît être supérieur dans le traitement des muqueuses aux autres agents thérapeutiques.

Infiltration ganglionnaire et scrofulodermie. — Les ganglions sous-cutanés isolés, ou mieux agglomérés, pourront être traités par les rayonnements surpénétrants, issus de sources radioactives très puissantes. Un appareil donnant, par exemple, à travers un écran de 2 millimètres de plomb, un rayonnement surpénétrant de 4 000 à 5 000 pourra décongestionner dans une certaine mesure les ganglions engorgés sans irriter la surface si le temps de pose n'a pas été trop prolongé. Parfois la régression se fait d'une façon très rapide.

Si les masses ganglionnaires intéressent le derme, sont ulcérées (écrouelles ulcérées), s'il s'agit d'ulcérations torpides à bordure périphérique décollée, isolées ou agglomérées, les unes et les autres reliées par des ponts d'épiderme et présentant des fistules et des clapiers, il faut d'abord nettoyer les surfaces. On ouvrira les abcès pour les vider et les curetter ; il faudra exciser les bords décollés et les ponts d'épiderme, ouvrir les trajets, en un mot pratiquer une large mise à nu. Puis, sur la surface, on fera des applications de radium suivant les techniques décrites pour le lupus vulgaire ulcéré. *On introduira les tubes dans les fistules.*

Si les tissus sont profondément infiltrés et ulcérés, on pourra d'abord employer les rayonnements globaux de haute intensité au moyen d'appareils sans écran dans un but de destruction ; puis on aura recours aux rayonnements surpénétrants pour décongestionner les inflammations en profondeur.

D'autres séries d'applications devront être faites à intervalles éloignés, selon l'importance des lésions et les résultats obtenus.

La scrofulodermie donne fréquemment lieu, par son évolution propre, à des cicatrices chéloïdiennes et à des brides fibro-scléreuses saillantes ; or c'est là un nouvel avantage qu'offre le radium, nous en avons longuement parlé en un chapitre spécial, de pouvoir niveler et assouplir en partie ces irrégularités de surface, et c'est tout en agissant sur les tissus tuberculeux que les rayons produisent ce dernier résultat.

Nous avons traité, au mois de mai 1905, un malade âgé de vingt-cinq ans, qui présentait une adénopathie cervicale bilatérale avec éléments suppurés. Ce malade avait en outre un lupus nodulaire assez étendu du pied gauche et une infiltration tuberculeuse à centre ulcéré au-dessous du genou.

La plaque lupique du pied couvre toute la face supérieure du gros orteil et s'étend sur la partie antérieure et interne du métatarse. Cette surface rouge et croûteuse présente des régions ulcérées, des décollements avec ponts, des nodules saillants, des éléments lupiques brunâtres.

Avec les appareils n°s 2 et 3 (p. 5), des applications de trente minutes, avec interposition d'une épaisseur d'ouate de 1 centimètre, sont faites trois fois par semaine. Chaque place est traitée en tout environ trois heures. Après réaction croûteuse et cicatrisation partielle, de nouvelles applications sont faites, et la cicatrice semble définitive après huit mois environ.

La plaque d'infiltration tuberculeuse du genou a les dimensions d'une pièce de 5 francs ; de coloration violacée et de consistance pâteuse et épaisse, cette plaque présente au centre, sur une surface de 2 centimètres carrés environ, une ulcération sanieuse et croûteuse assez profonde ; autour de cette ulcération, il n'y a pas de solution de continuité.

L'appareil n° 2 (p. 5) est appliqué cinq heures par demi-heure, de deux en deux jours, sur la partie ulcérée, après interposition d'un matelas d'ouate. Cette dose amène une réaction inflammatoire violente, d'où résulte à un moment une ulcération nouvelle surajoutée plus profonde et plus large.

Le traitement des parties périphériques non ulcérées devait être entrepris après cicatrisation du centre. Mais à notre surprise (il s'agissait alors de nos premiers essais), il se produisit, en même temps que la réparation du centre, une régression très nette à la périphérie, si bien que l'ensemble de la plaque, parties directement intéressées et parties périphériques, se trouva entièrement transformé en un tissu cicatriciel qui depuis n'a pas été le siège de récidive.

Ce résultat montre que les rayons peuvent agir par diffusion périphérique et que, dans certains cas, ils obtiennent une certaine régression des infiltrations tuberculeuses sans déterminer de destruction cliniquement visible.

Nous représentons, figures 131 et 132, un cas d'infiltration tuberculeuse du lobule de l'oreille qui a presque entièrement régressé sans inflammation surajoutée.

Dans un cas de tuberculides des avant-bras qui nous fut adressé par le Dr Lacapère (Voy. fig. 133 et 134), nous avons obtenu un résultat qui semble durable.

Caries osseuses et arthropathies tuberculeuses. — Nous avons obtenu dans ces formes de tuberculose des résultats qui nous ont permis de conclure à l'utilité du radium dans certains cas.

En profitant des fistules qui les accompagnent, nous avons pu introduire assez profondément des tubes, voire même jusqu'à la carie. En appliquant simultanément des appareils plats à la surface nous avons agi en « feu croisé », surtout pour les régions articulaires

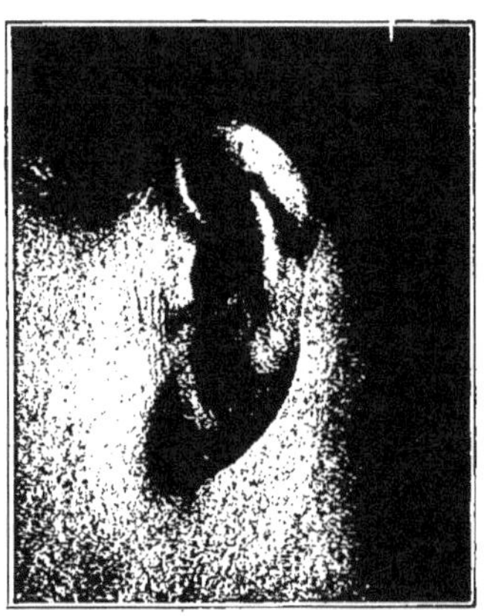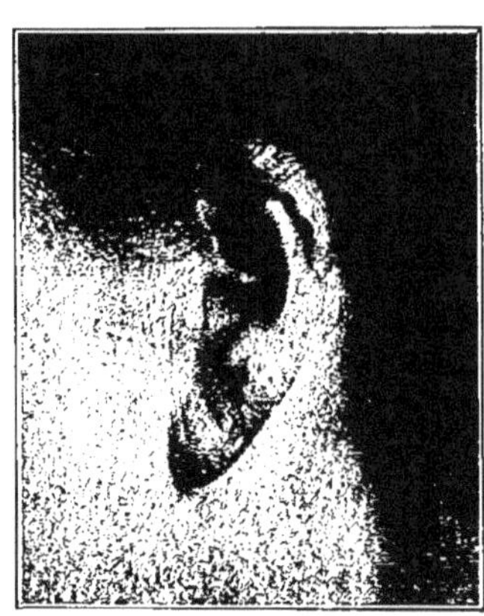

Fig. 131 et 132. — Infiltration tuberculeuse du lobule de l'oreille (p. 315).

(tumeurs blanches) et avons obtenu des effets de sédation, de décongestion très nets.

Il est bien certain que dans ces formes le radium n'intervient que comme adjuvant des moyens communément employés.

En définitive, nous pensons que le radium peut rendre des services, *à des degrés divers, dans toutes les formes de la tuberculose chirurgicale, mais qu'il mérite une place à part dans le traitement des bourgeons, des ulcérations tuberculeuses, du lupus des conjonctives, du lupus érythémateux fixe, de la tuberculose verruqueuse, de certaines infiltrations, des cicatrices vicieuses saillantes consécutives aux écrouelles et surtout des congestions ganglionnaires.*

Quant à la valeur définitive des résultats obtenus, le temps seul peut en être juge; de toutes façons, ces résultats sont inférieurs à ceux que nous avons indiqués pour les cancers superficiels, les chéloïdes et les angiomes érectiles.

Il ne faut pas se contenter de présenter aux sociétés un ou plusieurs cas guéris depuis un à trois mois. Ces communications ne peuvent compter que comme de simples faits d'observation en attente. C'est sur une série de cas en nombre suffisant et maintenus guéris depuis un an et plus qu'il faut se permettre de conclure. Ce faisant, on sera amené à formuler des réserves; les récidives sont en effet, nous le répétons, très fréquentes lorsqu'on considère un ensemble de faits et non des cas particuliers.

Mais, étant donnés les échecs nombreux qui accompagnent trop souvent les méthodes employées jusqu'à présent et le caractère particulièrement rebelle, voire incurable, de certaines formes cliniques du lupus, les résultats tels que nous les avons d'ores et déjà obtenus, malgré les réserves indiquées, placent certainement le radium parmi les agents thérapeutiques les plus précieux.

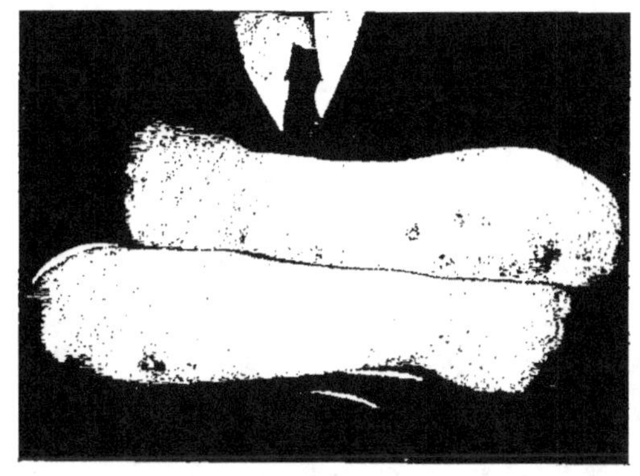

Fig. 133. — Tuberculides (p. 315).

Il est prématuré de chercher à établir dès maintenant quelque comparaison entre la radiumthérapie et les diverses thérapeutiques préconisées. Soit que l'on s'adresse à la petite chirurgie dermatologique, ou aux plus grandes interventions chirurgicales sous le chloro-

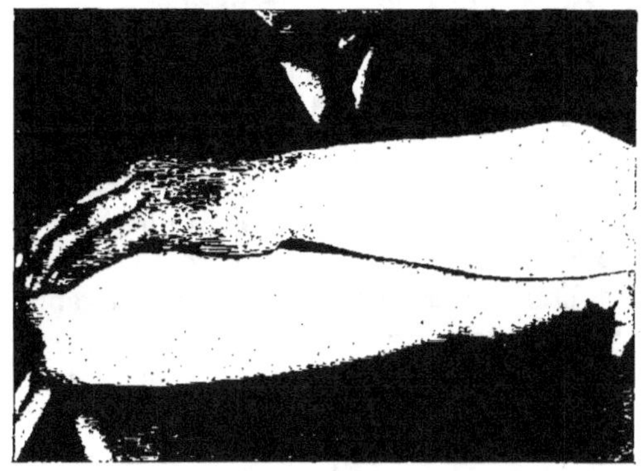

Fig. 134. — État de guérison qui se maintient depuis un an.

forme, soit qu'on emploie les caustiques, les rayons X, la méthode de Finsen, etc., on rencontre, selon les cas, des avantages et des inconvénients.

La plupart de ces méthodes sont du reste dans une période d'évolution et de développement ; elles n'ont pas atteint leur maturité. Quoi qu'il en soit, il apparaît que quelques-unes d'entre elles conviennent à certaines formes de la tuberculose cutanée et que la combinaison des méthodes, comme nous l'avons pratiquée, est, dans bien des cas, la meilleure ligne de conduite.

VI. — ACTION ANALGÉSIQUE DU RADIUM.
PRURITS, NÉVRODERMITES, ECZÉMAS.

Nous aborderons dans cette partie de notre travail la radiumthérapie de quelques affections inflammatoires de la peau plus ou moins étendues et prurigineuses, sujet qui avant nos recherches avait été peu étudié.

Le radium était en effet considéré comme ne pouvant servir qu'à des lésions de fort petite étendue ; aussi n'avait-on guère eu l'idée de l'employer pour le traitement des grandes dermatoses. Quelques petits placards isolés de psoriasis et d'eczéma avaient bien régressé sous son action, mais il y avait loin de là à penser faire du radium un agent de thérapeutique pratiquement utilisable. Il aurait paru, en effet, en 1905, difficile de présenter la radio-activité comme un moyen de traiter, par exemple, un eczéma de tout un membre. La théorie de la régression de ces dermatoses par la radiumthérapie eût-elle été admise que l'instrumentation insuffisante dont on disposait alors eût rendu impossible pour les grandes lésions l'application de la théorie à la pratique courante. C'est pourquoi, après les premières communications de Lassar et de Blaschko, cette partie de la radiumthérapie est restée dans l'ombre.

Aujourd'hui, après avoir traité, au cours de six années, 150 cas de cette catégorie, nous pensons qu'elle peut rendre pratiquement des services très appréciables.

On retrouve ici, parmi les causes qui interviennent dans l'évolution régressive, l'influence des propriétés décongestives et modificatrices du radium ; mais son action analgésique semble jouer le rôle principal. Il importe donc tout d'abord de démontrer la réalité de cette propriété analgésique décongestionnante d'une façon évidente, ainsi que nous permettra de le faire l'étude de l'action du radium sur les affections prurigineuses et douloureuses dans lesquelles l'élément inflammatoire n'intervient que pour une faible part ; aussi divisons-nous cette partie en deux chapitres :

1° Les prurits, névrites, névralgies ;

2° Les dermatoses inflammatoires prurigineuses.

I. — ACTION ANALGÉSIQUE DU RADIUM : PRURITS LOCALISÉS, HYPERESTHESIES, NÉVRITES, NÉVRALGIES.

Nous avons eu déjà, au cours des chapitres précédents, l'occasion de constater l'action analgésique du radium.

Un des premiers résultats obtenus sur les épithéliomes douloureux, sur les chéloïdes douloureuses, est en effet la sédation même de ces douleurs. Mais nulle part cette propriété des rayons ne sera mieux mise en lumière que dans ce chapitre.

A côté des prurits localisés et des hyperesthésies cutanées, nous avons groupé des névralgies et des douleurs qui sortent du cadre général de notre division, mais sont à un certain degré justiciables de l'action analgésique et la font bien comprendre.

Les résultats obtenus par l'un de nous (en 1905-1906) sur des névralgies, des névrites, des crises douloureuses de gastrite aiguë, des arthropathies rhumatismales blennorragiques, les faits analogues reconnus par d'autres auteurs, nous avaient engagés à approfondir la question de l'analgésie. Quelques-uns des résultats que nous avons obtenus depuis ont été signalés dans plusieurs de nos communications, et notamment dans celle qui fut faite au IX° Congrès de médecine (Paris, 16 octobre 1907), en collaboration avec le Dr de Beurmann.

Du reste, on trouve dans la littérature de nombreux faits qui démontrent cette action analgésique.

A. Darier, en 1903, a décrit l'arrêt des douleurs dans des cas d'iritis subaiguë, d'irido-cyclite et de névralgie orbitaire.

Foveau de Courmelles a présenté, en 1904, au Congrès de Pau, un cas de guérison rapide d'une névralgie faciale rebelle et avait auparavant, en 1902 et 1903, montré l'action analgésique du radium.

Raymond et Zimmern ont signalé à l'Académie de médecine, en 1904, des faits positifs où, chez quatre tabétiques, il y eut disparition des douleurs en ceinture, des crises gastralgiques et des douleurs fulgurantes.

Soupault, le 11 novembre 1904, à la Société médicale des hôpitaux, a montré les effets non seulement décongestifs, mais aussi analgésiques du radium dans le rhumatisme articulaire et diverses autres affections articulaires.

H. Dominici, en 1907, en collaboration avec Ertzbischoff, observa dans le servire du Pr Albarran, sur 5 cas de cystite tuberculeuse douloureuse, 3 sédations nettes qui persistèrent plusieurs semaines. Il constata en outre la guérison de 2 cas de névralgie intercostale et de 2 cas de névralgie sciatique et confirma avec Gy, en les amplifiant, les recherches de Soupault et les nôtres sur les rhumatismes articulaires chroniques et les arthrites blennorragiques.

Bongiovanni, en 1907, publia 4 cas de névralgie et 2 cas de paralysie faciale traités avec succès.

A côté de ces faits positifs, qui démontrent de façon indiscutable le rôle analgésique du radium et son action sur le système nerveux, il y a un grand nombre de faits négatifs à l'égard surtout des douleurs profondes ; mais nous pensons, ainsi que concluent fort judicieusement Barcat et Delamarre dans leur mémoire sur la radiumthérapie des névralgies et des névrites au Iᵉʳ Congrès français de physiothérapie (22 avril 1908), qu'en améliorant la technique les faits positifs seront plus nombreux.

Nos observations personnelles sont, dans ce premier groupe, au nombre de quatre-vingts. Nous ne donnerons qu'un exemple pour chaque variété d'affection.

Prurit anal. — On sait combien les prurits localisés, qui siègent à l'anus et à la vulve, sont parfois violents et rebelles. Nous avons, avec le radium, obtenu plusieurs fois des résultats tout à fait favorables.

Une malade âgée de trente-six ans nous est adressée par le Dʳ Hallopeau pour un *prurit anal qui a débuté il y a douze ans. Tous les traitements essayés jusqu'ici ont échoué.*

L'anus et la région périnéale, par suite du grattage, sont le siège d'une inflammation légère et passagère ; il n'y a pas de lichénification. Le prurit siège surtout à l'orifice anal.

L'appareil n° 16, enveloppé simplement de toile caoutchoutée, est appliqué un quart d'heure de chaque côté de l'anus et sur la région périnéale. Cette première application atténue les lésions inflammatoires. Huit jours après, l'appareil n° 1 (avec 1 centième de millimètre d'aluminium) est appliqué pendant dix minutes face à l'anus, les fesses étant au préalable fortement écartées. Les démangeaisons diminuent et disparaissent dans les quinze jours. Au cours du mois suivant, la malade ayant ressenti une légère recrudescence, l'appareil n° 2 est appliqué quinze minutes, enveloppé de 1 centième de millimètre d'aluminium. *Les démangeaisons s'apaisent définitivement ; elles ne sont pas revenues depuis, bien que le traitement date de cinq ans et demi.*

Prurit anal et hémorroïdes. — Souvent le prurit anal a une cause hémorroïdaire ; or l'action du radium sur les vaisseaux sanguins peut être utilisée contre les hémorroïdes, tandis que l'action analgésique agit sur le prurit et les douleurs qui les accompagnent.

Un homme de quarante-huit ans est atteint de prurit anal ; *il souffre, par crises, d'hémorroïdes internes depuis vingt ans environ,*

*et c'est manifestement toujours à l'occasion de ces crises que le prurit
se réveille.*

Depuis plusieurs années, entre les périodes de crises, ce prurit ne
disparaît pas entièrement, de sorte que le grattage, inconscient pendant la nuit, conduit aux réveils fréquents, aux insomnies et à l'entretien d'excoriations et de fissures anales.

*L'appareil radio-utérin, décrit plus haut, s'adapte parfaitement
à la région, puisque par sa tige il intéresse toute la muqueuse de
l'ampoule anale et, par sa cupule, s'applique à plat sur les plis
radiés cutanéo-muqueux de l'orifice anal.*

Cet appareil, après avoir été enveloppé d'une gaine de plomb de
5 dixièmes de millimètre recouverte elle-même d'un capuchon de toile
caoutchoutée pour arrêter les rayons secondaires, est introduit profondément dans l'anus, de telle sorte que la cupule vienne s'adapter
à l'orifice anal. Il contient à sa surface 9 centigrammes de sulfate
de radium d'activité 500000. Il est laissé en place pendant quinze
minutes durant dix jours consécutifs. Ainsi toute la région hémorroïdaire et prurigineuse est influencée par des rayons à la fois suffisamment pénétrants, puisque ce sont les rayons surpénétrants qui
a peu près seuls sortent de l'appareil, et suffisamment actifs puisque
l'épaisseur de $0^{mm},5$ de plomb laisse passer les rayons β durs en
grand nombre.

Les démangeaisons diminuent sensiblement au cours du mois
suivant. Il ne s'est produit aucune irritation surajoutée de surface.

Une seconde série d'applications est faite un mois après suivant
le même type opératoire, mais en laissant l'appareil vingt minutes
au lieu de quinze. Le prurit disparaît alors, et les crises hémorroïdaires sont fort atténuées.

*L'action double du radium, tout à la fois décongestive et analgésique,
paraît fort bien appropriée au traitement des hémorroïdes, surtout celles qui sont accompagnées de prurit.*

Prurit vulvaire. — Une dame âgée de soixante-douze ans *souffre
depuis dix ans d'un prurit vulvaire et périnéal que rien n'a pu soulager.
Elle ne peut supporter longtemps la position assise, et les nuits sont
toujours entrecoupées de réveils occasionnés par un besoin impérieux
de grattage.* Il n'y a aucun écoulement vaginal. Les grandes lèvres
et les régions environnantes sont épaissies; le périnée et la région
anale et périanale sont rouges et enflammés.

Une application de l'appareil n° 2, trois minutes sur chaque place,
répétée trois jours consécutifs, atténue les sensations douloureuses et
principalement les démangeaisons nocturnes.

Huit jours après, une deuxième série d'applications semblable à la
première *est suivie d'une rémission progressive remarquable; la
malade peut rester plus longtemps assise sans éprouver de douleurs,
et les démangeaisons nocturnes ont disparu. Peu à peu l'amélioration*

s'accentue et aboutit à la disparition de tous les troubles ressentis auparavant.

L'extrême simplicité du traitement, comparée à l'importance des résultats obtenus, met en relief les services que, dans ces cas, le radium est susceptible de rendre. *Cette observation, bien que fort simple, n'en a pas moins été remarquable. Il s'est agi pour la malade dont le prurit empoisonnait la vieillesse d'une véritable résurrection, d'un retour à la santé qui s'affaiblissait.*

Hyperesthésie suite de zona. — L'hypersensibilité étant ici tout à fait superficielle, il semblerait indiqué d'avoir recours surtout aux rayons de très faible pénétration; parfois cependant il est préférable de supprimer les rayons α et quelques β mous. Nous possédons plusieurs observations où ce mode de traitement s'est montré très favorable.

Une dame âgée de trente-cinq ans vient trouver M. Wickham, en avril 1905, à la clinique médico-chirurgicale.

Cette dame se présente de façon étrange; les yeux dilatés par la douleur, elle tient son col fortement écarté du cou, ne peut à peine parler et est soutenue par deux personnes. *Il s'agit d'une hypersensibilité extrême de toute la région cervicale* consécutive à un zona.

Les éléments cutanés du zona ont presque terminé leur évolution. Il reste cependant un semis de quelques zones rosées. Il suffit de souffler sur la région pour réveiller une sensation de brûlure cuisante; le contact léger du doigt est insupportable, mais la pression ne détermine pas de douleurs en profondeur.

L'appareil n° 4 (p. 5) est appliqué non sans peine dix minutes en six places différentes, soit soixante minutes en tout.

Après cette heure de traitement, la malade ne sent plus rien, mais elle s'étonne et ne peut croire à un tel résultat. Cette rémission soudaine est fort surprenante et semble tout d'abord devoir être mise au compte de la suggestion. Quoi qu'il en soit, la malade se rhabille aisément et s'en va d'elle-même sans écarter son col et sans être soutenue par ses amies. Quarante-huit heures après, cette dame revient déplorant le retour du mal. Il y a eu vingt-quatre heures d'accalmie presque complète; mais depuis, peu à peu, la sensibilité s'est réveillée. Celle-ci est toutefois bien moins vive, et ce sont maintenant des sensations plutôt de picottement que de brûlure qui sont perçues.

Nouvelle série identique à la première, suivie de nouvelle rémission rapide et durable pendant vingt-quatre heures.

Puis la sensibilité reparaît, mais cette fois encore moins accusée que la dernière; c'est ainsi qu'après chaque série d'applications la sensibilité diminue jusqu'à la guérison complète. Il y eut en tout huit séances, chacune à quarante-huit heures d'intervalle. Dès après la cinquième, il n'y avait eu aucun retour de sensibilité, et les suivantes avaient été faites par surcroît. Depuis, la malade a été complètement débarrassée de ses douleurs.

Il faut noter qu'au cours de tout le traitement, et même après, il n'y eut pas la moindre irritation de la surface.

Il est difficile de méconnaître dans cette observation le rôle analgésique du radium, et la suggestion ne peut être invoquée, puisque la répétition des mêmes applications a amené chaque fois les mêmes résultats.

L'appareil choisi avec intention avait un écran de 1 dixième de millimètre d'aluminium ; de plus une couche d'ouate était interposée, en sorte que le rayonnement était composé de rayons de moyenne pénétration et bien approprié au traitement de ces lésions.

De plus l'application en six places différentes totalisait une action suffisamment étendue.

Voici une forme de sensibilité rare où les rayons ont apporté une sédation assez nette.

Dermalgie frontale. — Une malade vient pour consulter le 6 juillet 1908 avec le diagnostic suivant du Dr Brocq :

« Plaques de dermalgie frontale sans lésions cutanées nettes qui s'y rattachent, avec un peu de chloasma du front et quelques éléments de télangiectasie fort développés chez une neuro-arthritique, enceinte de quelques mois, chez laquelle les réflexes rotuliens sont très peu accentués. »

La sensibilité occupe toute la région frontale. La pression provoque une exacerbation momentanée des douleurs, qui du reste existent spontanément, revêtent le caractère de brûlures et durent des journées entières.

Les souffrances sont très vives, intolérables et ont commencé il y a deux mois environ.

L'appareil n° 2, avec 0^{mm},04 d'aluminium, dix feuilles de papier et une toile caoutchoutée est appliqué cinq minutes par place, six jours consécutifs.

Le 15 août, voici ce que nous écrit la malade retournée chez elle en province : « Les quatre premiers jours après le traitement, du 12 au 16 juillet, il y eut une légère amélioration, car les douleurs du front ne duraient pas toute la journée comme précédemment et étaient moins vives. Du 17 au 20, de brusques douleurs passaient, faisant craindre le retour des fortes crises durables, puis disparaissaient instantanément. Un combat semblait se livrer entre le mal et les rayons emmagasinés.

« Depuis cette date, aucune douleur n'est revenue ; je crois qu'enfin les rayons ont triomphé. »

Six mois après, nous avons de nouveau demandé des nouvelles à la malade. Voici sa seconde lettre :

« Le 16 août, une nouvelle poussée s'est produite (il y a donc eu rémission complète du 20 juillet au 16 août); mais les douleurs ne revenaient que par intermittences. En tout cas, jamais plus ces douleurs n'ont été ni aussi violentes, ni aussi durables qu'avant le traitement, lequel a, en définitive, certainement apporté un grand soulagement. Il aurait été peut-être nécessaire de faire au mois d'août une nouvelle application de radium, mais nous avons reculé devant la fatigue du voyage. L'accouchement s'est fait normalement le 30 octobre. Actuellement la tache brune qui existait sur le milieu du front a presque complètement disparu, et aucune douleur n'est revenue depuis l'accouchement. »

Dans cette observation, il faut tenir grand compte de l'influence de la grossesse. Néanmoins, malgré la part qui doit être attribuée à l'accouchement dans la guérison qui paraît actuellement définitive, il est difficile de ne pas mettre au compte du radium l'analgésie très nette, partielle pendant un temps, complète pendant près d'un mois, produite aussitôt après le traitement et avant l'accouchement.

Le traitement, du reste, a été fort insuffisant, et il eût fallu au moins deux autres séries d'applications.

Névrites lépreuses. — Dans le service du Dr de Beurmann, M. Degrais a eu l'occasion de soigner plusieurs cas de névrites lépreuses. Ces lésions semblent tout particulièrement justiciables du radium ; car, dans chacun des cas traités, les résultats ont été analogues au suivant :

Un homme âgé de vingt et un ans est atteint de lèpre depuis quatre ans; il souffre de douleurs siégeant sur la face externe des cuisses, sur le tibia et sur les pieds.

Les douleurs existent nuit et jour, mais avec recrudescence la nuit; elles sont tellement pénibles que le malade ne peut dormir. Il souffre aussi de violentes douleurs à la face dorsale de la main et la moitié inférieure des avant-bras.

L'appareil n° 1, enveloppé de 4 centièmes de millimètre d'aluminium, est appliqué pendant dix minutes sur autant de places qu'il en faut pour recouvrir la totalité des régions douloureuses.

Dès la première nuit qui a suivi ces applications, le malade a pu dormir, tant a été marquée l'atténuation des douleurs, et peu à peu elles ont complètement cessé.

Depuis un an et demi, elles n'ont pas reparu.

Nos études ne se sont d'ailleurs pas bornées à ces manifestations de la lèpre : nous nous sommes attaqués à des lépromes cutanés, et les résultats ont été, dans quelques cas satisfaisants, assez semblables à ceux obtenus dans le lupus.

Névralgies intercostales. — Il s'agit ici de douleurs plus profondes, et les résultats de la radiumthérapie, bien que le plus souvent favorables, se sont montrés moins constants ou moins complets.

Une malade souffrait d'une névralgie extrêmement douloureuse de la *région intercostale sous-mammaire. Les mouvements respiratoires étaient très pénibles*, et la toux, l'éternuement réveillaient des douleurs particulièrement aiguës.

L'appareil n° 1, avec interposition de 8 centièmes de millimètre d'aluminium, est appliqué dix minutes sur autant de places nécessaires. L'atténuation de la douleur est très nette.

Le traitement est repris trois jours après avec le même appareil et pendant la même durée, puis à nouveau trois jours après.

Cette dernière application est suivie de la *disparition complète et définitive de la douleur*.

Névralgies sciatiques, névralgies gastriques. — Deux cas de *névralgies sciatiques* traités en 1905 (Wickham) ont été sensiblement améliorés par le radium.

L'un surtout mérite une mention spéciale, car *la technique adoptée a été la base qui nous a servi à imaginer la méthode du « feu croisé »*.

Il s'agissait d'un ouvrier qui ne pouvait venir que trois fois par semaine se soumettre au traitement. Il venait de très loin et se fatiguait beaucoup à chaque voyage. Les conditions dans lesquelles se faisait le traitement étaient donc tout à fait défavorables, et cependant une amélioration évidente fut obtenue. Le malade qui aux premières visites marchait à grand'peine en se soutenant était très visiblement plus libre de ses mouvements après douze séances d'application. Se sentant mieux, il ne voulut plus continuer à venir en raison du temps de travail que le traitement lui faisait perdre.

La névralgie datait de deux ans, avec faibles rémissions, et s'exacerbait à la station debout et à la marche. Il s'agissait d'agir dans la profondeur avec des rayons suffisamment nombreux et pénétrants sans irriter la peau.

Voici la technique qui fut adoptée :

1° Interposition de matelas d'ouate hydrophile tassée, enveloppée d'une double couche de baudruche formant un écran de 1 centimètre d'épaisseur. Par ces moyens, les rayons α, β mous et moyens étaient supprimés, et les appareils pouvaient être laissés un peu plus longtemps en place ;

2° Application simultanée de plusieurs appareils (n°s 1, 2 et 3, p. 5) ;

3° Durée d'application pour chaque appareil un temps inférieur à celui qui aurait pu produire de l'irritation de surface ; cinq minutes, par exemple, pour l'appareil n° 1 ;

4° Déplacement de chaque appareil dans le double but d'abord d'arriver à couvrir la plus grande surface possible de la région douloureuse, notamment des points névralgiques spéciaux, puis de concentrer dans la profondeur, par la diffusion des rayons de grande pénétration, une action correspondant à la totalité de la durée d'application de plusieurs appareils.

C'est exactement le même procédé qui permit à l'un de nous, à la même époque, d'obtenir la rémission de crises très douloureuses au cours d'une gastrite chronique. La durée totale d'une heure d'application était répartie sur l'ensemble de la région de l'épigastre, de telle sorte que chaque place n'ait subi le contact des radiations que pendant cinq minutes.

Aujourd'hui, pour les diverses régions assez étendues et qui permettent d'appliquer les appareils en vis-à-vis, et qui sont le siège de douleurs profondes, ce sont les filtres moyens de 1 dixième à 5 dixièmes de millimètre de plomb que nous utilisons en déplaçant les appareils après les durées d'application, qui, prolongées, détermineraient de l'irritation.

Lorsque la surface douloureuse est limitée, les rayonnements composés en majorité de γ conviennent mieux : on doit alors laisser les appareils longtemps à la même place.

Douleurs articulaires. — Dans bien des cas, ces douleurs cèdent très heureusement. Soupault avait bien compris l'utilité du radium dans les inflammations articulaires, lorsqu'à la Société médicale des hôpitaux, en 1904, il disait en insistant sur le rôle analgésique du radium, que les affections articulaires ayant une allure lente chronique ou subaiguë, comme les *arthrites blennorragiques*, paraissaient bénéficier dans une large mesure du traitement par le rayonnement du radium.

Nous avons nous-mêmes réuni plusieurs observations démonstratives ; en voici une particulièrement intéressante, elle date du 17 juin 1905. Un ouvrier peintre, âgé de quarante ans, se présente pour une *arthrite blennorragique de l'index gauche*, du type dénommé *fusiforme* par le Pr Fournier. Le malade ne peut plier le doigt et souffre violemment de son arthrite. Il est atteint de goutte militaire.

L'appareil n° 3 (p. 5) est appliqué trois minutes sur quatre places différentes encerclant l'arthrite. Le malade prétend être soulagé dès cette première séance. A partir de ce jour, il y eut neuf applications analogues réparties en trois semaines. Celles-ci n'ont déterminé qu'une légère réaction cutanée. Dès la seconde semaine, il s'est produit un dégonflement manifeste ; *le malade ne souffre plus et peut légèrement plier le doigt.*

Depuis lors, les travaux de Dominici et Gy ont apporté un plus grand nombre de faits où l'action analgésique du radium sur les douleurs articulaires a été démontrée (Voy. p. 30).

Bref, les faits qui précèdent dénotent clairement le rôle analgésique du radium et le parti qu'on en peut tirer.

Grâce à l'instrumentation actuelle et au perfectionnement des techniques, le radium peut être utilisé avec avantage pour combattre les prurits, les douleurs superficielles ou profondes accessibles, localisées, pourvu qu'elles ne soient pas entretenues par des causes générales et centrales.

Le choix des techniques dépendra toujours à la fois, de la profondeur à laquelle il faudra pénétrer, de la nécessité de n'altérer la peau d'aucune manière et de l'étendue des surfaces qui doivent être traitées.

On choisira de préférence les appareils de grande dimension et de haute activité, en faisant des applications très courtes et répétées sans écran si les lésions sont superficielles et étendues, des applications plus longues avec écran moyen si les lésions sont plus profondes et étendues, enfin des applications de très longue durée avec filtres très denses si les lésions sont profondes et assez localisées.

Cependant, dans certains cas, on retirera un bénéfice appréciable des appareils ou des toiles de très faible activité, laissés à demeure pendant de longues séances avec léger filtrage.

II. — NÉVRODERMITES, LICHÉNIFICATIONS, ECZÉMAS.

Ce chapitre comporte un intérêt spécial ; il établit, contrairement à ce que les premiers observateurs pensaient, que la radiumthérapie peut pratiquement s'appliquer à des surfaces de grande étendue ; il montre une utilisation nouvelle et bien appropriée des rayonnements globaux de haute intensité quantitative, spécialement des rayons de moyenne et de faible pénétration ; il montre enfin que, grâce à des techniques particulières, l'*efficacité de ces rayons peut s'exercer sans déterminer la moindre révulsion, même sur des tissus enflammés, particulièrement irritables et sensibles.*

Tels sont les principaux points que nos observations ont mis en lumière et qui ont été pleinement confirmés par les recherches de M. Bayet (sept. 1909). Nous en choisirons un ou deux faits dans chaque groupe.

Pour respecter l'ordre dans lequel nous avons entrepris ces études, nous parlerons d'abord des névrodermites, puis des eczémas chroniques lichénifiés, enfin des poussées aiguës d'eczéma.

I. — NÉVRODERMITES.

C'est sur les placards d'eczéma lichénoïde localisé (névrodermites circonscrites de Brocq) que nous avons commencé l'étude de l'action du radium dans les dermatoses inflammatoires et prurigineuses. Dans tous les cas, les résultats ont été nettement accusés dès les premières applications ; quelques-uns après leur guérison n'ont pas encore récidivé malgré la date déjà éloignée du traitement ; d'autres ont présenté après huit mois à un an quelques points de récidive, qui, de nouveau soumis au radium, ont cédé facilement.

Planche XVI.

Névrodermite (p. 329).

Fig. 1. — Les divers caractères objectifs de la névrodermite sont typiques, et la chromo-lithographie a représenté très exactement la lésion.

Fig. 2. — Il n'est rien resté de la névrodermite. La peau est absolument normale.

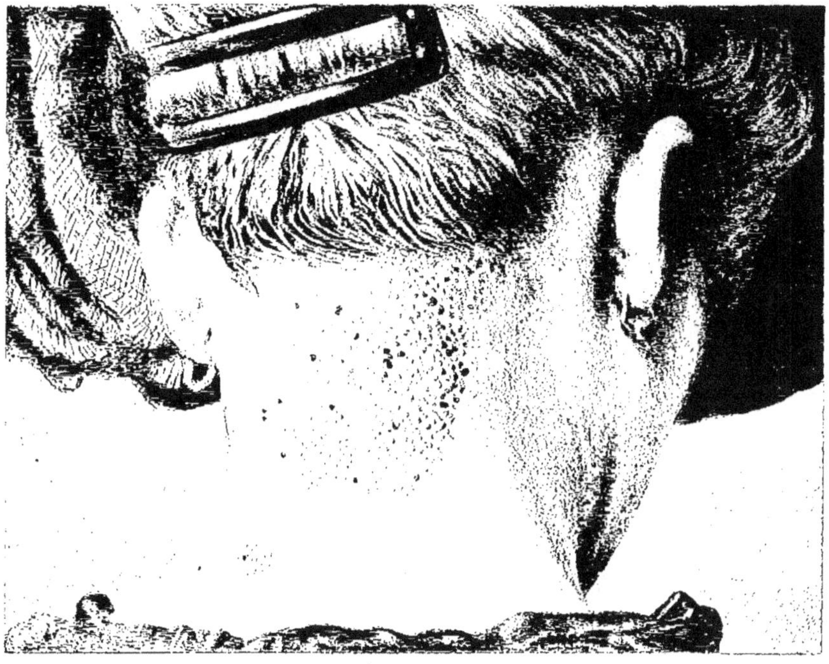

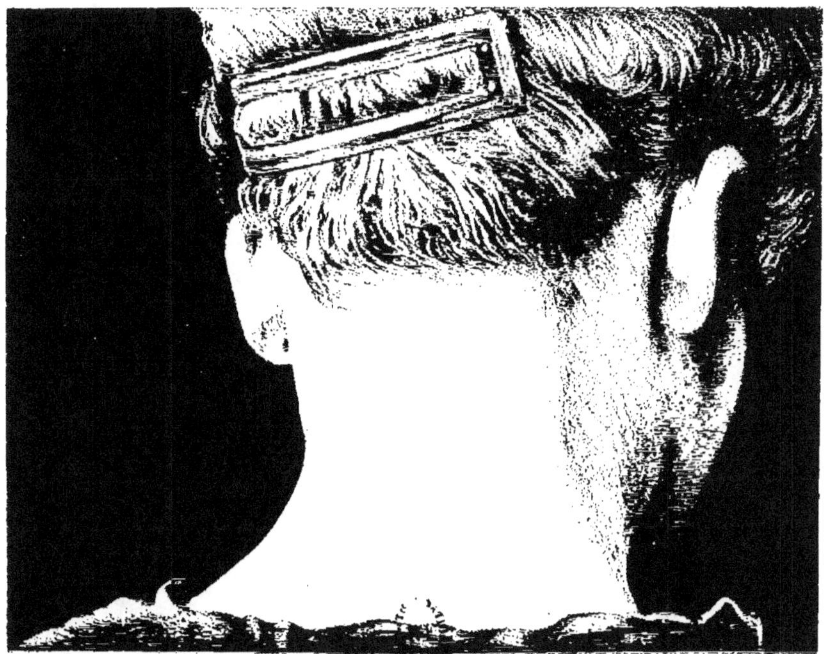

Schlatter, Del.
Fritz, Lith Delamotte, Imp.

NEVRODERMITE

Parfois cependant ces retours sont assez rebelles, en voici un exemple :

Un homme de soixante-dix ans environ souffre depuis de *longues années* de démangeaisons localisées au pli de la *fesse droite*, à l'union de la face postérieure de la cuisse avec la fesse, région exposée au frottement dans la position assise.

De nombreux traitements ont été faits sans autres résultats que des améliorations passagères.

Il s'agit d'une plaque de névrodermite circonscrite sans épaississement notable de la peau, mais très prurigineuse. La surface est rouge, brunâtre, légèrement quadrillée.

L'appareil n° 17 est appliqué quatre fois pendant vingt minutes au cours de quatorze jours sans interposition d'écran.

Le prurit cesse rapidement et, peu après, toute trace d'irritation disparaît ; la peau reste seulement un peu plus pigmentée qu'à l'état normal. *Pendant neuf mois environ cette guérison apparente se maintient, et c'est là un résultat des plus remarquable, si on le compare à l'inefficacité des procédés thérapeutiques qui avaient été employés au cours des huit années précédentes.* Après cette longue période de rémission, une petite récidive se fait au centre de l'ancienne place. Le malade va consulter un spécialiste, et, après l'application de diverses pommades et emplâtres, la récidive s'aggrave et reconstitue entièrement la plaque ancienne.

Dès lors le traitement par le radium est de nouveau institué, avec $0^{mm},08$ d'aluminium. L'inflammation disparaît peu à peu, et depuis deux mois il ne s'est plus reproduit de récidive.

Nous choisirons encore, parmi les plus démonstratives, deux observations de névrodermite typique, l'une siégeant à la nuque, l'autre à la face supérieure et interne de la cuisse.

Névrodermite de la nuque (pl. XVI). — Une jeune fille de vingt-cinq ans, adressée par le Dr Triboulet, souffre d'une névrodermite depuis *six ans* ; celle-ci occupe toute la région de la nuque et s'étend dans le cuir chevelu, où se trouvent de nombreuses papules de prurigo.

Cette plaque de névrodermite est absolument typique, avec ses limites nettes, son épaisseur, sa surface quadrillée et ses papules excoriées par le grattage. Les démangeaisons sont très vives. A la partie inférieure du cou, à gauche, existe un autre petit îlot isolé de névrodermite. Le traitement et ses suites ont été fort simples. Sur la grande place de la nuque, l'appareil n° 2 est appliqué dix minutes, puis à cinq jours d'intervalle l'appareil n° 7 est employé deux fois trois minutes. L'appareil n° 7 est appliqué sur la petite place isolée trois minutes, trois jours consécutifs, et sur les papules du cuir chevelu une seule fois cinq minutes.

Aussitôt après les premières applications, la malade accuse une diminution sensible des démangeaisons. Puis le prurit disparaît complètement. Toute la surface malade subit une modification qui se traduit par l'atténuation des signes caractéristiques des éléments de la névrodermite. La peau s'assouplit, le quadrillé s'atténue, le brillant disparaît.

Depuis, les lésions ont continué à s'améliorer, de sorte *qu'à l'heure actuelle, vingt mois après le traitement, il est impossible de trouver sur la peau le moindre signe qui rappelle la lésion ancienne.*

Névrodermite de la cuisse. — Une dame de quarante ans souffre à la *face supéro-interne de la cuisse gauche* de démangeaisons *très vives.* C'est la *névrodermite classique de la cuisse.* Aucun traitement, même les rayons X, n'a pu obtenir de rémission durable. La surface malade est assez étendue.

L'appareil n° 1 est appliqué deux minutes, sur chaque place six fois, avec un jour d'intervalle. Rémission très nette pendant cinq à six mois. Une récidive est traitée de nouveau par le même procédé, et l'affection semble définitivement guérie, car le bon état dure depuis deux ans.

Il faut noter toutefois la production d'une pigmentation d'abord très accentuée, qui peu à peu est allée en s'atténuant.

II. — ECZÉMAS.

Si la radiumthérapie peut pratiquement s'appliquer à des eczémas de grande étendue, c'est parce que ces dermatoses se laissent modifier par des doses au total faibles, et parce qu'en un temps très court, une à cinq minutes, un appareil de haute puissance les fournit en quantité suffisante.

Voici l'exemple d'un eczéma qui, malgré son étendue, put être facilement traité et guéri.

Eczéma chronique lichénifié occupant la surface entière des deux membres inférieurs. — Un malade âgé de cinquante-trois ans souffre d'un eczéma lichénifié des membres inférieurs. Cet eczéma a débuté sur le mollet droit, quatre mois auparavant, par un petit placard qui s'est peu à peu étendu au point de recouvrir les deux jambes et les cuisses. La peau forme un pli épais quand on la saisit entre les doigts ; sa surface est rouge, sèche, rugueuse et quadrillée. Elle est le siège de démangeaisons très vives, qui empêchent le malade de dormir.

L'appareil n° 1 avec écran de $0^{mm},01$ d'aluminium est appliqué dix minutes sur chaque place, en deux matinées. Très rapidement après cette première application, les démangeaisons cessent et la lichénification qui était entretenue et aggravée par le grattage s'atténue.

Mais voici une remarque intéressante; on avait confié au malade le soin d'appliquer l'appareil, en lui recommandant de ne pas faire chevaucher les applications. *L'appareil étant de forme ronde devait laisser entre trois applications des espaces triangulaires. Or on put observer le dégonflement, la dépression de chaque place traitée, par comparaison avec les places intermédiaires non modifiées, et ces dernières seules ont continué à être le siège du prurit. Cette observation fondamentale montre d'une façon indubitable l'action du radium. Les places traitées, décongestionnées, n'ont pas offert la moindre trace de révulsion.*

Dès lors le traitement fut achevé avec l'appareil n° 4 appliqué pendant dix minutes sur chaque place et, depuis, les lésions n'ont pas reparu.

Nous avons obtenu des résultats très favorables dans des cas où la lichénification était installée depuis plusieurs années.

Il est utile d'appeler l'attention sur cette possibilité de traiter de grandes surfaces; on a toujours pensé en effet que l'action du radium serait limitée en raison de la petitesse relative des appareils. Cela serait exact s'il fallait accumuler les doses par de longues durées d'application, mais, comme celles-ci n'ont besoin de durer que d'une à dix minutes, si les appareils ont 20 ou 30 centimètres carrés, une vingtaine d'applications couvrent de très grandes surfaces. L'observation qui précède en est une évidente démonstration, puisqu'il a suffi de deux matinées pour couvrir toutes les places, et comme le maniement de l'appareil est extrêmement simple, le malade a pu se traiter lui-même.

Du reste, l'emploi de deux ou de plusieurs appareils à la fois aurait permis de diminuer la durée totale de la séance, et on eût pu tout aussi bien aboutir au même résultat, en adoptant notre méthode habituelle, qui consiste à appliquer ces appareils puissants trois minutes trois jours de suite et à faire trois séries, chacune à une semaine d'intervalle. Lorsque la lichénification est très profonde, il convient, selon notre pratique habituelle, de terminer le traitement par une ou plusieurs séries, en recouvrant les appareils de 1 dixième de millimètre de plomb. On pourra laisser alors les appareils en place un peu plus longtemps, et de cette façon les rayons auront le temps d'agir dans les couches plus profondes. Les risques de récidives seront ainsi atténuées.

Eczéma chronique des membres supérieurs. — Aux mains, les résultats définitifs, ou du moins les rémissions prolongées sont habituellement plus difficiles à obtenir, et cependant, chez beaucoup de nos malades occupés à un travail manuel et dont le traitement est terminé depuis longtemps, il n'y a pas eu de récidive.

En voici un exemple :

1° Un ouvrier coiffeur vient nous trouver pour un *eczéma lichéni-fié de la face dorsale des mains.* Cet eczéma a débuté, il y a *dix ans environ, et depuis deux ans il est en traitement à l'hôpital Saint-Louis, sans obtenir de soulagement.* Le malade ne cache pas son scepticisme. Rien ne le guérira, dit-il; ce n'est que parce qu'il a un peu de temps à perdre qu'il veut bien se laisser traiter.

L'appareil n° 1 (aluminium 1 p. 100 et toile caoutchoutée) est appliqué sur chaque place, quatre minutes le premier jour, trois le second et deux le troisième. La semaine suivante, deuxième série de trois applications de trois minutes par place du même appareil tous les deux jours.

Un mois après il n'existe plus qu'une légère rougeur au niveau de la face externe du médius gauche avec un peu de démangeaison. On applique l'appareil carré n° 3 pendant trois minutes sur le point le plus rouge et une minute sur quelques îlots.

Depuis ce moment (mars 1908), le malade a repris ses occupations et, bien que celles-ci nécessitent de fréquents lavages des mains, la guérison s'est maintenue.

Eczéma chronique de la face (fig. 135 et 136). — Cette localisation est peut-être de toutes la plus difficile et la plus mal commode à soigner par les moyens dermatologiques habituels; or nous allons voir ici des lésions anciennes, tenaces, rebelles, céder avec une extraordinaire facilité, sans aucun pansement, sans aucune pré-caution spéciale. Un des cas les plus probants que nous ayons à signaler a fait le sujet d'un travail de P. Combres (1).

« Le 8 avril 1908, un homme d'une cinquantaine d'années vient consulter, au « Laboratoire biologique du Radium », dans le service de M. Wickham, pour un *eczéma chronique de la face dont il souffre depuis douze ans.*

« A l'examen, on constate une *infiltration inflammatoire* profonde des tissus que révèlent une rougeur et un œdème particulièrement intenses au niveau des régions sus-sourcilières, palpébrales, géniennes, nasales et labiales ; on remarque en outre, des lésions analogues sur la région dorsale de la main droite, au niveau des articulations métacarpo-phalangiennes et sur la face dorsale de l'annulaire de la main gauche.

« Il s'agit d'un eczéma lichénifié dont les fréquentes poussées aiguës déterminent des démangeaisons très vives. Le malade a suivi divers traitements, qui n'ont amené que de faibles rémissions pas-sagères. Ces insuccès le décident à se faire traiter par le radium. Pour ce traitement, l'appareil n° 1, dont la puissance est grande, sera appliqué sans interposition d'écran, et le rayonnement sera

____

(1) Combres, *La clinique*, mars 1909.

utilisé en totalité, avec prédominance de rayons de faible et de moyenne pénétration.

« Les applications sont faites sur la face et les mains du malade, durant trois minutes sur chacune des localisations de l'eczéma, et cela pendant trois jours consécutifs. Dans un temps aussi court, ce sont les rayons α, β mous et moyens, — rayons de faible et de moyenne pénétration, — qui agissent principalement; le rayonnement surpénétrant, composé de β durs et de γ, ne peut guère dans ce cas entrer en ligne de compte à cause de sa faible valeur quantitative, qui, pour agir, doit être compensée par des applications de très longue durée. On a pu penser que ces rayons de faible et de moyenne pénétration n'étaient que révulsifs; cela n'est exact que si on les dose mal. Dans le cas particulier, au contraire, c'est sans la moindre révulsion que

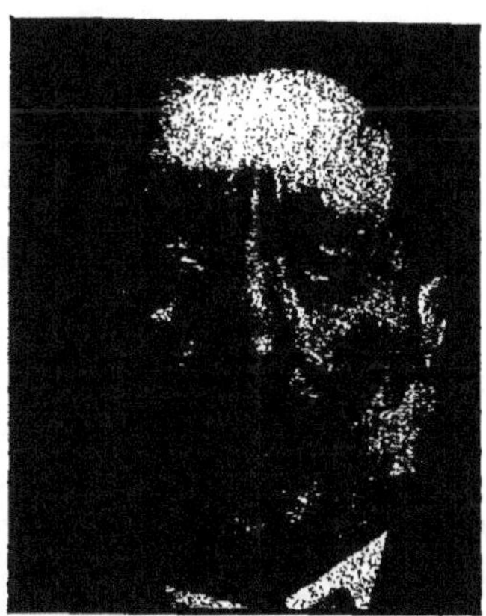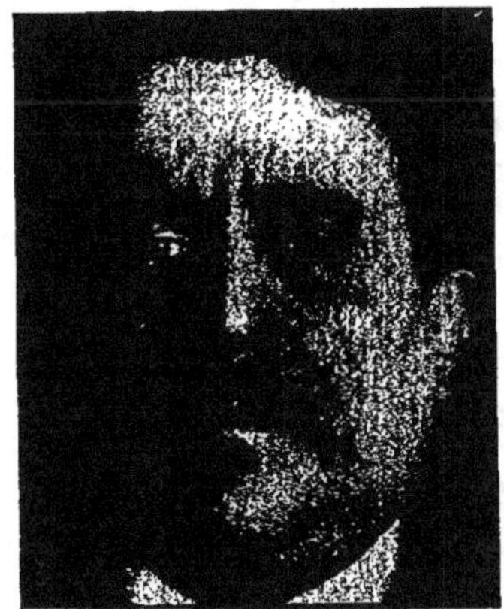

Fig. 135 et 136. — Eczéma lichénifié chronique.

ces tissus eczémateux, si fragiles et si sensibles, se sont calmés et décongestionnés. *Le douzième jour, il n'y a plus ni prurit ni crevasses, et les lichénifications ont considérablement diminué.* Le malade, contrairement aux conseils qui lui sont donnés, repart chez lui à Grenoble, avant qu'on ait pu obtenir un résultat plus décisif; la rémission demeure complète pendant six mois. — Le 25 novembre 1908, le malade revient à Paris se faire traiter, son eczéma ayant récidivé depuis un mois sur les mêmes régions de la face ; cette fois les mains sont indemnes. La direction du traitement nous est confiée. Nous opérons avec le même appareil et dans les mêmes conditions qu'au mois d'avril par une série d'applications de trois minutes durant trois jours consécutifs. Du quatrième au neuvième jour, nous constatons la disparition progressive du prurit tout d'abord, puis de la plupart des symptômes inflammatoires. Il reste encore de l'infiltration dans la profondeur. Les deux figures montrent l'état du visage à neuf jours d'intervalle. Le malade se croit déjà complètement guéri; nous parvenons à le convaincre de la nécessité d'un traitement plus prolongé. Dès lors, trois séries supplémentaires d'applications sont faites : les deux premières, selon le mode opératoire décrit précédemment à une semaine d'intervalle, et la troisième avec le même appareil, mais recouvert de 1 millimètre de plomb, de cinq rondelles de papier noir et d'une toile caoutchoutée. Par cette interposition, la radio-activité utilisable est réduite à

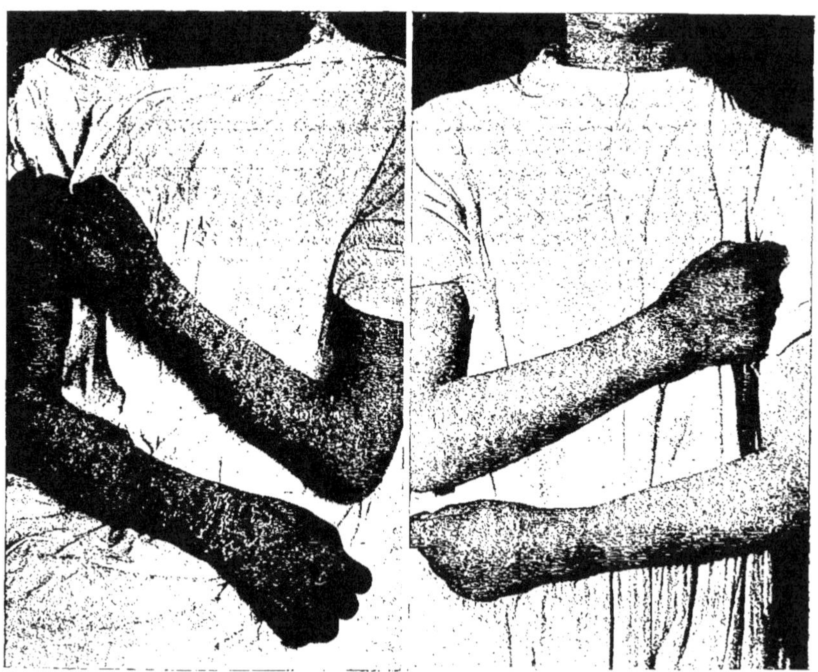

Fig. 137 et 138. — Eczéma chronique lichénifié guéri en trois semaines.

7500 environ et composée uniquement de rayons β moyens et durs dans la proportion de 30 p. 100 et γ dans la proportion de 70 p. 100. Nous laissons l'appareil quinze minutes sur chaque place et nous répétons les applications pendant huit jours consécutifs, de façon à agir dans l'épaisseur même des tissus. Lorsque le malade nous quitte, sa face ne présente plus trace des lésions antérieures; la peau a repris son apparence et sa souplesse normales. Cette observation typique vient confirmer les résultats analogues qui ont été déjà signalés par Wickham et Degrais. Il est vraiment remarquable de voir céder si rapidement et si facilement des lésions habituellement réfractaires aux méthodes dermatologiques.

« Aucun autre médicament n'a été donné au cours du traitement, et le malade n'a pris aucune précaution spéciale. Il lui a été
simplement recommandé de ne pas employer de savon pour se
laver. »

Ce résultat, s'il était isolé, n'aurait qu'un intérêt relatif; mais
d'autres le contrôlent et le confirment.

Les figures 137 et 138 montrent deux bras guéris d'un eczéma lichénifié qui était resté rebelle pendant des années à toute médication.

Eczéma chez les enfants en bas âge. — Mais voici une utilisation du radium tout à fait inattendue. Jusqu'ici, nous n'avons parlé
des eczémas chroniques que chez des adultes, or, *même chez les
bébés* où les tissus sont *extrêmement sensibles*, où le grattage et le
contact des vêtements interviennent pour désorganiser toute thérapeutique et entretenir le caractère rebelle des eczémas, le radium a
pu être employé avec succès.

Au mois de mars 1907, un *bébé âgé de huit mois* nous est amené
pour un eczéma extrêmement prurigineux, couvrant toute la face
(oreilles, paupières, nez, lèvres) et le cuir chevelu. *L'état de l'enfant
est lamentable*; c'est celui que trop souvent nous rencontrons chez
les enfants aux cliniques de l'hôpital Saint-Louis.

Le prurit est cause de grattages constants.

Les lésions suintent, saignent et se couvrent par places de croûtes.
La santé générale est compromise par manque de sommeil et d'appétit, par irritation constante du système nerveux. Divers traitements
n'ont encore produit aucun effet.

Comme nous n'avions pas encore osé, chez les bébés, appliquer le
radium sur des lésions aussi aiguës et aussi sensibles, nous avons eu
recours successivement, pendant six mois, aux divers moyens offerts
par la thérapeutique habituelle : alimentation spéciale, hygiène très
soignée, ouataplasme Langlebert, compresses humides, guimauve,
sureau, huiles d'amandes douces, caséine, vaseline, oxyde de zinc,
poudres diverses. *Ces divers agents thérapeutiques furent appliqués
selon des méthodes suivies et sériées, mais tout fut parfaitement inutile.*

A quelques rémissions de courtes durées succédaient toujours des
retours aigus.

En octobre, l'emploi du radium fut décidé. *Nous savions alors
que les appareils les plus puissants appliqués à nu, si la durée de
leur application était convenablement dosée, pouvaient agir sans
produire de révulsion*, mais nous ne soupçonnions pas, certes alors,
que cette donnée s'appliquerait même aux tissus les plus fragiles et
les plus sensibles qui soient.

Il faut rappeler en effet, pour la juste appréciation de ce qui va
suivre, que cet eczéma était de ceux dont la susceptibilité est telle

qu'une poudre inerte habituellement inoffensive, employée au lieu d'un corps gras ou *vice versa*, peut déterminer une aggravation soudaine. Les dermatologistes savent l'extrême difficulté et la délicatesse qu'offre le traitement de pareilles lésions. Il pouvait donc sembler alors véritablement téméraire d'utiliser un appareil d'activité telle que cinq minutes d'appplication suffisent à produire de l'érythème sur la peau saine.

Or l'appareil choisi fut le plus puissant de ceux que nous possédions alors, l'appareil n° 1 de notre tableau (p. 45). Cet appareil fut simplement enveloppé de toile caoutchoutée et laissé une minute et demie sur chacune des places de la face et du cuir chevelu, sans en excepter les régions les plus délicates, comme les paupières, les oreilles, etc.

Le lendemain, une application semblable d'une minute et demie fut de nouveau pratiquée.

L'enfant fut ramené en province, et quinze jours après la mère écrivait *que son bébé n'avait plus rien*. Il fallut cependant encore quelques applications pour obtenir la complète guérison.

Un an après, une lettre du médecin traitant faisait l'éloge de ce résultat qu'il disait extraordinaire et annonçait que, *depuis le radium, aucune trace d'eczéma n'était réapparue.*

Peut-être avons-nous assisté là à un cas exceptionnellement heureux; mais depuis, à peu de chose près, nous avons observé chez les bébés d'autres faits analogues concernant des eczémas du cuir chevelu, de la face, des membres ou du tronc.

Eczéma orbiculaire des lèvres. — Cette lésion est particulièrement tenace, surtout lorsqu'elle est localisée à la portion cutanéo-muqueuse des lèvres; elle résiste d'habitude aux divers traitements.

Voici, entre plusieurs autres, un cas où les résultats furent très favorables.

Le début de l'eczéma dont souffre un jeune homme remonte à six ans, et depuis cette époque, malgré de nombreux traitements suivis de quelques rémissions momentanées, les lésions n'ont fait que s'aggraver. Le pourtour des lèvres est le siège tantôt de crevasses, tantôt de squames. Les commissures labiales sont fissurées, la parole est gênée, car le moindre mouvement rouvre les fissures et détermine des douleurs assez vives. Leur coloration rouge bleuâtre donne à l'ensemble de ces lésions un aspect repoussant. Le malade en est particulièrement affecté et voisine la neurasthénie, tant il lui est pénible de se montrer en cet état au milieu de ses camarades de pension.

L'appareil n° 1 est appliqué trois minutes par place, trois jours consécutifs.

Deux mois après, il n'y a plus de démangeaisons, plus de squames. Deux fissures, une à chaque commissure, viennent seulement de

refaire leur apparition, mais le pourtour des lèvres reste en bon
état.

Sur chaque fissure est appliqué l'appareil n° 9, pendant cinq
minutes par place, quatre séances avec intervalle d'un jour.

Il se produit une réaction inflammatoire de surface un peu vive,
et le malade désespéré croit à un retour de tout son eczéma. Mais,
après quinze jours, l'inflammation diminue, puis disparaît, laissant
des tissus très souples, et un mois après les commissures labiales
sont complètement guéries. Les lèvres ont repris un aspect normal,
les fissures ont disparu ; la coloration brunâtre du pourtour des
lèvres a fait place à la teinte normale.

Le jeune homme, revu récemment dix mois après le traitement,
est toujours en excellent état.

Eczéma séborrhéique rebelle des sillons rétro-auriculaires. —
Une malade est atteinte depuis plusieurs années d'eczéma séborrhéique rebelle du pli rétro-auriculaire des deux côtés ; elle est
venue de province à plusieurs reprises pour subir le traitement des
rayons X, mais n'en a pas retiré complète satisfaction.

Une nouvelle poussée avec suintement abondant et très vives
démangeaisons la ramène à Paris, où le traitement par le radium
est proposé.

L'appareil n° 7, enveloppé de toile caoutchoutée, est appliqué sur
chaque place trois minutes, trois jours consécutifs. La malade ne
pouvait consacrer plus de temps à son traitement, et nous jugions
ces doses tout à fait insuffisantes. Bien au contraire, plusieurs mois
après, elle nous écrivait que les démangeaisons avaient cessé dès
son retour chez elle et qu'en somme son eczéma était pour le moment
guéri ou effacé, comme il ne l'avait jamais été depuis plusieurs
années.

**Eczéma torpide en placards non prurigineux chez un sujet
scrofuleux.** — Un malade, âgé de dix-neuf ans, a eu dans sa première
enfance des *adénites suppurées*, et actuellement encore on lui trouve
un *chapelet de ganglions cervicaux*. Le sommet gauche est suspect.

En hiver, il est pris constamment de rhumes qui traînent et durent
plusieurs semaines.

Depuis trois ans, des placards eczémateux *non prurigineux* absolument torpides ont évolué lentement sur le dos des mains. Ils sont au
nombre de trois sur chaque main, et ils ont les dimensions d'une
pièce de deux francs. Sa mère, sage-femme, a essayé vainement
divers traitements.

Le radium est conseillé. L'appareil n° 4, enveloppé de 8 centièmes
de millimètre d'aluminium et de toile caoutchoutée, est appliqué une
demi-heure sur chaque place, trois fois en trois semaines. *La dose
est plus forte que d'habitude ; elle a été choisie en raison de la torpidité des lésions, qui ont besoin d'être ici sensiblement modifiées.*

L'écran a pour but de permettre un peu plus d'action dans la profondeur du derme sans trop irriter la surface.

Il se produit une réaction inflammatoire légère et superficielle qui dure quinze jours, après quoi la peau reprend peu à peu son aspect normal.

Il n'y a pas eu de récidive depuis deux ans que la guérison a été obtenue.

Eczéma aigu. — Nous n'avons employé le radium sur des eczémas aigus que récemment, après avoir constaté l'action remarquable et spéciale des rayons de faible pénétration sur les poussées aiguës qui se produisent au cours des eczémas chroniques et sur les eczémas des jeunes enfants ; voici des résultats intéressants.

1° Une malade, âgée de soixante ans, vient nous trouver le 10 novembre 1908 pour un *eczéma aigu des deux mains. C'est le type d'une poussée franche avec vésicules et éléments papuleux.* Cette dame a bien eu de temps en temps de petites atteintes d'eczéma, mais la poussée actuelle n'est nullement intercurrente de quelque inflammation chronique. Les appareils n° 1 et n° 2 sont appliqués dix minutes en cinq places différentes sur chaque main.

Il se produit dès le lendemain une amélioration surprenante ; mais dix jours après survient une légère recrudescence.

Nous avons souvent remarqué ces légères recrudescences dix à quinze jours après les applications; il ne faut pas se méprendre sur leur caractère. Il s'agit non point d'une poussée nouvelle d'eczéma, mais bien d'une légère réaction superficielle due au radium. Cette réaction indique, du reste, que la dose a été un peu forte; il vaut mieux l'éviter. La durée de dix minutes en une fois de notre appareil n° 1 nous semble d'ailleurs donner un résultat inférieur à la même durée fractionnée en trois fois.

Dans le cas actuel, sans la moindre intervention nouvelle, l'irritation qui s'est produite a disparu d'elle-même en quelques jours.

Les 2 et 9 décembre, l'appareil n° 2 est appliqué cinq minutes par place pour consolider la guérison.

Le 16 décembre, l'appareil n° 4 est placé pendant cinq minutes entre les doigts où il reste quelques éléments d'eczéma.

Actuellement, la malade est en excellent état.

2° Depuis six ans un homme âgé de trente-cinq ans est atteint d'un *eczéma paroxystique en été*, avec accalmie complète en hiver. Ces dernières années l'éruption, insupportable par la violence de la démangeaison, a régulièrement commencé dès le printemps pour ne se calmer que vers la fin d'octobre.

L'origine dyshydrosique est très nette. Le malade a des transpirations abondantes principalement aux pieds, avec vésicules dyshydrosiques sur les faces latérales des orteils et des doigts.

L'eczéma siège sur la moitié inférieure des deux jambes et la face dorsale des pieds. Aucun traitement n'est parvenu à soulager le malade, qui, de guerre lasse, a pris le parti de se résigner à attendre le retour des froids.

Les circonstances l'amenèrent à notre consultation en mai, lors d'une poussée nouvelle particulièrement aiguë et prurigineuse, et, après le traitement par le radium, tout est rentré dans l'ordre très rapidement; l'eczéma ne reparut plus au cours de l'été suivant.

A notre premier examen, les jambes présentent dans leur moitié inférieure une éruption de petites vésicules et de papules excoriées par le grattage, qui seul donne un peu d'apaisement au prurit particulièrement pénible. Pendant notre examen, nous voyons la face dorsale du pied et des orteils se couvrir de gouttelettes de sueur, qu'il est facile de distinguer du suintement causé par l'eczéma.

L'appareil n° 1 est appliqué pendant trois minutes sur autant de places nécessaires. Une heure suffit pour couvrir la totalité de l'eczéma.

Entre l'appareil et la peau est interposée une feuille d'aluminium de $0^{mm},01$. Ces applications sont renouvelées trois jours consécutifs, ce qui fait au total neuf minutes d'application en trois jours sur chaque place.

Dès la troisième application, les démangeaisons ont cessé et le suintement paraît avoir diminué. Au huitième jour les lésions avaient subi une décongestion, une sédation très remarquables.

Une deuxième série d'applications identique faite douze jours après amène progressivement la disparition de l'eczéma.

Une troisième série douze jours après a pour but de consolider la guérison.

Cette technique est celle qui nous a donné les résultats les meilleurs et les plus rapides.

En résumé, nos observations nous ont permis d'établir *quelques conclusions et indications générales* dont voici les principales.

Les rayons de faible et de moyenne pénétration ont une action favorable et élective sur certaines dermatoses inflammatoires prurigineuses de la série eczémateuse. Sans aucune irritation surajoutée, ces lésions peuvent donc guérir.

Cette dernière considération mérite d'être soulignée, puisque, contrairement à ce qu'on aurait pu penser, des tissus pathologiques d'une sensibilité irritative extrême non seulement supportent sans s'enflammer davantage l'action de ces rayons, mais se calment même, sous leur influence. C'est là la négation formelle du rôle exclusivement révulsif auquel d'autres auteurs ont été tentés de limiter l'action des rayons de faible et de moyenne pénétration.

Nous ne saurions trop répéter que c'est le dosage seul qui règle la production de la révulsion, et dans ce groupe des eczémas, pour éviter toute irritation, il suffit de réduire les durées des applications en proportion inverse de leur intensité globale radio-active (Voy. p. 99).

La possibilité d'appliquer la radiumthérapie à de grandes surfaces est démontrée dans ce chapitre ; en effet, en employant simultanément plusieurs appareils de grandes dimensions, on peut aisément couvrir toute une jambe, par exemple, en une ou deux heures.

Après l'étude de diverses techniques, nous avons reconnu, exception faite pour les localisations de petite étendue, cette nécessité :

a. *D'employer des appareils de grandes dimensions et de puissante radio-activité ;*

b. *De faire des applications courtes et espacées ;*

c. *D'utiliser les rayons de faible et de moyenne pénétration* en plus grand nombre possible, et pour cela de n'interposer aucun écran ou des écrans seulement de faible absorption, sauf exception pour les infiltrations profondes, auquel cas nous employons les fibres de 1 dixième de millimètre de plomb ;

d. *D'éviter les irritations surajoutées.*

Ce sont ces diverses considérations qui nous ont conduits à employer jusqu'ici presque toujours, dans les cas d'inflammation superficielle, les appareils n° 1 et n° 2, en adoptant le type opératoire de trois minutes d'application sur chaque place, trois jours consécutifs, avec séries d'applications renouvelées trois fois à une semaine d'intervalle.

Dans les cas où l'infiltration est plus profonde, il faut employer des rayons plus pénétrants et interposer les écrans de moyenne absorption de 1 dixième de millimètre de plomb, doublés de rondelles de papier, le tout enveloppé de caoutchouc. On augmente alors la durée et le nombre des applications.

Les résultats ont été rapides et favorables dans des cas rebelles pendant des années aux traitements dermatologiques habituels (corps gras, poudres, lotions, enveloppements, cataplasmes, etc.).

Le plus souvent les malades n'ont pas été obligés d'interrompre leurs occupations pendant le cours de leur traitement, et c'est tout en travaillant et sans avoir à appliquer de pansements désagréables et gênants que les régressions se sont produites.

Cette commodité opératoire se montre donc encore ici même fort précieuse, et les avantages qu'elle offre se marquent tout spécialement dans le traitement des enfants en bas âge.

Il est bien évident qu'il ne s'agit, dans cet effet du radium, que d'une action locale et que le traitement des causes générales doit être appliqué soigneusement.

Les récidives sont toujours à craindre, puisqu'on ne peut songer qu'à « blanchir » les malades. Toutefois l'influence de la radio-acti-

vité semble parfois assez particulièrement décisive. Après la guérison, nous avons remarqué en effet que les rémissions étaient plus
longues qu'on n'aurait pu s'y attendre, et plusieurs fois, lorsqu'il y a eu
récidives, celles-ci se sont produites en dehors des places traitées.
*Dans un cas d'eczéma de la face dorsale des mains, une récidive qui
eut lieu une année après respecta les places autrefois soumises au
radium.*

La plupart des formes de l'eczéma chronique lichénifié et des
névrodermites ont bénéficié très largement de l'action du radium; les
résultats ont été fort remarquables et contrôlés par le nombre.

Plus les éléments eczémateux forment placards, plus ils sont
appropriés au manuel opératoire; des éléments papuleux isolés, disséminés sur de grandes surfaces et constituant des poussées aiguës,
s'éloignent des conditions favorables au traitement.

Les éléments isolés de *prurigo*, s'ils ne sont pas trop nombreux,
peuvent être traités avec avantage; dans trois cas où ils étaient
agglomérés, nous avons obtenu par la sédation du prurit des résultats
très favorables.

*Dans ces diverses affections, le premier facteur de guérison est sans
nul doute la suppression du prurit.* Le pouvoir analgésique du radium,
que nous avons vu être en quelque sorte seul en cause dans la première division de ce chapitre, agit tout d'abord. C'est ce qui explique
l'action remarquable des rayons dans les névrodermites. Les tissus
eczémateux ne sont plus soumis alors aux grattages perpétuels qui
entretiennent l'inflammation. En sorte qu'une fois le premier
résultat d'analgésie obtenu, plusieurs raisons expliquent la rapidité
avec laquelle, dans certains cas, les eczémas régressent, à savoir la
suppression du grattage, l'action modificatrice spéciale des rayons et
leur *propriété décongestive* sur les éléments infiltrés.

Nous n'avons eu, dans aucun cas, à regretter l'intervention du
radium; la cause en est, nous le pensons, à notre préoccupation
constante d'éviter toute irritation surajoutée de la surface. Malgré
une telle ligne de conduite qu'il faut ériger en principe, nous avons
parfois involontairement dépassé les doses et produit dix à
quinze jours après les applications quelques réactions secondaires;
mais celles-ci n'ont pas eu de conséquences fâcheuses; il faut
savoir les reconnaître, ne pas les prendre pour des récidives et se
contenter de les calmer par des adoucissants.

Dans les névrodermites et dans quelques cas d'eczéma lichénifié,
chez certains sujets, il se produit des pigmentations parfois prononcées consécutives au traitement; celles-ci heureusement disparaissent
à la longue. En s'en tenant avec soin en deçà des doses irritatives
et en agissant lentement, avec patience, on évitera le plus souvent
cette complication.

Nous avons voulu montrer dans ce chapitre ce que le radium peut

faire; nous n'avons établi aucune comparaison avec les autres méthodes dermatologiques ou physiothérapiques, les rayons X en particulier. Il n'est point douteux que ces méthodes plus simples doivent
être d'abord essayées; mais en cas d'échec. ce qui arrive malheureusement souvent, on aura la ressource de s'adresser au radium.

VII. — AFFECTIONS DIVERSES.

Nous réunissons dans cette partie de notre travail quelques-unes des observations que nous avons faites sur les effets du radium dans le traitement de lésions plus ou moins rebelles aux agents thérapeutiques habituels.

Les unes se rapportent à un nombre de cas assez grand pour nous autoriser à formuler quelques conclusions ; d'autres seront données sans commentaire.

Psoriasis. — Le radium peut être utilisé avec avantage dans les formes prurigineuses du psoriasis, les formes à placards localisés et torpides, comme on les rencontre souvent au cuir chevelu, aux doigts, aux faces palmaires et plantaires, à la lisière du cuir chevelu, etc. ; il est particulièrement indiqué pour la localisation unguéale.

Les formes trop étendues, congestives, irritables, les formes à éléments disséminés, nombreux et de petites dimensions, les variétés à récidives subintrantes sortent du cadre de l'action du radium.

Quant aux techniques, elles varient selon qu'il faut agir à la surface ou dans l'épaisseur des tissus et, sauf pour des cas spéciaux que nous indiquerons où toute irritation doit être évitée. Les écrans de 0^{mm},03 à 0^{mm},08 d'aluminium recouverts de dix rondelles de papier et de toile caoutchoutée formeront des filtres de bonne moyenne pour les psoriasis prurigineux qu'on craindrait d'irriter.

Lorsque ces psoriasis se compliquent de lichénification, l'action analgésique opère d'abord comme pour les eczémas lichénifiés. Nos observations sont au nombre de trente-deux ; en voici quelques-unes.

Un malade âgé de quatre-vingt-sept ans souffrait depuis plus de vingt ans d'un psoriasis invétéré de tout le corps, sauf de la face et des mains ; ce *psoriasis, depuis cinq à six ans, était devenu extrêmement prurigineux.* Après avoir essayé divers traitements sans aucun succès, le malade ne pouvant se soumettre aux exigences et aux fatigues des applications de pommades, des bains, etc., accepte d'entreprendre le traitement par le radium. Les membres supérieurs sont le siège de démangeaisons particulièrement intolérables. Au réveil et le soir, en se déshabillant, il est pris d'un besoin impérieux de grattage, qu'il satisfait au moyen d'une brosse dure.

Le bras droit est traité par les appareils n°s 1 et 2 appliqués en même temps, cinq minutes par place, trois fois à un jour d'intervalle, et enveloppés de 3 centièmes d'aluminium et de caoutchouc.

Deux semaines après, nouvelle série semblable. Les démangeaisons ont cessé dès la première série d'applications, puis les squames qui se produisaient abondamment n'ont plus reparu, les rougeurs

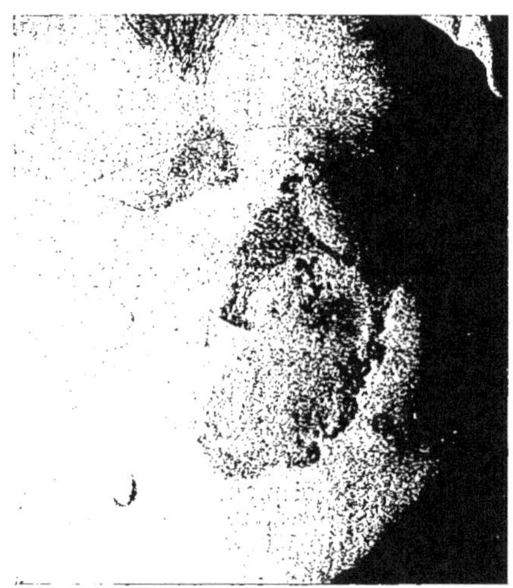

Fig. 139. — Une seule place a été traitée vingt minutes par l'appareil n° 1 ; la place ronde décolorée montre l'endroit où l'appareil a été appliqué.

ont diminué, et, *après deux mois la peau a retrouvé sa souplesse et son aspect à peu près normaux.*

Au cuir chevelu, il faut agir assez superficiellement pour ne pas amener la dépilation définitive.

Une malade présente *au cuir chevelu un psoriasis invétéré.* A peine l'a-t-on effacé par diverses pommades qu'il réapparaît. Avec le radium, la réapparition ne s'est faite que six mois après.

L'appareil n° 1, enveloppé de 8 centièmes d'aluminium, est appliqué dix fois, chaque jour trois minutes.

Une réaction inflammatoire un peu trop forte se produit ; elle se manifeste sous la forme d'un léger œdème, d'érythème et de sensation de picottements ; cette réaction n'est pas suivie de croûte et s'éteint en quelques jours. Le psoriasis ne paraît pas tout d'abord s'être amélioré en proportion de la radio-activité utilisée. Cependant, peu à peu, une modification favorable se produit et le placard de psoriasis finit par disparaître.

Les cheveux, qui étaient en partie tombés à la suite des applications, ont repoussé.

Pour le traitement du *psoriasis des ongles*, comme l'a bien montré Blaschko, le radium est particulièrement utile; il se montre supérieur aux autres agents thérapeutiques. Le pouvoir de pénétration permet l'action, à travers l'ongle, sur la kératose sous-jacente.

Un malade parvient à guérir assez facilement par les moyens habituels les diverses poussées de psoriasis qui de temps en temps se développent sur ses bras, *mais depuis plusieurs années les éléments en placards disséminés sur les doigts et le psoriasis des ongles des pouces sont absolument rebelles et ne se modifient nullement, quoi qu'on fasse.*

Les appareils nᵒˢ 5 et 6 sont appliqués avec interposition de 1 dixième de millimètre de plomb sur chaque ongle, pendant cinq heures au total, réparties en fractions égales au cours de dix jours ; la kératose est modifiée sans irritation, et le malade, revu assez longtemps après, peut être considéré comme débarrassé de son psoriasis unguéal.

Pour les psoriasis à kératose épaisse aux mains et aux pieds, aux coudes, aux genoux, il ne faut pas craindre les doses qui modifient plus complètement les tissus ; une légère irritation sera suivie parfois d'un bon résultat. En cas d'épaisseur plus grande encore, on pourra agir à travers des écrans de plomb de 1 dixième à 5 dixièmes de millimètre et laisser les appareils le temps nécessaire, trois à cinq heures par exemple pour l'appareil nᵒ 1, par fragment d'une demi-heure par jour.

Dyskératose trophonévrotique d'origine congénitale. — Une fillette de onze ans et demi nous est adressée par le Dʳ Hallopeau avec le diagnostic de *dyskératose trophonévrotique d'origine congénitale.*

À la naissance de l'enfant, les parents remarquèrent sur le médius de la main gauche, près de l'ongle, une petite surface desquamée ; peu à peu cette lésion s'est agrandie en s'étendant vers l'articulation. Il y a quatre ans, une nouvelle lésion semblable apparut sur l'index gauche; puis la face palmaire devint le siège d'éléments kératosiques. Un an après, à la suite d'une brûlure, est apparue à la face antérieure du poignet trois petits placards psoriasiformes, où la peau est desquamée et légèrement rosée. Mêmes lésions à la face antérieure de l'aisselle. La face antérieure du thorax et l'omoplate sont parsemées de petits points kératosiques. Toutes ces lésions se sont développées à gauche ; il n'y a rien de semblable du côté droit. Quand l'enfant se présente à nous, la face latérale du médius s'est fissurée dans le sens de la longueur du doigt, et, des deux lèvres écartées, sortent des proliférations verruqueuses débordant de 3 à 4 millimètres le niveau de la peau. L'index gauche offre le même aspect. La paume présente entre la base de l'éminence thénar et de l'éminence hypothénar une fissure bourgeonnante semblable.

Le poignet, la face antérieure de l'aisselle semblent avoir été récemment le siège de vésicules. Ces diverses lésions ne sont pas spontanément douloureuses ; elles le deviennent au médius et à l'index par les crevasses que les mouvements de flexion déterminent. De nombreux traitements ont été tentés, mais toujours sans résultat.

Nous appliquons sur le médius l'appareil n° 1, enveloppé de 1 centième d'aluminium et de caoutchouc pendant deux heures consécutives ; sur la paume, l'appareil n° 6, avec 1 centième d'aluminium ; sur l'index, les appareils n°ˢ 7 et 3 avec 1 centième d'aluminium, pendant

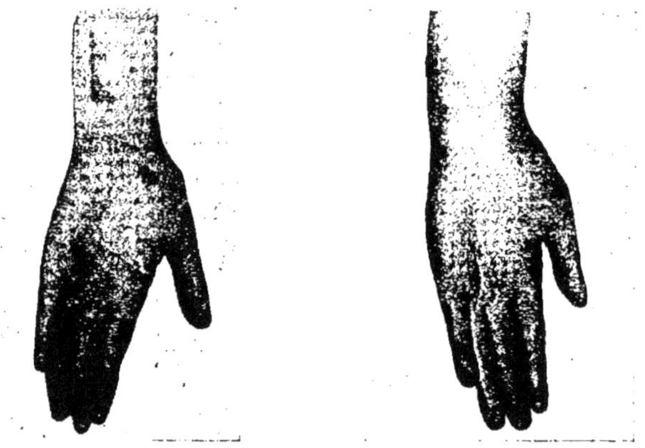

Fig. 140 et 141. — Dyskératose trophonévrotique.

deux heures et demie consécutives ; sur les lésions du poignet, l'appareil n° 3 pendant une heure. La réaction inflammatoire, recherchée du reste, n'est point très vive ; elle est bien supportée et n'occasionne guère de douleurs. *Un mois après la réfection des tissus, on ne constate plus les végétations ni les éléments de kératose. A leur place, la peau est lisse, unie, un peu plus brillante que normalement. Aucune récidive ne semble prête à se produire* (fig. 140 et 141).

Angiokératome. — Une jeune fille de vingt et un ans présente des éléments d'*angiokératome sur la main droite*. La face dorsale de la main est parsemée de petites lésions, et nous traitons successivement ces différents points en appliquant sur chacun d'eux, après les avoir circonscrits par notre procédé des caches protectrices, les appareils n°ˢ 12 et 5. Nous les laissons trois heures en place ; ce temps est long, mais il faut remarquer que ce n'est qu'une petite surface de chacun de ces appareils qui est utilisée ; du reste, nous recherchons un certain degré d'inflammation.

Les réactions inflammatoires se sont produites en temps voulu, quinze jours après les applications, et se sont traduites par de légères exulcérations suivies d'écoulement de sérosité.

Six semaines après, les éléments d'angiokératome sont remplacés par de petites surfaces lisses, très légèrement cicatricielles, peu visibles.

Ichtyose linéaire zoniforme (fig. 142 et 143). — Un enfant âgé de sept ans présente *dans la région latérale droite du cou une lésion de kératodermie congénitale revêtant la forme d'une longue bande*

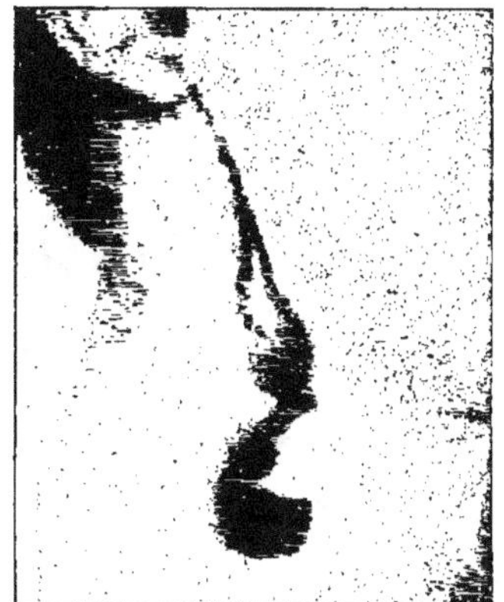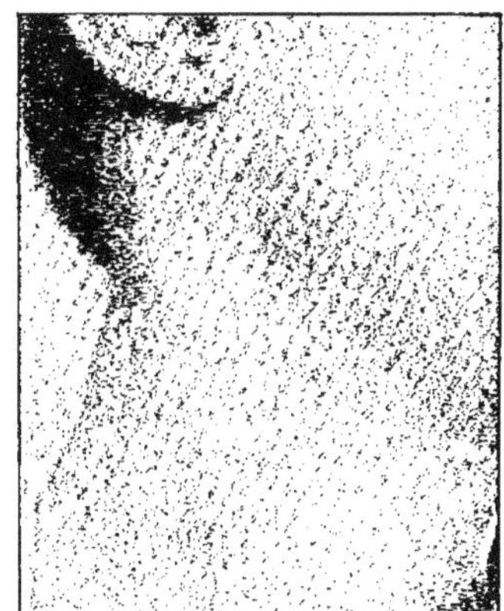

Fig. 142 et 143. — Ichtyose linéaire zoniforme.

serpentine commençant au-dessous du lobule de l'oreille, sur lequel existent d'ailleurs quelques petits éléments isolés.

Arrivée à la hauteur de l'angle du maxillaire inférieur, cette bande se subdivise en deux chefs, qui, s'éloignant d'abord, se rapprochent ensuite pour encadrer une sorte de losange de peau saine. Le point de réunion des deux bandes est une masse de 1 centimètre carré environ, à laquelle est appendue une autre masse plus volumineuse et plus étendue en forme de virgule.

De teinte gris noirâtre, cette lésion est formée par la juxtaposition de petits éléments kératosiques.

Il nous paraît évident qu'ici c'est au pouvoir destructeur du radium qu'il convient d'avoir recours.

Les appareils n°ˢ 7 et 16 sont appliqués quatre heures, sur chaque place.

Il se produit une réaction normale suivie de guérison en certains points et seulement d'atténuation en d'autres. Deux mois et demi après, même temps d'application de l'appareil n° 16 sur les quelques petits points qui persistent encore. L'état actuel est très satisfaisant; il ne reste que quelques traces blanchâtres.

Nous avons eu à traiter plusieurs cas semblables, et chaque fois avec résultat satisfaisant. Les figures 144 et 145 en sont un remarquable exemple.

Kératose palmaire symétrique. — Un homme de vingt-neuf ans présente depuis plusieurs années, à la face palmaire des mains, des croûtes nombreuses. La peau est épaissie et présente à droite, surtout au niveau des articulations métacarpo-phalangiennes, de profondes crevasses.

A gauche, mêmes lésions, mais avec fissures moins nombreuses. Le malade ne peut ni ouvrir complètement les mains, ni les fermer en raison de la douleur que ces mouvements provoquent.

L'appareil n° 1, avec 1 dixième de millimètre de plomb, est appliqué vingt minutes sur chaque place, cinq jours consécutifs. Au

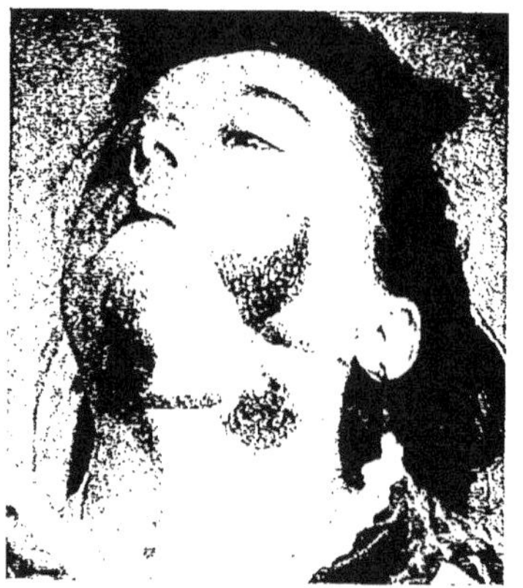

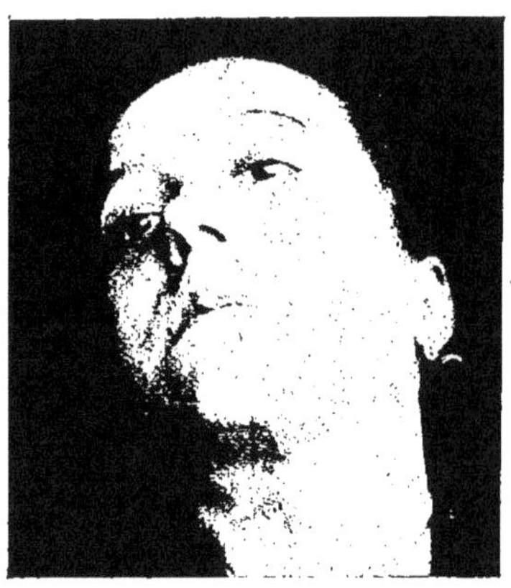

Fig. 144. — Kératodermie congénitale,   Fig. 145. — État deux années après
    ichtyosiforme en plaque.   le traitement.

quinzième jour, l'extension des doigts est possible sans trop de douleur. Nouvelle série, mais seulement de quinze minutes par place. Ce deuxième traitement suffit pour amener la guérison.

A la suite de la reprise d'un travail qui oblige le malade à mettre souvent les mains dans l'eau, quelques crevasses réapparaissent. Nous faisons alors pendant trois jours consécutifs, en cinq places, des applications de trois minutes chacune de l'appareil n° 1 sur chaque main, puis, huit jours après, une seconde série du même traitement *Dès lors la guérison semble définitive ; on constate le retour à l'état normal, et aucune récidive ne s'est produite encore depuis trois ans.*

Lichen ruber plan localisé. — En raison des résultats que nous avons obtenus sur diverses dermatoses chroniques, le Dr Milian, nous confie le traitement d'une fillette atteinte au dos de la main droite de plusieurs plaques de lichen plan. Cette jeune fille, obligée de travailler de ses mains, est pour cette raison pressée de se débarrasser de son lichen. Celui-ci consiste en un grand placard et trois autres plus petits ayant les caractères objectifs typiques du lichen ruber plan. Il n'y a rien sur aucun autre point du corps. Cette localisation est curieuse ; elle n'en existe pas moins et est fort tenace. Les applications du radium ont commencé le 14 décembre 1906 et se sont renouvelées chaque jour jusqu'au 20 décembre. Elles ont duré chacune quarante-cinq minutes. Sur le grand placard, nous appliquons l'appareil n° 4, sur les autres l'appareil n° 9. Ces appareils sont recouverts d'écrans d'aluminium et de toile caoutchoutée. Les tissus, sous l'influence des rayons, se sont vite modifiés : il s'est produit au niveau des places une érosion suivie de croûte.

Le 15 janvier, la guérison complète était obtenue, mais avec une légère décoloration blanchâtre de la peau, qui indique un tissu un peu cicatriciel. Pressés par la malade, nous avons un peu trop activé le traitement, et des doses sensiblement plus faibles eussent été bien suffisantes. Néanmoins la petite malade et ses parents sont satisfaits des résultats tels qu'ils ont été obtenus. Il eût suffi, avec le plus fort appareil, notre expérience nous l'a démontré depuis, de quatre applications de vingt minutes et, avec le plus faible, de six applications de vingt minutes. De cette façon, nous aurions assisté à la même guérison, mais avec intégrité des tissus.

Lichen ruber plan en éléments disséminés zoniformes. — Habituellement, les dermatoses à éléments disséminés ne conviennent pas à la radiumthérapie ; le cas suivant montre que ce n'est pas là une règle absolue.

Une jeune Anglaise nous est adressée par le Dr Robinson pour un lichen ruber plan zoniforme qui occupe toute la longueur de l'avant-bras et le quart inférieur du bras gauche.

Des éléments typiques existent dans la région du poignet; partout ailleurs, il y a un piqueté de petits points rouges à surface plane moins caractéristiques.

Ces régions sont le siège non pas de véritables démangeaisons, mais d'une sensation pénible de fourmillement.

Nous appliquons pendant trois minutes sur chaque place l'appareil n° 1, durant quatre jours consécutifs.

Huit jours après la dernière application, il y a une réaction érythémateuse légère et un mois après une très grande amélioration ; la sensation de fourmillement ne persiste légère qu'à la partie inférieure de l'avant-bras.

Six semaines après le traitement il n'y a plus trace des lésions anciennes. Cette observation date de juin 1907, et tout dernièrement le Dr Robinson nous a informés que la guérison s'était maintenue.

Action sur le système pilo-sébacé. — Plusieurs des facteurs de guérison qu'apportent les rayons du radium se trouvent répondre aux conditions nécessaires à la modification des inflammations des glandes sébacées. L'action dépilante, décongestive et atrophiante, s'adresse assez bien aux folliculites et aux acnés. L'action dépilante est évidente ; nous l'avons montré à propos des nævipilaires. Dans quelques cas, sans irritation, par l'emploi des rayons très pénétrants isolés aux moyens des filtrages de 1 dixième de millimètre de plomb, on peut obtenir une action des tructive qui ne s'exerce que sur les racines pilaires ; c'est là un excellent moyen d'agir sur certaines *hypertrichoses localisées*. En traitant les acnés chéloïdiennes, nous avons pu voir la disparition des éléments d'acné. Dans nos observations d'eczéma de la face, nous avons non seulement constaté l'action décongestive sur les tissus enflammés, mais aussi l'action résolutive sur les folliculites secondaires. L'action spéciale sur les vaisseaux capillaires, enfin la stérilisation en quelque sorte des foyers à staphylocoques, non point par action directe bactéricide, mais par modification du terrain de culture (1), sont autant de raisons qui, dans les inflammations pilosébacées, autorisent les essais de radiumthérapie. Au surplus, la rœntgénothérapie s'est montrée favorable dans bien des cas semblables pour lesquels, d'avis unanime, il paraît nécessaire de produire une légère irritation, pour « décaper » en quelque sorte.

Ce sont les appareils n°s 1 et 2 de grande surface et de puissante intensité, qui doivent être utilisés soit à nu, soit recouverts d'écrans légers d'aluminium de 1 centième à 1 dixième de millimètre d'épaisseur.

Il faut ici avoir grand soin de supprimer tous les rayons secondaires, en ajoutant, selon notre habitude, des rondelles de papier et une fine toile caoutchoutée ; c'est le meilleur moyen de diminuer les causes d'irritation et de pigmentation consécutives.

Les applications seront courtes, de trois à quinze minutes et renouvelées à un jour d'intervalle. Après cinq à six séances, on s'arrêtera dix à douze jours pour recommencer ensuite. Dès l'apparition d'une irritation, on interrompra tout traitement jusqu'à dix à quinze jours après qu'elle aura cessé.

Pour agir un peu plus en profondeur et sans révulsion en donnant une part plus grande aux rayons β moyens et durs et en réduisant l'intensité globale, nous conseillons les filtres de plomb de 1 dixième à 3 dixièmes de millimètre ; l'appareil n° 1 serait laissé alors à

____

(1) W$_{ICKHAM}$, Emploi du radium en thérapeutique (*Ann. de dermat.*, oct. 1906).

demeure selon les écrans, soit quinze minutes chaque jour, durant cinq à six jours, soit trente minutes tous les trois jours, cinq à six fois par série et en plusieurs séries.

Acné rosacée. — Une jeune fille de seize ans vient nous trouver pour une acné tenace du visage. Le début remonte à quatre ans, et pendant ce temps aucun des traitements suivis à l'hôpital Saint-Louis n'a donné de résultats satisfaisants.

Cette acné couvre à peu près tout le visage, mais avec confluence des éléments comédoniens inflammatoires et pustuleux au menton, sur la moitié gauche du front et la moitié supérieure des joues.

Nous pratiquons tout d'abord l'extraction de quelques comédons et l'ouverture des pustules. Ce nettoyage préalable est nécessaire et fort utile. Les rayons agissent mieux sur les terrains de culture de staphylocoque s'ils sont mis à découvert. La région malaire à droite, où les poussées de pustules et d'éléments indurés se renouvellent sans cesse, est soumise d'abord au traitement.

Le 29 mai 1908, l'appareil n° 1, enveloppé de 4 dixièmes de millimètre de plomb et cinq feuilles de papier noir, le tout maintenu par la toile caoutchoutée, est appliqué tous les deux jours une heure pendant une semaine. Au cours des vingt jours suivants, il ne se produit aucune irritation secondaire; au contraire, une atténuation très nette de l'élément congestif se manifeste.

Une deuxième série est faite sur la même place avec l'appareil n° 2; le filtrage est le même, mais les applications sont de six heures réparties par heure tous les deux jours.

Cette fois encore, il n'y a aucune réaction inflammatoire secondaire, ce qui montre que notre dosage était bien approprié. L'inflammation diminue encore, la régression est évidente. Aucune nouvelle pustule ne s'est reformée à cette place depuis le commencement du traitement, tandis que tout autour il y a eu à plusieurs reprises de nouvelles poussées confluentes.

Vers le trente-cinquième jour, la partie traitée tranche nettement sur la peau environnante par sa décoloration, sa surface unie et l'absence de pustules.

Le front et la joue gauche ont été alors traités selon le mode adopté à la seconde série sur la joue droite, et les mêmes résultats sont obtenus. La fin du traitement est trop récente pour conclure; mais ce cas apparaît d'ores et déjà comme absolument favorable.

Dans d'autres cas, nous avons obtenu aussi de bons résultats en laissant l'appareil n° 1 à demeure plusieurs nuits entières, après l'avoir recouvert de 2 millimètres de plomb. Ce sont alors les rayons γ en proportion de 90 p. 100 et les β durs en proportion de 10 p. 100 qui ont agi dans ce rayonnement surpénétrant de faible intensité quantitative; mais les meilleurs résultats ont été obtenus avec un filtre de 1 dixième de millimètre de plomb. C'est ainsi que, dans un cas, nous avons obtenu la décoloration d'une face entière, d'un rouge tel que la malade n'osait sortir hors de chez elle.

Sycosis. — Dans le sycosis, il faut, après avoir avec grand soin vidé et nettoyé tous les abcès, adopter des doses qui entraînent la dépilation. Dans un cas où le malade ne tenait pas à conserver sa barbe, nous avons obtenu un très beau résultat en poussant les doses jusqu'à la disparition définitive de toute repousse pilaire.

Rhinophyma ou acné hypertrophique. — Dans un cas de rhinophyma, chez un nègre qui nous fut adressé par le Dr Hallopeau,

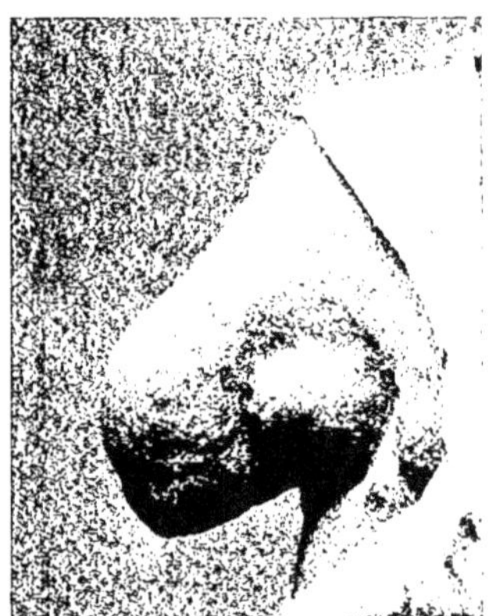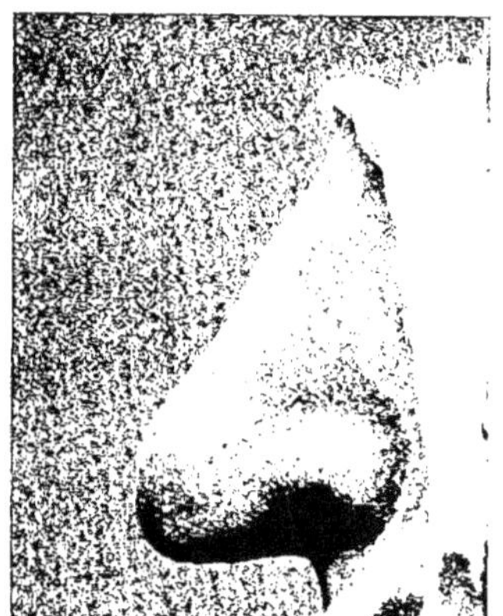

Fig. 146 et 147. — Photographies de moulages d'un rhinophyma avant et après le traitement.

il y eut modification et nivellement très appréciables des bourgeonnements multiples, qui recouvraient les ailes et le lobule du nez, après applications du radium à doses assez élevées.

Pour chaque place l'appareil n° 6, avec 4 centièmes de millimètre d'aluminium, est appliqué, cinq heures en dix jours, une demi-heure tous les jours en deux séries de deux heures et demie chacune à une semaine d'intervalle.

Chez un autre malade, nous avons agi sur une petite tumeur de l'aile du nez, par le rayonnement surpénétrant, en laissant l'appareil n° 9 (avec 1 millimètre de plomb) pendant trois nuits consécutives, et les résultats après une courte et légère réaction inflammatoire ont été tout à fait satisfaisants.

Chez un autre, l'appareil n° 7 laissé une nuit avec 1 millimètre de plomb a amené la décongestion, la diminution du lobule hypertrophié après une légère réaction croûteuse.

Le rhinophyma représenté aux figures 146 et 147 a été traité en « feu

croisé » par application simultanée des appareils n°s 6 et 7 (filtre de
1 millimètre de plomb), laissés en place cinq nuits consécutives ; quatre
séries avec deux mois d'intervalle entre chaque furent nécessaires.

Nous signalerons enfin que la *blépharite chronique rebelle*, lésion
du groupe que nous étudions, peut être aisément, grâce aux lames
plates (appareil n° 13), traitée et guérie par le radium.

Syphilis. — Le radium semble pouvoir rendre service dans le
traitement local des lésions rebelles. On rencontre parfois des éléments syphilitiques qui, pour diverses raisons, résistent au traitement général ; or, dans quelques cas de ce genre, les rayons du
radium ont paru favoriser et hâter la guérison.

Un sujet se présente atteint de syphilis d'allure maligne, à poussées
subintrantes rebelles au traitement général. On voit aux avant-bras
quelques gros *éléments papuleux* qui ont persisté après six semaines
de traitement mercuriel et l'absorption de doses qu'il était difficile
de dépasser. Le traitement local par le radium est proposé, et chaque
élément disparaît cinq à huit jours après avoir été irradié par l'appareil n° 3, appliqué directement pendant quinze minutes.

Dans le service de M. Wickham à Saint-Lazare, une femme se
présente en octobre 1906, ayant sur chaque fesse, au voisinage de
l'anus, de grosses masses de *syphilides papulo-hypertrophiques végé-
tantes*, qui, malgré le traitement général et local, sont fort lentes à
disparaître. On essaie le radium, la fesse droite est traitée ; huit
jours après la fin des applications, les syphilides ont disparu.

Celles qui siègent du côté opposé et qui, pendant ce temps, ne se
sont pas modifiées sont traitées et guéries à leur tour dans la semaine
suivante avec l'appareil n° 1, appliqué deux heures.

Un malade se présente dans le service de M. Wickham ; il a subi régulièrement des injections d'huile grise sans être débarrassé d'une
ulcération de 1 centimètre carré environ qui siège sur le dos de la
verge et pour laquelle tout d'abord le diagnostic de syphilide ulcéreuse avait été porté. La lésion est relativement torpide, et, en
raison de la résistance au traitement, on commence à douter de
l'exactitude du diagnostic. Deux mois en effet se sont écoulés depuis
la dernière injection mercurielle, et l'ulcération ne s'est pas modifiée.

Une petite toile radifère de 1 centimètre carré environ d'activité
8 000 est fixée à demeure et laissée quarante-huit heures au-dessus
d'un premier pansement d'ouate de 1 centimètre environ d'épaisseur.

Dans les quinze jours qui suivent, l'ulcération se modifie, se cicatrise et disparaît. Le diagnostic de syphilis fut confirmé par la suite,
le malade étant revenu quelques mois après porteur de nouvelles
lésions syphilitiques.

Un homme est atteint de *syphilides ulcéreuses serpigineuses* péribuccales récidivantes (octobre 1906). Nous instituons le traitement général. Localement le radium est employé, mais tout d'abord seulement sur la moitié gauche de la lésion, afin de pouvoir établir des comparaisons. L'appareil n° 6 est appliqué sur chaque place environ vingt minutes en cinq séances également espacées au cours de dix-sept jours. Comme d'habitude, ces ulcérations guérissent facilement sous l'influence de l'huile grise, mais la guérison est du côté gauche un peu plus rapide et la cicatrisation plus lisse et plus régulière que du côté droit.

Une malade vient nous trouver pour une ulcération de dimension et de profondeur considérables qui occupe la moitié antérieure de la jambe gauche. Il s'agit encore ici, comme dans le cas précédent, de *syphilis tertiaire ignorée.*

Le traitement local est fait avec le radium en même temps que des injections mercurielles sont pratiquées. La surface est irradiée par plusieurs appareils à la fois (n°ˢ 4, 5, 6 et 7), et un tube radifère est enfoncé dans plusieurs excavations et fissures qui atteignent *jusqu'à 5 centimètres de profondeur.* Il s'agit d'infiltrations gommeuses confluentes ulcérées. Très rapidement l'aspect des lésions se modifie, d'énormes lambeaux de sphacèle s'éliminent. Quinze jours après, le tout était en pleine voie de réparation rapide.

Il a été, dans ce cas, difficile de préciser la part du traitement local, mais il nous est apparu évident que le radium avait joué un rôle favorable dans la rapidité avec laquelle les tissus se sont d'abord débarrassés de leur fétidité, de leurs escarres, puis réparés.

Mais voici un cas de *syphilis ulcéreuse* où, par suite d'une erreur de diagnostic, *le radium a été employé localement seul.*

Les ulcérations siègent vers le haut de la fesse chez une jeune femme; elles sont larges, profondément creusées et remplies de pus. Lorsque les croûtes sont enlevées, les douleurs de l'ulcération mise à nu deviennent intolérables. Les croûtes se reproduisent vite du reste, même si la malade nettoie antiseptiquement ses plaies.

L'action du radium est essayée sur une première ulcération avec l'appareil n° 4 employé pendant une demi-heure à nu. Le surlendemain la croûte ne s'est pas reformée; la malade n'a senti aucune douleur; le fond de la plaie est à peine humide.

Trois autres applications sont faites dans les mêmes conditions, de deux en deux jours.

Dès la troisième application le fond de l'ulcère est sec et se cicatrise avec rapidité. Au huitième jour, la plaie est méconnaissable; elle se cicatrise comme une plaie simple aseptique.

Au douzième jour la cicatrisation est complète. Trois autres ulcérations semblables, traitées de la même façon, ont réagi à peu près de même. Il s'agissait non point de tuberculose, comme nous l'avions cru à tort et comme le diagnostic en avait été porté à l'hôpital Saint-Louis, mais de syphilides ulcéreuses, car, un mois après, de nouvelles poussées, cette fois typiques, montraient le véritable caractère de l'affection.

Tous ces faits, choisis parmi les plus probants, concordent pour montrer l'utilisation qu'on peut faire du radium au point de vue local. Nous ne reviendrons pas sur ce que nous avons dit page 36 sur les injections de solution de biiodure et d'huile grise radio-active que nous avons pratiquées sur une trentaine de malades.

Ulcères variqueux. — La radiumthérapie des ulcères variqueux a débuté entre nos mains par la guérison rapide et facile d'un cas jusque-là rebelle (1). Mais l'ulcère était de petite étendue. Dans d'autres lésions de même nature, mais occupant de vastes surfaces, les résultats ont été variables. Dans deux cas douloureux, les sensations de brûlures ont été apaisées, mais les ulcérations ne se sont fermées que très lentement.

Pour les autres, il y a eu amélioration, cicatrisation jusqu'à un certain degré, sans aboutir à la guérison définitive.

Pour les vastes ulcères à parois épaisses et à base variqueuse, il convient d'avoir recours à l'action des rayons de moyenne pénétration avec écran de 1 dixième de millimètre d'aluminium à 1 dixième de millimètre de plomb, sans craindre de déterminer une certaine irritation; celle-ci réveille la torpidité des lésions (Voy. p. 30).

Papillomes, verrues, végétations. — Les *papillomes du cuir chevelu* guérissent très facilement après deux applications de trente minutes de l'appareil n° 7. Un papillome de la langue, traité aussi en 1905, s'est réduit, mais plus lentement. Les papillomes d'un certain volume demandent des applications plus nombreuses.

Lorsque les *verrues* sont de petites dimensions et nombreuses, le traitement n'est guère pratique, car les appareils, en raison de la petitesse de leur surface, ont un faible rendement, et la durée des applications est longue. Au surplus il est fort difficile de circonscrire ces petits éléments. Les *verrues planes juvéniles* cèdent très facilement.

Une mention toute spéciale doit être faite de l'emploi du radium pour le traitement des verrues et durillons profondément incrustés dans les régions plantaires et palmaires. Par des applications de cinq nuits (appareil n° 6, 1 millimètre de plomb, seconde série répétée deux mois après), on obtient la disparition des durillons, alors que le même résultat ne pourrait guère être obtenu que par une large et profonde excision chirurgicale.

(1) WICKHAM et DEGRAIS, *Soc. franç. de dermat.*, juillet 1907.

Pour les *végétations confluentes* qui nécessitent l'intervention chirurgicale, le radium semble être fort utile et supérieur à d'autres moyens, car c'est très facilement et sans douleur que les malades ont été débarrassés.

Un homme de vingt-cinq ans présente, en novembre 1906, sur la verge, à la base du gland et le long du frein, une série de végétations confluentes.

Divers traitements depuis un an ont été institués : raclage, galvano-cautérisation, pommades diverses; mais toujours il s'est produit des récidives dans un temps assez court ; le malade n'avait pas voulu se laisser endormir pour faciliter l'exérèse complète.

Nous avons appliqué sur les végétations les appareils n°⁸ 8, 9 et 7, après les avoir isolées en pratiquant des fenêtres dans une cache protectrice.

Les applications furent de deux heures et demie en tout, divisées en trois fois à un jour d'intervalle. Il se produisit une certaine réaction et, après un mois, les végétations avaient disparu. Depuis, elles ne se sont point reproduites.

Les masses confluentes qui encerclent parfois le col de l'utérus se résorbent assez facilement; nous en parlerons au chapitre de la *Gynécologie*. De même, dans plusieurs cas de végétations vulvaires confluentes, les résultats ont été rapides et faciles.

Une jeune femme est envoyée par le Dr Camescasse pour des *végétations vulvaires*.

La malade est enceinte et, depuis le début de la grossesse, est apparu un semis de végétations sur les petites lèvres et le vestibule. Parmi celles-ci, il en est une qui s'est tant développée que son volume est une cause de gêne. Il y a intérêt à enlever cette grosse végétation, tout au moins à entraver son développement, qui s'accentue assez vite, et cependant tout procédé d'exérèse chirurgicale doit être évité, car il pourrait être préjudiciable à la grossesse.

L'appareil n° 3, enveloppé de caoutchouc, est appliqué pendant trois quarts d'heure sur la grosse végétation, après l'avoir bien dégagée et circonscrite par une fenêtre pratiquée dans une cache protectrice.

Au quinzième jour, sans la moindre sensation désagréable, la malade s'apercevait de la fonte de la petite grosseur.

Au bout d'un mois, une nouvelle application est faite, suivie cette fois de la disparition à peu près complète de cette grosse végétation. Les petits éléments étant de peu d'importance et ne se développant pas ne sont pas soumis au traitement.

Goitre exophtalmique. — En mars 1905, le Dr Abbe (de New-York) appliquait avec succès son procédé d'introduction de tubes cylindriques radifères dans les tumeurs à un cas de goitre exophtalmique (Voy. p. 76).

Après cocaïnisation, une incision fut pratiquée sur la ligne médiane ; puis l'ouverture fut agrandie par dissection. Le tube put être ainsi introduit profondément et laissé en place vingt-quatre heures.

Huit semaines après, le goitre avait considérablement diminué, et l'état général s'était sensiblement amélioré. Actuellement, six ans après, la guérison s'est maintenue (Voy. fig. 148 et 149).

Nous avons eu l'occasion d'obtenir un résultat analogue, — il n'en

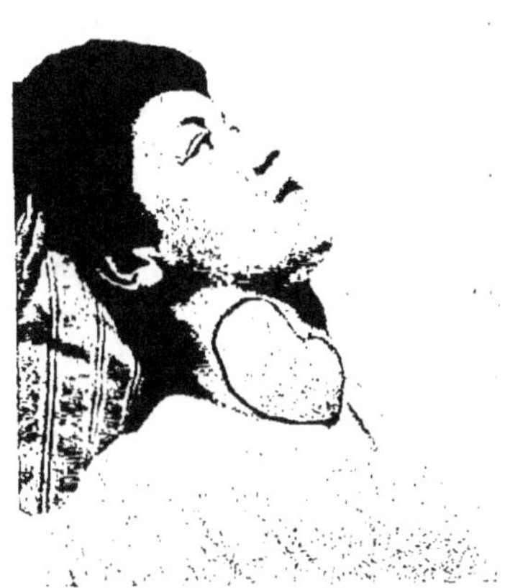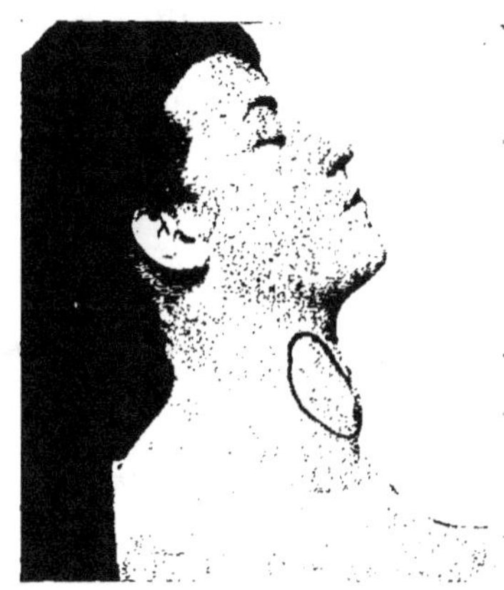

Fig. 148 et 149. — Goitre traité par introduction chirurgicale de tubes radifères. Guérison complète persistant depuis six ans. Cas du Dr Abbe (de New-York).

a pas encore été signalé en France, — par applications à l'extérieur des appareils selon notre procédé du « feu croisé ».

Une malade, âgée de quarante ans, nous est adressée le 6 novembre 1906 pour un goitre ; l'exophtalmie et les lésions cardiaques sont peu marquées, mais les troubles nerveux sont nets. Limitée à droite par le sterno-cléido-mastoïdien et débordant à gauche la ligne médiane, la tumeur a la grosseur d'une mandarine ; elle est formée de plusieurs lobes, sa surface est bosselée. Plusieurs appareils, les n°s 4, 5 et 6 sont appliqués à la fois en des points différents en vis-à-vis, et à chaque séance les places choisies sont différentes. Ainsi à la surface la peau ne reçoit qu'une faible dose, mais, dans la profondeur, l'action des rayons surpénétrants se combine et s'accumule. Chaque durée d'application ne dépasse pas cinq minutes.

Le traitement est poursuivi pendant une année ; la tumeur diminue lentement de volume. Après un mois de repos, une seconde série semblable est suivie de régression ; les troubles nerveux sont améliorés, et la tumeur a disparu.

VIII. — APPLICATIONS DU RADIUM
A LA GYNÉCOLOGIE.

Le radium peut rendre de grands services dans diverses affections de l'utérus ; les résultats qui ont été obtenus par différents observateurs et ceux que nous avons réunis au cours des six dernières années, concernant les métrites, les fibromes et les cancers, le prouvent de façon certaine. Avec l'amélioration des techniques qui permet d'utiliser les diverses qualités thérapeutiques propres au radium, *la gynécologie possède sans aucun doute un nouveau moyen de traitement de la plus haute valeur.*

Il était naturel que la radiumthérapie s'attachât de façon spéciale à l'étude des lésions utérines, car les diverses propriétés des rayons du radium s'adaptent fort bien aux nécessités requises pour le traitement de cet organe. Les *pouvoirs analgésique, hémostatique, décongestif, l'action destructive ou simplement modificatrice qu'exercent les rayons sur les cellules morbides selon les techniques et les dosages adoptés, la possibilité d'agir soit en surface, soit dans les grandes profondeurs, et cela sans déterminer de réaction inflammatoire des surfaces*, sont autant de qualités qui, employées séparément ou combinées, devaient trouver en gynécologie de fréquentes utilisations.

D'autre part, l'*instrumentation se prête admirablement à la région vagino-utérine, puisque toute forme d'appareil capable d'aller porter les rayons en n'importe quelle région peut être imaginée.* Une fois l'appareil placé, un tamponnement peut aisément le maintenir et le fixer de longues heures en place, voire même des jours et des nuits entières. Il y avait dans cette thérapeutique la promesse d'une supériorité de technique sur celles des autres moyens de la physiothérapie.

Cependant on ne signalait dans la littérature, en matière de radiumthérapie gynécologique, qu'une note du Dr Abbe (1905) sur le cancer de l'utérus, avant la très remarquable communication à l'Académie des sciences en 1906 des Drs Oudin et Verchère, sur l'action du radium dans les fibromes utérins, les métrites et les urétrites blennorragiques.

Cette communication a été reproduite et développée dans un travail des Drs Oudin et Verchère (1) et dans un travail sur les hémorragies utérines de Oudin (2).

(1) Oudin et Verchère, *Ann. d'électrobiologie*, 31 oct. 1906.
(2) Oudin, *Ann. d'électrobiologie*, août 1907.

Plus récemment, des études fort intéressantes ont été faites dans le service du Dr Tuffier. Enfin les recherches de Dominici, Cheron, Jacobs, de Mme Fabre ont apporté un grand développement à cette question, à laquelle nous nous sommes aussi spécialement attachés.

Instrumentation. — Les appareils cylindriques ou plans servent également en gynécologie, mais il leur faut avoir, selon leur destination, des formes et des dimensions spéciales.

Ils ne diffèrent pas en général des appareils dont nous avons donné la description au chapitre général de l'*Instrumentation*.

Ceux qui sont cylindriques sont particulièrement utiles, car ils peuvent aisément pénétrer et séjourner dans le fond de l'utérus ou dans les tumeurs.

Nous en avons déjà longuement parlé au sujet du cancer de l'utérus. Les appareils plats sont très utiles pour le traitement de la surface du col, des culs-de-sac et des parois vaginales.

On choisira, selon les effets recherchés, les exigences régionales et les durées d'applications compatibles avec la pratique, des appareils contenant des sels en quantité et en qualité radio-active appropriées. La valeur thérapeutique, le mode d'emploi de ces appareils suivront en tous points les règles générales concernant les techniques et les filtrages que nous avons indiquées dans la première partie de notre ouvrage et aussi au chapitre du *Cancer de l'utérus*.

Tous ces appareils doivent être soigneusement protégés au minimum par une toile caoutchoutée, et, lorsqu'ils sont enveloppés d'écrans métalliques, ceux-ci doivent épouser exactement leur forme.

Leur contention est facile ; elle consiste en un tamponnement fait avec de la ouate hydrophile ou de la gaze stérilisée.

Le *manuel opératoire* comporte : 1° le nettoyage très complet de la cavité vaginale ; 2° la stérilisation parfaite de l'écran de la toile qui seront au contact des muqueuses ; 3° le placement des appareils ; 4° le tamponnement fixateur.

Les techniques sont un peu spéciales selon la nature des lésions ; en indiquant les résultats qu'on peut obtenir, nous mentionnerons les particularités du manuel opératoire.

Cancer de l'utérus. — Nous résumerons dans ce qui suit le rôle qu'il convient d'accorder à la radiumthérapie dans quelques-unes des affections gynécologiques.

Dans l'ordre d'importance, le *cancer de l'utérus* a droit à la toute première place. Les résultats que nous avons obtenus ont été parfois tels que nous considérons, sans aucun doute, l'emploi du radium dans le traitement du cancer de l'utérus comme un des points culminants de l'intérêt de la radiumthérapie envisagée dans son ensemble. Mais, le sujet, pour être mieux compris, devait être traité au chapitre du *Cancer en général*, et nous y renvoyons le lecteur (Voy. p. 206).

FIBROMES ET HÉMORRAGIES UTÉRINES.

Oudin et Verchère, dans leur intéressante étude sur le traitement des fibromes par le radium, concluent à la cessation des hémorragies ou des écoulements anciens et rebelles, à une certaine diminution de volume des tumeurs et surtout de l'empâtement inflammatoire qui les accompagne, par l'étude de plusieurs observations dont nous résumons la suivante.

Une femme âgée de trente-six ans avec œdème des extrémités, était fort anémiée, par suite d'écoulements vaginaux constants, d'hémorragies abondantes et à répétitions provenant d'un fibrome utérin.

La tumeur était perceptible à la paroi abdominale et se délimitait à quatre travers de doigts au-dessus de la symphyse.

Dans les deux culs-de-sac latéraux, on sentait deux masses du volume d'une mandarine, le tout formant un bloc immobile dont le bord se limitait mal par la palpation.

Une introduction de quinze minutes d'un tube contenant $2^{cg},5$ de bromure de radium à 70 p. 100 de produit pur détermina dans la même journée la diminution des sécrétions et le lendemain leur disparition. Successivement, neuf jours et vingt et un jours après cette première application, de nouvelles introductions semblables furent faites et suivies de la diminution du volume de la tumeur et de sa mobilisation.

La malade, revue quatre mois après le début du traitement, présente un excellent état général. La tumeur est beaucoup plus mobile et très diminuée de volume. Il n'y a plus d'écoulement ni d'hémorragie.

D'après les auteurs, l'atténuation du volume total et la mobilité revenue semblent dues plus à la résorption de la périmétrite qu'à une action sur le fibrome même.

Nous avons observé des faits semblables même dans des fibromes plus volumineux ; mais, en agissant avec des doses plus élevées, en combinant l'action sur l'abdomen avec l'action intra-utérine, la diminution a très nettement porté aussi sur la tumeur même.

Ces résultats sont des plus importants ; il faut les considérer avec grande attention, non point, certes, que le radium constitue un moyen de traitement définitif du fibrome, mais parce que l'aide qu'il apporte au malade ou à la chirurgie est très nette.

Grâce au radium, on peut mettre le sujet en excellente condition pour supporter l'opération. *L'état général, amélioré par l'arrêt des hémorragies, la diminution des inflammations périphériques, la mobilité rendue au fond de l'utérus favorisent et facilitent en tous points et grandement les manœuvres chirurgicales et les suites opératoires.*

Il est un autre état où le radium joue un rôle fort intéressant, c'est celui qui est constitué par des hémorragies importantes et dangereuses sans corps fibreux appréciable. Dans ce cas, l'intervention chirurgicale est souvent hésitante, et on est quelque peu désarmé. Or le radium permet de diminuer, parfois d'arrêter ces hémorragies et d'apporter, par conséquent, un réel secours aux malades.

Techniques. — La tige creuse qui contient le tube radifère est, pour traiter les fibromes, la forme qui paraît la meilleure.

En effet nous avions d'abord fait construire deux sondes en gomme recouvertes à leur extrémité de vernis radifère ; elles étaient souples, et il semblait que le passage, parfois si tortueux, de certains trajets utérins eût été facilité, mais il était nécessaire de recouvrir ces sondes d'écrans métalliques non seulement pour les protéger, mais surtout pour obtenir les rayonnements surpénétrants aussi isolés que possible, en sorte que ces sondes, utiles pour d'autres affections gynécologiques, ne répondaient pas aux conditions nécessaires pour le traitement des fibromes.

Le tube radifère introduit dans la sonde doit avoir le plus petit diamètre possible : il ne doit pas contenir moins de 1 centigramme de sel de radium pur, et il faut chercher à utiliser les tubes les plus radio-actifs. Il convient d'en aligner bout à bout plusieurs à l'extrémité de la sonde ; ils formeront ainsi une chaîne dont la souplesse permettra le passage souvent difficile à travers le col. Il n'est pas toujours aisé, en effet, de passer une tige le long du trajet utérin, en raison des déformations que le fibrome lui fait subir au début de nos essais, dans un des cas soumis à notre traitement et où l'hystéromètre ne pouvait pénétrer, une sonde molle ne parvenait qu'avec peine à parcourir les 15 centimètres de profondeur qu'avait l'utérus.

Il faut donc avoir sous la main des formes différentes de sondes afin de parvenir au meilleur passage et souvent aussi faire précéder l'introduction d'une dilatation.

La technique doit avoir recours aux rayons de grande pénétration et aux tubes à parois de 5 dixièmes de millimètre. On peut laisser les tubes de 5 centigrammes à demeure, un total de cinquante à soixante heures.

Pour les gros fibromes, il faut agir simultanément sur la paroi abdominale : l'appareil n° 1, par exemple, enveloppé de 2 millimètres de plomb, est fixé pendant dix jours en le changeant de place toutes les douze ou vingt-quatre heures.

En résumé, nous pensons que, si aucun motif n'impose l'intervention chirurgicale immédiate, si l'état général de la malade affaiblie par les écoulements rend l'opération dangereuse et aléatoire, on sera en droit d'essayer le radium. Nulle part, à vrai dire, ces tentatives ne seront plus justifiées, car les risques sont nuls, et les avantages peuvent être fort grands. *Dans la plupart des cas, les hémorragies, les écoulements s'arrêtent; les tumeurs régressent en partie, ce qui délivre les malades d'une part de leurs symptômes subjectifs; elles deviennent plus mobiles, se libérant en quelque sorte par résorption de leurs adhérences inflammatoires périphériques; elles diminuent de volume et présentent, nous l'avons dit, à l'intervention chirurgicale, des conditions nouvelles et favorables.*

MÉTRITES.

Dans les métrites catarrhales chroniques, le nombre de cas traités est assez grand pour autoriser à quelques conclusions sur l'utilité de la radiumthérapie ; les divers observateurs sont tous d'accord, et il est difficile de méconnaître l'action favorable du radium sur les métrites. Sous l'influence des rayons, l'ectropion régresse, les hémorragies diminuent et les douleurs cessent le plus souvent. Pendant l'action des rayons, — peut-être s'agit-il de l'excitation mécanique due à la pression de l'instrument dans l'utérus, — il se produit souvent des douleurs utérines, des coliques qui peuvent obliger à modifier la technique, à adopter des applications plus courtes, mais plus fréquentes, douleurs en tout cas qu'il faut bien distinguer des douleurs dues à la métrite, qui, elles, s'arrêtent et disparaissent après les premières applications.

Plusieurs métrites graves ont paru absolument guéries un mois à six semaines après la fin des applications, et, dans ces cas, l'hystéro- mètre a montré qu'il ne s'était nullement produit d'atrésie du col.

Parmi les métrites que nous avons traitées dans le service de M. Wickham, à Saint-Lazare, nous citerons, une observation qui nous paraît probante.

Il s'agit d'un cas extrêmement étendu (corps et col), rebelle, d'infiltration inflammatoire profonde, hémorragique et purulente, avec ectropion considérable. Le col très gros et dur est presque entièrement recouvert d'une masse rouge ulcérée par places et dure de base, au point qu'il est permis un instant de songer à un chancre du col. Il s'agit d'un ectropion considérable, Toute la muqueuse saigne aisément ; il y a du reste de fréquentes hémorragies. L'hystéromètre pénètre à plus de 7 centimètres. Les culs-de-sac vaginaux sont baignés de muco-pus, et de l'orifice utérin s'écoulent en abondance des glaires muco-purulentes et sanieuses. Il y a des douleurs abdominales, et les règles sont extrêmement dou- loureuses. La malade prétend que ces lésions datent de plus d'un an.

Nous sommes en présence d'un de ces cas rebelles entre tous, défavorables par excellence, où le curettage s'impose.

Toutefois nous décidons de surseoir à toute intervention chirurgicale et d'essayer d'abord les effets du radium à titre de tentative.

Nous possédions alors (c'était avant l'ouverture du Laboratoire du Radium) un appareil à tige cylindrique du même type et de la même forme que le n° 10 de notre tableau n° 6, p. 5), mais dont le vernis radifère, sur une longueur de 2 centimètres, contenait un sel pur. Cet appareil fort actif fut introduit dans le trajet utérin, plus ou moins profondément, de façon à intéresser la muqueuse enflammée dans toute son étendue.

Pour agir sur l'ectropion, nous avons employé l'appareil n° 5 (p. 5), contenant aussi un sel pur. Sa surface était très inférieure à l'étendue de l'ectropion, mais, en le tenant éloigné de quelques millimètres et en le déplaçant légèrement, nous pouvions influencer la surface entière.

Le 14 et le 19 juin, l'appareil tige est appliqué vingt minutes. Les applications de l'appareil à plateau carré pendant vingt minutes sont commencées le 21 juin. Alors déjà l'ectropion a pâli : il s'est rétracté et légèrement réduit ; le col a changé d'aspect ; il saigne beaucoup moins. Quelques coliques utérines se sont produites au cours des applications. On fait encore pendant vingt minutes la double application dans le canal et sur le col le 21 et le 26 juin. Le 28 juin, il apparaît à la surface de l'ectropion très fortement réduit une fausse membrane blanchâtre peu adhérente qui s'enlève aisément avec du coton. Le 11 août, le bourgeon de la lèvre supérieure a complètement disparu ; la muqueuse de l'orifice du col paraît saine à cet endroit. A la lèvre inférieure, l'ectropion a diminué sensiblement, mais il persiste dans sa portion moyenne, en connexion avec l'orifice utérin, une petite rougeur de la dimension d'une lentille. L'hystéromètre est introduit facilement, sans déterminer d'hémorragie. Du reste, le col a complètement changé d'aspect ; il a repris une souplesse et une forme à peu près normales. Il n'y a plus eu d'hémorragie depuis un mois ; l'écoulement n'est pas absolument tari, mais il a changé de caractère ; il est glaireux, clair et peu abondant. La malade, revue deux mois après, est en excellent état ; l'aspect du col est normal : la petite érosion de la lèvre inférieure persiste, mais il n'y a plus aucun écoulement ; les douleurs, les pesanteurs ont disparu.

Nous considérons ces résultats comme absolument remarquables à des titres divers ; cette durée d'application de quatre-vingts minutes dans le canal et de soixante minutes sur l'ectropion, répartie en trois et quatre séances avec une moyenne de trois jours d'intervalle au cours de douze jours, représente une énergie thérapeutique qui, sur peau saine, aurait déterminé une vive inflammation.

Les rayons de faible pénétration n'étaient pas arrêtés, or la muqueuse utérine a parfaitement résisté : elle s'est réduite sans inflammation ulcérative apparente et sans se rétracter ultérieurement.

L'action décongestive et hémostatique a été très nette dans toutes nos observations.

Quant aux signes subjectifs, si des coliques se sont manifestées pendant les applications et quelques heures après, une diminution rapide des pesanteurs abdominales s'est produite.

Les tubes radifères répondent parfaitement aux diverses conditions nécessaires au traitement des métrites. Lorsqu'il y a ectropion, les appareils plats s'appliquent très commodément sur le col.

Il est facile de comprendre les avantages qu'offrent ces appareils, mais le choix des intensités radio-actives à employer est délicat à apprécier. Il faut, selon une conduite analogue à celle que nous avons adoptée pour le traitement des eczémas, agir sans irriter la muqueuse ou du moins en ne déterminant que des irritations légères.

Les tubes de haute activité et à parois aussi minces que possible seront les plus utiles. On laissera, par exemple, un tube de 5 centigrammes vingt minutes à demeure six jours de suite ou avec un jour d'intervalle. Les doses dépendront de l'intensité de l'inflammation de la muqueuse.

Nous pensons que l'emploi du radium avec ou sans curettage dans les métrites, ces affections contre lesquelles nous sommes trop souvent désarmés, est absolument indiqué, mais seulement lorsque les autres moyens thérapeutiques ont échoué.

Ajoutons enfin que dans quelques cas de dysménorrhée, nous avons obtenu une sédation très nette des douleurs.

URÉTRITES CHRONIQUES.

Les résultats que les Drs Oudin et Verchère ont obtenu dans l'urétrite chez la femme ont été inconstants.

Nous pensons, d'après nos propres essais, qu'il faut agir avec des rayons très actifs et de faible pénétration, mais laissés un temps très court, selon le type des techniques adoptées pour les eczémas. La durée prolongée irrite mécaniquement la muqueuse. Une tige de haute puissance radio-active, recouverte de toile caoutchoutée laissée en place deux à trois minutes par jour, cinq à six fois à un jour d'intervalle, représentera de bonnes conditions de technique.

Un tube radifère de 5 dixièmes de millimètre de plomb contenant 5 centigrammes de radium pur sera laissé trente minutes en chaque place à plusieurs reprises, et on ne devra renouveler l'application que lorsque toute irritation, s'il s'en est produit, aura disparu.

L'urétrite chronique est parfois si rebelle et si difficile à guérir par les procédés thérapeutiques habituels que des tentatives radium-thérapiques sont légitimes, et nous avons, dans plusieurs cas, notamment lorsqu'il y avait ectropion de la muqueuse urétrale, obtenu de très beaux résultats.

Dans d'autres affections génito-urinaires où nous avons utilisé le radium, des résultats intéressants ont été obtenus, mais nous ne voulons point insister sur des cas isolés.

Il s'agissait, entre autres, de la fonte d'une *agglomération de végétations* qui siégeaient dans le cul-de-sac inférieur vaginal (fait à rapprocher de ce que nous avons dit page 316 sur les *végétations*); d'un cas d'*esthiomène vulvaire* qui subit une amélioration très évidente, après avoir résisté à divers autres traitements; d'un cas d'*ulcération banale chronique*, d'origine probablement blennorragique, qui fut, lui aussi, notablement amélioré.

Nous avons parlé déjà du *prurit et* des *végétations vulvaires* (Voy. chapitres *Prurit* et *Affections diverses*).

Dans les *congestions et inflammations des annexes*, un traitement radifère *intus et extra*, à la fois dans le vagin et sur la paroi abdominale, à condition de recouvrir de larges surfaces soit avec des toiles radifères de grande étendue, soit avec des appareils puissants changés fréquemment de place, soit avec des boues radifères, ont donné dans quelques cas des résultats appréciables, mais les faits observés ne nous paraissent pas assez nets pour autoriser encore à des conclusions. Nous pensons néanmoins, d'après les résultats déjà obtenus, que lorsque les indications et les dosages seront plus nettement formulés, le radium trouvera sa place dans la thérapeutique de ces lésions.

En résumé, il résulte de l'ensemble de ces faits et notamment de ceux que nous avons rapportés page 206 sur le cancer de l'utérus, que la radiumthérapie appliquée à la gynécologie a prouvé suffisamment sa valeur pour qu'on doive la prendre en très sérieuse considération. Tout bien considéré, nous lui croyons, pour notre part, un très grand avenir.

QUELQUES CONSIDÉRATIONS
SUR LA RADIUMTHÉRAPIE EN GÉNÉRAL

Une science n'est constituée que du jour où elle est en possession de procédés rigoureux d'investigation, et la conception qu'on doit s'en faire n'est précise que lorsqu'on connaît la méthode qu'elle emploie.

C'est précisément dans le but de donner à la radiumthérapie un caractère réellement scientifique que toujours, dès le début de nos recherches, nous avons eu le souci des méthodes et des dosages.

Aujourd'hui, nous pouvons considérer que cette branche de la physiothérapie est définitivement sortie pour une part de la phase de tâtonnements et d'empirisme où elle végétait.

Au point de vue physique, nous sommes en possession d'énergies analysées, connues ; nous savons quelles quantités et quelles qualités physiques possèdent les rayonnements mis à notre service.

Au point du vue clinique, nous connaissons la façon de manier les appareils et les dosages qui sont nécessaires pour obtenir tels ou tels résultats.

Certes ces notions ne sont définies que dans leurs grandes lignes générales ; la part de l'expérience, du sens clinique, de la sagacité du radiumthérapeute demeure toujours très grande et domine dans les détails.

Il en est ici comme de toute autre thérapeutique, où ce sont les qualités individuelles du praticien qui président aux conditions de succès, à la meilleure mise en valeur de l'arme offerte et utilisée, à l'à-propos avec lequel cette arme est employée et enfin aux combinaisons thérapeutiques chirurgicales et physiothérapiques dans lesquelles elle peut légitimement prendre sa part.

*
* *

Les avantages de l'emploi du radium sont d'ordre physique et matériel. Dans l'ordre physique, nous trouvons des éléments dont les analogues ne sont représentés en aucune autre branche de la physiothérapie, tels que les rayons α et β, et des radiations dont la puissance de pénétration est extrêmement supérieure aux autres, comme les rayons γ. Dans l'ordre matériel, c'est la commodité, la maniabilité, la

souplesse de l'instrumentation, la variété de formes et de puissance
des appareils, le fait de pouvoir concentrer une très grande radio-
activité dans des contenants de très petit volume susceptibles d'être
introduits presque dans tous les points de l'organisme, le fait enfin
de pouvoir non seulement appliquer la radio-activité à la surface des
tissus, mais aussi faire pénétrer dans leur substance même par injections, ionisation ou inhalations, etc., des propriétés radio-actives (1).

Ces diverses qualités créent, par leur ensemble, à la radiumthérapie une situation absolument spéciale et lui confèrent dans l'arsenal
général de la thérapeutique une place à part définitive et déjà
grande ; elle s'ajoute à la rœntgénothérapie, la seconde et en est
souvent en quelque sorte comme le prolongement.

Ces qualités compensent largement l'inconvénient créé par la rareté
de la matière première ; il se peut, à ce propos, du reste, que plus tard,
dans le domaine si vaste offert par l'étude des corps radio-actifs, on
trouve un produit d'activité analogue ou supérieure, d'extraction
plus facile qui-apporte ses avantages propres, ajoute son action à
celle du radium et permette une généralisation thérapeutique plus
courante, plus large et plus aisée des substances radio-actives.

(1) Nous rappellerons que MM. Bouchard, Curie et Balthazard (XVe *Congrès
international*, Lisbonne, avril 1906) sont les premiers à avoir étudié chez les animaux au point de vue de l'élimination par les poumons, la peau et les reins, les
effets de l'émanation introduite dans l'organisme.

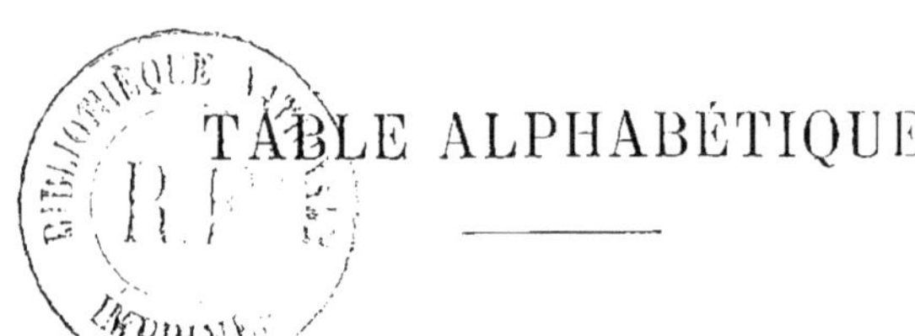

TABLE ALPHABÉTIQUE

TABLE DES MATIÈRES

13911-11. CORBEIL. Imprimerie CRÉTÉ.

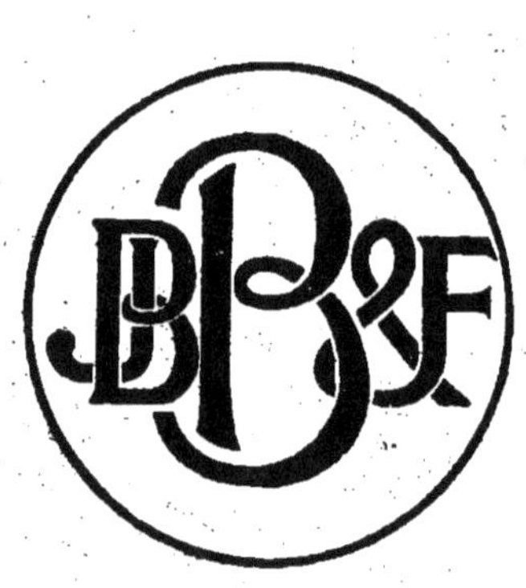

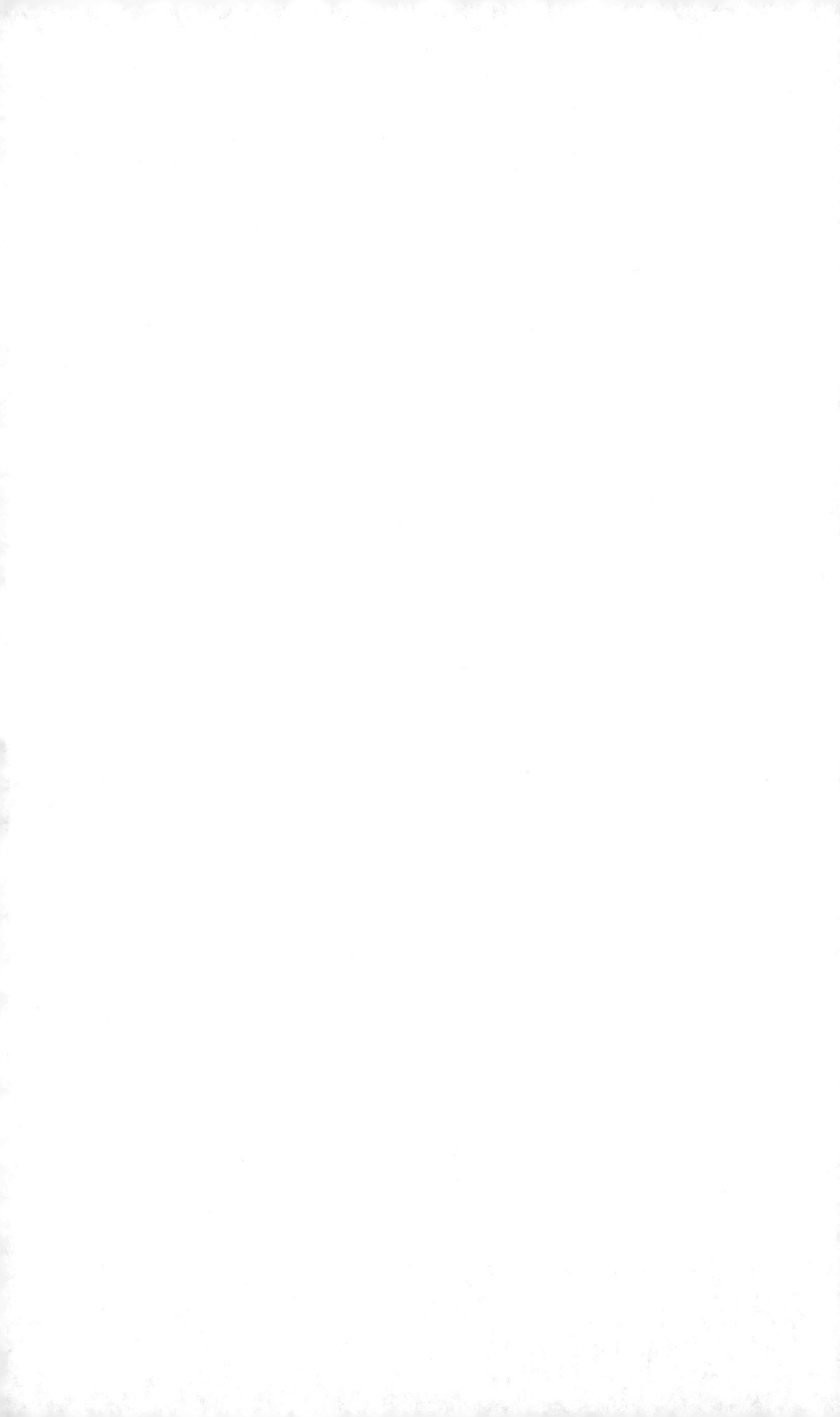